KB193097

청각학개론 ³판

INTRODUCTION TO AUDIOLOGY

한국청각학교수협의회 편저

방정화 · 최철희 · 안현정 · 오수희 · 이성민 · 이재희 · 김진숙 · 김진동 · 구호림
한희경 · 이경원 · 이정학 · 장현숙 · 진인기 · 한우재 · 서영준 · 곽찬범 공저

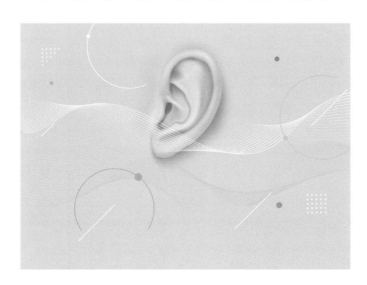

학지사

((‹ 3판 머리말 ›))

『청각학개론』이 독자 여러분께 세 번째 개정판으로 인사드립니다. 이 책은 청각학의 기초 이론부터 실제 임상 적용까지 아우르는 종합적인 내용을 담고 있으며, 최신 연구와 기술 동향을 반영하여 더욱 발전된 형태로 개정되었습니다.

이번 개정판에서는 청각학의 기초와 역사, 여러 나라의 청각학 현황을 비롯하여 다양한 청각학 전문 분야와 관련 연구를 더욱 심도 있게 다루었습니다. 특히 한국 청각학의 발전과 한계를 조망하는 부분을 강화하여 독자들이 국내 청각학의 흐름을 보다 명확하게 이해할 수 있도록 하였습니다.

또한 각 장에서는 청각기관의 해부 · 생리 및 심리음향학, 순음청력검사, 어음청각검사, 중이검사, 특수청력검사 등 기초적이면서도 필수적인 개념과 기술을 충실히 설명하고 있습니다. 특히 청각기관의 구조와 기능, 중추청각신경 경로 및 신호 전달과정에 대한 설명을 상세히 보강하여 독자들이 청각 시스템을 보다 체계적으로 이해할 수 있도록 하였습니다. 이와 함께 심리음향학의 원리를 통해 소리의 특성과 인간의 청각적 지각 메커니즘을 탐구하며, 순음청력검사와 어음청각검사에서는 정확한 진단을 위한 검사 절차 및 해석 방법을 심도 있게 다루었습니다.

청각재활의 주요 분야인 보청기 및 인공와우의 원리와 적합과정도 상세히 다루었으며, 중추청각처리장애, 이명의 평가 및 재활, 아동청각학, 소음성 난청, 전정 기능 평가 등 임상에서 중요하게 다루는 내용을 포함하였습니다. 특히 보청기의 기술적 특징과 적합 절차를 보다 체계적으로 정리하였으며, 인공와우의 최신 기술과 임상 적용을 보다 상세하게 다루어 실무에서 활용할 수 있도록 하였습니다. 아울러, 이명의 평가 및 재활, 청능재활, 아동청각학 등은 전문가뿐만 아니라 청각학을 처음 접하는 독자들도 쉽게 이해할 수 있도록 친절한 설명을 보강하였습니다.

이 책은 청각학을 처음 접하는 학생들에게는 탄탄한 기초를 제공하고, 청각학에 대한 기본적인 이해를 원하는 독자들에게는 필수적인 입문서로서의 역할을 수행할 것입니다.

또한 연구자 및 임상 전문가들에게는 최신 정보를 접할 수 있는 유용한 자료가 되기를 바랍니다. 청각학의 발전과 함께 지속적으로 개정되는 『청각학개론』이 독자 여러분의 연구와 실무에 도움이 되기를 기대하며, 집필과 개정에 힘써 주신 모든 저자분과 관계자분께 깊은 감사를 전합니다.

2025년 3월

청각학교수협의회 회장 방정화 드림

((⸱ 1판 머리말 ⸱))

사람에겐 첫인상이 중요하다. 첫인상에 호감이 가면 그 사람과 지속적으로 만남을 유지할 수 있다. 사람의 첫인상은 표정, 자세, 태도, 얼굴, 헤어스타일 등 다양한 요소에 의해 결정되며 한번 만들어진 이미지는 변화되거나 뒤집어지기 힘들다. 이처럼 첫인상이 다른 사람과의 관계 형성에 큰 영향을 미치듯, 어떤 학문 분야의 개론서를 만든다는 것은 그 학문에 대한 첫인상을 결정하는 매우 중요한 일이라 할 수 있다. 그런 의미에서 『청각학개론』을 집필한다는 것은 '청각학'이라는 학문의 첫인상을 만드는 의미 있는 작업이며, 이 첫인상이 매력적이어야 다음 단계로 발전할 수 있다.

『청각학개론』은 청각학을 배우는 사람들에게 청각학을 알리는 기초 서적인 동시에 청각학의 깊이를 알려 주는 책이다. 이 책의 장들은 한 학기 동안 배울 교과목이 될 수 있고, 각각의 내용이 한 권의 책으로도 만들어질 수 있다. 따라서 저자들은 이 책을 집필하는 데 보편성을 잃지 않으면서도 이 책만이 가지는 특수성을 살리려고 노력하였으며, 전문 용어를 통일하거나 일관성 있게 사용하여 학부 또는 처음 청각학을 접하는 사람들의 눈높이에 맞추려고 노력하였다. 이 책의 집필진은 청각학 관련 교수를 중심으로 이비인후과 및 직업환경의학과 전문의로 구성되었고, 각 장은 집필진의 전문성을 토대로 1장 청각학의 전문성(최철희 교수), 2장 청각기관의 해부 및 생리(최철희 교수), 3장 심리음향학적 기초(임덕환 교수), 4장 순음청력검사(한우재 교수), 5장 어음청각검사(이재희 교수), 6장 중이검사(김진숙 교수), 7장 특수청력검사(조수진 교수), 8장 보청기(이경원 교수), 9장 인공와우(이정학 교수), 10장 중추청각처리장애의 평가 및 재활(장현숙 교수), 11장 이명의 평가 및 재활(이호기 박사), 12장 청능재활(방정화 교수), 13장 아동청각학(김진숙 교수), 14장 청각장애 질환(이효정 · 김형종 교수), 그리고 15장 청력보존 프로그램(김규상 박사)으로 구성하였다.

이 책이 출간될 수 있도록 애써 주신 학지사의 김진환 사장님, 박용호 전무님, 백소현 과장님과 보이지 않는 곳에서 묵묵히 궂은일을 마다하지 않았던 모든 분께 감사드린다.

끝으로, 이 책을 통하여 청각학의 지식이 넓게 소통됨으로써 청각학 분야의 활발한 논의와 토론이 많은 독자들에게 이루어지기를 기대하며, 한국의 청각학 분야 발전에 작은 밑거름이 되었으면 한다. 아울러 하루빨리 이 책이 고전이 될 수 있도록 새로운 관점과 시각으로 집필되는 더 좋은 청각학 개론서와 전문 청각학 책들이 출간되기를 바란다.

2014년 2월
저자 일동

((∘ 차례 ∘))

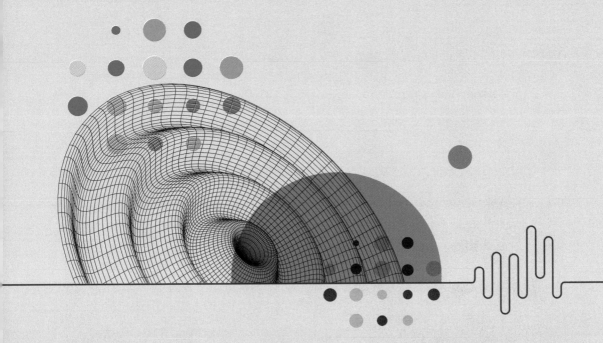

제**1**장

청각학의 전문성

최철희(대구가톨릭대학교 언어청각치료학과)

1. 청각학 분야의 탄생

2. 여러 다른 나라의 청각학 현황

3. 청각학 전문 분야

4. 청각학 관련 분야와 미래 분야

5. 한국에서의 청각학의 발전과 한계

인간은 오감을 사용하여 세상을 인식한다. 오감은 청각, 시각, 촉각, 후각, 미각을 일컫는다. 동양에서는 그 오감 중에 력(力)을 붙이는 감각이 있는데 청력과 시력이 바로 그것이다. 오직 두 감각에 힘 력(力)을 붙이는 이유는 두 감각을 잘 사용하면 힘(power)이 될 수 있기 때문이다. 귀를 통해서 소리나 말을 잘 듣고 잘 사용하거나 눈을 통해서 세상을 잘 본다면 그것은 사람에게 힘이 된다는 것이다. 청력이라는 표현은 사용적인 측면에서 청각의 중요성을 잘 드러내는 표현이다. 청각은 소리를 듣는 것을 말하는데 이 소리는 공기 압력의 변화에 의해 귀에 전달된다. 즉, 사람이 듣는지 안 듣는지에 상관없이 하나의 물리현상으로 존재한다. 그것을 우리는 소리의 과학(science of sound), 즉 음향학(acoustics)이라고 부른다. 하나의 물리적 현상인 공기의 압력변화가 귀에 전달되면 귀의 구조에서도 생리학적인 변화가 일어난다. 고막이 움직이면 고막 뒤에 붙어 있는 인간의 몸에서 가장 적은 뼈가 움직이고, 그 뼈의 움직임이 내이에 전달되어 내이 속 와우에 존재하는 막들과 액체의 움직임을 유발하여 변화를 일으키고 청각기관 속의 작은 세포들의 움직임을 유발한다. 이러한 현상을 우리는 귀의 생리학(physiology)이라 부른다. 소리가 공기 압력의 변화로 인해 귀에 전달되면 귀의 구조나 생리학 변화가 일어나 뇌에 전달된다. 사람은 귀를 통해서 같은 소리를 들을지라도 개개인의 경험이나 심리적 상황에 따라 소리를 다르게 지각할 수 있는데 이를 심리음향학(psychoacoustics)이라고 부른다. 따라서 물리적인 현상인 소리에 의해 발생하는 귀의 생리학적 변화에 따른 인간의 심리학적 반응을 조사하고 연구하는 학문을 청각학이라고 부른다. 한국에서는 청각학 분야가 소개된 지도 벌써 30년이 가까워오지만 여전히 대중적 인식이 부족한 생소한 학문이다. 그러나 미국과 한국에서 지속적으로 이미 오랜 시간 동안 그 학문적 정체성을 발전시켜 오고 있다. 이 책은 바로 청각학의 학문 발생의 배경과 학문적인 정체성을 소개하고 현재 청각학 분야의 현주소와 앞으로 어떤 측면에서 발전할 것인지를 설명하고자 한다. 학문이라고 할 때 대부분 재미없고 정적인 것으로 느끼지만 한 학문은 고여 있는 것이 아니라 끊임없이 흐르고 변화한다. 따라서 새로운 시대와 세대는 새로운 관점으로 그 학문을 보고 발전시켜야 할 것이다. 비록 이 장에서는 청각학의 역사를 이야기하지만 역사를 뛰어넘어 새롭게 역사를 창조하는 후학들의 용기와 도전을 바라고 기대한다.

1. 청각학 분야의 탄생

청각학이라는 학문은 제2차 세계대전이 끝나면서 전쟁에 참여한 군인들이 고향으로 돌아오면서 새로운 분야가 필요하게 되었다. 전쟁에서 돌아온 군인들이 가장 많이 불평하고 재활 서비스가 필요한 분야 중 하나가 청각 분야였다. 전쟁 중 다양한 소음과 폭발에 대한 노출로 인한 청각장애로 의사소통의 불편, 이명이나 어지럼증을 동반한 청각장애, 폭발에 의한 뇌손상과 청각손상 등은 끊임없이 퇴역군인들의 의사소통에 문제를 야기하였다. 퇴역군인들은 지속적으로 재활센터, 병원, 사설 치료소를 방문하여 청각 문제를 해결하기를 원했다. 그러나 현실적으로 가능한 내과의사, 이비인후과 의사, 언어재활사로는 청각 문제를 적극적으로 해결하기 어려워 새로운 청각 전문가 양성이 필요하였다. 이러한 필요성이 퇴역군인들의 청각장애 문제를 해결해 줄 수 있는 새로운 학문 분야인 청각학의 탄생 배경이 되었고 그 학문을 지속적으로 발전시키는 원동력이 되었다. 청각학 분야에 공헌한 인접 분야는 크게 이비인후과의 이과학(otology)과 언어병리학(speech pathology)으로 처음에는 이 분야들의 도움을 받아서 발전되었다. 당시에 청각장애에 대한 의학적인 서비스를 제공하던 이과의사들과 보훈병원에서 재활서비스를 제공하던 언어병리사들은 청각과 관련된 총체적인 임상서비스를 제공하기 위해서는 그들 분야의 한계와 제한점을 점차 인식하게 되어 새로운 학문적인 훈련을 받은 청각 전문가들의 필요를 강하게 느끼고 제안하였다. 이러한 필요에 의해 미국에서 청각학 학문이 태동되었다.

미국에서 임상적 요구에 의해 탄생한 청각학은 임상서비스를 제공하기 위해 지속적으로 발전되었고 학문적으로 다양한 관련 학문 분야의 지식들이 유입되면서 청각학의 튼튼한 학문적 토대가 형성되었다. 이에 많은 대학이 청각학 학문의 중요성을 인식하면서 의사소통장애(Communicative Disorders), 청각과 말과학(Hearing & Speech Sciences), 또는 청각학과 언어병리학(Audiology & Speech-Language Pathology)과에 청각학 분야를 개설하여 전문가를 양성하기 시작하였다. 청각학 분야에서 잘 훈련되고 교육된 청능사들이 배출되면서 그들은 대학병원, 보훈병원, 일반 이비인후과, 재활 센터, 대학, 연구소, 그리고 일반 보청기 센터나 사설 클리닉에서 청각검사와 재활서비스를 광범위하게 제공하게 되었다. 미국 대학에서 청각학의 성공적인 개설은 다른 여러 나라에서 청각학에 대한 모범을 보였고 다양한 나라에서의 청각학 분야의 교육과정 개설을 자극하였다. 미국의 청각학 모델은 다른 나라에도 전파되어 각 나라의 실정에 맞게 변형되기도 하고 그대로 받아들여지기도 하는 등 다양한 형태로 발전되었다.

청각학을 나타내는 영어 단어 Audiology는 audio(청각)와 −ology(학)의 결합어로 듣는 것에 대한 학문, 청각학을 나타낸다. 좀 더 구체적으로 audio는 라틴어 audire(to hear)에서 유래하였고, −ology는 그리스어인 logos로부터 유래하였다(Martin, 2012). 미국에서 Audiology 또는 Audiologist라는 용어가 출판물에서 처음으로 사용된 것은 대략 1940년대이다. 정확하게 가장 먼저 사용한 사람들은 불분명하지만 Mayer Schier, Willard Hargrave, Stanley Nowalk, Norton Canfield, 그리고 Raymond Carhart 등에 의해 사용되었다(Berger, 1976). 이들 중에 Dr. Raymond Carhart를 미국 청각학의 아버지 또는 창시자라고 부르는데 그 이유는 그가 1946년에 노스웨스턴 대학교(Northwestern University)에서 처음으로 청각학 과정을 개설하였기 때문이다. 따라서 미국의 청각학의 태동은 대학에서의 청각학 개설에 의해 만들어졌다. 그 후 1948년에 처음으로 청능사들의 세계대회(The First World Congress of Audiologists)가 개최되었다(Sente, 2004).

미국에서의 청각학 분야의 태동과 발전에 공헌한 또 다른 기관은 Central Institute for the Deaf(CID)로 1914년에 이비인후과 의사인 Dr. Max Aaron Goldstein에 의해 설립되었다. Dr. Goldstein은 처음으로 잔존청력을 사용하여 농아인(deaf children)에게 말하는 방법을 가르치기 시작하였다. 그는 오스트리아에 있는 the Vienna Policlinic의 Victor Urbantschisch에서 그 방법을 배웠다. 같은 해에 그는 농아인의 훈련교사가 되었고, 1930년대에는 미조리주 세인트루이스에 위치한 워싱턴 대학교(Washington University)와 공동으로 교사훈련 프로그램을 운영하였으며, 하버드 대학교 출신의 Dr. Hallowell Davis에 의해 성장하다가 1947년에 CID가 Washington University와 공동으로 청각학 박사과정을 개설하였다. 따라서 워싱턴 대학교(Washington University)는 노스웨스턴 대학교와 더불어 가장 먼저 청각학이라는 학문을 개설한 대학교가 되었다.

다른 유서 깊은 대학으로는 1856년에 미국 아이오와 대학교(University of Iowa)에서 학과를 개설하였다. 1920년대에 아이오와 대학교는 Dr. Lee Edward Travis가 처음으로 이 분야에서 박사학위를 받았고, 그 후에 학과장이 되었으며, 자신의 집 거실에서 미국 말언어청각학회(American Speech-Language Hearing Association)를 발족하였는데, 그 당시에는 말더듬이에 대한 것이 주를 이루다가 1930~1940년대에 다양한 분야로 성장하였으며, 1956년에 Dr. Wendell Johnson에 의해 Speech Pathology and Audiology(언어병리학과 청각학)가 독립학과로 설립되었다. 따라서 아이오와 대학교는 그의 업적을 기념

하기 위해 Wendell Johnson Speech and Hearing Center의 이름을 지어 그의 업적을 기리고 있다.

2. 여러 다른 나라의 청각학 현황

1) 미국의 청각학 현황

미국에서 청각학 자격증은 미국언어청각협회(American Speech-Language-Hearing Association, ASHA)에서 처음에 주어졌다. 미국언어청각협회는 1925년 25명의 언어치료교사에 의해 미국언어교정학회(American Academy of Speech Correction)가 조직되었고, 그 학회는 1947년에 American Speech and Hearing Association(ASHA)으로 변경되었으며, 1978년에 현재의 이름으로 바뀌었다. 2013년 현재 약 14만 명 이상의 회원을 보유하고 있으며, 1947년에 이름이 바뀐 후에 지금까지 청능사 자격증을 수여해 왔다. 자격증을 취득하기 전 미국 학회가 인정한 대학의 석사학위 프로그램에서 석사과정을 이수하고 국가시험에 합격한 후 자격증을 취득할 수 있다. 청능사로 일하기 위해서 미국의 모든 주는 자격증을 필요로 하는데 미국청각학위원회(American Board of Audiology)로부터 청각임상자격증(Board Certification in Audiology, BCA)을 취득하거나 미국언어청각협회로부터 청각임상자격증(Certificate of Clinical Competence in Audiology, CCC-A)을 취득하면 전문가로서 일을 할 수 있는 자격이 부여되었다(구성민 외, 2006).

다른 한편으로 1988년 1월 30일에 미국 텍사스주 휴스톤의 베일러 의과대학(Baylor College of Medicin)의 James Jerger 박사의 초청으로 32명의 청능사(audiologists)가 모여 독립적인 미국청각학회(American Academy of Audiology, AAA)를 조직하였다. 그 후 이 학회는 계속적으로 성장하여 현재 1만 1천 명 이상의 회원을 가지고 있다. 미국청각학회는 매년 1월 30일 학회의 설립자의 날로 선포하고 미국 국회의사당에 회의실을 플로럴 출판사(Plural Publishing)와 Dr. and Mrs. Singh의 지원을 받아 학회 설립자인 James Jerger의 이름을 따서 James Jerger 회의실로 명명하였고, 청능사에 대한 국가적인 주목을 이끌 수 있는 다양한 활동과 행사를 주최하거나 지원하고 있다. 언어치료사와 함께 청능사를 회원으로 포함하고 있는 것이 ASHA라고 한다면 언어치료사를 포함하지 않고 청능사들만으로 구성된 것이 AAA의 특징이라고 할 수 있다. 2007년부터 미국청각학회는 청능사들이 임상실습을 하기 전에 대학원에서부터 Doctoral degree(Au.D) 또는 임상박사학위(Clinical Ph.D)를 받는 것을 의무화하였다. 미국언어청각협회의 CCC-A 프로그램은 석사학위 코스를 다 끝낸 후 실습기관에서 경제적인 도움을 받으며 임상실습을 하였지만, 미국청각학회의 Au.D 프로그램은 석사학위 코스와 경제적인 지원 없이 임상실습을 함께 마치는 4년간의 프로그램으로 청능사의 임상 전문성을 더욱 강조하는 것으로 대부분의 미국 대학은 현재 Au.D 프로그램으로 전환되었다. 기존의 ASHA에서 CCC-A를 받은 청능사들도 현재 대부분 Au.D 학위로 전환하고 있다. 현재 약 70여 개의 미국 대학이 Au.D 프로그램을 개설하고 있다. 2008년 미국노동통계청의 조사에 따르면, 미국 청능사의 평균 연봉은 약 7천만 원($65,500) 정도에 해당된다고 한다.

2) 캐나다의 청각학 현황

위키피디아 백과사전에 따르면, 캐나다에서는 청각학 임상자격을 갖추고 임상전문가로서 일을 하기 위해서는 최소한 청각학 석사학위(Masters of Science, M. Sc.)를 소지하여야 하며 현재 5개의 캐나다 대학교(University of British Columbia, Universite de Montreal, University of Western Ontario, University of Ottawa, 그리고 Dalhousie University)에서 석사학위 과정을 개설하고 있다(Audiology, 2013). 자격증의 수여는 캐나다 임상병리청각학회의 규정에 따르며 미국과 비슷한 제도를 가지고 있다.

3) 호주의 청각학 현황

호주에서 청능사가 되기 위해서는 청각학 분야에서 석사학위를 소지하여야 하지만 청능사가 어떤 전문가 집단에 소속되어야 한다는 규정은 없다. 보청기를 보급하기 위해서는 호주청각협회(Audiological Society of Australia, ASA) 또는 호주청각대학협회(Australia College of Audiology, ACAud)에 의해 승인된 프로그램에서 2년간의 임상경험을 가져야 한다. 특이하게 호주에서는 청능사(Audiologists)와 청능기사(Audiometrist)를 분명하게 구별하여 청능사는 청각학 석사학위나 이에 유사한 훈련을 받은 사람으로 청각평가나 청각재활을 책임지고 전문적인 지식이나 기술을 가진 사람으로 정의하고 있지만 청능기사는 청각검사와 보청기 회사로부터 청각훈련을 받은 사람으로 정의하고 있으며 보통 청능사를 지원한다. 이러한 분리는 청각학의 전문성을 분명히 하기 위해 만들어졌다. 현재 호주청각협회에서 청능사 자격증을 관리하고 있고 계속 교육프로그램을 통하여 청능사의 전문성을 유지하고 있다. 현재 호주에서는 5개의 대학교(University of Western Australia, Unievrsity of Melbourne, Flinders University, Macquarie University, 그리고 University of Queensland)에서 청각학 석사과정을 개설하고 있다(Wikipedia, 2013).

4) 영국의 청각학 현황

영국에서 청능사가 되기 위해서는 세 가지 방법이 있는데, 첫째는 청각학 학사학위를 취득하는 것이고, 둘째는 청각학 석사학위를 취득하는 것이고, 마지막은 다른 과학 분야에서 학사학위를 받은 사람이 전과를 하여 학위를 받는 방법이 있다. 그러나 최근 유럽의 다른 나라들처럼 3년제 청각학 전문과정으로도 청능사가 될 수 있다. 영국에서는 7개의 대학교(De Montfort University, University of Manchester, Unversity of Leeds, Aston University, Queen Margaret University, University of Southampton, 그리고 Swansea University)에서 청각학 과정을 개설하고 있다. 유럽의 다른 나라인 프랑스와 독일에서는 3년제 청각학 전문과정을 개설하여 자격증을 수여하고 있다.

5) 인도의 청각학 현황

인도에서 청능사가 되기 위해서는 청각학 학사나 석사 과정을 이수하고 난 후 인도언어청각학회(Indian Speech and Hearing Association, ISHA)나 인도재활학회(Rehabilitation Council of India, RCI)를 통해 자격증이 주어진다. 1966년에 인도에서 최초로 청각학과 언어치료 프로그램이 개설된 후 현재 20여 개의 대학에서 청각학과 언어치료 프로그램이 개설되어 있다.

6) 우리나라의 청각학 현황

우리나라에서는 1966년 9월에 서울대학교 이비인후과의 난청진료실(현재 언어청각장애진료실)이 설립되어 최초로 청각 관련 진료를 시작하였고, 1968년에 대구대학교의 특수교육학과에서 청각재활 강좌를 최초로 개설하였다. 그 이듬해 연세대학교 이비인후과에서 언어청각연구소를 설립하였다. 1994년에 이정학 교수와 1995년에 김진숙 교수가 미국에서 청각학 박사학위를 받고 난 후 한림대학교 한강성심병원의 이비인후과 교수와 재활의학과 교수로 부임하면서부터 청각학이 한국에 본격적으로 소개되었다. 1997년에 한림대학에서 청각학 연구과정을 설립하여 운영하다가 1998년에 한림대 청각학 석사과정(현재 한림국제대학원대학교)을 최초로 개설하였다. 2001년에는 한림대학교에서 우리나라 최초로 언어청각학부가 만들어져 김진숙 교수가 청각학 학부교육을 시작하였고, 2003년 이후 청각학 학부과정이 세한대학교(과거 대불대학교), 가야대학교, 남부대학교, 부산가톨릭대학교, 우송대학교, 대구가톨릭대학교, 동명대학교 등에서 만들어졌지만 청각학 전공 전임교원에 의해 운영되는 대학은 한림대학교, 대구가톨릭대학교, 동명대학교 등이다.

한국청각학회(Korean Academy of Audiology)는 1998년에 기존의 한국청각임상가회, 한국언어병리학회, 한국언어치료학회가 통합되어 한국언어청각임상학회를 창립하여 같은 해 11월에 통합학술대회를 개최하면서 그 시작을 알렸다. 그러나 통합된 한국언어청각임상학회가 2004년에 다시 분리되어 그 해 한국청각학회(Korean Academy of Audiology)로 독립하여 운영되다가 2005년에 단독 학술지인 청능재활(영어명: Audiology)이 발간되었다가 2016년부터 『Audiology & Speech Research』라는 이름으로 발간되고 있다. 2007년에는 한국청각학회의 한국명이 한국청각언어재활학회(Korean Academy of Audiology)로 변경되어 현재까지 지속되고 있다. 현재 한국청각언어재활학회는 9개의 분과위원회(재활청각학 교육청각, 청각보조기기, 노인청각, 아동청각, 임상청각, 산업청각, 음악청각, 그리고 법제청각)로 구성되어 있으며 현재 500여 명의 회원이 활동하고 있다.

한국에서 청능사 자격증 시험은 2002년에 그 당시 통합되었던 한국언어청각임상학회 주관으로 치러진 청능치료사 자격증 시험이 첫 번째 자격시험이었다. 그 후 2003년에 한국청각협회가 창립총회를 개최하여 초대회장으로 최참도 서울구화학교교장이 추대되었고 제3회부터 청능사 자격시험을 주관하였다. 그러던 중 2008년에 청능사 자격기본법의 개정에 따라 한국청각협회가 현재의 청능사자격검정원(청자원)으로 명칭이 변경되어 초대회장으로 이정학 교수가 추대되었다. 청능사 자격증 취득은 기본적으로 청자원의 규정에 의해 결정되는데 대학의 교육과정에서 기초청각학과목(6학점 이상), 임상청각학과목(6학점 이상), 재활청각학과목(9학점 이상)을 이수하고 청각학실습 총 240시간(청능평가 60시간 이상, 보청기 및 인공와우 80시간 이상, 청능재활 60시간 이상)을 취득하면 청능사 자격시험을 칠 수 있다. 청능사 자격시험은 1차 필기시험(객관식)과 2차 실기시험(주관식)으로 나뉘는데 1차 필기시험은 대략적으로 기초청각학, 임상청각학, 그리고 재활청각학을 포함하고 2차 실기시험은 청능평가, 보청기 평가, 인공와우 적합, 그리고 청능훈련을 포함한다. 청능사 자격시험 1차와 2차를 합격하면 자격증을 취득할 수 있는데 자격증시험은 매년 2회 치러진다. 자격증 시험을 합격하고 소정의 회원비를 납부하면 자격증을 받을 수 있다. 자격 취득 후 연회비를 납부하고 매년 20시간의 보수교육을 받아야 자격증을 유지할 수 있다. 현재 한국산업인력공단에서는 교육부와 각 주관부처의 협조하에 '국가직무능력표준(National Competency Standards, NCS)'을 개발하고 있다. 그중 청각관리 NCS는 주관부처가 보건복지부이며 청각관리 능력단위를 행동청능평가, 전기음향청능평가, 청성유발전위평가, 청능재활, 보청기적합, 특수보청기적합, 중추청각기능적합, 전정기능재활, 이명재활, 청력보존, 청각기기제작, 교육연구개발, 사회복지서비스, 보고서작성, 교육서비스, 그리고 경영관리 등으로 세분화하여 진행하고 있다.

표 1-1 DSM-5-TR의 주요 진단 범주와 주요 하위 장애

국가	검정 기준	검정 방법	• 자격증 명칭 • 자격증 유형 • 인증처	• 소관 부처 • 자격취득과정 • 직무내용
한국	청각학 학사/석사	• 청능사자격검정원 시행 자격증 시험	• 청능사(Audiologist) • 청능사자격검정원(국가공인등록기관)	• 보건복지부, 직업능력개발원 • 주요협조기관: 한국청각언어재활학회, 청각장애인부모회, 대한노인회, 한국보청기협회 • 청능평가, 보청기적합, 청능재활 • 1,000여 명 자격증 등록
미국	Au.D. (청각학 박사)	• 미국청각학회(AAA) 또는 미국언어청각협회(ASHA) 등록 및 승인 • ETS 주관 국가공인자격증 시험	• BCA(Board Certification in Audiology) 또는 CCC-A (Certificate of Clinical Competence- Audiology) • Audiologist • 공인자격증 • 주자격증담당국(50개 주)	• 미국청각학회(America Academy of Audiology, AAA): Au.D. & 국가공인 자격시험 • 10,000여 명 회원 보유
캐나다	청각학 석사	• 캐나다언어임상병리 및 청능사협회 등록 및 승인 • CASLPA 주관 공인시험	• Audiologist • 국가공인자격증 • 캐나다언어임상병리 및 청능사협회(Canadian Association of Speech-Language Pathologists and Audiologists, CASLPA)	• 캐나다 언어치료사 및 청능사 협회 ※ 석사과정 후 캐나다 언어치료사 및 청능사 협회 정회원 등록 및 실습과정 이수, 자격시험 합격, 자격취득 후 3년마다 45시간씩 보수교육 이수

호주	청각학 석사	• 호주청각협회 등록 및 승인	• CCP(Certificate of Clinical Practice) • 공인자격증 • 호주청각협회(Audiological Society of Australia, ASA)	※ 석사학위 취득 후 전일제로 6주 또는 한 주에 6시간으로 12개월의 임상인턴십(Clinical Internship, CI) • 정부 소속인 Australian Hearing Services(AHS)에 대다수 고용되어 활동, 아동은 100% 무료지원
프랑스	3년제 청각학 전문교육 과정	• 보건부 등록	• d'audiologie • 국가자격증 • 보건부 • 교육부 LMD(licence master doctorat)	• 보건부 ※ 대학졸업 후 3년제 청각학 전문교육 과정 및 실습을 이수하여 LMD(diplme d'Etat) 국가자격증을 받은 후 보건부에 등록
독일	3년제 직업 전문학교 과정	• 보건부 등록 • 국가자격시험	• Audiologie • 국가자격증 • 보건부 • German Society of Audiology	• 보건부 ※ 대학졸업 후 3년제 직업전문교육과정 및 실습을 이수하여 국가자격시험 합격 후 보건부에 등록
영국	3년제 직업 전문학교 과정	• 보건전문인협의회 등록	• CAC(Certificate of Audiology Competency) • 국가공인자격증 • 영국청각학회(British Acadamy of Audiology, BAA)	• 보건전문인협회 ※ 청각학 석사학위 취득 후 15~18개월 동안 감독하에 임상훈련, 실기와 필기시험 합격
인도	청각학 학사/석사	• 인도언어청각 학회(ISHA) 또는 인도재활학 회(RCI) 승인 • 국가자격시험	• Audiologist • 국가자격증 • 인도언어청각학회(India Speech & Hearing Association: ISHA) 또는 인도재활학회(Rehabilitation Council of India: RCI)	• 인도언어청각학회(ISHA) 또는 인도재활학회(RCI) ※ 청각학 학사/석사학위 취득 후 국가시험 합격, 2년간의 임상수련

3. 청각학 전문 분야

1) 기초청각학(Basic Audiology)

기초청각학은 청각학 분야의 기초가 되는 학문으로서 음향학, 전기전자공학, 기계공학, 세포분자학, 유전학, 그리고 약리학 등을 말한다. 특히 약리학적 청각학(pharmacological audiology)은 이독성 약물에 의한 난청의 원인을 규명하고 그 원인을 제거할 수 있는 다양한 약물을 찾고 탐구하는 분야로, 최근 미국의 청각학 교육과정에 편입된 분야이다.

현재 시장에서 유통하고 있는 약물 중에 알려진 이독성 약물은 200여 종이 넘는다(Cone et al., 2013). 이러한 약물들은 대부분 심각한 감염, 암, 그리고 심장병을 치료하는 데 사용된다. 이러한 약물들이 중단되거나 복용이 멈추어질 때 약물에 의한 청각이나 균형장애들은 멈추어질 수 있다. 이독성 약물의 투약량과 투약 방법과 같은 변인들에 대한 모니터링도 청능사의 중요한 능력단위가 되어야 한다. 게다가 소음성 난청이나 노인성 난청에 대한 다양한 항산화제와 같은 치료제가 지속적으로 개발되고 있는 것은 앞으로 약리학적 청각학 분야는 지속적으로 발전될 분야이다(Choi et al., 2008, 2011). 현재 한국 대학의 청각학과에서는 이 과목에 대한 교육이 이루어지지 않고 있지만 조만간 교육과정으로 포함되어야 할 분야이다.

2) 임상청각학(Medical or Clinical Audiology)

임상청각학은 대부분 대학병원, 사설 병원, 개업 이비인후과나 신경과, 건강검진, 보건소, 또는 신체검사와 같이 의학적인 환경에서 일하는 청능사의 업무 분야로 임상청각학이라고도 불린다. 미국에서는 이 분야에 종사하는 청능사의 수가 가장 많다. 한국에서도 지속적으로 의학 청각학 분야에 종사하는 청능사가 증가할 것이며 대학병원에서의 청능사로 근무하려면 최소한 석사학위를 소지하는 것이 바람직하다. 임상청각학 분야는 기본적으로 청각(hearing)과 균형(balance)에 대한 진단평가와 청각재활 프로그램을 주요 업무로 하며 의사, 간호사, 또는 다른 임상 전문가들과의 협력이 아주 중요하다.

3) 재활청각학(Rehabilitative Audiology)

재활청각학은 청각장애인이 일상생활에서 경험하는 의사소통의 어려움을 극복하는 데 도움을 주는 보청기와 특수보청기(FM 시스템, 인공와우, 개인청각보호기기)의 적합에서부터 청각재활 프로그램이나 청능훈련에 이르는 넓은 분야를 포함한다. 개인의 청각장애 특징과 특성에 따라 개별화된 청각재활 프로그램을 운영할 수 있고 보청기의 적합 전후에도 다양한 청각재활 프로그램의 필요성이 점차 증가되고 있다. 게다가 이명재활, 전정기능재활, 그리고 중추청각기능재활 프로그램의 개발의 필요성도 증대되고 있다(이정학, 2003).

4) 아동청각학(Pediatric Audiology)

아동청각학은 아동을 청각서비스의 대상으로 하여 아동의 청각 특성에 초점을 맞추는 분야로 아동의 청각 문제를 조기진단하려는 것을 최우선 과제로 삼는다. 그 이유는 청각 장애의 진단이 빠르면 빠를수록 청각장애가 삶의 질에 대한 효과를 축소할 수 있기 때문이다. 특히 아동의 청각장애는 선천적인 이유와 비선천적인 이유로 분류할 수 있고 대부분의 병원에서는 신생아 보편적인 청각검사(newborn universal hearing screening)로 청각검사를 수행하고 있다. 아동청각학에서는 특히 연령에 따른 행동청능평가의 종류와 특성을 살피고 행동청각평가와 더불어 전기음향 또는 전기생리 검사도 사용할 수 있으며 아동의 청각손상을 극복하도록 도와주는 다양한 보청기도 다루며 특히 청각장애 아동의 교육 문제도 중요하게 다룬다.

5) 노인청각학(Geriatric Audiology)

노인청각학은 노인들을 청각서비스의 주 대상으로 삼아 노인들의 청각 특성에 초점을 맞추는 분야로 살아온 환경에 의한 소음성 난청과 노화에 따른 노인성 난청 등이 관심의 대상이다. 특히 사회 변화와 건강에 대한 관심의 증폭으로 인한 노인인구의 증가와 그에 따른 난청인구의 증가는 노인청각학의 중요성을 더욱 강조하고 있다. 고령 사회에서 노인들의 난청이 아동과 성인의 난청과 어떻게 다르고 어떤 것이 강조되어야 하는지는 지속적으로 탐구해야 할 숙제이다.

6) 산업청각학(Industrial Audiology)

산업청각학은 현대 사회가 만들어 내는 소음이 청각에 미치는 효과를 밝혀내고 그 소음에 대한 노출을 통제하고 규제하는 다양한 방법을 찾는 분야이다. 특히 이 분야는 소음에 대한 노출, 소음 측정, 작업장에서 소음으로부터 청각을 보호하는 개인청각보호기기의 착용, 소음 노출로 인한 산업재해, 그리고 산업재해 보상 등과 관련한 부분들을 다룬다.

7) 교육청각학(Educational Audiology)

교육청각학은 두 가지 다른 관점에서 접근할 수 있는데 하나는 청각학 분야에서 접근하는 것이고 다른 하나는 특수 교육학 분야에서 접근하는 것이다. 접근 방법에 따라 강조점은 다를 수 있지만 교육청각학은 청각 장애인의 교육적인 측면을 강조한다. 따라서 성인이나 노인보다는 아동의 교육 부분에 초점을 맞추고 청각 장애인의 교육받을 권리(「장애인복지법」)에 근거하여 어떤 교육적 선택이 가능한지를 살피고 장애인에게 제한 없는 최선의 교육을 제공하는 것을 그 목적으로 한다.

4. 청각학 관련 분야와 미래 분야

1) 청각학 관련 분야

청각학 관련 분야는 이 장의 서론 부분에 미리 언급했듯이 언어병리학(speech-language pathology)과 이비인후과(otolaryngology) 분야이다. 이 분야에 대한 강조는 아무리 해도 지나치지 않다. 그러나 이러한 분야 이외에 청각학의 발전을 도모한 많은 관련 분야를 언급해야 한다. 역사적으로 청각학 학문의 토대를 이룬 분야는 음향학(acoustics) 분야이다. 음향학은 소리의 물리적인 특성을 이해하는 데 많은 도움을 제시하였다. 특히 청각 장애인들을 위한 교실의 음향학적 분석은 청작장애인의 소리지각에 많은 시사점을 제공하였다. 현재 물리학 분야에서는 안타깝게도 음향학을 연구하는 학자의 숫자가 급격하고 줄어들고 있다. 다음 관련 분야는 전자공학(electronics) 분야이다. 이 분야는 보청기의 소형화에 지대한 공헌을 하였으며 보청기의 디지털화에 큰 영향을 미쳤고 전기생리검사 장비의 개발에도 많은 도움을 주었다. 청각학과 관련된 다른 분야는 기계공학(mechanical engineering)으로 소리에 대한 청각기관의 기계적인 반응 결과를 분석하여 수학적인 모델을 제시하여 왔다. 특히 2013년에 한국기계연구원은 높은 감도와 광대역 주파수를 갖는 청각장애인용 초소형 청각소자를 개발했다고 밝혔고, 2017년에 한국전기연구원은 스마트 보청기 기술을 개발하였다고 발표를 하였다. 현재 계속 연구 중으로 한국 시장에 한국 기술로 개발된 보청기가 곧 출시될 수도 있다.

다른 한 분야는 심리학(psychology)이다. 심리학은 소리에 대한 인간의 지각 분야의 발전에 지대한 공헌을 하였고 청각학 분야 중 심리음향학(psychoacoustics)이라는 분야에 결합되었다. 마지막으로 생리학(physiology) 분야이다. 생리학은 소리가 인체의 기관에 어떻게 영향을 미치는지를 밝혀 주어 귀의 신비를 생리학적으로 밝혀 주었다. 청각학의 많은 기초 지식은 생리학으로부터 빌려 온 것이 사실이다. 지속적으로 생리학적 연구는 청각학의 일부로 현재까지 설명하지 못한 많은 해부학적인 수수께끼나 문제를 해결하는 데 중요한 단서들을 제공할 것이다.

2) 청각학 미래 분야

청각학의 미래 분야로 다양한 학문을 언급할 수 있지만 가장 먼저 분자 또는 세포생물학(molecular or cellular biology)을 들 수 있다. 분자 또는 세포생물학은 청각과 관련한 다양한 메커니즘을 밝히는 데 없어서는 안 될 분야이며, 많은 분자 또는 세포 생물학자가 청각과 관련된 문제들을 해결하는 데 노력을 기울일 것이다. 특히 줄기세포를 통한 난청환자의 치료는 지속적으로 연구되고 있고 임상적으로 그 가시적인 효과를 보여 준 사례들도 있다. 다음으로 유전학(genetics)을 미래학문 분야로 들 수 있다. 인간의 많은 유전자중에 청각장애와 관련된 유전자를 지속적으로 찾고 있으며 청각장애 관련 유전자를 재생시키는 방법도 중요한 연구대상이 될 것이다. 마지막으로, 나노 기술(nanotechnology) 분야가 청각학의 미래 분야가 될 수 있다. 현재 나노 기술은 약물의 전달 기술로 원하는 장소에 원하는 약물을 전달할 수 있는 최첨단 기술로 각광받고 있고 특히 인공와우의 기술과 약물전달 기술을 결합하는 프로젝트를 진행하고 있으며, 또한 나노 기술은 보청기의 소형화와 관련하여 더 많은 발전을 이끌 수도 있다.

5. 한국에서의 청각학의 발전과 한계

1) 한국청능사협회

현재 한국에서는 언어재활사 자격증을 가지고 있는 언어재활사를 대표하는 기관으로 (사)언어재활사협회가 있다면 청능사 자격증을 소지한 분들로 구성된 청능사를 대표하는 기관으로 한국청능사협회가 2017년에 창립되었다. 초대와 2대 회장은 이정학 교수가 역임하였으며, 3대 회장으로 오수희 교수가 역임하였고, 현재 4대 회장으로 이경원 교수가 선출되어 재직하고 있다. 지금까지 한국청능사협회에서는 청능사 국가자격토론회, 보청기 적합관리 KS국가표준 제정, 보청기 급여서식 개정안에 대한 항의, 『한국직업사전』 개정(언어청각사에서 청능사와 전문청능사로 직무내용 변경), 「의료기사 등에 관한 법률」 일부개정법률안 발의, 보청기 급여기준 반대서명운동, 청능사 심포지엄, 보청기 배터리 영세율 적용, 보수교육, 삼성소리샘복지관과 업무협약 체결, 세계청각의 날 행사 WHO 등록, 그리고 통계청 제8차 한국표준직업분류 개정에 청각능력재활사로 등록과 같은 일들을 추진해 오고 있다. 특히 청능사자격검증원과 더불어 지속적으로 추진해 온 청능사의 국가자격증 인증에는 의사들의 반대로 인해 실패하였지만, 한국청능사협회가 지속적으로 청능사의 대표기관이 될 수 있도록 청능사들의 협력과 도움이 필요한 시점이다. 아직까지 한국청능사협회가 (사)한국언어재활학회처럼 사단법인화가 되지 못하였지만 사단법인화는 지속적으로 추진되어야 하고 청능사의 질 제고를 위한 다양한 프로그램이 개발되어 청능사의 참여를 유도할 필요가 있다. 다른 한편으로 2023년에 한국보청기협회도 조직이 되었으니 (사)한국청각언어재활학회와 더불어 한국청능사협회가 주도적으로 청능사의 권익 보호를 위해 최선을 다했으면 한다.

2) 한국 사회에서의 청능사

2025년 이후 한국 사회는 전체 인구 중 65세 이상 인구의 퍼센트가 20%가 넘어 초고령 사회로 접어든다. 초고령 사회의 가장 특징적인 요인 중 하나는 난청인구의 증가이다. 난청인구는 나이와 더불어 발생률이 더욱 높기 때문에 보청기는 안경과 마찬가지로 당연한 필수품 중 하나가 될 수 있다. 난청인구의 증가와 더불어 난청에 대한 예방과 치료에 있어 청능사의 전문성이 반드시 필요한 분야이다. 이러한 필요에도 불구하고 현재 청능사의 전문성에 대한 이해가 부족하고 국가자격증에 대한 국가적인 합의가 이루어지지 않아서 불편하지만 중단 없이 지속적으로 노력한다면 가까운 시간에 그 열매는 맺힐 수도 있다. 청능사가 일을 하는 것도 지속적으로 늘어 가고 있다. 대학병원, 일반병원, 이비인후과, 재활의학과, 보청기 회사, 보청기 센터, 국민건강관리공단, 근로자 복지공단, 또는 재활병원이나 센터에서 청능사를 고용하고 있다.

초고령 사회로의 진입은 청각학 분야에 긍정적이지만 한국 사회에서의 인구 감소는 다양한 분야에서의 어려움을 유발할 수 있다. 인구의 감소가 청각학 분야의 발전과는 직결되지는 않지만 영향을 미칠 수 있는 부분이다. 특히 인구 감소로 인한 대학 인구의 감소는 청각학 분야가 개설된 대학의 축소를 이끌 수도 있다. 특히 청각학 분야는 관련 언어재활 분야보다는 시설과 장비가 더 필요해 이에 대한 더 많은 투자가 필요하다. 이런 투자의 부족은 청각전문가의 양성에 부정적인 영향을 미칠 수도 있다. 이런 부정적인 부분들이 개선되려면 청각산업이 더욱 발전하여 청각 관련 인프라가 더욱 확대되어야 한다. 청각산업의 인프라가 향상된다면 청각학도 더욱 한국 사회에 단단한 뿌리를 내릴 것으로 사료된다.

🖉 요약 및 정리

이 장은 청각학의 역사를 토대로 청각학의 현재와 미래에 대하여 간략하게 소개하였다. 미국에서 처음으로 시작된 청각학 분야가 한국에 소개되면서 많은 관심과 주목을 받아 왔지만 여전히 한국의 청능사의 전문성을 확보하고 향상시키기 위하여 노력해야 하는 현실이다. 과거와 비교해 볼 때 현재의 청각학은 끊임없이 진보하고 있고 많은 관련 학문의 발달과 도전으로 새로운 미래 분야들이 더욱 가까이 다가오고 있다. 청각학의 발전을 위해 많은 다른 배경의 전문가들이 이 분야에 들어와 정체된 학문이 아니라 끊임없이 진보하고 발전하는 분야임을 보여 주기 바란다. 한국에서의 청각학 분야의 역사를 더듬으면서 아직 쓰이지 않은 한국 청각학의 미래사를 생각하면 가슴 설렌다. 이 설렘은 앞으로 우리 앞에 나타날 보이지 않는 후학들, 끊임없이 연구 노력하는 많은 청각학자, 주어진 임상센터, 병원, 그리고 회사에서 최선을 다하는 청능사들 때문이다.

🎹 참고문헌

구성민, 김진숙, 임덕환, 이정학(2006). 미국의 Audiology 현황. 청능재활, 2, 1-21.
이정학 (2003). 청각학의 최근동향. 대한청각학회지, 7, 93-98.

Academy information. (2013). Retrieved July 10, 2013, from http://www.audiology.org/about/information/pages/default.aspx
Audiology. (2013). Retrieved July 10, 2013, from http://en.wikipedia.org/wiki/Audiology.
Berger, K. W. (1976). Genealogy of the words "audiology" and "audiologist". *Journal of the*

American Audiology Society, 2, 38-44.

Choi, C-H., Chen, K., Vasquez-Weldon, A., Jackson, R. L., Floyd, R. A., & Kopke, R. D. (2008). Effectiveness of 4-hydroxy phenyl N-tert-butylnitrone (4-OHPBN) alone and in combination with other antioxidant drugs in the treatment of acute acoustic trauma in chinchilla. *Free Radical Biology & Medicine, 44,* 1772-1784.

Choi, C-H., Chen, K., Du, X., Floyd, R. A., & Kopke, R. D. (2011). Effects of delayed and extended antioxidant treatment on acute acoustic trauma. *Free Radical Research, 45,* 1162-1172.

Cone, B., Dorn P., Konrad-Martin, D., Lister, J., Ortiz, C., & Schairer, K. (2013). Ototoxic Medications (Medication Effects) Retrieved July 16, 2013, from http://www.asha.org/public/hearing/Ototoxic-Medications/

History-Central Institute for the Deaf (cid.edu)

History of the Department | Communication Sciences and Disorders-College of Liberal Arts and Sciences | The University of Iowa (uiowa.edu)

History of ASHA. (2013). Retrieved July 10, 2013, from http://search.asha.org/default.aspx?q=History of AsHA

Martin, F. N., & Clark, J. G. (2012). *Introduction to audiology.* Pearson.

Sente, M. (2004). The history of audiology. *Medicinski Pregled, 57*(11-12), 611-616.

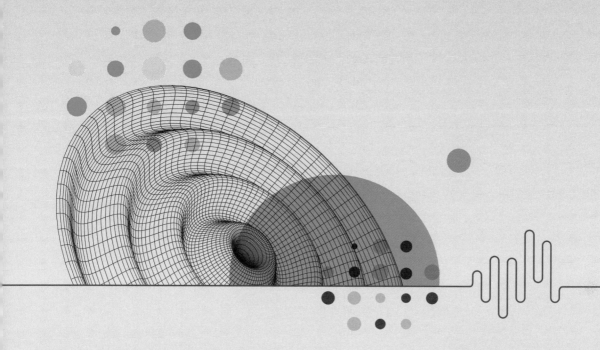

(((제 **2** 장)))

청각기관의 해부 · 생리 및 심리음향학

안현정(한림대학교 언어청각학부) / 오수희(한림국제대학원대학교 청각언어치료학과)

1. 청각기관의 구조와 기능

2. 중추청각신경 경로 및 신호 전달

3. 심리음향학

4. 소리 기초

5. 심리음향학 기초

소리를 인지하는 데 가장 중요한 역할을 담당하는 기관은 귀이며, 이는 인간과 동물 모두에게 필수적인 감각 기관이다. 귀는 매우 복잡한 해부학적 구조를 지니고 있으며, 여러 조직이 상호작용하여 외부의 소리를 인지하는 데 기여한다. 외부로부터 입력된 소리는 크게 두 가지 경로, 즉 기전도(air conduction)와 골전도(bone conduction)를 통해 청각정보를 대뇌 청각피질로 전달한다. 기전도는 공기를 매개로 외부 소리가 외이(외부 귀)를 거쳐 고막, 중이의 3개의 작은 뼈(추골, 침골, 등골), 그리고 내이의 와우(달팽이관)와 청신경을 통과해 대뇌 청각피질에 전달되는 경로이다. 반면, 골전도는 소리의 파장이 두개골을 통해 직접 내이로 전달되는 경로를 의미한다. 이 두 전도 경로 중 하나 또는 두 가지 모두에 손상이 발생할 경우, 전도성 청각손실(conductive hearing loss) 또는 감각신경성 청각손실(sensorineural hearing loss)과 같은 청각손실의 유형이 결정된다.

이 장에서는 소리의 전달 경로와 관련된 귀의 구조를 면밀히 살펴보고, 이를 통해 청각 기능의 본질을 탐구하고자 한다. 청각기관의 해부와 생리는 청각학을 이해하는 데 필수적인 기초 지식으로, 이를 바탕으로 청각 관련 질환 및 청각손실을 보다 깊이 이해할 수 있다.

1. 청각기관의 구조와 기능

청각기관은 해부학적으로 두개골의 측두골(temporal bone)에 위치하며, 외이(outer ear), 중이(middle ear), 그리고 내이(inner ear)로 나뉜다([그림 2–1] 참조).

소리는 처음에 외이와 외이도를 통해 수집된 후 고막으로 전달된다. 고막에 도달한 음향 신호는 중이에 있는 3개의 작은 뼈, 즉 추골(malleus), 침골(incus), 등골(stapes)을 통해 기계적 신호로 변환된다. 이 기계적 신호는 내이의 와우(cochlear)에서 다시 전기적 신호로 바뀐다. 이후 이 신호는 유모세포에서 화학적 신호(chemical signal)로 변환되며, 이를 통해 신경전달물질(neurotransmitter)이 분비되고, 청신경(auditory nerve)으로 전달된다.

따라서 이러한 일련의 변환과정이 외부 소리 정보를 신경 신호로 전환하여 뇌로 전달함으로써, 우리가 소리를 인지하게 되는 복잡한 청각 메커니즘이 완성된다.

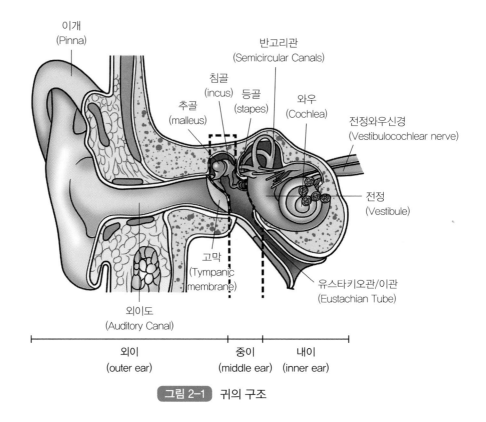

그림 2-1 귀의 구조

1) 외이의 해부학적 구조 및 기능

(1) 구조

외이는 기능적으로 및 구조적으로 귓바퀴(auricle 또는 pinna)와 외이도(external acoustic meatus)의 두 부분으로 나눌 수 있는데, 외이도는 고막(tympanic membrane)에서 끝난다. 귓바퀴는 머리 양쪽에 위치한 쌍으로 이루어진 구조로, 소리를 포착하여 외이도로 전달하는 기능을 한다. 귓바퀴는 대부분 연골로 이루어져 있으며, 귓불(lobule)만 연골로 지지되지 않는 부분이다. 귓바퀴의 연골 부분은 외곽을 형성하며, 이를 이륜(helix)이라고 한다. 이륜과 평행하게 안쪽에 두 번째 곡선이 있는데, 이를 대이륜(antihelix) 이라고 한다. 대이륜은 대이륜하각(inferoanterior crus)과 대이륜상각(superoposterior crus)의 2개로 나뉜다([그림 2-2] 참조). 외이 구조는 배아기부터 청소년기까지 발달한다. 임신 5주차부터 외이가 형성되며 외이의 기본 구조는 배아 발달 8주차가 끝날 무렵 성인의 형태를 갖추게 된다. 이후 출생 후에도 계속 성장한다. 외이도는 임신 4주차에서 5주차 사이에 발

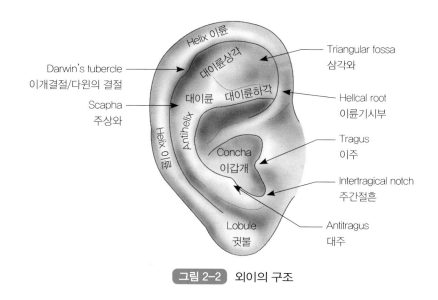

Triangular fossa
삼각와

Helical root
이륜기시부

Tragus
이주

Intertragical notch
주간절흔

Antitragus
대주

Darwin's tubercle
이개결절/다윈의 결절

Scapha
주상와

Helix 이륜

Helix 이륜

Antihelix

대이륜상각

대이륜

대이륜하각

Concha
이갑개

Lobule
귓불

그림 2-2   외이의 구조

달하기 시작하며, 출생 후에도 확장된다. 고막(tympanic membrane)은 임신 13주차에서 21주차 사이에 발달하며, 고막은 외배엽성 상피, 중간의 섬유층, 내배엽성 상피의 세 층으로 구성된다(Lim, 1995).

　귓바퀴의 중앙에는 함몰된 부분이 있는데, 이를 이개(concha)라고 하며, 이는 두개골 안쪽으로 이어져 외이도로 연결된다. 이개는 소리를 외이도로 전달하는 역할을 한다. 외이도의 시작점 바로 앞에는 연골 조직으로 이루어진 돌출부가 있는데, 이를 이주(tragus)라고 한다. 이주의 반대편에는 대이주(antitragus)가 위치한다. 외이도는 S자 모양의 관으로, 이개의 깊은 부분에서 시작하여 고막에 이른다. 외이도의 바깥쪽 1/3은 연골로, 안쪽 2/3는 측두골(temporal bone)로 이루어져 있다. 외이도는 귓바퀴에서 시작하여 고막에 이르는 약 25~35mm 길이의 짧은 관(지름 약 5~9mm)으로 이루어져 있다. 외이도는 직선 경로가 아니며, 처음에는 상전방(superoanterior) 방향으로 진행한 후, 약간 방향을 바꾸어 상후방(superoposterior)으로 이동하며, 마지막에는 하전방(inferoanterior) 방향으로 진행하는 S자 모양의 곡선을 그린다(Lass & Woodford, 2007). 외이도는 구조적으로 이개 쪽이 개방되고 고막 쪽이 닫혀 있어 관의 음향적 특성을 지닌다. 이러한 형태는 양쪽 끝이 모두 열리거나 닫힌 관에서 나타나는 공명주파수(resonant frequency)와 차이가 있다.

(2) 기능

　외이는 소리를 모으고 전달하는 과정에서 중요한 역할을 수행하며, 주로 음향 신호의 수집 및 증폭, 귀 보호, 소리의 방향 감지 등 여러 가지 기능을 담당한다. 외이의 주요 기능은 다음과 같이 나눌 수 있다.

첫째, 외이는 음향 신호를 수집하여 고막으로 전달하는 역할을 한다. 귓바퀴(pinna)는 외부로부터 들어오는 소리를 모으는 역할을 하며, 그 특유의 모양으로 인해 특정 주파수의 소리가 더 효과적으로 수집될 수 있다. 특히 귓바퀴는 전방과 후방에서 오는 소리를 다르게 처리하여 방향 감지에 도움을 준다. 외이도(external auditory canal)는 고막(tympanic membrane)으로 소리를 전달하며, 외이도의 S자 곡선은 고막을 외부로부터 보호하는 동시에 음향 신호를 증폭하는 역할을 한다. 외이도는 약 2.5cm 길이의 관 형태로, 주로 2.5~3kHz의 주파수 대역에서 공명(resonance)을 일으켜 소리를 약 10~15dB 정도 증폭시킨다(Fuchs, 2010; Pickles, 1988). 이러한 음향적 증폭은 청각 감도의 향상에 기여한다.

둘째, 외이는 신체의 첫 번째 방어선으로 작용하며, 이물질이나 해로운 물질이 고막에 도달하는 것을 방지한다. 외이도의 바깥쪽 1/3은 연골로 구성되어 있으며, 외이도에는 두 가지 주요한 분비샘이 존재한다. 하나는 귀지를 생성하는 이도선(ceruminous gland)이고, 다른 하나는 기름 성분의 미끄러운 물질을 분비하는 피지선(sebaceous gland)이다. 외이도는 외부 세균과 직접적으로 접촉하는 부위이기 때문에, 고유한 방어기전을 가지고 있으며, 그중 하나로 귀지(cerumen)가 만들어진다. 귀지는 높은 지방 함량을 가지고 있어 물이 외이도로 침투하는 것을 방지하고, 산성을 띠어 세균의 증식을 억제하여 감염으로부터 귀를 보호하는 중요한 역할을 한다.

셋째, 외이는 음파를 수집할 뿐만 아니라 특정 주파수 대역에서 소리를 증폭시키는 기능을 한다. 특히 외이도는 폐쇄된 한쪽 끝이 고막으로 닫혀 있는 관 형태로, 이는 음향학적으로 공명주파수(resonant frequency)를 발생시킨다. 공명주파수는 주로 2.5kHz 대역에서 나타나며, 이는 사람의 말소리와 중요한 청각 신호를 포함하는 주파수 대역과 일치한다. 이로 인해 외이는 소리를 약 10~15dB 정도 증폭하여 청각 민감도를 높여 준다. 이러한 증폭 효과는 주로 귓바퀴와 외이도의 구조적 특성에 의해 발생하며, 외이의 길이와 형태가 이에 중요한 역할을 한다.

넷째, 외이는 소리의 방향을 감지하는 데 중요한 역할을 한다. 양쪽 귀에 도달하는 소리의 시간차(Interaural Time Difference, ITD)와 소리의 강도차(Interaural Level Difference, ILD)는 뇌가 소리의 위치를 인식하는 중요한 단서가 된다(Fuchs, 2010; Pickles, 1988). 외이의 구조, 특히 귓바퀴는 소리의 주파수 성분에 따라 소리를 다르게 반사하거나 굴절시키며, 이를 통해 소리가 어느 방향에서 오는지 감지할 수 있게 한다. 이는 소리의 위치 분별(localization)과 관련이 있으며, 특히 수평 및 수직 방향에서의 소리 인식을 돕는다.

마지막으로, 외이의 구조는 소리의 특정 주파수 대역을 필터링하는 역할을 한다. 귓바퀴의 독특한 형태는 소리의 굴절 및 반사를 통해 특정 주파수를 선택적으로 증폭하거나 감쇠시킨다(Fuchs, 2010; Pickles, 1988). 이로 인해 외이는 특정한 소리 신호를 더욱 명확하게 인식할 수 있게 되며, 특히 사람의 음성처럼 중요한 음향 신호를 강조하는 역할을 한다.

결론적으로 외이는 단순히 소리를 전달하는 기관이 아니라, 소리의 증폭, 방향 감지, 귀 보호 등 다양한 역할을 수행하는 복합적인 기관이다. 외이의 구조적 및 기능적 특성은 음향 신호의 효율적 전달과 감지, 청각의 민감도 향상에 중요한 기여를 하며, 외부 자극으로부터 중이 및 내이를 보호하는 역할을 한다. 이러한 기능들은 외이와 고막, 중이의 원활한 상호작용을 통해 청각 체계 전체의 효율성을 높이는 데 기여한다.

2) 중이의 해부학적 구조와 기능

(1) 구조

중이는 소리를 전달하는 중요한 역할을 담당하는 구조로, 외이와 내이를 연결하는 중간 매개체로서 기능을 한다. 중이는 소리를 증폭하고 내이로 전달하는 과정에서 매우 정교한 역할을 수행한다. 중이는 외이와 내이 사이에 위치한 공기 충만 공간으로, 이 공간 안에는 고막(tympanic membrane), 이소골(ossicle), 중이강/고실(tympanum, tympanic cavity), 유스타키오관(Eustachian tube) 등이 포함된다([그림 2-3] 참조).

가장 먼저, 중이의 앞쪽에 위치한 고막은 외부에서 들어오는 소리 파장을 감지하여 진동하는 얇고 탄력적인 막이다. 이 고막은 매우 민감하여 다양한 주파수의 소리 파장에 반응한다. 외이도를 통해 전달된 소리는 고막에 도달하여 고막을 진동시키고, 이 진동은 중이 내부의 작은 뼈들로 전달된다. 고막은 사람마다 약간의 차이가 있을 수 있지만, 일반적으로 직경이 약 8~10mm 정도이다. 고막은 둥근 모양에 가까운 형태를 가지고 있지만, 완벽한 원형은 아니고 약간의 타원형에 가까운 모양을 하고 있으며, 고막의 두께는 매우 얇아서 약 0.1mm에서 0.2mm 정도로 측정된다. 고막은 진동하는 얇은 막이기 때문에 그 무게는 상당히 가벼우며, 전체 무게는 대략 14mg 정도로 매우 미세하다. 주로 반투명의 진주빛 회백색(pearl-gray) 또는 담홍색(rose pink)을 띠며, 외부에서 보았을

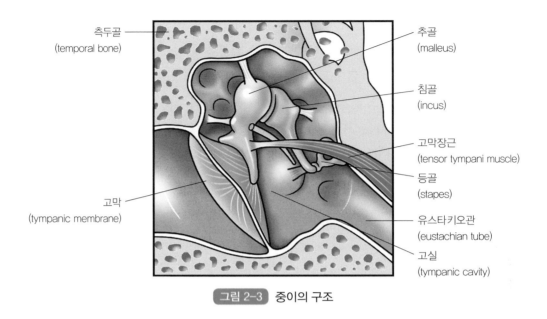

측두골
(temporal bone)

고막
(tympanic membrane)

추골
(malleus)

침골
(incus)

고막장근
(tensor tympani muscle)

등골
(stapes)

유스타키오관
(eustachian tube)

고실
(tympanic cavity)

그림 2-3 중이의 구조

때 원뿔 모양으로 중앙 부분이 약간 함몰되어 있는 구조를 가지고 있다. 이 함몰된 부분은 '중심와(umbo)'라고 불리며, 중심와는 고막의 가장 안쪽 지점이며, 이곳에 추골이 부착되어 있다. 고막은 세 가지 주요 층으로 구성되어 있다. 이들 각각의 층은 다른 조직으로 이루어져 있으며, 고막의 진동 및 보호 기능을 한다. 첫 번째 외층(표피층, Cutaneous layer)은 고막의 가장 바깥층으로 외이도의 피부가 연장되어 형성된 층이다. 이 층은 얇고, 보호 기능을 하며 외부 환경으로부터 고막을 보호하는 역할을 한다. 표피층은 피부 조직으로 되어 있어 얇은 각질 세포로 덮여 있으며, 이로 인해 외부의 이물질이나 미세입자가 고막에 직접적으로 손상되지 않도록 방어막 역할을 한다. 표피층은 외이도 피부와 연속적이기 때문에 피부와 비슷한 치유능력을 가지고 있으며, 외상이 생겼을 때 비교적 빠르게 회복될 수 있다. 두 번째 중간층(섬유층, Fibrous layer)은 고막에서 가장 중요한 구조적 층으로, 섬유층이라고도 불린다. 이 층은 고막의 형태와 강도를 유지하며, 소리의 진동을 전달하는 데 핵심적인 역할을 한다. 섬유층은 두 종류의 결합 조직 섬유로 이루어져 있다. 하나는 방사상 섬유(radial fibers)로 고막의 중심에서 바깥쪽으로 퍼져 나가는 방향을 가지며, 다른 하나는 원형 섬유(circular fibers)로 고막 주변을 따라 둥글게 배열되어 있다. 이 두 섬유층은 고막이 진동할 때 적절한 탄력성과 강도를 제공하여 고막이 찢어지지 않도록 보호하면서도 소리를 효과적으로 전달할 수 있게 한다. 섬유층은 특히 고막의 상부와 하부에 따라 차이를 보이는데, 상부는 이완부 (Pars flaccida)로 불리며,

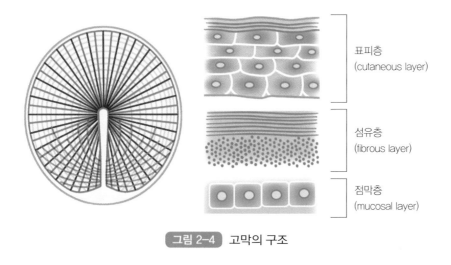

표피층
(cutaneous layer)

섬유층
(fibrous layer)

점막층
(mucosal layer)

그림 2-4　고막의 구조

결합 조직이 적어 상대적으로 느슨하고 얇은 구조이다. 반면, 하부는 긴장부(Pars tensa)라고 불리며, 두꺼운 결합 조직이 밀집되어 있어 더 단단하고 강한 진동을 전달하는 역할을 한다. 긴장부는 고막의 대부분을 차지하고, 소리 전달에서 중요한 역할을 한다. 마지막으로, 내층(점막층, Mucosal layer)은 고막의 가장 안쪽 층으로 중이강의 점막과 연속적인 구조를 이루고 있다. 점막층은 중이강 내부의 습도를 유지하며, 고막을 내부적으로 보호하는 역할을 한다. 이 층은 얇은 세포들로 이루어져 있으며, 고막이 진동하는 동안 마찰이나 손상이 발생하지 않도록 부드러운 환경을 제공한다. 점막층은 중이의 다른 구조와 연결되어 있으며, 중이강 내에서의 염증이 고막으로 퍼질 수 있는 경로가 되기도 한다(Lass & Woodford, 2007; [그림 2-4] 참조).

　중이강(tympanic cavity)은 고막 뒤에 위치한 공기 충만 공간으로, 중이를 이루는 주요 구조 중 하나이다. 중이강은 소리 전달에 중요한 역할을 하며, 외이에서 들어온 소리 진동을 내이로 전달하는 중간 경로를 제공한다. 중이강은 이소골이 위치하는 공간으로, 여러 해부학적 요소가 복잡하게 구성되어 있으며 소리 전달과 중이 내의 공기 압력 조절에 중요한 기능을 수행한다. 중이강의 해부학적 위치는 측두골 내에 위치한 공간으로, 고막과 내이 사이에 위치해 있다. 중이강은 크게 고실(tympanic cavity proper), 유양동(mastoid antrum), 유스타키오관(Eustachian tube)의 세 부분으로 나눌 수 있다. 중이강은 고막에서 난원창(oval window)과 정원창(round window)에 이르는 구조적 경로를 형성하며, 소리가 고막에서 내이로 전달되는 동안 이 경로를 통해 이동한다. 중이강의 주요 공간인 고실은 이소골이 위치하는 곳으로, 고막에 의해 외이와 분리되고, 이소골의 움직임을 통해 소리의 진동이 내이로 전달된다. 이와 더불어, 중이강은 공기로 채워져 있어 소리 전달을 위한 진동이 자유롭게 이루어지도록 환경을 조성한다. 중이강 내에는 여러 해부학적 구조물과 혈관, 신경이 위치하며, 그중에서도 이소골이 중이강 내에서 소리 진동을 증폭하고 전달하는 데 중요한 역할을 한다(Rebol & SpringerLink, 2022).

첫째, 이소골(auditory Ossicles)은 중이강 내에는 3개의 작은 뼈로 추골(malleus), 침골(incus), 등골(stapes)로 구성되며, 이 뼈들은 서로 연결되어 소리의 진동을 고막에서 내이로 전달하는 역할을 한다. 추골(malleus)은 고막과 직접 연결되어 고막의 진동을 받아들이고, 이 진동은 침골(incus)을 거쳐 마지막으로 등골(stapes)을 통해 난원창으로 전달된다. 둘째, 유스타키오관(eustachian tube)은 중이강과 인두(목구멍 뒤쪽)를 연결하는 약 3.5~4cm 길이의 관으로, 중이강 내의 공기압을 외부 기압과 동일하게 유지하는 역할을 한다. 유스타키오관(eustachian tube)이 열리면 외부 공기와 중이강 내 공기가 교환되어 압력이 조절되며, 이를 통해 고막이 적절하게 진동할 수 있다. 특히 삼킬 때나 하품할 때 열리며, 중이강 내 공기압을 조절하는 데 중요한 역할을 한다. 셋째, 난원창(oval window)과 정원창(round window)은 중이강의 내측 끝에 위치하고 있다. 난원창(oval window)은 내이의 전정(vestibule)과 연결되어 있으며, 등골이 난원창을 통해 내이로 소리 진동을 전달한다. 난원창(oval window)은 내이로 소리의 진동을 전달하는 출입구 역할을 하며, 등골(stapes)의 끝부분이 이곳에 부착되어 있다. 난원창(oval window) 아래에는 정원창(round window)이 있는데, 정원창(round window)은 내이 내의 액체가 움직일 때 발생하는 압력을 해소하는 역할을 한다. 난원창과 정원창의 협동 작용으로, 내이 내의 유체 압력이 적절하게 조절되며 소리 전달이 원활하게 이루어진다. 넷째, 유양돌기 및 유양동(mastoid process and mastoid antrum) 중이강의 후방에 위치하고 있으며 이 유양돌기 내에는 유양동이라는 공기 공간이 존재한다. 유양동(mastoid process and mastoid antrum)은 중이강(tympanic cavity)과 연결되어 있으며, 공기로 채워진 작은 방들이 모여 있는 구조이다. 유양돌기와 유양동은 중이강의 공기 순환을 돕고, 중이 내의 압력을 유지하는 데 중요한 역할을 한다. 유양돌기는 두개골 후방에 돌출되어 있는 뼈로, 이 부위가 감염될 경우 유양돌기염(mastoiditis)으로 발전할 수 있으며, 이는 중이염과 연관되어 발생할 수 있는 합병증이다. 마지막으로, 고실 신경(tympanic nerve)은 중이강(tympanic cavity) 내에 분포하고 있으며, 이는 뇌신경 중에서 뇌신경 9번인 설인신경(glossopharyngeal nerve)의 가지이다. 고실 신경(tympanic nerve)은 중이강(tympanic cavity) 내에서 신경 신호를 전달하며, 중이 내에서 일어나는 다양한 감각 신호를 뇌로 전달하는 역할을 한다. 이 신경은 중이강 내부의 압력 변화나 염증을 감지하는 데 관여한다(Pickles, 1988; Rebol & SpringerLink, 2022).

이소골(auditory ossicles)은 중이의 핵심 구조로, 매우 작은 크기와 독특한 모양을 가지고 있다. 각 이소골(추골, 침골, 등골)의 모양과 크기, 두께는 소리의 진동을 효과적으로 증폭하고 전달할 수 있도록 되어 있다. 먼저, 추골(malleus)은 이소골 중에서 가장 큰 뼈로, 망치의 형태를 닮아 있다. 추골(malleus)은 고막과 직접 연결되어 있어 고막의 진동을 첫 번째로 받아들이는 뼈이며, 길이는 약 7.5∼9mm 정도로 이소골 중 가장 길고 무겁다. 모양은 망치처럼 머리, 목, 그리고 2개의 돌기로 구성되어 있으며, 망치머리처럼 생긴 부분이 고막 쪽에 연결되어 있으며, 진동을 침골로 전달한다. 그다음으로 침골(incus)은 이소골 중간에 위치한 뼈로, 길이는 약 5∼7mm 정도로 추골(malleus)보다 작지만 등골(stapes)보다는 크며, 중간 크기의 뼈로 소리의 전달과정에서 중요한 역할을 한다. 모양은 모루(anvil)와 닮았으며, 2개의 돌기가 있다. 긴 돌기는 등골과 연결되어 있고, 짧은 돌기는 중이강의 후벽에 부착되어 있어 소리 진동을 효과적으로 전달할 수 있게 한다. 마지막으로, 등골(stapes)은 이소골 중에서 가장 작은 뼈로, 인체에서 가장 작은 뼈로도 알려져 있다. 등자(stirrup)와 비슷한 모양을 하고 있어, 소리의 진동을 난원창으로 직접 전달하는 역할을 한다. 등골(stapes)의 길이는 약 3.5mm에서 4.3mm 정도로 매우 작다. 발판 부분의 넓이는 약 2.5mm에서 3.4mm 정도이다. 등골 안장의 등자처럼 생겼으며, 2개의 다리(crura)가 발판(footplate)을 지지하는 구조이다([그림 2-5] 참조). 발판(footplate)은 난원창에 부착되어 있으며, 소리의 진동을 내이로 전달하는 역할을 한

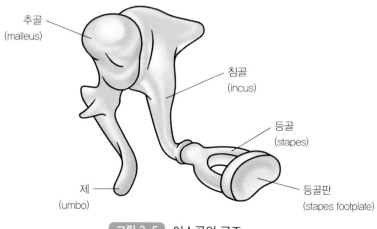

추골
(malleus)

침골
(incus)

등골
(stapes)

제
(umbo)

등골판
(stapes footplate)

그림 2-5 이소골의 구조

다. 이 발판이 난원창을 진동시키며 내이의 액체로 소리 신호를 전달하게 한다(Rebol & SpringerLink, 2022).

(2) 기능

중이는 청각과정에서 중요한 역할을 담당하며, 소리의 진동을 외이에서 내이로 전달하고, 그 과정에서 소리를 증폭시키는 기능을 수행한다. 중이에서 소리가 증폭되는 과정은 고막과 이소골을 통한 기계적 증폭의 원리에 기반하며, 소리의 강도를 내이로 보다 효율적으로 전달하게 된다. 중이의 주요 기능은 크게 소리의 전달, 소리의 증폭, 그리고 중이강 내 압력 조절로 나눌 수 있으며, 이 중 소리의 증폭 메커니즘이 가장 중요한 역할 중 하나라고 볼 수 있다. 이 증폭과정은 두 가지 주요 원리에 의해 이루어지는데, 면적 비율(Area Ratio)과 지렛대 효과(Lever Action), 그리고 버클링 효과(buckling effects)이다.

첫째, 면적 비율의 증폭 효과에 대해서 설명하고자 한다. 중이에서 소리 증폭이 이루어지는 주요 기전 중 하나는 고막과 난원창의 면적 차이에 기초한 것이며, 고막의 면적은 약 55~60mm² 정도로 넓지만, 등골의 발판이 부착되는 난원창의 면적은 약 3.2mm²로 매우 작다. 소리의 진동이 고막에서 넓은 면적에 걸쳐 일어나다가 작은 난원창으로 집중되면 압력이 증폭하게 된다. 따라서 면적 비율에 따른 압력 증폭은 고막과 난원창의 면적 비율을 계산함으로써 확인할 수 있다. 압력 증폭 비율=고막의 면적/난원창의 면적으로 대략적인 계산을 해 보면, 60mm²/3.2mm² ≈ 18.75. 즉, 고막과 난원창의 면적 비율에 의해 소리의 압력이 약 18배 증가로 소리 압력의 증가는 약 24.6 dB의 증가와 같은 효과를 나타낸다. 이 원리는 고막이 넓은 면적에서 소리에너지를 받아 작은 난원창에 집중시키면서 더 큰 압력을 가하게 하는 역할을 한다. 난원창은 내이의 액체(림프액)에 의해 더 큰 저항을 받기 때문에 이러한 압력 증폭이 되어야 소리가 제대로 전달될 수 있다(Hemila, Nummela, & Reuter, 1995).

둘째, 추골과 침골의 길이 차이에 의한 지렛대 효과(lever action effect)이다. 추골과 침골 사이의 길이 비율이 약 1.3:1 정도로 계산되는데, 이는 추골이 긴 쪽(고막 쪽)에서 더 큰 움직임을 발생시키고, 그 움직임이 짧은 쪽(등골 쪽)에서 더 큰 힘으로 전달됨을 의미한다. 지렛대 효과에 따른 증폭은 지렛대 증폭 비율=추골의 길이/침골의 길이 ≈ 1.3, 즉 지렛대 효과로 인해 소리의 진동은 약 1.3배 추가로 증폭됨을 알 수 있다. 이소골의 구조는 소리를 보다 효과적으로 전달하고 증폭할 수 있도록 설계되어 있다.

마지막으로, 고막은 중앙이 약간 함몰된 원뿔 형태로, 고막이 소리 신호를 받아들일 때 소리 진동 패턴이 단순히 앞뒤로 진동하는 것이 아니라, 고막의 여러 부위가 다른 방식으로 움직인다. 고막의 이러한 차별적인 움직임은 버클링 효과(buckling effects)를 발생시키며, 이 과정에서 약 2배 정도의 추가 압력이 증가하게 된다.

이소골의 지렛대 효과와 고막과 난원창의 면적 비율에 따른 증폭 효과, 그리고 버클링 효과를 합산하면, 중이에서 소리가 얼마나 증폭되는지를 계산할 수 있다. 앞서 설명한 세 가지 증폭 요인은 각각 약 18배(면적 비율)와 1.3배(지렛대 효과), 그리고 2배(버클링 효과)로 계산되었으므로, 중이에서 소리의 총 증폭량은 다음과 같다: 총 증폭량 = 면적 비율 × 지렛대 비율 × 버클링 효과, 즉 $18.75 \times 1.3 \times 2 \approx 48.75$. 중이를 통과하는 동안 소리는 약 48배 정도로 증폭된다. 이를 dB SPL로 환산하면 약 33 dB SPL이 된다. 이 증폭 덕분에 고막에서 받아들인 작은 소리 진동이 내이에 전달될 때 훨씬 강한 신호로 전달되며, 내이의 감각 세포들이 소리 정보를 정확하게 인식하고 해석할 수 있게 된다(Fuchs, 2010; Hemila, Nummela, & Reurer, 1995; Nedzelnitsky, 1980).

3) 내이의 해부학적 구조와 기능

(1) 구조

내이(Inner Ear)는 청각과 평형 감각을 담당하는 중요한 해부학적 구조로, 미로(labyrinth)라고도 불린다. 내이는 골미로(bony labyrinth)와 막미로(membranous labyrinth)라는 두 가지 주요 부분으로 나뉘며, 각각이 복잡하게 얽혀 있다. 골미로(Bony Labyrinth)는 두개골 내부에 위치한 단단한 뼈 구조로, 내이의 기본 틀을 제공한다. 골미로는 크게 세 부분으로 나뉘는데 전정기관(vestibule), 세반고리관(semi-circular canals), 그리고 와우(cochlea)이다. 첫째, 전정기관(Vestibule)은 골미로의 중심부에 위치하며, 평형 감각을 담당하는 중요한 부분이다. 전정 내에는 2개의 주머니 모양 구조인 타원낭(utricle)과 구형낭(saccule)이 있는데, 이 두 구조는 중력과 직선 가속도에 반응하여 신체의 위치를 감지한다. 둘째, 세반고리관(Semi-Circular Canals)은 3개의 곡선형 튜브로 이루어져 있으며, 각각의 관은 서로 직각을 이루고 있어 다양한 방향에서의 회전운동을 감지할 수 있게 한다. 이 관들은 팽대부(ampulla)라는 확장된 부분을 가지고 있으며, 그 안에는 회전 감각을 인식하는 감각 세포들이 있으며, 이러한 감각 정보는 평형과 운동 조절에 중요한 역할을 한다. 마지막으로, 와우(Cochlea)는 나선형으로 말려 있는 구조로, 청각을 담당하는 내이의 가장 중요한 부분이다. 크게 세 부분으로 나뉘어 있으며, 각각은 림프액으로 채워져 있다. 와우 안에 있는 코르티 기관(Organ of Corti)은 청각 수용체 세포로 구성되어 있다. 소리가 진동으로 들어오면 이 진동이 액체를 통해 전달되고, 코르티 기관 유모세포(hair cell)가 이를 감지하여 신경 신호로 변환하고 이 신호는 청신경을 통해 뇌로 전달되어 우리가 소리를 인식하게 된다. 막미로(Membranous Labyrinth)는 골미로 내부에 위치하며, 그보다 작고 부드러운 막성 구조이다. 막미로는 또한 전정과 반고리관, 달팽이관으로 나뉘며, 이들 각각은 림프액이 채워져 있어 감각 세포들이 제대로 기능할 수 있게 한다. 와우 내의 막미로는 3개의 구획으로 나뉘는데, 외림프액(perilymph)이 채워진 전정계(Scala Vestibuli)와 고실계(Scala Tympani), 그리고 내림프액(endolymph)이 채워진 중간계(Scala Media)이다. 중간계(Scala Media)에는 코르티 기관이 위치하며, 이 기관이 청각 신호를 전달하는 중요한 역할을 한다. 평형 감각을 담당하는 전정과 반고리관의 막미로는 신체의 균형을 유지하는 데 중요한 역할을 한다. 타원낭과 구형낭은 중력과 직선 가속도에 반응하며, 세반고리관은 회전운동을 감지한다. 이러한 감각 정보는 전정 신경을 통해 뇌로 전달된다(Durrant & Lovrinic, 1984; Hultcrantz, 1985; [그림 2-6] 참조).

와우(cochlea)는 귀의 내이에 위치한 소리 감지 기관으로, 복잡한 구조와 정교한 기능을 통해 소리를 신경 신호를 변환한다. 와우는 일반적으로 길이가 약 30~35mm이며, 대략 두 바퀴 반에서 두 바퀴 반 정도 말려 있는 구조를 가지고 있다. 와우는 나선형 구조를 통해 기저부(base)에서 첨단부(apex)로 이동하는 소리 진동을 처리한다. 기저부(base)는 와우의 입구 부분으로 고주파(고음) 소리를 감지하며, 첨단부(apex)는 와우의 끝 부분

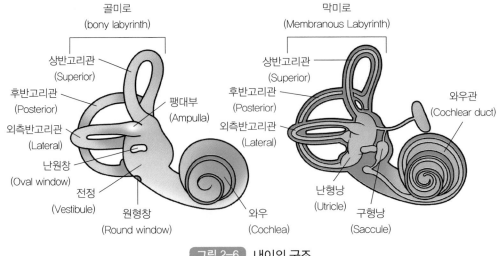

그림 2-6 내이의 구조

으로 저주파(저음) 소리를 감지한다. 와우는 기저부에서 첨단부로 갈수록 기저막(basilar membrane)의 두께와 너비가 변화하여 소리의 주파수 대역을 처리하는 방식이 달라진다. 이처럼 공간적으로 소리 주파수를 분리하는 것을 주파수 위상 배열(frequency place coding)이라고 하며, 이는 와우가 고유의 청각처리 방식을 구현하는 주요 기전이다. 앞서 말한 와우의 내부 구조를 자세히 살펴보면, 구조적으로 와우는 윗부분인 전정계(scala vestibuli), 중간 부분인 와우관(cochlear duct), 그리고 아랫부분인 고실계(scala tympani)의 세 가지 구획으로 나뉘는데, 각각의 구획은 라이즈너막(reissner membrane)과 기저막(basilar membrane)에 의해 경계 지어진다. 전정계(scala vestibuli)는 와우의 상부에 위치하며, 외림프액(perilymph)으로 채워져 있다. 고실계(scala tympani)는 와우의 하부에 위치하며, 역시 외림프액으로 채워져 있다. 소리 진동이 끝나는 곳으로, 소리에너지를 흡수하고 와우의 끝에서 전정계와 이어진다(Gold & Pumphrey, 1948). 가장 중요한 중간계(scala media)는 와우의 중간 구획으로, 내림프액(endolymph)이 채워져 있으며, 청각을 담당하는 코르티 기관(organ of corti)이 위치한 곳이다. 코르티 기관의 구조는 다음과 같이 주요한 구조들도 이루어져 있다. 내림프액(endolymph)은 중간계를 채우는 액체로, 칼륨($K+$) 이온이 풍부하여 유모세포(hair cell)의 전기적 활동을 조절한다. 유모세포는 상단에 섬모(stereocilia)라는 미세한 털 모양의 구조를 가지고 있으며, 이 섬모들은 소리 진동에 반응하여 움직인다. 덮개막(tectorial membrane)은 코르티 기관 위에 위치한 젤리 같은 구

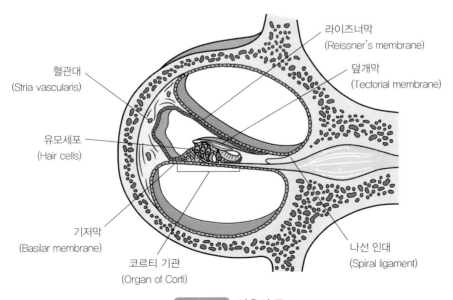

그림 2-7　와우의 구조

조로, 섬모(stereocilia)가 이 덮개막에 부착되어 있다. 덮개막은 유모세포의 움직임을 촉진시키는 역할을 한다. 유모세포는 외유모세포(outer hair cells)와 내유모세포(inner hair cells)로 나뉘는데, 외유모세포는 기계적 증폭을 담당하고, 내유모세포는 소리 신호를 직접 신경 신호로 변환한다([그림 2-7] 참조). 내유모세포는 일자의 형태로 한 줄로 배열되어 있으며 약 3,500개의 수가 존재한다. 또한 내유모세포는 와우에서 뇌로 감각을 전달하는 구심성 전달 경도(afferent pathway)의 특징을 가지고 있다. 반면, 외유모세포는 V 또는 W의 배열로 되어 있으며 약 12,000개의 세 줄로 이루어져 있다. 외유모세포는 뇌에서 와우까지 청각정보가 전달되는 원심성(efferent pathway)의 특징을 가지고 있다(Durrant & Lovrinic, 1984; Mistrik & Ashmore, 2010).

(2) 기능

내이는 청각과 평형을 담당하는 기관으로, 두 가지 주요 역할을 한다. 첫째, 내이는 소리의 진동이 중이를 통해 와우(cochlea)에 전달되면, 와우 내의 기저막(basilar membrane)이 진동하고, 이 진동은 유모세포(hair cells)를 자극한다. 유모세포는 소리의 물리적 진동을 전기 신호로 변환하여 청신경(auditory nerve)을 통해 뇌로 전달하게 되고, 이를 통해 우리는 소리를 인식한다. 둘째, 내이의 전정기관(vestibular system)은 반고리관(semi-circular canals)과 구형낭(saccule), 타원낭(utricle)으로 구성되며, 머리의 회전운동과 직선 가속도를 감지한다. 이 기관들은 신체의 균형을 유지하고 공간에서의 움직임을 감지하여 평형 유지에 기여한다.

① 내이의 청각 기능

유모세포(hair cell)가 전기 신호를 생성하는 과정은 매우 정교한 기계-전기 변환 과정(mechanotransduction)으로, 소리나 평형 감각을 신경 신호로 변환하는 핵심 단계이다. 이를 청각에 초점을 맞추어 설명하자면, 소리의 물리적 진동이 청각 유모세포에서 어떻게 전기 신호로 변환되는지에 대한 세부 과정을 살펴보아야 한다. 우선, 유모세포는 와우의 코르티기관(organ of Corti) 내에 위치하며, 이들은 외유모세포(outer hair cells)와 내유모세포(inner hair cells)로 나뉜다. 두 세포는 소리를 전기 신호로 변환하는 데 기여하지만, 이 과정에서 내유모세포가 주로 청각신경에 직접적인 신호를 전달하는 역할을 하며, 외유모세포는 소리 증폭과 민감도 조절에 주로 관여하게 된다. 좀 더 자세히 살펴보자면, 소리가 발생이 되면 먼저 고막과 이소골을 거쳐 난원창(oval window)을 진동시키게 된다. 이 진동은 와우 내의 외림프(perilymph)와 내림프(endolymph)를 따라 전달되며, 결과적으로 기저막(basilar membrane)이 진동한다. 이 진동은 기저막 위에 위치한 코르티기관에 있는 유모세포의 섬모(stereocilia)를 기계적으로 자극하고, 특히 내유모세포의 섬모는 상부의 덮개막(tectorial membrane)과 직접적으로 맞닿아 있어, 기저막의 진동에 의해 섬모가 좌우로 움직이게 된다. 섬모는 작은 사다리처럼 배열되어 있고, 각 섬모는 인접한 섬모와 연결된 팁 링크(tip link)라는 미세한 단백질 구조로 결합되어 있다. 기저막의 진동으로 섬모가 한쪽으로 기울어질 때, 팁 링크가 당겨지면서 기계적 힘에 의해 유모세포의 이온 채널이 열리게 된다. 이때 K^+ 이온이 세포 내로 들어오면, 유모세포의 막 전위가 변화하게 된다. 일반적으로 세포 내부는 외부에 비해 음전하를 띠고 있지만, K^+ 이온이 유입되면 세포 내부가 부분적으로 탈분극(depolarization)되며 막전위가 상승하게 된다. 이 탈분극 과정(depolarization)은 세포의 전압 의존성 Na^+ 채널을 활성화시키고, 나트륨 이온이 세포 내부로 유입되면, 이는 신경 전달 물질(주로 글루타메이트)의 방출을 촉진하게 된다. 유모세포는 그 기저부에 청신경 섬유와 시냅스를 형성하고 있는데 칼슘 이온의 유입으로 방출된 글루타메이트는 이 시냅스에서 청신경의 수용체에 결합하여 신

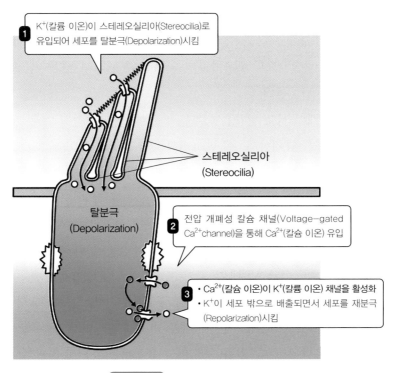

1 K^+(칼륨 이온)이 스테레오실리아(Stereocilia)로 유입되어 세포를 탈분극(Depolarization)시킴

스테레오실리아
(Stereocilia)

탈분극
(Depolarization)

2 전압 개폐성 칼슘 채널(Voltage-gated Ca^{2+}channel)을 통해 Ca^{2+}(칼슘 이온) 유입

3 • Ca^{2+}(칼슘 이온)이 K^+(칼륨 이온) 채널을 활성화
• K^+이 세포 밖으로 배출되면서 세포를 재분극 (Repolarization)시킴

그림 2-8 와우의 신호 변환 과정

경 신호를 생성한다([그림 2-8] 참조). 청신경 섬유는 이러한 화학 신호를 받아들이며, 이를 다시 전기 신호로 변환하여 뇌의 청각피질(auditory cortex)로 전달되며, 이렇게 변환된 신호가 뇌에 도달하면, 우리는 이를 '소리'로 인식하게 된다. 탈분극이 완료되면, K$^+$ 이온은 세포 밖으로 다시 배출되며 유모세포는 원래의 안정 상태(resting potential)로 복귀하게 된다. 이 과정은 유모세포의 기계-전기 변환이 매우 빠르고 효율적으로 소리의 주파수에 따라 반복적으로 발생된다. 낮은 주파수 소리일수록 기저막의 진동이 와우의 말단부에 가까운 부분에서 발생하고, 높은 주파수 소리는 와우의 기저부에서 감지되며, 이 과정으로 소리의 크기와 주파수를 구분하게 된다(Burgeat, 1965; Keidel, Neff, & Ades, 1974; Møller, 2012).

결론적으로, 유모세포의 전기 신호 생성 과정은 소리의 물리적 진동을 신경 신호로 변환하는 매우 정교하고 복잡한 과정이다. 이 과정은 섬모의 기계적 움직임에서 시작되어, 이온 채널의 개방과 막 전위의 변화, 그리고 신경 전달 물질의 방출을 통해 이루어진다. 이 일련의 과정은 매우 빠르게 일어나며, 이 과정을 통해 우리는 소리의 주파수, 크기, 그리고 음색을 정확하게 구분할 수 있도록 한다.

② 내이의 평형 기능

내이의 전정기관(vestibular system)은 신체의 평형을 유지하고 공간에서의 움직임을 감지하는 데 중요한 역할을 한다. 전정기관은 두 가지 주요 부분으로 나뉘게 되며, 각각이 다른 유형의 운동을 감지한다.

첫째, 반고리관은 3개의 서로 직각을 이루는 반원형 구조로, 각각 가로, 세로, 그리고 수직 방향의 회전운동을 감지한다. 이 반고리관 내부는 내림프(endolymph)라는 액체로 채워져 있으며, 그 끝부분에 팽대부(ampulla)라는 팽창된 영역이 있다. 팽대부 내부에는 크리스타 암풀라리스(crista ampullaris)라는 구조가 있고, 이 구조 위에는 유모세포의 섬모(stereocilia)는 팽대정(cupula)이라는 젤라틴 성분의 막 속에 삽입되어 있다. 머리가 회전할 때, 반고리관 내부의 내림프는 관성 때문에 곧바로 회전하지 않고 상대적으로 지연된 흐름을 보인다. 이로 인해 내림프가 크리스타 암풀라리스를 밀어내면서 팽대정이 움직이고, 이 움직임이 섬모를 기계적으로 자극하게 된다. 섬모가 움직이면 유모세포의 이온 채널이 열리며, K+(칼륨) 이온이 세포 내로 유입되며, 이는 유모세포의 탈분극(depolarization)을 유발하고, 그 결과 신경 전달 물질이 방출되어 전정 신경(vestibular nerve)을 자극하게 된다. 각 반고리관은 특정 회전 방향에 민감한데, 예를 들어 수평 반고리관은 머리의 좌우 회전을 감지한다. 이 신호는 뇌의 전정핵(vestibular nuclei)으로 전달되어 몸의 균형을 유지하고 눈의 움직임을 조절하는 데 사용된다. 특히 반고리관은 눈과의 연결을 통해 '전정-안반사(vestibulo-ocular reflex)'를 조절하는데, 이는 머리가 움직일 때도 시야를 고정할 수 있게 해 주는 중요한 반사 작용이라고 볼 수 있다(Corporation, 2016; Greenwald & Gurley, 2013).

둘째, 구형낭(saccule)과 타원낭(utricle)은 평형감각에서 선형 가속도와 중력의 변화를 감지하는 역할을 한다. 구형낭은 주로 수직 방향의 움직임을, 타원낭은 수평 방향의 움직임을 감지한다. 이 두 구조는 각각 매큘라(macula)라 불리는 감각 구조를 가지고 있으며, 매큘라는 젤라틴 층으로 덮여 있으며, 이 젤라틴 층 위에는 작은 탄산칼슘 결정체인 이석(otolith)이 놓여 있다. 구형낭과 타원낭은 중력의 변화나 직선운동이 발생할 때 이석의 움직임을 통해 자극을 감지한다. 예를 들어, 몸이 앞으로 이동하거나 위아래로 움직일 때, 이석은 젤라틴 층을 통해 유모세포의 섬모를 기계적으로 자극하게 된다. 이 자극 역시 반고리관에서와 마찬가지로 이온 채널을 열어 탈분극을 유발하며, 결과적으로 신경 전달 물질이 방출되어 전정 신경을 통해 신호가 뇌로 전달된다. 구형낭과 타원낭의 차이는 주로 감지하는 운동 방향에서 나타난다. 타원낭은 평면상에서 머리의 기울기와 수평 방향 가속도를 감지하며, 이를 통해 뇌는 몸이 앞으로 나아가는지, 혹은 뒤로 기울어져 있는지 등을 파악하고 구형낭은 수직 방향의 움직임, 즉 몸이 상승하거나 하강할 때의 가속도를 감지한다. 이 기능은 우리가 서 있을 때나 누워 있을 때 중력을 감지하는 데 중요한 역할을 한다. 전정기관에서 보내는 신호는 또한 소뇌(cerebellum)와 상호작용하여 미세한 움직임을 조정하고, 불균형이 발생할 때 이를 교정하는 데 기여한다. 이 외에도 전정기관은 시각과 밀접하게 연결되어 있어, 머리의 움직임에 따라 눈이 자동으로 움직여 시야를 고정하는 전정-안반사를 조절하며 이를 통해 머리가 움직여도 시야가 흔들리지 않고 안정되게 유지된다(Corporation, 2016).

2. 중추청각신경 경로 및 신호 전달

중추청각 시스템(Central Auditory System)은 소리 신호가 뇌로 전달된 후 이를 처리하고 해석하는 신경 경로와 구조들을 포함한다. 내이에서 전기 신호로 변환된 소리 정보는 청신경(auditory nerve)을 통해 뇌로 전달되며, 이를 처리하는 주요 중추 시스템은 연수,

뇌간, 시상, 그리고 대뇌피질로 이루어진다. 중추청각 시스템은 소리의 인지와 해석, 소리의 방향 감지, 그리고 음성 인식과 같은 고차원적 청각 기능을 담당하며, 이를 통해 우리는 소리를 이해하고 인식할 수 있게 된다(Katz, Katz, Stecker, & Henderson, 1992).

1) 중추청각신경의 구조 및 기능

중추청각신경의 구조는 청각 신호가 내이에서 감지된 후, 이를 뇌에서 처리하고 해석하는 여러 단계로 이루어진다. 먼저, 와우(cochlea)의 유모세포는 소리의 물리적 진동을 전기 신호로 변환하고, 이 신호는 청신경(auditory nerve)을 통해 중추신경계로 전달된다. 이때 청신경은 와우에서 연수로 이어지며, 여기서 신호가 첫 번째 중추인 와우핵(cochlear nucleus)으로 전달된다. 와우핵은 연수(pones)에 위치하며, 소리 신호가 여기서 다양한 신경 경로로 나뉜다. 와우핵은 주파수 분석, 소리의 강도와 타이밍에 대한 정보를 처리하며, 이 정보를 다음 단계로 전달한다. 와우핵에서 나온 신호는 주로 두 가지 경로로 나뉘는데, 하나는 상올리브핵(superior olivary complex)으로, 다른 하나는 중뇌의 하구(inferior colliculus)로 연결된다. 상올리브핵은 뇌간에 위치한 구조로, 좌우 귀에서 들어온 신호를 비교하여, 소리가 어디서 오는지를 파악한다. 소리의 방향을 감지하기 위해서는 신호의 시간차와 강도 차이를 분석하는데, 이러한 정보는 상올리브핵에서 통합되며, 중추청각 경로에서 청각-안구 반사(vestibulo-ocular reflex)와 같은 반사 작용을 조절한다. 중뇌의 하구는 중뇌에 위치하며, 청각정보가 더 고차원적으로 처리되는 중요한 중추이다. 여러 경로에서 들어오는 신호를 통합하고 소리의 시간적·공간적 특성을 분석하며, 특히 소리에 대한 빠른 반사 반응을 조절하는 역할을 하여 위험 신호나 돌발적인 소리에 빠르게 반응할 수 있도록 한다. 그다음으로 내측슬상체(medical geniculate body)는 시상(thalamus)의 일부로, 청각정보가 대뇌피질로 전달되기 직전에 중요한 신호 전달을 담당한다. 청각정보의 마지막 중계 역할을 하며, 소리의 주파수, 음색, 리듬 등을 분석하여 청각피질로 전달한다. 청각 신호의 세부적인 정보를 보존하고, 이를 바탕으로 복잡한 음향 패턴을 처리한다. 마지막으로, 청각피질(auditory cortex)은 대뇌피질의 측두엽(temporal lobe)에 위치하며, 소리의 인식, 음성 처리, 그리고 복잡한 소리 패턴에 대한 분석이 이루어진다. 특히 말소리와 음악을 이해하는 데 중요한 역할을 하며, 주파수와 음색에 따른 소리의 세부적 차이를 구분한다([그림 2-9] 참조). 청각피질은 또한 소리의 의미를 해석하고, 이를 바탕으로 적절한 행동을 결정하는 데 기여한다(Katz et al., 1992;

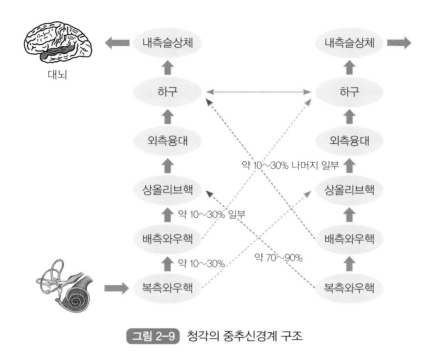

그림 2-9 청각의 중추신경계 구조

Musiek & Chermak, 2014).

중추청각신경 경로는 단순히 순차적으로 신호를 전달하는 것뿐만 아니라, 다양한 단계에서 신호를 처리하고 조절하는 복잡한 네트워크이다. 각 구조는 특정 청각정보를 분석하거나 필터링하고, 이를 통합하여 보다 고차원적인 청각 인식을 가능하게 하며, 예를 들어 상올리브핵은 소리의 위치 정보를 처리하고, 중뇌의 하구(inferior colliculus)는 시간과 강도 변화를 분석하며, 청각피질에서는 이를 통합하여 최종적으로 소리를 이해하게 된다. 또한 이들 구조 간에는 상호작용과 피드백 경로가 존재하여, 신경 경로를 따라 전달된 신호가 지속적으로 조정되고 세밀하게 처리된다(Ades & Brookhart, 1950).

2) 중추청각신경의 청각 전달 경로

중추청각신경의 청각 전달 경로는 구심성 전달통로(afferent pathway)와 원심성 전달통로(efferent pathway)로 구분된다([그림 2-10] 참조). 구심성 전달통로는 소리 정보가 내이에서 뇌로 전달되는 경로로, 소리의 감지와 처리에 중요한 역할을 한다. 반면, 원심성 전달통로는 뇌에서 내이로 신호를 보내어 청각정보 처리의 조절에 관여한다. 이 두 경로는 상호작용하면서 청각 인지, 처리, 조정에 중요한 역할을 한다.

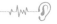

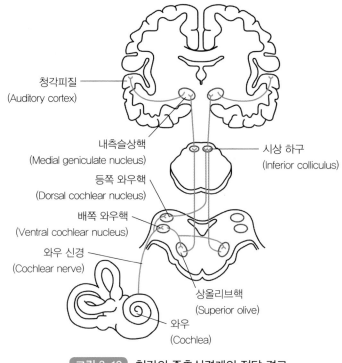

청각피질
(Auditory cortex)

내측슬상핵
(Medial geniculate nucleus)

시상 하구
(Inferior colliculus)

등쪽 와우핵
(Dorsal cochlear nucleus)

배쪽 와우핵
(Ventral cochlear nucleus)

와우 신경
(Cochlear nerve)

상올리브핵
(Superior olive)

와우
(Cochlea)

그림 2-10 청각의 중추신경계의 전달 경로

(1) 구심성 전달통로(Afferent pathway; Ascending pathway)

구심성 경로/상행 경로는 내이의 와우(cochlea)에서 시작되며, 와우 안의 내유모세포(inner hair cells)는 소리의 기계적 진동을 전기 신호로 변환한다. 이 신호를 청신경(auditory nerve, 8번 뇌신경)을 통해 뇌로 전달한다. 먼청각신경에서 오는 신호는 와우핵(cochlear nucleus)에서 첫 번째로 처리되며, 와우핵은 복측 와우핵(ventral cochlear nucleus)과 배측 와우핵(dorsal cochlear nucleus, DCN)으로 나뉜다. 청각신경으로부터 받은 신호의 약 70%에서 90%는 복측 와우핵으로 먼저 전달되는데, 복측 와우핵은 주로 소리의 시간적 정보와 주파수 분석을 담당하며, 소리의 시간적 차이를 매우 정교하게 처리하는 기능을 가지고 있다. 이는 청각 자극의 시간적 구조를 감지하는 데 매우 중요한 역할을 한다. 복측 와우핵으로 전달된 정보는 그 이후에 반대쪽의 상올리브핵(superior olivary complex, SOC)으로 전달되는데, 이 과정에서 양쪽 귀에서 들어온 신호를 비교하여, 소리의 시간차(interaural time difference)와 강도차(interaural intensity difference)를 통해 소리의 방향을 파악하는 기능을 수행한다. 상올리브핵을 거친 청각 신호는 외측 융기(lateral lemniscus)를 통해 상부로 전달된다. 외측 융기는 상올리브핵에서 뇌간 상부의 하구로 이어지는 신경 섬유다발로, 외측 융기를 거치는 동안 일부 신경 섬유는 교차하여 양쪽 귀에서 온 정보를 통합하는 과정을 수행하며 일부 신경 세포들은 소리의 시간적 패턴을 분석하여 리듬과 같은 특성을 인식할 수 있게 한다. 이후 외측 융기를 거친 청각 신호는 중뇌의 하구로 전달되는데. 이는 청각 신호를 중추적으로 처리하는 중요한 중계소 역할을 한다. 특히 주파수, 강도, 음량의 차이를 분석하고 소리의 방향성 인지에 기여한다. 중뇌의 하구에서 처리된 청각정보는 시상의 내측슬상체(medial geniculate body, MGB)로 전달된다. 이는 대뇌피질로 청각정보를 보내기 전 마지막 신호 처리 단계로 중뇌의 하구에서 온 정보를 추가로 정교하게 처리하여 대뇌피질의 청각피질(auditory cortex)로 전달된다. 청각피질은 측두엽(temporal lobe)에 위치하며 1차 청각피질(primary auditory cortex)과 2차 청각피질(secondary auditory cortex)로 나뉘어져 있다. 1차 청각피질(primary auditory cortex)은 시상에서 전달된 소리의 물리적 특성인 주파수, 강도, 시간적 특징을 처리하며, 주파수 지도에 따라 음의 고저를 인식하는 역할을 한다. 2차 청각피질(secondary auditory cortex)은 1차 청각피질(primary auditory cortex)에서 처리된 정보를 바탕으로 소리의 고차원적 특성을 분석하고, 음악, 언어, 환경 소리 등 복합적인 음향 신호를 해석하며, 기억과 학습을 통해 소리와 관련된 경험을 처리한다. 또한 청각피질의 6개의 층(layer)으로 구성되어 소리 정보를 처리한다. 1층은 다른 피질 영역과 연결되어 상호작용을 돕고, 2층과 3층은 피질 간의 정보 전달을 담당하며, 4층은 주로 시상(thalamus)으로부터 직접 청각 신호를 받아들이는 층으로, 1차 청각피질에서 매우 중요한 역할을 한다. 5층과 6층은 하위 뇌구조와 연결되어 피드백을 전달한다. 이러한 층 간의 복잡한 상호작용을 통해 소리 정보는 점진적으로 처리되며 고차원적인 청각 분석이 이루어진다(Ades & Brookhart, 1950; Aitkin, 1986).

(2) 원심성 전달통로(Efferent pathway; Descending pathway)

원심성 전달통로/하행 경로는 청각정보를 전달하는 구심성 경로와 달리, 청각 자극의 피드백 메커니즘을 통해 소리를 필터링하거나 외부 소음 속에서 중요한 소리를 선택하는 데 기여한다.

원심성 청각 경로에서 가장 중요한 역할을 하는 구조 중 하나는 올리브와우 시스템(Olivocochlear system)으로 이 시스템은 주로 뇌간의 상올리브 복합체(superior olivary complex)에서 시작하여, 코르티 기관(organ of corti)의 외유모세포(outer hair cells)로 정보를 보낸다. 이 경로는 크게 두 가지로 구분되는데, 먼저 중측 올리브 와우(Medial

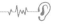

Olivocochlear, MOC) 경로로, 이는 상올리브 복합체의 중측 부분에서 시작하여 외유모세포로 연결된다. 외유모세포는 소리 증폭과 민감도를 조절하는 데 중요한 역할을 하며, 외유모세포의 활동을 억제하는 기능도 한다. 이는 주변의 소음을 줄이고, 중요한 소리에 집중할 수 있게 하며, 특히 큰 소음 환경에서 귀를 보호하는 기능도 수행도 한다.

둘째, 측측 올리브와우(Lateral Olivocochlear, LOC) 경로는 상올리브 복합체의 측측 부분에서 시작하여 주로 내유모세포(inner hair cell)로 정보가 전달된다. 내유모세포는 구심성 경로에서 소리 정보를 신경 신호로 변환하여 뇌로 전달하는 역할을 하며, 측측 올리브 와우 경로는 내유모세포의 활동을 미세하게 조절함으로써 소리의 세기나 신호를 조절하는 데 기여한다.

원심성 경로의 주요 기능은 소리 자극에 대한 이득 조절(gain control), 즉 소리 신호의 증폭 및 억제를 조절하여 소음 환경에서의 말소리 인식(speech in noise perception)과 같은 상황에서 중요한 소리를 더 잘 인식하게 도와주는 역할을 한다. 예를 들어, 시끄러운 카페에서 대화 상대의 목소리에 더 집중할 수 있도록 귀의 민감도를 조절해 주는 역할을 담당한다(Ades & Brookhart, 1950; Aitkin, 1986).

3. 심리음향학

우리는 일상에서 다양한 소리를 접한다. 바람소리, 빗소리와 같은 자연음, 지하철 소리, 자동차 소리와 같은 환경음, 음악소리, 그리고 말소리 등 외부로터의 다양한 소리에 노출되며 이를 듣고 살아간다. 소리를 눈으로 직접 볼 수 없지만 사람은 소리의 존재 여부를 탐지하고 그 의미를 해석할 수 있다. 특히 말소리는 사람의 주된 의사소통 수단으로 말과 언어 발달에 중요한 영향을 미친다. 선천적 난청이 있는 경우 언어연쇄(speech chain)의 단절을 초래하고 말언어 장애를 초래한다.

심리음향학은(Psychoacoustics)은 인간의 청각 시스템을 통한 소리의 지각과 심리적 반응을 다루는 학문으로 연구 분야와 주제가 광범위하다. 심리음향학에서는 관찰, 주관적 행동 반응, 또는 객관적 측정 등의 방법을 통해 소리에 대한 물리적 자극과 심리적 반응 간의 전반적인 반응 현상을 측정하고 규명한다. 청각학에서는 다양한 주제의 심리음향학 연구를 통해 청각 시스템을 통한 사람의 소리지각 현상을 이해하고 이를 평가, 청각기기의 적합, 재활 등의 임상 영역에 적용해 왔다. 심리음향학을 이해하기 위해서는 음향의 물리적인 특성 및 인간의 청각기관과 생리를 알아야 하며, 소리 자극과 지각 간의 심리음향학적 현상에 대한 이해가 필요하다. 이 절에서는 심리음향학의 기초적 이해에 필요한 소리의 물리적 특성과 인간의 소리지각과 관련된 심리음향학적 현상을 소개하였다.

4. 소리 기초

1) 소리의 정의

소리는 매질 내에서 내부 힘(예: 탄성력)에 의해 전파되는 압력, 입자 변위, 입자 속도 등의 진동과 이에 의해 유발된 청각적 감각을 말한다. 대기 중에서 소리는 음원에서 발생되는 소리 에너지(힘)에 의해 주변 압력의 평형 상태가 깨지면서 공기압의 교란이 발생하고 공기 입자가 진동하게 된다. 소리 발생으로 인한 진동은 파동 형태로 사람의 귀에 전달되고 청각 시스템을 통해 소리를 듣는다. 이때 매질은 대기에서는 공기, 수중에서는 물 입자가 될 수 있다. 매질의 특성에 따라 음파의 전달 속도가 다르며(공기 중에서 음파의 전달 속도는 수중보다 느리다), 측정기기, 방법, 기준음압의 크기도 다르다.

소리의 전달을 이해하기 위해서 물체의 진동운동을 알아야 한다. 괘종시계의 추와 같이 진동은 기준점을 중심으로 주기적이고 반복적인 움직임을 특징으로 한다. 소리는 공기입자의 주기적이고 반복적인 진동운동을 특징으로 하고 음파로 전달되며, 이때 동일한 패턴, 특정 순환마디(cycle)가 일정 시간마다 주기적으로 되풀이된다.

2) 소리의 전달

공기 입자의 진동은 파동을 형성하여 사람의 귀에 전달되는데 소리는 매질의 진동 방향과 파동의 진행이 동일 방향으로 평행하게 전달되기 때문에 종파(longitudinal wave)로 불린다([그림 2-11] 참조). 소리, 지진파의 P파는 대표적인 종파이다. 횡파(transverse wave)는 매질의 진동방향과 파동의 진행 방향이 수직인 파형으로 물결파, 빛, 전자기파 등이 있다. 물 위에 코르크 마개를 올려 두고 손으로 눌렀을 때 코르크 마개는 위아래로 움직이지만 물결파는 주변으로 퍼지면서 전달되는 현상으로 횡파를 이해할 수 있다.

소리 전달에서 종파의 특성을 이해하기 위해서는 공기입자의 진동운동과 파동의 진

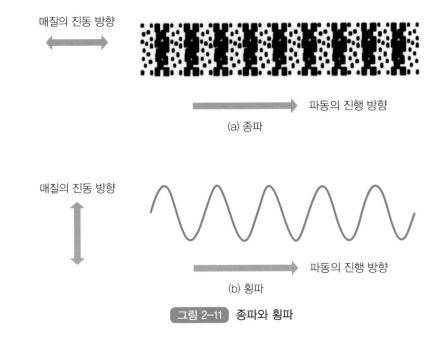

매질의 진동 방향

파동의 진행 방향

(a) 종파

매질의 진동 방향

파동의 진행 방향

(b) 횡파

그림 2-11 종파와 횡파

행에서 발생하는 공기 압력의 압축(compression)과 희박(rarefaction) 현상을 알아야 한다. 공기압이 평형인 상태에서 진동과 파동이 발생하면 매질의 입자들이 서로 가까워져서 밀도가 높아지는 압축과 매질의 입자들이 멀어지고 밀도가 낮아지는 희박 상태가 교대로 발생한다. 공기밀도의 압축과 희박 현상은 소리의 특징에 따라 일정 패턴을 형성하고

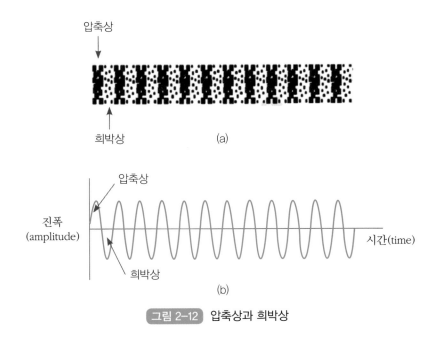

압축상

희박상   (a)

압축상

진폭
(amplitude)

시간(time)

희박상

(b)

그림 2-12 압축상과 희박상

소리의 전달 방향으로 패턴이 반복된다([그림 2-12] 참조).

　소리는 공기 온도가 섭씨 15°일 때 1초에 약 340m를 이동하며 온도가 높을수록 공기 입자의 움직임이 활발해져서 소리의 속도가 빨라진다. 음속은 매질의 체적 탄성률이나 밀도에 따라 변화하는데 섭씨 0° 물속에서의 속도는 1초에 1,402m이고, 알루미늄이나 강철 등의 고체에서는 훨씬 빠르다(예: 알루미늄은 1초에 6,420m).

3) 소리의 매개변수

　소리의 주기운동에서 공기밀도가 반복적으로 변화하는 특정 순환마디, 사이클이 있다. 이는 마치 원주의 0°에서 시작해서 90°, 180°, 270°를 지나 360°(0°)로 돌아오는 운동, 줄에 매달린 추가 가운데 중심을 기준으로 앞으로 움직였다가 중심을 지나 뒤로 갔다가 다시 중심점인 원래의 위치로 돌아오는 것과 같다. 이러한 주기운동을 이해하기 위해서 주파수, 주기, 파장, 진폭, 위상의 기본 매개변수를 알아야 한다([그림 2-13] 참조). 소리굽쇠(tuning folk)는 단일 주파수의 순음을 생성하며 진동하는데, 이러한 소리굽쇠의 단진동운동(simple harmonic motion)으로 소리의 전달과 기본 매개변수를 이해할 수 있다([그림 2-14] 참조). 소리굽쇠에 힘이 가해졌을 때 운동 상태를 지속하고자 하는 관성과 원래의 위치로 돌아오고자 하는 복원력이 교대로 작동하며 진동한다. 이로 인해 주변 공기압력에서 압축과 희박의 교란이 발생하고 파동을 형성하여 주변으로 소리가 전달된다.

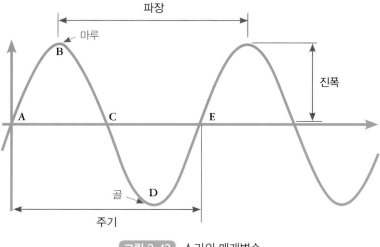

그림 2-13 소리의 매개변수

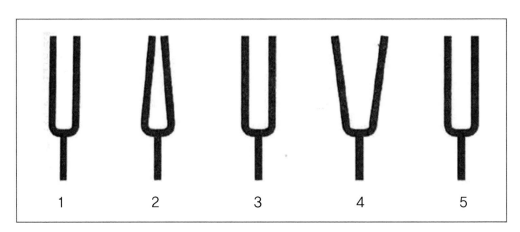

그림 2-14 소리굽쇠의 진동운동

(1) 주파수

주파수(frequency, f)는 주기운동에서 1초 동안 반복되는 동일한 운동의 횟수로 1초 동안 발생한 순환마디, 사이클의 횟수를 의미한다. 주파수는 소리의 높고 낮음과 관련된 물리적 특징의 하나로 설명되는데, 소리의 주파수에 따라 1초당 반복 운동의 횟수가 달라진다. 주파수의 단위는 Hz로 표시하며 주파수 계산 공식은 f=1/T로 1개의 사이클이 완성되는 데 걸리는 시간인 주기(T, period)와 역관계에 있다. 500 Hz의 의미는 초당 반복되는 사이클의 횟수가 500개임을 의미하고 8,000 Hz는 초당 반복되는 사이클의 횟수가 8,000개임을 의미한다. 고주파수는 초당 반복되는 순환마디(규칙적인 공기밀도의 변동) 횟수가 더 많음을 의미하고 저주파수는 더 적음을 뜻한다. 사람의 가청 주파수 대역이 20~20,000 Hz라는 것은 20~20,000 범위에서 초당 공기 밀도의 반복적인 변화 횟수를 사람이 지각할 수 있음을 의미하고, 이는 소리의 높고 낮음으로 지각된다.

$$f = 1/T$$
(T: 주기, f: 주파수)

(2) 주기

주기(period)는 1개의 사이클이 완성되는 데 걸리는 시간(period, T)이다. 주기의 단위는 시간 단위(예: s, ms)로 표시하며, 1개의 사이클이 완성되는 데 걸리는 시간을 의미한다. 원주운동에서 0°에서 360°까지 돌아오는 데 걸리는 시간 또는 줄에 매달린 추가 기준점에서 앞으로 움직였다가 기준점으로 돌아오고 다시 기준점을 지나 뒤로 움직였다가

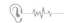

원래의 기준점으로 돌아올 때까지 걸린 시간을 의미한다. 주기의 계산 공식은 T=1/f로 주파수와 역관계에 있다. 500 Hz와 8,000 Hz를 비교했을 때 어느 주파수의 주기가 더 짧을까? 1초 기준으로 더 많이 반복 운동한 주파수의 주기는 더 적게 반복운동한 주파수보다 주기가 더 짧음을 쉽게 유추할 수 있다. 500 Hz의 주기는 0.002초, 8,000 Hz의 주기는 0.000125초로 1개 사이클의 소요시간이 고주파수일수록 짧아진다.

$$T = 1/f$$
(T: 주기, f: 주파수)

(3) 파장

소리의 파장(wave length, λ)은 1개의 사이클이 완성되는 이동 거리를 의미한다. 파장은 λ로 표시하며 거리 단위(예: m, cm)로 표시한다. 파장의 계산 공식은 λ=c/f로 공기 중에서 소리의 전달속도(예: 15°에서 340 m/s)인 상수 c를 주파수로 나눈 값이다.

$$\lambda = c/f$$
(λ: 파장, f: 주파수, c: 340 m/s)

(4) 진폭

소리의 진폭(amplitude)은 소리로 인해 변화된 음압의 최대 진동폭(변위)을 의미한다. 소리의 진폭은 음압레벨 단위인 dB SPL, dB Intensity level 등으로 표시할 수 있다. 진폭의 크기는 크게 Peak amplitude, Peak to Peak amplitude, root-mean square(RMS) amplitude 방법으로 측정한다. Peak amplitude는 한 사이클에서 신호의 최대 피크값을, Peak to Peak amplitude는 한 사이클에서 최대값과 최소값 간의 변화값을, RMS amplitude는 시간에 따른 평균 진폭인 실효값으로 일반적으로 peak amplitude에 0.707을 곱한 값으로 추정한다.

(5) 위상

소리의 위상(phase)은 소리가 대기 중에서 전파될 때 특정 위치나 시간에서의 음압 상태를 나타내며 위상각도로 표시한다. 평형 상태에서의 공기밀도 0°(=0π)를 기준으로 음압이 최대인 지점을 90°(=1/2π), 음압이 최대에서 최소로 변화하는 과정에서의 평형 상태인 180°(=1π), 최소음압 270°(3/2π), 다시 원래의 평형 상태인 360°(2π,=0°)로 나타낸다.

2개 이상의 소리가 결합되어 복합음을 생성할 때 각 소리의 위상에 따라 중첩과 소실 반응이 일어나 일부 소리 진폭의 감쇠 또는 증가 현상이 일어날 수 있다. 만약 2개의 소리가 180° 정반대의 위상일 때 2개 소리는 180° 위상차로 인해 2개 소리의 완전한 소실을 초래한다([그림 2-15] 참조).

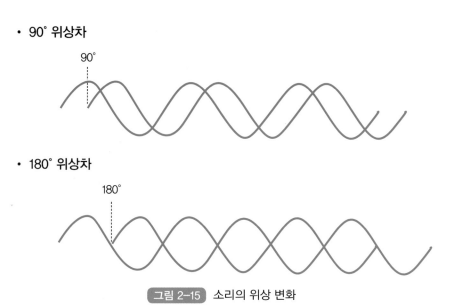

· **90° 위상차**

90°

· **180° 위상차**

180°

그림 2-15 소리의 위상 변화

4) 소리의 단위

소리 발생으로 인한 대기압의 교란 현상으로 평형 상태에 있던 대기 압력의 변동분을 음압(sound pressure)으로 표기한다. 우리가 들을 수 있는 가장 작은 소리에 해당하는 대기압의 변동분 음압은 20μPa이며, 귀가 아플 정도의 큰 소리는 약 10 Pa로 아주 작은 소리의 약 100만 배이다. 사람이 들을 수 있는 소리의 크기는 약 10^{13} 정도의 범위를 갖는 음압인데, 큰 숫자를 복잡하게 사용하지 않고 측정하고자 하는 소리의 압력을 가장 작은 소리가 갖는 음압(20μPa)과의 비율로 나타낸다. 이러한 큰 차이를 일상에서 편리하게 나타내기 위해 Alexander Graham Bell의 이름을 따라서 만든 벨(bel, B) 단위의 1/10에 해당하는 데시벨(decibel, dB)을 사용한다. 또한 사람이 들을 수 있는 가장 작은 소리를 기준값으로 하는 로그함수를 적용하여 소리의 음압레벨을 나타낸다. 청각학에서 사용하는 소리 단위는 다음과 같다.

(1) dB Sound Pressure Level(dB SPL, 음압레벨)

dB SPL은 특정 위치에서의 음향 압력으로 소리 레벨의 진폭을 측정한다. 단위는 Pascal(Pa)이다. 일상에서 소리 변동의 역동 범위는 상당히 넓은데, 예를 들어 사람이 들을 수 있는 음압레벨은 20 μPa(최소)~20 Pa(불편감)이며, 60 Pa는 고통스럽게 큰 레벨이다. μPa~kPa까지 일상에서 소리 변동 범위가 넓기 때문에 데시벨로 표현하며, 데시벨은 측정단위가 아닌 두 값 간의 비율을 나타내는 로그함수로 나타난다. 데시벨을 사용하여 소리 압력을 표현하면, 로그 스케일 덕분에 숫자 범위가 작아져 더 관리하기 쉽다. 소리 압력레벨의 측정 공식은 20log(Po/Pr)이며, 이때 기준값은 20 μPa(또는 $2*10^{-5}N/m^2$)이다. 방안에서 특정 지점에 위치한 온도계로 방 안의 온도를 측정하는 것처럼 소리의 음압레벨은 특정 지점에서 dB SPL로 측정할 수 있다. 음압이 2배 증가하면 6 dB 증가한다.

$$dB\ SPL = 20log(Po/Pr)$$
Po: 측정된 소리 압력, Pr: 기준값(20 μPa 또는 $2*10^{-5}N/m^2$)

(2) dB Intensity level(dB IL, 소리의 강도, 세기레벨)

dB IL은 단위 면적당 소리 파워로 지정된 면적을 통과하는 음향 파워를 측정한다. 측정 단위는 W/m^2이다. 소리 강도는 소리 압력과 직접적으로 관련이 있으며, 오디오 전자기기에서 자주 사용되는 측정치로 '크기'뿐만 아니라 그 '크기'가 전파되는 방향도 중요하기 때문에 크기와 음향에너지 흐름의 방향을 모두 가지는 벡터(vector)량이다. 소리 강도의 측정공식은 10log(Io/Ir) dB이다. 음압레벨과 마찬가지로 소리의 강도 또한 기준값과의 비율로 계산하는데 이때 기준값은 10^{-12} W/m^2(또는 10^{-16} W/cm^2)이다. 소리에너지의 흐름은 단위 면적당 전달된 소리 강도인 dB IL로 측정하며, 소리의 강도가 2배 증가하면 3 dB 증가한다.

$$dB\ IL = 10log10(Io/Ir)$$
Io: 측정된 소리 강도, Ir: 기준값(10^{-12} W/m^2 또는 10^{-16} W/cm^2)

(3) dB Hearing Level(dB HL)

dB HL은 청력을 나타내는 단위로 사람이 소리를 얼마나 잘 들는지를 측정할 때 사용한다. 특정 주파수에서 건강한 청력을 가진 사람들의 평균 청력 수준을 0 dB HL로 정의

한다. 소리를 잘 못 들을수록 숫자가 커지는데 이는 dB HL 값이 클수록 청력손실이 큼을 의미한다. 사람이 겨우 들을 수 있는 주파수별 음압레벨은 주파수마다 다르며, 특히 저주파수에서 소리를 듣기 위해서는 고주파수보다 훨씬 큰 음압레벨이 필요하다. 주파수마다 사람이 들을 수 있는 음압레벨의 평균값을 각 주파수의 0 dB HL 기준으로 정하고 임상에서 좀 더 편리하게 주파수별 청력과 청력손실을 평가하고 이해할 수 있도록 하였다.

(4) dB Sensation Level(dB SL)

dB SL은 특정 개인의 청력역치를 기준으로 소리의 강도를 나타내는 단위로 개인의 역치레벨보다 얼마나 더 큰 소리가 주어졌는지를 나타낸다. dB SL은 항상 개인의 청력역치를 기준으로 한다. 예를 들어, 특정 주파수에서 청력역치가 20 dB HL인 사람에게 50 dB HL의 소리를 들려줄 경우, 이는 30 dB SL로 나타낸다. dB SL은 청력검사, 어음인지평가, 이명도검사, 또는 다양한 심리음향학 연구 등에서 사용하며 청력역치에서 차이가 나는 개인에게 동일한 감각 수준에서 소리를 들려줄 수 있기 때문에 보다 일관되게 비교할 수 있다.

5) 소리의 측정

소리는 소음계(sound level meter)를 사용하여 측정한다. 소음계는 크게 마이크로폰, 증폭기, 청감보정회로, 교정장치, 동특성조절기, 지시계기 등으로 구성된다. 시간가중형, 적분평균형, 적분형 소음계(IEC 61672-1,2,3)가 있으며 다양한 주파수 또는 시간 세팅에서 소음 레벨을 측정, 모니터링하거나 기기 교정 시 사용한다. 청력검사기기의 교정, 청능평가를 위한 방음실의 소음 측정, 산업 현장 또는 일상 환경에서의 소음 노출을 측정할 때 소음계를 활용한다. 소음계로 소리 측정 시 마이크로폰에서 지시계기까지 종합적인 주파수 반응을 청감에 근사하게 설정하는 보정회로를 적용하는데, 대표적으로 A, B, C의 보정회로가 있다. A 보정회로는 40 phone, B 보정회로는 70 phone, C 보정회로는 85 phone 등청감곡선을 반영한 것으로 각종 소음 평가 시 사람의 주관적 소리 지각 특성과 유사한 A 보정회로를 주로 활용한다. 각 측정 단위는 dBA, dBB, dBC SPL로 표시된다.

6) 일상에서의 소리 현상

(1) 소리 전달에서 나타나는 현상

소리가 공기 중으로 전달되다가 공기가 아닌 다른 물체나 물질에 부딪치게 되면 음파는 공기 중에서 물질 경계면을 따라 진행하거나(입사파), 물질을 통과하여 나가거나(투과파), 물질 내부로 통과하지 않고 공기 중으로 되돌아 나오거나(반사파), 물체의 뒤쪽으로 소리가 휘어져 들어가는 회절 현상이 나타날 수 있다. 이러한 과정에서 물질 내에 소리가 흡수되어 소멸되기도 한다. 소리의 굴절은 소리가 매질의 변화에 따라 속도와 방향을 바꾸는 현상으로 같은 매질 내에서도 온도나 밀도 변화로 인해 발생한다. 소리는 온도가 낮은 쪽으로 굴절되며 음속이 빠른(고온) 쪽에서 느린(저온) 쪽으로 휘어지는 굴절 현상이 발생하여 낮에는 소리가 대기 중으로 굴절되고 밤에는 지면으로 소리가 굴절되어 밤에 지면에서 소리가 좀 더 크게 들리게 된다.

동일 공간에 2개 이상의 음파가 존재할 때 소리의 간섭과 중첩이 발생한다. 소리의 중첩은 각 개별 파형의 총합 파형을 형성하는 것을 말하며 파형의 총합은 보강 또는 상쇄 간섭에 의해 원래 파형보다 크거나 작아질 수 있다. 보강간섭은 파형의 위상이 동일하여 파형의 합산을 초래하고 상쇄간섭은 파형의 위상 차이로 상쇄를 일으킨다. 이때 합산된 파형은 다시 본래의 개별 파형으로 분석이 가능하다.

(2) 맥놀이(beat) 현상

주파수가 매우 근접한 2개의 소리가 합쳐졌을 때 비슷한 주파수의 순음들이 간섭을 일으키며 합성되어 소리 강도가 주기적으로 강해지거나 약해지는 현상을 맥놀이(beat)라고 한다. 에밀레종으로 불리는 선덕대왕 범종에서 나는 소리가 맥놀이 현상의 대표적인 예이다.

(3) 역자승의 법칙(Inverse square law)

소리의 근원지에서 거리가 멀어질수록 음향에너지의 확산 면적이 넓어지면서 에너지 밀도가 감소되어 소리의 강도가 감소한다. 이때 역자승의 법칙에 따라 거리의 제곱에 반비례하여 소리가 감소한다. 예를 들어, 거리가 2배 증가하면 원래 소리 강도의 1/4만큼, 거리가 3배 증가하면 원래 소리 강도의 1/9만큼 감소한다. 자유음장에서 거리가 2배가 되면 음압레벨이 6 dB씩 감소한다.

(4) 공명(resonance)

다리와 같은 건축물, 놀이터 그네 등 특정 구조물에서 구조물 주변에 힘을 가하지 않아도 스스로 낮은 주파수로 진동하여 특정 주기 운동을 갖는 것을 고유주파수라고 한다. 공명은 고유주파수와 외부에서 가해지는 힘의 주파수가 동일할 때 그 운동의 진폭이 최대가 되는 현상을 의미한다. 놀이터에서 그네를 밀어 줄 때 그네의 고유주파수에 맞추면 그네의 진폭이 최대가 되는 것은 우리 주변에서 쉽게 찾아볼 수 있는 공명 현상이다.

(5) 정상파(standing wave)

정상파는 파동이 진행하지 않고 한정된 공간 안에 갇혀서 제자리에서 진동하는 현상으로 마디점(node)이 시간이 지나도 이동하지 않고 그 자리에 정지해 있는 파동을 말한다. 우리가 기타줄을 튕기면 파형이 양 방향 줄의 끝으로 이동했다가 다시 반사되어 돌아오는 패턴을 형성하며 상호작용한다. 이때 줄의 끝쪽에서 정상파의 변위가 없는 지점을 마디(node), 줄의 중심에서 정상파의 최대 변위 지점을 배(antinode)라고 하며 가장 긴 정상파 패턴, 그 줄의 가장 낮은 진동 주파수를 첫 번째 진동모드(first mode of vibration), 기본 주파수(fundamental frequency) 또는 첫 번째 배음(first harmonic)이라고 한다([그림 2-16] 참조).

줄에서 발생하는 정상파와 공명관에서 발생하는 파형이 다르며, 특히 공명관의 길이

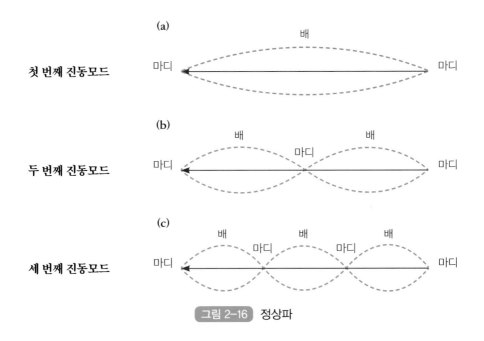

그림 2-16 정상파

와 특성에 따라 다른 형태의 정상파가 생성된다. 목관악기와 같은 관(기주)에서 관의 개방이나 폐쇄는 소리에 영향을 미치는데, 양단이 개방된 형태의 경우 반파장공진기(half-wavelength resonators)로 불리며, 공명주파수의 파장은 λ=2L 공식으로 산출하고 이는 성도(vocal track)의 개방 모델을 설명한다. 관의 한쪽 끝이 폐쇄된 경우는 사분의파장공진기(quarter-wavelength resonators)로 불리며, 공명주파수의 파장은 λ=4L, 기본주파수는 f0=c/(4*L)로 산출하고 이는 외이도 모델을 설명한다.

(6) 도플러 효과(Doppler effect)

도플러 효과는 음원이나 청취자가 정지해 있는 상태에서 발생하는 소리의 주파수가 이들의 움직임으로 인하여 변하는 현상을 말한다. 도로 위에서 달리는 응급차의 사이렌 소리를 들을 때 응급차가 가깝게 다가올 때는 소리의 주파수가 좀 더 높게 들리고 응급차가 멀어지면 사이렌 소리가 실제 주파수보다 낮게 들리는 것은 도플러 효과로 설명한다. 파동의 발생원과 관찰자의 상대적 속도에 따라 파동의 주파수나 파장이 달라지기 때문이며, 청취자를 중심으로 음원이 어느 방향으로 운동하는지에 따라서 소리의 주파수가 증가 또는 감소하여 원래의 주파수와 다르게 변한다.

5. 심리음향학 기초

소리의 물리적 특성과 심리적 지각은 항상 일치하지 않는다. 소리의 크기와 높낮이는 음압레벨(강도)과 주파수로 표현되며, 이는 인간이 지각하는 음량과 음조로 변환된다. 그러나 소리의 물리적 변화가 곧바로 음량과 음조의 변화를 초래하는 것은 아니며, 이 둘 사이에는 차이가 존재한다. 또한 청력손실이 있는 난청인과 정상 청력을 가진 건청인 간에는 소리 지각에서 차이가 나타나는데, 청력손실은 음량의 누가현상, 음소실증, 주파수 선택성 저하 등 다양한 심리음향적 결과를 초래할 수 있다.

1) 음량(라우드니스, loudness)

사람이 청각으로 감지하는 소리의 크기 또는 소리 크기의 심리적 지각을 음량(loudness)이라고 하며, 이를 표현하기 위해 폰(phon) 단위가 사용된다. 1폰은 1,000 Hz 순음의 소리 세기(음압레벨)를 기준으로 정의되며, 1,000 Hz 순음의 물리적 음압레벨과 일치한다. 예를 들어, 1,000 Hz에서 1 dB은 1폰, 40 dB은 40폰으로 정의된다. 동일한 폰 값에서 각기 다른 주파수의 소리는 물리적 레벨(dB SPL)이 달라도 동일한 음량으로 지각된다.

음량 지각과 관련하여, 손(sone) 단위는 소리 크기 변화가 감지되는 정도를 나타내며, 음량과 강도 사이의 관계를 나타낸다. 손은 소리의 강도와 음량을 비교하는 단위로, 1 sone은 40 phon에 해당하며, 이는 1,000 Hz 순음의 40 dB SPL 강도와 동일하다. 손 단위는 비율척도로 사용되며, 기준보다 2배 큰 소리는 2 sone, 기준의 절반 크기는 0.5 sone으로 표현된다.

2) 동일음량곡선(등라우드니스곡선; Equal loudness contour)

동일음량곡선은 각 주파수에 따라 동일하게 지각되는 소리 크기의 자극레벨을 연결한 곡선이다. 동일한 폰(phon) 선상의 모든 소리는 물리적 음압레벨(dB SPL)이 다르더라도 동일한 음량으로 지각되기 때문에, 특정 폰 커브 내의 모든 지점은 1,000 Hz 순음의 소리

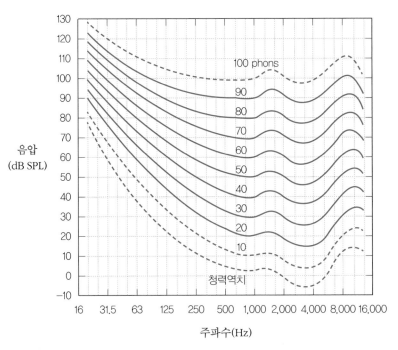

그림 2-17 동일음량곡선

출처: Moore (2012, p. 135)의 허락하에 게재.

크기와 음압레벨이 일치한다([그림 2-17] 참조). 예를 들어, 40 phon 곡선 위의 주파수들은 1,000 Hz의 40 dB SPL에 해당하는 음량과 동일한 음량으로 지각된다.

이 곡선은 낮은 음압레벨에서는 최소가청음장(Minimum Audible Field, MAF) 곡선과 유사하며, 낮은 주파수는 높은 주파수보다 소리 크기에서 더 빠르게 증가하는 경향을 보인다. 또한 소리 크기가 커지는 고음압레벨에서는 곡선의 기울기가 완만해지며, 곡선이 평평해지는 모습을 보인다.

3) 음조(pitch)

주파수와 심리음향학적 지각을 대응시키면, 고주파수 소리는 높은 음조로, 저주파수 소리는 낮은 음조로 들린다. 그러나 음량과 마찬가지로 물리적 주파수와 심리적으로 지각되는 음조는 일대일 대응관계를 형성하지 않는다. 예를 들어, 주파수가 1,000 Hz에서 3,000 Hz로 3배 증가해도 음조는 2배 증가하는 형태로 지각된다.

소리의 주파수는 Hz 단위로 측정되며, 음조는 소리의 높낮이를 지각하는 심리적 단위인 멜(mel) 단위로 표현된다. 멜 단위는 1,000 Hz 순음의 40 dB SPL 음압레벨에서 1,000 멜을 기준으로 하며, 이는 40폰에서 제시된 1,000 Hz 순음의 음조를 기준으로 한다. 멜 단위는 비율척도로 사용되며, 1,000 멜보다 2배 높은 소리는 2,000 멜, 1/2 낮은 소리는 500 멜로 표현된다. 사람의 가청 범위인 20,000 Hz의 주파수 범위는 멜 단위로 약 3,500 멜에 해당한다.

4) 절대역치와 변별역치

절대 역치(absolute threshold)는 소리의 가장 작은 감지 가능 수준을 의미하며, 이는 헤드폰을 착용한 상태에서 양 귀를 구분해 측정할 수 있는 최소가청음압(minimum audible pressure, MAP) 또는 음장에서 양 귀에 소리를 들려주고 측정하는 최소가청음장(minimum audible field, MAF) 방식으로 확인할 수 있다. 음장에서 양 귀의 역치를 측정하면 한쪽 귀만 측정했을 때보다 약 3~6 dB 더 낮은 역치값을 보인다. 사람의 가청 주파수 범위는 20~20,000 Hz이며, 소리 크기를 지각할 수 있는 강도의 범위는 0~130 dB SPL로, 주파수에 따라 약 80~90 dB의 역동 범위(dynamic range)를 나타낸다. 절대역치의 음압레벨은 주파수에 따라 상당히 달라지며, 특히 약 2,000 Hz~5,000 Hz 사이에서 가장 민감한 청력역치를 보이고, 저주파에서는 청력 민감도가 상대적으로 둔화된다.

일반적으로 절대역치 음압레벨은 순음청력검사에서 청력도의 0 dB HL 기준으로 변환되어 주파수별 역치 추정의 기준이 된다. 청력손실로 인한 절대역치의 상승은 작은 소리에 대한 민감도를 감소시켜 소리에 대한 명확한 정보 입력이 어려워질 수 있다. 또한 비슷한 절대역치 수준의 청력손실이 있더라도, 일상적인 말 이해능력이나 여러 복합음의 지각에서 차이가 나타날 수 있다. 절대역치는 나이에 따라 상승하며, 이는 연령에 따른 노화성 난청과 관련이 있다. 특히 연령 증가에 따라 고주파수에서 청력손실이 발생하며, 남성은 여성보다 더 큰 청력손실을 경험하는 경향이 있다.

변별역치(differential sensitivity)는 2개의 소리 간 차이를 알아차리기 위해 필요한 최소한의 물리적 변별량을 의미한다. 이를 변별역(Difference Limen, DL) 또는 변별한계(just noticeable difference, JND)라고도 하며, 음소 구별이나 말소리 구별에 중요한 역할을 한다. 두 소리의 강도 차이를 탐지할 수 있는 최소 세기 변화를 △I(Delta I, dB)로, 두 소리의 주파수 차이를 탐지할 수 있는 최소 주파수 변화를 △F(Delta F, Hz)로 나타낸다([그림 2-18] 참조). 변별역에는 절대적인 변별역 외에도 처음 제시된 값을 기준으로 판단하는 상대 변별역이 존재한다. 웨버분수는 소리 강도에 대한 감각 증가(차이 변별)가 고정되지 않고, 이전에 제시된 자극(기준 자극)의 강도에 따라 달라진다는 원리를 설명한다. 난청인과 건청인의 변별역치에서 차이가 나타나며, 이는 난청인이 말소리 이해 및 구별에 어려움을 겪는 주요 원인 중 하나이다.

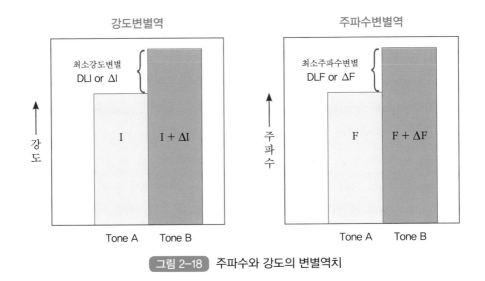

그림 2-18 주파수와 강도의 변별역치

5) 양이청각

양이청각은 사람의 청각 시스템이 두 귀를 통해 수집된 신호를 활용하는 과정이다. 양이청취를 통해 소리의 위치 및 방향 인식, 양이 정보 합산, 소음하에서의 지각, 공간 청취, 자연스러운 청취 등 여러 혜택을 얻을 수 있다. 특히 양이합산, 두영 효과, 양이진압 등은 소리의 지각에서 중요한 역할을 하며, 말소리 이해에 도움을 준다.

양이합산(binaural summation)은 두 귀로 들어오는 소리의 강도를 합산하는 현상이다. 두 귀는 위치가 다르기 때문에, 소리가 도달하는 시간이나 강도가 미세하게 다르다. 이때 두 귀로 들어오는 소리 강도가 합쳐지면, 사람은 전체적으로 더 큰 소리 크기를 지각하게 된다. 양이청취 시, 역치가 약 3~6 dB 향상되며, 소리 크기는 대체로 2배 더 커지는 것으로 알려져 있다. 또한 비슷한 주파수의 소리가 양 귀에서 들릴 때, 소리는 하나로 융합되어 머리 중심에서 일관된 이미지로 지각된다.

두영 효과(head shadow effect)는 머리를 중심으로 한쪽 귀에 소리가 들릴 때, 파장이 짧은 고주파수의 소리가 반대편 귀로 전달되는 경로가 차단되어 감쇠되는 현상이다. 이는 듀플렉스이론(Duplex Theory)에서 설명된 것처럼, 긴 파장을 가진 저주파수는 반대편 귀에 도달하는 시간이 지연되고, 짧은 파장을 가진 고주파수는 머리에 의해 차단되어 음영을 생성하며 소리 강도가 감소한다. 이러한 효과는 저주파수는 양이 시간차를, 고주파수는 양이 강도차를 활용하여 방향을 인식하는 데 중요한 단서를 제공한다. 두영 효과는 소리의 방향성을 인식하고, 소음이 많은 환경에서 말소리 이해를 돕는 데 중요한 역할을 한다.

양이진압(binaural squelch)은 두 귀에서 들리는 소리의 차이를 이용해 배경소음을 감소시키고, 중요한 신호를 강조하는 현상이다. 예를 들어, 여러 사람이 동시에 말하거나 소리가 겹치는 환경에서, 두 귀는 소리의 위치, 시간 차이, 강도 차이를 바탕으로 주요 신호를 구별하고 잡음을 억제하는 능력을 발휘한다. 이와 유사한 현상으로 칵테일파티효과(Cocktail Party Effect)가 있다. 이는 사람들이 시끄러운 환경에서, 예를 들어 많은 사람들이 대화하는 파티와 같은 상황에서, 여러 개의 소리 가운데 원하는 소리에 집중하고 다른 배경소음은 무시하는 능력을 의미한다. 즉, 칵테일파티 효과는 복잡한 소리 환경 속에서 특정 사람의 목소리를 구별하고 다른 잡음이나 대화를 차단하는 능력을 나타낸다. 양이진압은 양 귀 간 소리의 시간과 강도 차이를 활용하여 배경소음을 억제하고 뇌에서 신호를 선택적으로 강조하는 현상인 반면, 칵테일파티 효과는 인지적 처리와 주의

집중을 통해 여러 음원 중 중요한 신호를 선택적으로 인식하는 과정이다. 이 두 현상은 모두 소음 속에서 중요한 정보를 선택적으로 인식하는 데 도움을 주지만, 그 기전과 적용 방식에서 차이를 보인다.

양이 시간차와 양이 강도차는 소리의 방향을 인식하는 데 중요한 단서이다. 두 단서는 0°와 180°에서 차이가 없으며, 90°에서 가장 큰 차이를 보입니다. 양이 강도차는 200 Hz에서는 거의 발생하지 않으며, 6,000 Hz까지는 대략 20 dB까지 강도차가 발생할 수 있다. 방향 분별이 어려운 주파수는 약 1,500~4,000 Hz 사이이며, 1,500 Hz 이하의 주파수는 양이 시간차 단서를, 4,000 Hz 이상의 고주파는 양이 강도차 단서를 활용하는 것으로 알려져 있다.

원추성 혼동 영역(cone of confusion)은 양쪽 귀로부터 동일한 거리에 위치한 점들이 형성하는 원뿔 모양의 영역으로, 이 영역 내에서 소리가 위치를 변화시키면 양이 시간차와 양이 강도차가 유사하게 나타나기 때문에 방향을 구별하는 데 어려움이 생긴다. 이를 해결하기 위해 머리 움직임이 중요한 역할을 하며, 머리의 위치 변화가 소리의 방향을 더 정확하게 구별할 수 있게 돕는다.

양이청각은 일상적인 청각 기능에서 매우 중요한 역할을 하며, 소리의 위치와 방향을 인식하고, 소음을 구별하며, 다양한 청각적 경험을 더욱 풍부하게 만든다. 특히 난청인에게 양이청각은 단순한 소리의 위치나 방향 파악을 넘어서, 소음 속에서 중요한 소리를 구별하고, 의사소통능력을 향상시키며, 안전을 보장하는 데 중요한 역할을 한다. 보청기와 청각 보조기기의 발전에 따라 양이청각의 중요성은 더욱 강조되고 있으며, 이는 난청인의 삶의 질 향상에 큰 기여를 할 수 있다.

요약 및 정리

이 장은 청각 해부 구조와 귀가 소리를 받아들이고 이를 뇌에 전달하는 복잡하고 정교한 과정에 대한 대략적인 정보를 다루었다. 귀는 외이, 중이, 내이로 구성되며, 이들 구조는 소리 정보를 수집하고 변환하는 다양한 역할을 수행한다. 외이는 소리를 모아 고막에 전달하고, 중이는 고막의 진동을 이소골을 통해 증폭하여 내이로 전달하며, 내이는 달팽이관에서 기계적인 진동을 전기 신호로 변환하여 청각신경을 통해 뇌로 전달하는 핵심 역할을 한다.

이 과정에서 귀는 단순히 소리를 받아들이는 수동적인 기관이 아닌, 능동적으로 소리를 증폭하거나 감쇠하는 역할을 한다. 청각 경로는 두 가지 방향으로 나뉘는데, 구심성 경로(afferent pathway; ascending pathway)는 귀에서 뇌로 소리 신호를 전달하는 경로로, 청각정보는 외이에서 시작하여 뇌의 청각피질에 도달한다. 반면, 원심성 경로(efferent pathway; descending pathway)는 뇌에서 귀로 피드백을 전달하여 소리 처리에 영향을 미치고, 소음 속에서도 중요한 소리를 선택적으로 인식할 수 있도록 한다. 이러한 경로는 한쪽 귀에서의 손상을 보완하거나, 양측 경로를 통해 소리 정보를 더욱 안정적으로 전달하는 역할을 한다. 결과적으로, 귀는 기계적 · 전기적 · 화학적 신호 변환 과정을 통해 소리를 감지하고 이를 뇌로 전달하며, 이는 우리가 주변 환경을 인식하고 소통하는 데 중요한 역할을 한다.

또한 이 장에서는 소리의 물리적 특성과 이에 대한 심리적 반응을 이해하는 데 필요한 기초적인 내용을 다루었다. 심리음향학에는 이 장에서 설명된 기초 내용 외에도 차폐, 주파수 선택성, 시간 처리, 음성 지각, 신호 탐지 이론 등 관련된 다양한 주제가 있다. 심리음향학에 대해 정확히 이해하기 위해서는 소리의 물리적 특성에 대한 개념을 확립하고, 물리적 요인과 현상에 대해 깊이 있는 이해가 필요하다. 또한 청각기관의 해부학적 및 생리학적 특성에 대한 전반적인 이해가 선행되어야 한다. 이러한 물리적 자극과 청각기관을 통한 지각, 그리고 심리음향학적 지각 간의 관계를 파악함으로써, 청각학 분야에서 이를 효과적으로 활용하고 다양한 청지각적 현상의 원리를 깊이 있게 이해할 수 있기를 바란다.

참고문헌

Ades, H. W., & Brookhart, J. M. (1950). The central auditory pathway. *Journal of Neurophysiology*, 13(3), 189-205. doi:10.1152/jn.1950.13.3.189

Aitkin, L. (1986). *The auditory midbrain: Structure and function in the central auditory pathway* (1st 1986. ed.). Humana Press.

Burgeat, M. (1965). Brief review of the anatomy of the ear and the physiology of hearing. *Rev Prat*, 15(20), 2629-2641. Retrieved from https://www.ncbi.nlm.nih.gov/pubmed/5851773

Cherry, C. (1961). Two ears-but one world. *Sensory Communication*, 99-117.

Corporation, m. (2016). *The Vestibular System*. Core Bio. MyJoVE Corp.

Durrant, J. D., & Lovrinic, J. H. (1984). *Bases of hearing science*. Williams & Wilkins.

Feddersen, W. E., Sandel, T. T., Teas, D. C., & Jeffress, L. A. (1957). Localization of high-frequency tones. *The Journal of the Acoustical Society of America*, 29(9), 988-991.

Fuchs, P. A. (2010). *The ear*. Oxford University Press.

Gelfand, S. (2004). *Hearing: An introduction to psychological and physiological acoustics* (4th ed.). MarcelDekker.

Gold, T., & Pumphrey, R. J. (1948). Hearing. II: The physical basis of the action of the cochlea. *Proceedings of the Royal Society of London. Series B, Biological Sciences*, *135*(881), 492–498.

Greenwald, B. D., & Gurley, J. M. (2013). Balance and vestibular function. *Neuro-Rehabilitation*, *32*(3), 433–435. doi:10.3233/NRE-130865

Hemila, S., Nummela, S., & Reuter, T. (1995). What middle ear parameters tell about impedance matching and high frequency hearing. *Hear Res*, *85*(1–2), 31–44. doi:10.1016/0378-5955(95)00031-x

Hultcrantz, M. (1985). Structure and function of the adult inner ear in the mouse following prenatal irradiation. *Scandinavian Audiology: Supplementum*, *24*, 1–24. Retrieved from https://www.ncbi.nlm.nih.gov/pubmed/3879375

Katz, J., Katz, J., Stecker, N. A., & Henderson, D. (1992). *Central auditory processing: A transdisciplinary view*. Mosby Year Book.

Keidel, W. D., Neff, W. D., & Ades, H. W. (1974). *Auditory system*. Springer.

Lass, N. J., & Woodford, C. M. (2007). *Hearing science fundamentals*. Mosby/Elsevier Inc.

Lim, D. J. (1995). Structure and function of the tympanic membrane: A review. *Acta Oto-rhino-laryngologica Belgica*, *49*(2), 101–115. Retrieved from https://www.ncbi.nlm.nih.gov/pubmed/7610903

Mistrik, P., & Ashmore, J. F. (2010). Reduced electromotility of outer hair cells associated with connexin-related forms of deafness: an in silico study of a cochlear network mechanism. *Journal of the Association for Research in Otolaryngology*, *11*(4), 559–571. doi:10.1007/s10162-010-0226-3

Møller, A. R. (2012). *Hearing: Anatomy, physiology, and disorders of the auditory system* (3rd ed.). Plural Publishing, Incorporated.

Moore, B. C. (2012). *An introduction to the psychology of hearing* (6th ed.). Emerald Group Publishing Limited.

Musiek, F. E., & Chermak, G. D. (2014). *Handbook of central auditory processing disorder* (2nd ed.). Plural Publishing.

Nedzelnitsky, V. (1980). Sound pressures in the basal turn of the cat cochlea. *The Journal of the Acoustical Society of America*, *68*(6), 1676–1689. doi:10.1121/1.385200

Pickles, J. O. (1988). *An introduction to the physiology of hearing* (2nd ed.). Academic Press.

Rabinowitz, W. M., Lim, J. S., Braida, L. D., & Durlach, N. I. (1976). Intensity preception. VI. Summary of recent data on deviations from Weber's law for 1000–Hz tone pulses. *The Journal of the Acoustical Society of America*, *59*(6), 1506–1509.

Rayleigh, L. (1907). On our perception of the direction of a source of sound. *Philos Mag*, *13*, 214–232.

Rebol, J., & SpringerLink. (2022). *Otoscopy findings* (1st 2022. ed.). Springer International Publishing; Imprint: Springer.

Riesz, R. R. (1928). Differential intensity sensitivity of the ear for pure tones. *Physical Review*, *31*(5), 867.

Shower, E. G., & Biddulph, R. (1931). Differential pitch sensitivity of the ear. *The Journal of the Acoustical Society of America*, *3*(2A), 275–287.

Sivian, L. J., & White, S. D. (1933). On minimum audible sound fields. *The Journal of the Acoustical Society of America*, *4*(4), 288–321.

Stevens, S. S., & Newman, E. B. (1936). The localization of actual sources of sound. *The American Journal of Psychology*, *48*(2), 297–306.

Wier, C. C., Jesteadt, W., & Green, D. M. (1977). Frequency discrimination as a function of frequency and sensation level. *The Journal of the Acoustical Society of America*, *61*(1), 178–184.

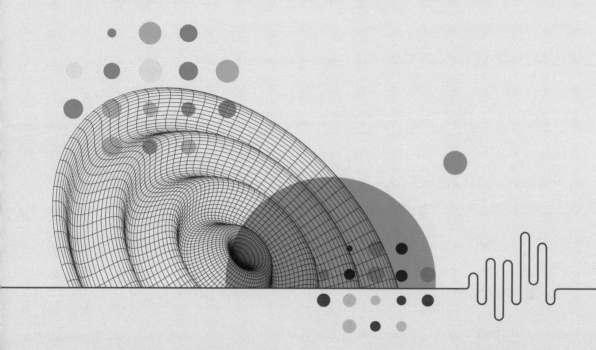

제 **3** 장

순음청력검사

이성민(동명대학교 언어치료청각재활학과)

난청인의 청력손실을 표현하는 가장 기본적인 방법은 대표적인 소리의 물리적 요소인 주파수와 강도를 사용하여 어떤 주파수의 소리를 듣기 위해 얼마나 큰 소리가 필요한지를 나타내는 것이다. 순음청력검사(pure-tone audiometry)는 청력손실을 평가하는 가장 기본적이고 널리 사용되는 검사로, 순음(pure-tone)을 사용하여 주파수에 따른 청력역치를 측정한다. 순음청력검사의 결과는 청력손실의 정도(degree of hearing loss), 종류(type of hearing loss), 형태(configuration of hearing loss) 등을 담고 있으며 이를 바탕으로 청력손실의 진단, 보청기 및 인공와우의 적합, 청능훈련 등의 청능재활 전 영역에 있어서 중요한 정보를 제공한다. 순음청력검사는 기도전도 방식으로 소리를 전달하는 기도전도청력검사와 골도전도 방식으로 소리를 전달하는 골도전도청력검사로 구분되며, 두 검사는 소리 전달 기전(mechanism)은 다르지만 검사 방법은 비슷하다. 순음청력검사는 역치 산정 방법이 다양하고 피검자의 행동학적 반응을 요구하는 검사이므로 검사자는 검사 원리 및 방법을 정확하게 이해하고 피검자와의 적절한 상호작용을 통하여 검사를 수행해야 한다.

순음청력검사는 검사자가 청력검사기(audiometer)를 직접 조작하여 역치를 구하는 수동화청력검사(manual audiometry)가 가장 널리 사용되고 있지만, 청력검사기 또는 컴퓨터에 탑재된 자동화 시스템으로 역치를 구하는 자동화청력검사(automatic audiometry)도 드물게 사용된다. 대표적인 자동화청력검사로 Bekesy 청력검사(Bekesy, 1947)가 있으며, 컴퓨터 기술의 발달과 원격청각학(tele-audiology) 시대의 도래에 따라 새로운 자동화청력검사가 꾸준히 개발되고 있다(예: AMTAS; Margolis, Glasberg, Creeke, & Moore, 2010). 이 장에서는 수동화 방식의 순음청력검사에서 고려해야 할 사항과 검사 방법 등에 대해서 다루고자 한다.

1. 검사 장비

1) 청력검사기

청력검사기는 순음청력검사 실시를 위한 핵심적인 전자기기이다([그림 3-1] 참조). 청력검사기의 종류는 다양하며 난청의 선별(screening) 목적으로 하나의 채널(channel)을 갖는 모델도 있지만, 2개의 서로 같거나 독립된 제시음을 한쪽 또는 양쪽 귀에 제시할 수

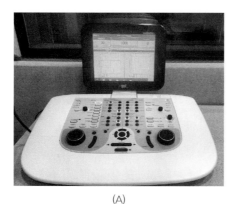 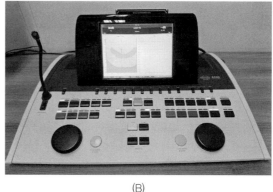

(A)   (B)

그림 3-1 청력검사기의 예: (A) GSI Audiostar Pro(Grason-Stadler), (B) AC40(Interacoustics)

있는 2채널 청력검사기가 임상적 진단의 목적으로 주로 사용된다. 청력검사기는 단속기 (interrupter), 진동자(oscillator), 주파수 조정(frequency control), 감쇠기(attenuator)로 구성된다. 청력검사기의 단속기는 자극음을 제시하는 버튼을 의미하며, 진동자는 다양한 주파수의 순음을 발생시키는 역할을 한다. 주파수 조정 버튼을 사용하여 검사 주파수를 선택하며, 감쇠기를 조절하여 검사 강도를 조절한다. 청력검사기마다 출력 주파수 범위 (frequency range)는 조금씩 다르나 기도순음청력검사를 기준으로 옥타브 단위 주파수인 125, 250, 500, 1,000, 2,000, 4,000, 8,000 Hz와 1/2 옥타브 주파수인 750, 1,500, 3,000, 6,000 Hz를 포함한다. 청력검사기에 따라 8,000 Hz를 초과하는 고주파수 대역도 출력이 가능하나, 이는 대화음 주파수 범위 이상의 영역으로 일반적으로 사용되지 않으며, 이독성 약물(ototoxic drug) 사용에 따른 청력역치 변화의 관찰(monitoring) 또는 이명의 주파수 매칭 검사(pitch matching test)와 같은 특수한 목적으로 드물게 사용된다. 청력검사기에서 제시할 수 있는 최대출력 레벨 역시 검사기마다 다르다. 대개 500~4,000 Hz의 대역에서 110~120 dB 정도까지 출력 가능하며, 그 이하 또는 이상의 주파수에서는 그보다 조금 낮은 최대출력 레벨을 갖는다.

2) 출력변환기

출력변환기(transducer)는 청력검사기에서 발생한 전기신호를 음향 또는 기계 에너지로 변환하여 피검자에게 자극음을 전달하는 역할을 한다. 순음청력검사에 사용되는 출력변환기의 종류는 다음과 같다.

(1) 이어폰

청력검사에 사용되는 이어폰(earphone)은 헤드폰(headphone) 형태로 이개(pinna) 위에 위치하는 귀 상위형 이어폰(supra-aural earphone, [그림 3-2] (A) 참조)과 이개를 완전히 덮는 귀 덮개형 이어폰(circum-aural earphone, [그림 3-2] (B) 참조)으로 구분된다. 일반 청력검사의 목적으로 주로 귀 상위형 이어폰(supra-aural earphone)을 사용한다. 귀 덮개형 이어폰은 주변 소음에 대한 차음 효과가 커서 신호음의 탐지에 효과적이지만 보정(calibration)이 어렵고 최대허용주변소음레벨(maximum permissible ambient noise sound pressure level, ANSI S3.1-1999)에 대한 표준이 마련되어 있지 않아 흔하게 사용하지 않는다. 귀 상위형 이어폰으로 Telephonics사의 TDH-39, TDH-49, TDH-50와 RadioEar의 DD45가 있으며, 귀 덮개형 이어폰으로 Sennheiser의 HDA200와 HDA300, RadioEar의 DD450 등이 있다.

(2) 삽입형 이어폰

피검자의 외이도에 깊숙이 삽입하여 자극음을 전달하는 삽입형 이어폰(insert earphone)은 여러 가지 장점을 갖고 있다. 이어폰과 비교하여 착용감이 좋고 배경소음을 차단하는 효과가 더 크다. 또한 한 번 사용한 삽입형 이어폰의 이어팁(eartips)을 사용 후 폐기하고 새 팁을 사용하여 다른 피검자를 검사하기 때문에 위생적이다. 삽입형 이어폰은 이간감쇠(interaural attenuation) 값이 커서 순음청력검사 시에 차폐의 발생 빈도를 줄일 수 있으며, 차폐 딜레마(masking dilemma)를 해결할 수 있는 장점이 있다. 하지만 우리나라 임상 현장에서는 삽입형 이어폰보다는 헤드폰 형태의 이어폰을 보편적으로 사용하고 있다. 순음청력검사에서 사용하는 삽입형 이어폰의 종류로는 Etymotic Research의 E-A-RTONE 3A, RadioEar의 IP30 등이 있다([그림 3-2] (C) 참조).

(3) 골진동기

골도전도청력검사에 사용되는 골진동기(bone vibrator)는 청력검사기의 전기에너지를 진동에너지로 바꾸어 피검자의 두개골을 진동시켜 소리를 전달한다. 임상에서는 RadioEar의 B71과 B81이 범용으로 사용되고 있다([그림 3-2] (D) 참조). 두 진동체의 전체적인 주파수 반응은 비슷하나 후속 모델인 B81이 1,500 Hz 이하의 저주파수 출력이 크고 1,000 Hz 이하에서 조화음왜곡(total harmonic distortion)이 낮은 장점을 갖고 있다(Jansson, Hakansson, Johannsen, & Tengstrand, 2015).

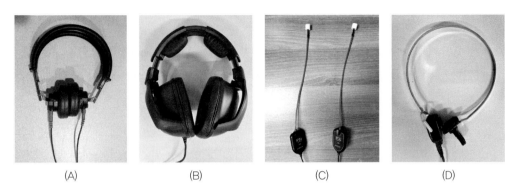

(A)　　　　　(B)　　　　　(C)　　　　　(D)

그림 3-2　출력변환기의 종류: (A) 귀 상위형 이어폰(TDH-39, Telephonics), (B) 귀덮개형 이어폰 (HDA300, Sennheiser), (C) 삽입형 이어폰(IP30, RadioEar), (D) 골진동기(B71, RadioEar)

2. 검사 환경

1) 검사 환경

　순음청력검사는 소음이 차단되도록 설계된 조용한 방음실(sound-isolated room) 또는 방음부스(sound booth)에서 시행한다. 방음부스는 1개의 부스 또는 2개의 부스를 결합한 형태로 구성할 수 있다. 하나의 부스로 설계된 경우 부스 내에 피검자가 위치하고 청력 검사기 및 검사자는 부스 외부에 위치한다. 2개의 부스가 결합된 경우 하나의 부스에는 피검자가 위치하고 다른 부스에는 검사자가 위치하여 청력검사가 진행된다. 검사자가 위치하는 방의 배경소음은 어음청력검사(speech audiometry) 또는 피검자와의 소통에 영향을 줄 수 있으므로 적절히 관리되어야 하며, 특히 피검자가 위치하는 부스 내의 소음은 순음청력검사 결과에 직접적인 영향을 끼치므로 주파수별로 최대허용주변소음레벨을 넘지 않도록 확인하여야 한다(〈표 3-1〉 참조). 부스는 주로 두꺼운 금속판에 차음재를 입혀 만든다. 단일벽(single wall)으로 구성된 벽보다 2개의 판에 정체 공간(dead air space)을 갖는 이중벽(double wall)이 고주파수에서 약 20~30 dB 내외로 차음 효과가 더 좋다 (Frank, 2000). 적절한 소음 관리를 위하여 방음부스의 문이 외부와 완벽히 밀폐하도록 단단히 닫혀야 하며, 부스의 창은 정체 공간을 두고 두 겹으로 구성한다. 부스 밖의 청력검사기와 부스 안의 출력변환기를 연결하는 전선이 임의적으로 만든 구멍을 뚫어 통과할 경우 소음이 유입되므로 전선이 가설된 판(prewired jack panel)을 통해 연결한다. 부스 내

표 3-1 1/2 옥타브 주파수 대역의 최대허용주변소음레벨(ANSI S3.1-1999)

옥타브밴드 중심주파수	이개를 막았을 때(dB SPL)		이개를 막지 않았을 때 (dB SPL)
	귀 상위 이어폰 (supra-aural earphone)	삽입형 이어폰 (insert earphone)	
125 Hz	39	67	35
250 Hz	25	53	21
500 Hz	21	50	16
1,000 Hz	26	47	13
2,000 Hz	34	49	14
4,000 Hz	37	50	11
8,000 Hz	37	56	14

*비고: 이개를 막지 않았을 때는 골도전도청력검사 또는 음장검사(sound field test)의 기준으로 참고한다.

소음 감소에 대한 노력과 더불어 반향(reverberation)을 줄이는 노력 역시 필수적이다. 이를 위해 부스 내벽 표면을 작은 구멍으로 촘촘히 구성하거나 특수 제작된 차음재를 사용한다. 이 밖에 피검자의 검사 몰입을 위해서 밝기, 온도, 습도, 환기 등을 적절히 유지하여 편안한 환경을 조성해야 한다. 부스 내 소음이 거의 없는 백열등을 설치하는 것이 보편적이며 차음 기능을 갖춘 환기 시스템을 설치한다.

3. 보정

순음청력검사에서 정확한 역치를 구하기 위해서는 적절한 검사 환경에서 배경소음을 최소화하는 것뿐만 아니라 청력검사기의 기능적 결함이 없어야 한다. 보정(calibration)은 청력검사기에서 출력변환기를 통해 제시하는 소리가 정확한 물리적 음압레벨을 갖는지 점검하는 과정이다. 보정은 최소 연 1회 전문가에 의해 전기음향학적 측정 및 조절을 진행하는 연간 보정 점검(annual calibration)과 검사자의 심리음향학적 지각을 기준으로 매일 청력검사기의 기능적 이상 유무를 대략적으로 파악하는 매일 보정(daily calibration)으로 구분할 수 있다.

1) 연간 보정

청력검사실에서 근무하는 검사자는 제조사 또는 전문가에게 최소 연 1회 연간 보정을 의뢰해야 한다. 연간 보정은 소음측정기(sound level meter)를 사용하여 청력검사기의 기능적 이상 유무를 전기음향학적으로 정밀하게 점검하고 조절하는 방법이다. 청력검사기의 출력변환기와 소음측정기의 마이크를 인공귀(artificial ear)라고도 부르는 커플러(coupler)로 결합하여 측정하는데, 출력변환기마다 소리 전달 방식과 착용 후 고막과의 이어폰 간의 잔여용적이 다르기 때문에 적절한 커플러를 사용해야 한다([그림 3-3] 참조). 헤드폰 형태의 이어폰은 6cc 커플러를 사용하고, 측정 시에 이어폰 수화기와 커플러 사이에 적정 압력을 갖도록 해야 한다. 삽입형 이어폰은 2cc 커플러를 사용하고, 골진동기는 인간의 두개골과 두피를 모방하여 개발된 인공 유양돌기(artificial mastoid)를 사용한다. 음압레벨의 측정 시 배경소음의 영향을 최소화하도록 기도의 경우 70 dB HL 이상, 골도의 경우 약 40 dB HL 정도의 순음을 제시하여 측정한다. 청력검사기에서 사용되는 소리레벨은 dB HL(decibel in hearing level, dB HL) 단위로 소음측정기에서의 측정 단위인 dB SPL(decibel in sound pressure level, dB SPL)과 다르다. 따라서 출력변환기에 따른 주파수별 기준등가역치음압레벨(reference equivalent threshold sound pressure level, RETSPL)과 기준등가역치힘레벨(reference equivalent threshold force level, RETFL)을 참고하여 적용해야 한다(〈표 3-2〉 ANSI S3.6-2018; ANSI. 2018 참조). 청력검사기의 제시음 단위인 dB HL

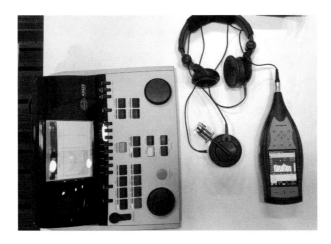

그림 3-3　소음측정기(Brüel & Kjær, Type #2250)와 6cc 커플러를 결합하여 귀 상위형 이어폰을 보정하는 예

주파수(Hz)	RETSPL(20 µPa 기준) dB			RETFL(1µN 기준) dB
	TDH-39	TDH-49와 TDH-50	ER-3A	골진동기
125	45	47.5	26	–
250	25.5	26.5	14	67
500	11.5	13.5	5.5	58
750	7.5	8.5	2	48.5
100	7	7.5	0	42.5
1,500	6.5	7.5	2	36.5
2,000	9	11	3	31
3,000	10	9.5	3.5	30
4,000	9.5	10.5	5.5	35.5
6,000	15.5	13.5	2	–
8,000	13	13	0	–

표 3-2 출력변환기에 따른 RETSPL과 RETFL(ANSI S3.6-2018)

* 비고: TDH 이어폰은 6cc 커플러, ER-3A 이어폰은 HA-2 커플러, 골진동기는 인공유양돌기를 유양돌기에 착용했을 때를 기준으로 한다.

에 이어폰 보정 시 RETSPL을, 골진동기 보정 시 RETFL을 더하여 dB SPL로 환산한 후 소음측정기에서 측정된 dB SPL 값과 비교해야 하며, 이때 측정된 단위가 허용오차 범위 밖일 경우 청력검사기의 조정이 필요하다. 음압레벨의 점검 외에 주파수, 강도조절기, 왜곡(distortion), 증가-감소 시간(rise-fall time) 등을 함께 측정한다(ANSI S3.6-1996; ANSI. 1996).

2) 매일 보정

　매일 청력검사가 시작되기 전 검사자가 청력검사기의 이상 유무를 생물학적으로 점검(biologic check)하는 방법이다. 정상 청력을 갖고 있는 검사자 2인이 함께 협력하여 수행한다. 1명은 청력검사기를 조절하여 소리를 제시하며, 다른 1명은 소리를 듣고 이상 유무를 판단한다. 소리에 대한 주관적 판단으로 정확한 점검은 불가능하나 소리의 끊김과 왜곡을 포함한 대략적인 청력검사기의 기능적 문제 파악이 가능하다. 〈표 3-3〉은 매일 보정에 점검할 수 있는 항목과 방법을 보여 준다.

표 3-3 **매일 보정 시 점검 항목 및 방법**

번호	항목	점검방법
1	이어폰 (earphone cords)	2,000 Hz 순음을 50 dB HL로 제시할 때 코드의 연결부를 흔들면서 소리의 끊김 또는 왜곡이 없는지 확인
2	출력 강도 (output levels)	각 주파수에서 30 dB HL 순음 제시할 때 이어폰 양쪽 귀의 강도가 동일한지 확인
3	주파수 (Frequencies)	60 dB HL에서 250~8,000 Hz까지 주파수를 변화시킬 때 변화량이 일정한지 확인
4	강도조절기 (attenuator)	2,000 Hz에서 0~90 dB HL까지 강도를 5 dB씩 증가시킬 때 변화량이 일정한지 확인
5	어음 회로 (speech circuit)	50 dB HL에서 VU미터를 0으로 맞추고 마이크를 통해 말할 때 이어폰의 음질 이상 유무를 확인
6	스피커 출력 (speaker output)	50 dB HL에서 VU미터를 0으로 맞추고 마이크를 통해 말할 때 스피커의 음질 이상 유무를 확인
7	제시 버튼 (interruptor switch)	2,000 Hz 순음을 60 dB HL로 버튼을 눌러 제시할 때 왜곡 없이 부드럽게 출력되는지 확인
8	골진동기 (bone oscillator)	2,000 Hz 순음을 50 dB HL로 제시할 때 소리의 끊김 또는 왜곡이 없는지 확인

출처: Lightfoot (2000).

4. 검사 전 준비 사항

1) 감염 관리(inspection control)

검사자는 감염 예방을 위하여 검사 전 손 씻기를 일상화해야 하며, 청력검사실과 검사 장비를 청결하게 관리해야 한다. 특히 피검자와 직접적으로 접촉하는 출력변환기와 반응 버튼(response button)은 사용 후 소독제 또는 알코올 솜으로 닦도록 한다. 삽입형 이어폰의 팁은 재사용하지 않고 새것을 사용한다.

2) 병력 확인

순음청력검사에 앞서 환자에 대한 과거 또는 현재의 이과적 병력(case history)을 파악하는 것은 중요한 절차이다. 검사자는 환자의 병력 정보를 토대로 순음청력검사를 보다 효율적이고 정확하게 진행할 수 있다. 청력손실을 갖고 있는 귀, 청력손실의 추정 원인 또는 진단명, 발생 시점, 진행과정, 가족력 등에 대한 문진(history taking)은 주로 환자와의 대화를 통해서 이루어지며, 의사소통이 어려운 아동 또는 성인의 경우 원활한 정보 습득과 기록의 보존을 위해 설문지를 사용할 수 있다.

3) 이경검사(otoscopy)

청력검사 전 환자의 이개(pinna)를 육안(visual inspection)으로 확인하고 고막(tympanic membrane) 또는 외이도(external ear canal)의 상태를 이경(otoscope)으로 확인한다. 외이도가 귀지로 가득 차 있는 경우 이비인후과에 의뢰하여 제거 후 검사를 시행한다. 비디오 이경 검사(video otoscopy)는 환자의 고막 및 외이도 상태를 함께 확인하고 사진으로 저장할 수 있어 외이 및 중이 질환의 경과 관찰과 상담에 유리하다.

5. 기도전도청력검사

1) 이어폰의 착용

기도전도청력검사는 이어폰을 사용하여 검사한다. 검사자는 검사 전 이어폰의 착용에 방해가 될 수 있는 피검자의 귀걸이, 안경, 보청기 등을 제거하도록 안내한다. 검사자는 헤드폰형 이어폰의 수화기 음구가 피검자의 외이도 입구에 정확히 위치하도록 착용시킨다. 삽입형 이어폰의 경우 이어팁을 손가락으로 눌러 압축시키고 피검자의 외이도 깊숙이 삽입한다. 착용 시 이어폰의 빨간색 표시가 있는 방향이 우측 귀, 파란색 표시가 있는 방향이 좌측 귀에 안착하도록 특히 주의한다.

2) 검사 설명

검사 전 피검자에게 기도전도청력검사의 목적을 간단히 설명한다. 검사자는 피검자의 더 잘 들리는 귀를 파악하고 좋은 쪽 귀부터 검사한다는 것과 여러 주파수를 따로 검사한다는 것을 알린다. 검사 중 움직임을 최소화하도록 하고 아주 작은 소리라도 들린다고 판단하면 제시음이 끝난 직후 반응[1]하도록 안내한다. 피검자의 청력손실이 심하거나 의사소통에 문제가 있다면 검사에 대한 설명문을 함께 제공할 수 있다.

3) 검사 절차

250 Hz부터 8,000 Hz의 옥타브 단위 주파수(250, 500, 1,000, 2,000, 4,000, 8,000 Hz)의 청력역치를 구하며 저주파수에 청력손실이 심할 경우 125 Hz를 포함할 수 있다. 인접하는 옥타브 주파수의 역치 간에 20 dB 이상 차이가 난다면 해당 인접 주파수의 1/2 옥타브 주파수[2]에 대한 역치도 구한다. 검사는 좋은 쪽 귀부터 실시하며 양쪽 귀에 대한 정보가 없거나 비슷한 정도의 청력손실을 갖는다고 판단되는 경우 우측 귀부터 실시하는 것이 일반적이다. 검사는 1,000 Hz부터 시작하여 고주파수 대역인 2,000, 4,000, 8,000 Hz를 검사하고 다시 1,000 Hz를 재검사한 후 저주파수 대역인 500, 250 Hz의 순서로 진행한다. 1,000 Hz의 재검사는 검사 신뢰도를 확인하기 위함이며 두 검사에서 구한 역치 간에 5 dB을 초과하여 차이를 보이면 더 작은(좋은) 역치를 선택하거나 다른 하나의 주파수를 검사하여 신뢰도를 확인한다. 제시음의 지속시간은 1에서 2초가 적당하며 제시음 간의 간격은 무작위로 하여 피검자가 예측 불가능하게 하되, 간격이 제시음의 지속시간(1~2초)보다는 짧지 않도록 한다.

4) 역치 확인

임상적으로 청력역치는 50% 들을 수 있는 가장 작은 소리 크기를 의미하며, 순음청력검사에서는 수정상승법을 사용하여 주파수별 청력역치를 구한다(ASHA, 2005). 제시음을 30 dB HL에서 제시하여 반응이 있을 때까지 20 dB씩 상승시켜 첫 반응이 나타나는 구간을 찾는다. 첫 반응 구간에서부터 제시음에 반응이 있을 시 제시음을 10 dB 낮추고, 반응 없을 시 제시음을 5 dB 높인다. 이러한 '10 dB 하강 5 dB 상승' 과정을 반복하여 세 번 중 두 번 이상 반응하는 가장 작은 소리 강도를 역치로 정한다(ANSI, 2004).

---

1) 신호음에 대한 반응 방식은 반응 버튼을 사용하는 것이 일반적이며, 손가락 또는 손을 올리거나 '예'라는 답변으로 대신할 수 있다.
2) 순음청력검사에 포함될 수 있는 1/2 옥타브 주파수는 750, 1,500, 3,000, 6,000 Hz가 있다.

6. 골도전도청력검사

1) 골진동기의 착용

검사자는 검사 전 골진동기의 착용에 방해가 될 수 있는 피검자의 귀걸이, 안경, 보청기 등을 제거하도록 안내한다. 골도전도청력검사는 골진동기를 유양돌기 또는 이마에 착용[3]하여 두개골을 진동시켜 소리를 전달하는 방식으로 검사한다. 대개 이마보다는 유양돌기에 골진동기를 착용하며, 유양돌기에 착용 시에는 골진동기를 검사 귀 뒤쪽 유양돌기의 돌출부에 위치시키고 반대편의 고정부는 조심스럽게 반대쪽 귀 전상부에 위치시킨다. 이때 머리카락이 골진동기에 끼거나 진동기가 이개를 건드리지 않도록 주의해야 한다. 또한 피검사자가 지성피부(oily skin)이거나 땀이 많은 경우, 유양돌기가 좁은 경우에는 골진동기가 미끄러지거나 비틀어져 착용될 수 있다. 이를 방지하기 위하여 피검자에게 검사 중 머리를 움직이지 말 것을 요구하고 골진동기의 비틀어짐을 느끼는 경우 즉시 검사자에게 알리도록 요청한다.

2) 검사 설명

기도전도청력검사와 마찬가지로 피검자에게 골도전도청력검사에 대한 목적과 절차를 간단히 설명한다. 검사 중에는 움직임을 최소화하도록 요청하고, 아주 작은 소리라도 들린다고 판단하면 제시음이 끝난 직후 반응하도록 안내한다. 피검자의 청력손실이 심하거나 의사소통에 문제가 있다면 검사에 대한 설명문을 함께 제공할 수 있다. 골도전도청력검사에서는 고강도 저주파수 제시음이 청각이 아닌 진동촉각(vibrotactile)으로 지각되어 반응할 수 있다(Boothroyd & Cawkwell, 1970). 따라서 이러한 부분을 검사 전 피검자에게 설명하고 제시음이 청각이 아니라 진동촉각으로 지각될 경우 검사자에게 알리

---

3) 골진동기를 이마에 착용했을 때 유양돌기에 착용했을 때보다 높은 검사–재검사 신뢰도를 갖는 장점이 있다. 반면에 유양돌기는 저항이 적고 이소골(ossicles)과의 축이 직접적으로 같아 이론적으로 큰 골전도가 가능하며 좌, 우측 귀를 구분할 수 있는 편리성을 갖고 있다. 두 착용 위치는 임상적으로 큰 차이를 보이지 않기 때문에 착용 편리성과 안정성이 높은 유양돌기가 선호된다(Dirks, 1964; Studebaker, 1962).

도록 요청한다.

3) 검사 절차

골도전도청력검사의 목적은 기도와 골도 청력역치 차이를 확인하여 난청의 종류를 판정하기 위함이다. 기도와 골도 역치가 15 dB 이상 차이가 난다면 외이 또는 중이의 소리 전달에 문제가 있는 것으로 전음성 난청 또는 혼합성 난청으로 판단할 수 있다. 250 Hz부터 4,000 Hz의 옥타브 단위 주파수(250, 500, 1,000, 2,000, 4,000 Hz)의 청력역치를 구하며, 검사 순서는 1,000, 2,000, 4,000, 1000, 500, 250 Hz로 기도전도청력검사와 마찬가지로 1,000 Hz를 중심으로 고주파수로 상승했다가 1,000 Hz 재검사 후 저주파수로 하강한다. 정상 범위의 기도청력역치(15 dB 이하)를 갖더라도 골도전도청력검사가 권장되는데, 이는 청력은 정상이지만 기도와 골도 역치가 15 dB 이상 차이가 난다는 것은 외이 또는 중이에 문제가 있음을 의미하기 때문이다. 기도전도청력검사와 마찬가지로 1,000 Hz의 재검사는 검사 신뢰도를 확인하기 위함이며, 두 검사에서 구한 역치 간에 5 dB을 초과하여 차이를 보이면 더 작은(좋은) 역치를 선택하거나 다른 하나의 주파수를 검사하여 신뢰도를 확인한다. 제시음의 지속시간은 1에서 2초가 적당하며 제시음 간의 간격은 무작위로 하여 피검자가 예측 불가능하게 하되, 간격이 제시음의 지속시간(1~2초)보다는 짧지 않도록 한다.

4) 역치 확인

기도전도청력검사와 동일한 방법으로 수정상승법을 사용하여 주파수별 청력역치를 구한다. 제시음을 30 dB HL에서 제시하여 반응이 있을 때까지 20 dB씩 상승시켜 첫 반응이 나타나는 구간을 찾는다. 첫 반응 구간에서부터 제시음에 반응이 있을 시 제시음을 10 dB 낮추고, 반응 없을 시 제시음을 5 dB 높인다. 이러한 '10 dB 하강 5 dB 상승' 과정을 반복하여 세 번 중 두 번 이상 반응하는 가장 작은 소리 강도를 역치로 정한다(ANSI, 2004).

7. 청력도와 역치 표기

1) 청력도

청력도(audiogram)는 기도전도 및 골도전도 청력검사에서 측정한 주파수별 청력역치를 표기하는 국제적으로 통용된 도표이다([그림 3-4] 참조). 가로축은 대수 계산자(logarithmic scale)로 주파수를 나타내며 단위로는 헤르츠(Herz, Hz)를 사용한다. 세로축은 선형 눈금(linear scale)으로 dB HL 단위를 사용하여 소리의 강도를 −10 dB HL부터 110 dB HL 또는 120 dB HL로 표시한다. 표준 청력도는 인접하는 두 옥타브 주파수의 간격과 인접하는 두 강도의 간격이 20 dB일 때 1:1의 비율로 정사각형을 형성한다. 이 밖에 청력도는 검사 날짜, 피검자의 정보, 검사 신뢰도, 차폐 범위, 특이사항 등을 기록할 수 있도록 구성되어야 한다.

2) 역치 표기

청력역치를 표시하는 기호는 해당 강도와 주파수의 교차 지점에 정확히 표기한다. 우측 귀와 좌측 귀의 기도청력역치는 해당 주파수를 나타내는 세로 선의 중간에, 우측 귀의 골도청력역치는 해당 주파수의 세로 선 좌측에, 좌측 귀의 골도청력역치는 해당 주파수의 세로 선의 우측에 위치한다. 우측 귀의 비차폐 기도청력역치는 빨간색 ○로, 차폐 기도청력역치는 빨간색 △로 표기한다. 좌측 귀의 비차폐 기도청력역치는 파란색 ×로, 차폐 기도청력역치는 파란색 □로 표기한다. 우측 귀의 비차폐 골도청력역치는 빨간색 ＜로, 차폐 골도청력역치는 빨간색 [로 표기한다. 좌측 귀의 비차폐 골도청력역치는 파란색 ＞로, 차폐 골도청력역치는 파란색]로 표기한다([그림 3-4] 참조). 기도청력역치는 주파수별 역치를 실선으로 잇지만, 골도청력역치는 잇지 않는다. 청력검사기의 종류 또는 주파수에 따라 제시할 수 있는 최대 제시 강도는 차이를 보이는데, 사용한 청력검사기의 최대 제시 강도에도 반응이 없을 시에는 역치를 표시하는 기호 아래에 화살표를 붙여 피검자의 실제 청력역치가 해당 강도보다 높게 있음을 표시한다. 이렇게 청력검사기의 최대 제시 강도에서 무반응으로 표시한 역치 기호는 실선으로 잇지 않는다.

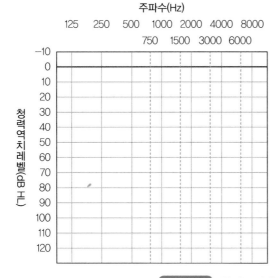

주파수(Hz)

청력역치 기호

종류		반응		무반응	
		우측 귀	좌측 귀	우측 귀	좌측 귀
기도	비차폐	○	✕	○	✕
	차폐	△	☐	△	☐
골도	비차폐	<	>	<	>
	차폐	[	]	[	]

그림 3-4 청력도와 청력역치 표기 기호

8. 청력도의 해석

1) 청력손실의 정도

청력손실의 정도는 기도청력역치를 기준으로 판정한다. 전통적으로 순음역치평균 (pure-tone threshold average, PTA)은 3분법을 사용하여 500, 1,000, 2,000 Hz의 기도청력 역치의 평균을 구한다. 이는 세 주파수가 어음인지에 중요하기 때문인데(Fletcher, 1929), 실제 어음인지에는 더 넓은 주파수 영역이 관여하며 3개의 주파수만으로는 고주파수 에 청력손실이 심한 난청인의 청력을 대표할 수 없다. 또한 순음역치평균과 어음인지역 치(speech recognition threshold)의 비교를 통한 검사 신뢰도 확인에 있어서도 고음급추 형 난청인에게는 불일치가 보고되기 때문에(Gelfand & Calandruccio, 2023) 다른 순음역 치평균 산정법을 사용하기도 한다. 예컨대, 미국 산업안전보건연구원(National Institute for Occupational Safety and Health, NIOSH)에서는 4분법을 사용하여 한쪽 귀라도 1,000, 2,000, 3,000, 4,000 Hz 역치의 평균이 25 dB HL 이상일 경우 난청으로 정의하며, 우리나 라 보건복지부 청각장애 판정을 위해서는 500, 1,000, 2,000, 4,000의 역치에 1,000 Hz와 2,000 Hz에 2배 가중치를 준 후 6으로 나누는 6분법을 사용하여 순음역치평균을 산출하

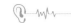

기도 한다. 연구자들에 따라 3분법을 기준으로 정상 청력을 15~25 dB HL로 서로 다르게 정의하며, 난청의 정도에 대한 분류도 차이를 보인다(Goodman, 1965; Jerger & Jerger, 1980; Northern & Downs, 2002). 〈표 3-4〉는 미국표준협회(ANSI, 2010)에서 분류하는 청력손실의 정도에 대한 순음역치평균을 보여 준다.

표 3-4 순음역치평균을 기준으로 분류한 청력손실의 정도

난청의 정도	순음역치평균
정상(normal)	15 dB HL 이하
미도(slight)	16~25 dB HL
경도(mild)	26~40 dB HL
중도(moderate)	41~55 dB HL
중고도(moderately severe)	56~70 dB HL
고도(severe)	71~90 dB HL
심도(profound)	91 dB HL 이상

출처: ANSI (2010).

2) 청력손실의 종류

청력손실의 종류는 전음성 난청(conductive hearing loss), 감각신경성 난청(sensorineural hearing loss), 혼합성 난청(mixed hearing loss)으로 분류한다([그림 3-5] 참조). 청력손실의 정도는 기도청력역치를 기준으로 판정하나, 청력손실의 종류를 판정하기 위해서는 기도청력역치와 골도청력역치의 차이(air-bone gap, ABG)가 중요한 역할을 한다. 기도전도는 음향에너지가 외이와 중이를 거쳐 감각기관인 달팽이관에 도달하나, 골도전도는 진동에너지가 두개골을 진동시켜 달팽이관을 직접 자극한다. 따라서 외이나 중이에 문제가 없다면 기도청력역치와 골도청력역치는 같지만(정상 청력 또는 감각신경성 난청), 외이나 중이에 문제가 있는 전음성 난청 또는 혼합성 난청은 음향에너지가 기도전도 중에 방해를 받아 기도청력역치가 골도청력역치보다 더 높게 측정된다. 따라서 골도청력역치는 기도청력역치보다 낮거나 같으며 더 높을 수 없다.

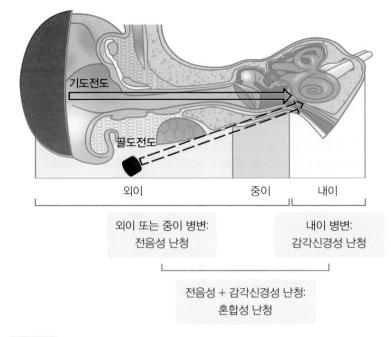

기도전도

골도전도

외이   중이   내이

외이 또는 중이 병변:
전음성 난청

내이 병변:
감각신경성 난청

전음성 + 감각신경성 난청:
혼합성 난청

그림 3-5 기도 및 골도 전도와 난청의 외이, 중이, 내이 병변에 따른 난청의 종류

(1) 전음성 난청

전음성 난청은 외이 또는 중이의 질환을 동반하는 난청이다. 대표적인 외이 질환으로 외이도 감염에 의한 외이도염(otitis externa)과 과다 귀지로 인한 외이도 폐쇄를 의미하는 이구전색(impacted cerumen) 등이 있으며, 중이 질환으로는 중이강 내 염증성 질환인 중이염(otitis media)과 고막이 파열되어 구멍이 생성된 고막천공(tympanic membrane perforation) 등이 있다. 골도청력역치가 정상 범위(15 dB HL 이하)에 위치하고 기도-골도 역치차가 15 dB 이상이라면 전음성 난청으로 정의한다([그림 3-6]의 (B) 참조).

(2) 감각신경성 난청

감각신경성 난청은 감각기관인 달팽이관 또는 청신경을 포함한 중추청각신경계(central auditory nervous system)의 이상으로 발생한다. 청각기관의 노화로 인한 노인성 난청(presbycusis)과 소음 노출로 인한 청각세포의 손상으로 발생하는 소음성 난청(noise-induced hearing loss)은 대표적인 감각신경성 난청이다. 순음청력검사에서 기도 역치가 정상 범위보다 높게(15 dB HL 초과) 위치하고 기도-골도 역치차가 10 dB 이하라면 감각신경성 난청으로 정의한다([그림 3-6]의 (C) 참조).

(3) 혼합성 난청

혼합성 난청은 전음성 난청과 감각신경성 난청이 복합적으로 공존하는 난청을 의미한다. 따라서 외이 또는 중이의 문제로 인하여 기도-골도 역치차가 15 dB 이상 발생하며, 기도 및 골도 청력역치가 정상 범위 밖(15 dB HL 초과)으로 떨어져 있다([그림 3-6]의 (D) 참조). 감각신경성 난청과 전음성 난청이 따로 발생하거나 만성중이염을 비롯한 외이 또는 중이 질병이 내이까지 침투하면서 혼합성 난청으로 진행될 수 있다.

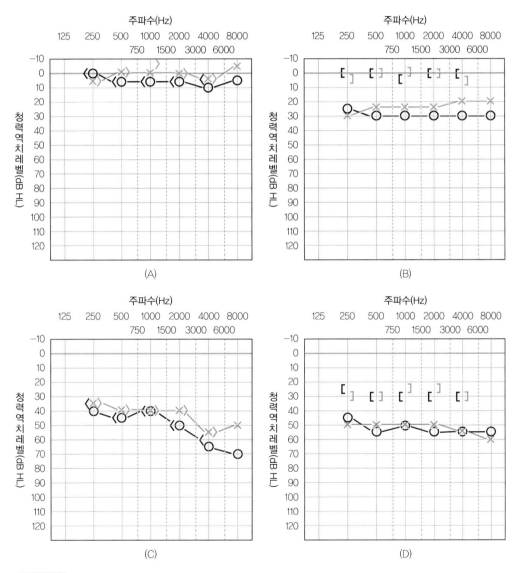

그림 3-6 기도 및 골도 청력역치에 따른 정상 청력과 청력손실의 종류 예: (A) 정상 청력, (B) 전음성 난청, (C) 감각신경성 난청, (D) 혼합성 난청

3) 청력손실의 형태

청력손실의 형태(configuration of hearing loss)는 주파수에 따른 기도청력역치의 분포로 청력도에 형성되는 모양에 따라서 수평형(flat), 경사형(gradually falling), 급경사형(sharply falling), 고음급추형(precipitously falling), 역경사형(rising), 산형(peaked or saucer), 접시형(trough), 톱니형(notched)으로 분류한다(〈표 3-5〉참조). 청력손실의 형태는 특정 난청 질환과 관련이 있을 수 있으므로 골도청력역치와 함께 유념해서 확인해야 한다. 예컨대, 저주파수 전음성 난청은 삼출성 중이염과, 고주파수 전음성 난청은 이소골 붕괴와 관련이 있을 수 있다. 그리고 이경화증(otosclerosis) 환자는 약 2,000 Hz 영역에서 골도청력역치가 떨어지는 톱니형 청력도를 가질 수 있으며(Carhart, 1952), 소음성 난청은 약 4,000 Hz 영역에서 기도 및 골도 청력역치가 떨어지는 톱니형 청력도를 가질 수 있다.

표 3-5 **청력손실의 형태와 분류 기준**

청력손실의 형태	청력도 예시	분류 기준
수평형 (flat)		옥타브 주파수 간 역치차가 5 dB 이내로 역치 분포가 수평한 형태
경사형 (gradually falling)		고주파수로 갈수록 옥타브 주파수 간에 5~12 dB씩 역치가 떨어지는 형태

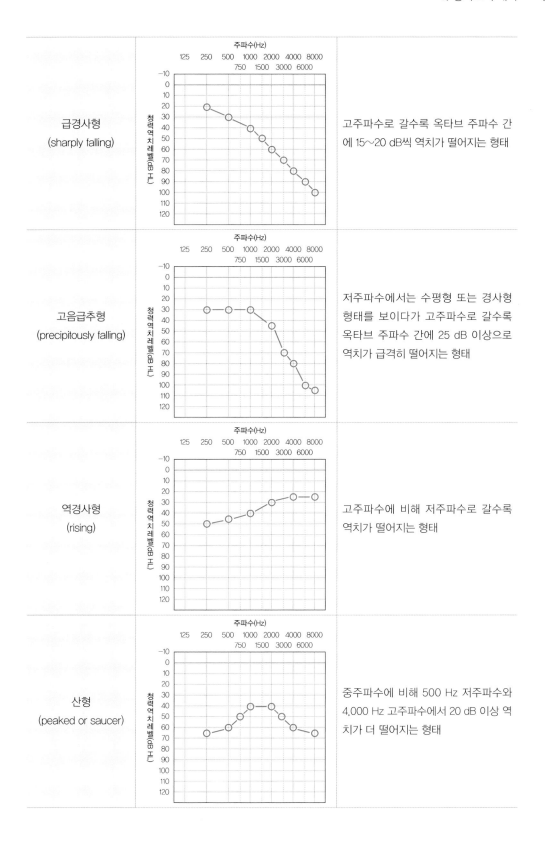

급경사형 (sharply falling)		고주파수로 갈수록 옥타브 주파수 간에 15~20 dB씩 역치가 떨어지는 형태
고음급추형 (precipitously falling)		저주파수에서는 수평형 또는 경사형 형태를 보이다가 고주파수로 갈수록 옥타브 주파수 간에 25 dB 이상으로 역치가 급격히 떨어지는 형태
역경사형 (rising)		고주파수에 비해 저주파수로 갈수록 역치가 떨어지는 형태
산형 (peaked or saucer)		중주파수에 비해 500 Hz 저주파수와 4,000 Hz 고주파수에서 20 dB 이상 역치가 더 떨어지는 형태

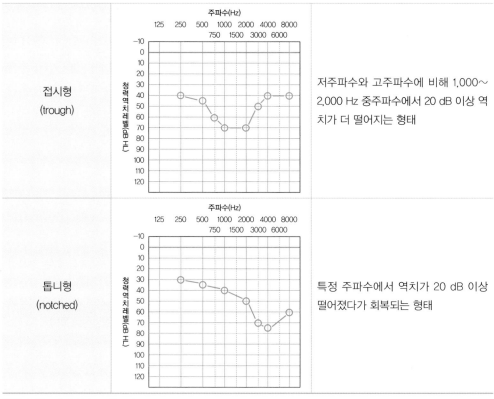

접시형 (trough)	주파수(Hz) 그래프	저주파수와 고주파수에 비해 1,000~ 2,000 Hz 중주파수에서 20 dB 이상 역치가 더 떨어지는 형태
톱니형 (notched)	주파수(Hz) 그래프	특정 주파수에서 역치가 20 dB 이상 떨어졌다가 회복되는 형태

출처: Schlauch & Nelson (2009).

9. 차폐의 개념과 적용

1) 차폐의 개념

순음청력검사에서 한쪽 귀에 제시된 소리는 제시된 귀의 청력손실을 검사하기 위함이다. 하지만 제시된 소리가 반대쪽 귀로 넘어가서 검사하고자 하는 귀가 아닌 반대쪽 귀가 소리를 들어 버리는 교차청취(cross-hearing)가 일어날 수 있다. 교차청취는 한쪽 귀로 전달된 제시음이 골도전도를 통해 두개골을 진동시켜 반대쪽 귀의 달팽이관까지 자극하여 발생하며, 교차청취로 인해서 청력도에 그려지는 거짓 청력역치 곡선을 음영곡선(shadow curve)이라고 한다. 차폐(masking)란 청력이 나쁜 쪽 귀를 검사할 때 청력이 좋은 쪽 귀에 소음을 제시하여 좋은 쪽 귀의 교차청취를 막는 것을 의미하며, 교차청취가 발생하는 편측성 난청(asymmetric hearing loss)의 정확한 청력역치 측정을 위해서 필

수적이다. 차폐음으로는 검사 주파수의 중심주파수(center frequency)를 갖는 협대역잡음
(narrow band noise)을 사용한다.

2) 차폐에 영향을 주는 요인

(1) 이간감쇠

한쪽 귀에 제시된 소리가 반대쪽 귀로 전달될 때 소실되는 소리에너지의 정도를 이간
감쇠라 한다. 이간감쇠는 교차청취의 발생 여부를 확인하고 차폐 범위를 결정하는 데 중
요한 역할을 한다. 이간감쇠 값은 출력변환기와 주파수마다 다르다(〈표 3-6〉 참조). 따라
서 임상적 편리성과 효용성을 도모하기 위해 귀 상위형 이어폰은 40 dB, 삽입형 이어폰
은 60 dB의 이간감쇠 값을 주로 사용한다. 골진동기는 두개골을 진동시켜 착용 방향에
상관없이 양쪽 귀의 달팽이관에 동일한 값의 소리에너지를 전달하므로 이간감쇠를 갖지
않는다.

표 3-6 **출력변환기와 주파수에 따른 이간감쇠 정도**

	125 Hz	250 Hz	500 Hz	1,000 Hz	2,000 Hz	4,000 Hz	8,000 Hz
귀 상위형 이어폰	40	40	40	40	40	40	40
삽입형 이어폰	75	75	75	75	50	50	50
골진동기	0	0	0	0	0	0	0

출처: Yacullo (2009).

[그림 3-7]은 기도전도와 골도전도에서 발생하는 이간감쇠 현상의 예시이다. [그림
3-7]의 (A)는 우측 귀에 70 dB HL의 순음을 귀 상위 이어폰으로 제시하였을 때 외이와
중이에 문제가 없는 경우 동측 귀의 달팽이관에는 70 dB HL이 그대로 전달되나, 반대쪽
귀(좌측 귀)의 달팽이관에는 40 dB 만큼의 이간감쇠가 발생하여 30 dB HL이 전달된다.
[그림 3-7]의 (B)는 좌측 유양돌기에 골진동기를 착용하여 30 dB HL을 제시하였을 때 골
도전도는 0의 이간감쇠 값을 가지므로 좌측 귀와 우측 귀의 달팽이관에 같은 30 dB HL
의 소리에너지가 전달된다.

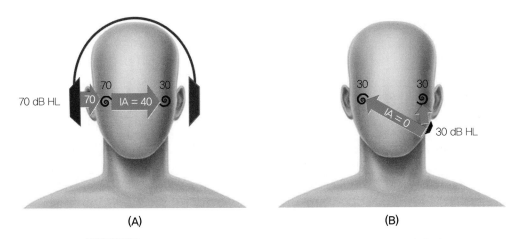

(A)   (B)

그림 3-7 기도전도(A)와 골도전도(B)에서 발생하는 이간감쇠 현상의 예

(2) 폐쇄 효과

골도전도청력검사 차폐 시 좋은 쪽 귀에 이어폰을 착용하여 차폐음을 제시하는데, 이때 착용한 이어폰이 귀를 막음으로 인해 신호음의 음압이 증가되는 폐쇄 효과(occlusion effect)가 나타난다. 폐쇄 효과는 1,000 Hz 이하의 저주파수에서 발생하며 폐쇄 효과의 정도는 출력변환기와 주파수에 따라 다르다(〈표 3-7〉 참조). 따라서 골도전도청력검사 차폐 시 폐쇄 효과로 인하여 증가되는 신호음의 음압레벨만큼 차폐량을 증가시켜 차폐음을 제시하여야 한다.

표 3-7 출력변환기와 주파수에 따른 폐쇄 효과 정도

	250 Hz	500 Hz	1,000 Hz	2,000 Hz	4,000 Hz
귀 상위형 이어폰	30	20	10	0	0
삽입형 이어폰	10	10	0	0	0

출처: Yacullo (2009).

3) 기도전도 차폐검사

(1) 차폐 시행 기준

기도전도청력검사 결과 양측 귀의 비대칭형 청력손실로 인하여 청력이 나쁜 쪽 귀(검사 귀)에 제시된 신호음이 반대쪽 귀의 달팽이관으로 전달되어 좋은 쪽 귀(비검사 귀)의 교차청취에 의한 반응이 의심되는 경우 차폐가 필요하다. 따라서 기도전도 차폐검사의 기준은 양 귀의 순음청력역치와 이간감쇠 값을 고려하여 결정한다. 기도전도 차폐 시행 기준은 다음의 두 가지가 있으며, 이 중 하나라도 만족한다면 차폐를 시행하여야 한다.

- 나쁜 쪽 귀(검사 귀)의 기도청력역치와 좋은 쪽 귀(비검사 귀)의 기도청력역치 차이가 이간감쇠 이상 발생할 때
- 나쁜 쪽 귀(검사 귀)의 기도청력역치와 좋은 쪽 귀(비검사 귀)의 골도청력역치 차이가 이간감쇠 이상 발생할 때

일반적으로 기도전도청력검사를 골도전도청력검사보다 먼저 실시하므로 첫째 기준에서 양 귀의 청력역치 차이가 이간감쇠보다 작다면 차폐를 실시하지 않는다. 하지만 이후 골도전도청력검사에서 비차폐 골도청력역치와 나쁜 쪽 귀의 기도청력역치 간에 이간감쇠 이상 차이가 난다면 차폐를 실시하여야 한다.

(2) 차폐음의 범위

기도전도 차폐검사에 있어서 최소차폐 수준은 나쁜 쪽 귀(검사 귀)에 제시한 신호음이 좋은 쪽 귀(비검사 귀)에 도달하는 만큼으로 계산된다. 최소차폐 수준은 최초 신호음이 비차폐 기도청력역치에서 제시되므로 비차폐 기도청력역치에서 이간감쇠만큼 차감하

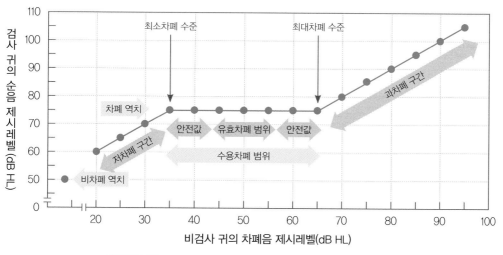

그림 3-8 차폐음 제시에 따른 청력역치 변화와 차폐 범위

고 좋은 쪽 귀(비검사 귀)의 기도-골도 역치차가 있을 경우, 그만큼 더해서 좋은 쪽 귀(비검사 귀)에 제시된 차폐음이 달팽이관까지 도달하여 신호음을 차폐하도록 결정한다. 최대차폐 수준은 반대로 좋은 쪽 귀(비검사 귀)의 차폐음이 나쁜 쪽 귀(검사 귀)의 달팽이관에 도달하여 신호음을 차폐하지 않도록 나쁜 쪽 귀(검사 귀)의 골도청력역치에 이간감쇠를 더한 값으로 계산한다. 안전값(safety value) 5 또는 10 dB을 구한 최소차폐 수준에 더하고 최대차폐 수준에서 차감하여 저차폐와 과차폐를 피하고 수용차폐 범위 내의 유효차폐 범위에서 차폐가 진행될 수 있도록 한다([그림 3-8] 참조).

- 최소차폐 수준: 나쁜 쪽 귀(검사 귀)의 기도청력역치-이간감쇠+좋은 쪽 귀의 기도-골도 차
- 최대차폐 수준: 나쁜 쪽 귀(검사 귀)의 골도청력역치+이간감쇠
- 수용차폐 범위: 최소차폐 수준과 최대차폐 수준 사이의 범위
- 유효차폐 범위: 최소차폐 수준+안전값(5~10 dB)과 최대차폐 수준-안전값(5~10 dB) 사이의 범위

(3) 검사 방법

좋은 쪽 귀(비검사 귀)에 차폐음을 지속적으로 제시한 상태에서 나쁜 쪽 귀(검사 귀)에 신호음을 제시하며 반응을 얻는다. 최소차폐 수준에 안전값을 더한 최초 차폐음 수준에서 차폐음을 제시하고 앞서 검사한 비차폐 기도청력역치 레벨에서 신호음을 제시하며 차폐검사가 시작된다. 피검자에게 좋은 쪽 귀(비검사 귀)에 들리는 "쉬~" 소리의 소음은 무시하고 앞선 검사에 들었던 "삐~" 하는 신호음에 집중하여 반응하도록 요구한다. 만약 피검자가 신호음에 반응을 한다면 차폐음을 5 dB 또는 10 dB씩 상승시키고, 신호음에 반응을 하지 않는다면 신호음을 5 dB씩 상승시킨다. 특정 신호음 레벨에서 3회 이상 연속으로 증가한 차폐음에 반응을 한다면 해당 강도를 참 역치로 결정한다. 청력도 상에 기존에 구하였던 비차폐 역치 기호는 지우고 새로 구한 차폐 역치(참역치)를 기호로 표기한다. 또한 차폐량을 연속으로 증가시켜 차폐 역치를 구하였을 때의 차폐 범위(masking range)를 기입하여 추후 검사에 참고할 수 있도록 한다. 차폐 범위는 신호음이 제시된 나쁜 쪽 귀(검사 귀)가 아닌 차폐음이 제시된 좋은 쪽 귀(비검사 귀)의 범위란에 기입한다.

4) 골도전도 차폐검사

(1) 차폐 시행 기준

골전도는 이간감쇠 값이 0이므로 골진동기를 착용한 귀에 상관없이 좋은 쪽 귀의 달팽이관에서 반응하여 비차폐 골도청력역치가 측정된다. 따라서 나쁜 쪽 귀(검사 귀)의 역치를 정확히 확인하기 위하여 차폐가 빈번히 발생할 수 있다. 하지만 앞서 언급한 바와 같이 골도전도청력검사의 주된 목적은 기도-골도 역치차를 확인하여 난청의 종류(전음성 난청, 감각신경성 난청, 혼합성 난청)를 판정하는 것이다. 따라서 비차폐검사에서 기도-골도 역치차가 없다면 전음적인 문제 요인을 배제하여 감각신경성 난청을 추정할 수 있지만, 비차폐검사에서 기도-골도 역치차가 15 dB 이상 발생하는 경우 차폐검사를 실시하여 차폐 후 골도청력역치가 기도청력역치만큼 떨어지는지 확인해야 한다. 골도전도청력검사는 8,000 Hz를 포함하지 않으므로 차폐를 시행하지 않는다. 골도전도청력검사에서의 차폐 시행 기준은 다음과 같다.

- 기도-골도 역치차가 15 dB 이상 있을 때

(2) 차폐음의 범위

골도전도 차폐검사에 있어서 최소차폐 수준은 신호음이 좋은 쪽 귀(비검사 귀)에 도달하는 만큼 계산된다. 이때 골전도의 이간감쇠 값은 0이므로 고려할 필요가 없으며, 좋은 쪽 귀(비검사 귀)의 이어폰 착용으로 인하여 저주파수 신호음이 증폭되는 폐쇄 효과와 좋은 쪽 귀(비검사 귀의)의 기도-골도 역치차를 고려하여 차폐음을 증가시킬 필요가 있다. 따라서 최소차폐 수준은 최초 신호음이 비차폐 골도청력역치에서 제시되므로 골도청력역치에서 폐쇄 효과 또는 좋은 쪽 귀(비검사 귀)의 기도-골도 역치차 중 큰 값을 더하여 결정한다. 최대차폐 수준은 반대로 좋은 쪽 귀(비검사 귀)의 차폐음이 나쁜 쪽 귀(검사 귀)의 달팽이관에 도달하여 신호음을 차폐하지 않도록 나쁜 쪽 귀(검사 귀)의 골도청력역치에 기도전도 이간감쇠 값을 더한 값으로 계산한다. 안전값 5 또는 10 dB을 구한 최소차폐 수준에 더하고 최대차폐 수준에서 차감하여 저차폐와 과차폐를 피하고 수용차폐 범위 내의 유효차폐 범위에서 차폐가 진행될 수 있도록 한다([그림 3-8] 참조).

- 최소차폐 수준: 나쁜 쪽 귀(검사 귀)의 골도청력역치+폐쇄 효과(또는 좋은 쪽 귀의 기

도-골도 역치차 중 큰 값을 선택)

- 최대차폐 수준: 나쁜 쪽 귀(검사 귀)의 골도청력역치+이간감쇠
- 수용차폐 범위: 최소차폐 수준과 최대차폐 수준 사이의 범위
- 유효차폐 범위: 최소차폐 수준+안전값(5~10 dB)과 최대차폐 수준-안전값(5~10 dB) 사이의 범위

(3) 검사 방법

골도전도 차폐검사에서 신호음은 골진동기를 통해 제시하지만 차폐음은 이어폰을 통해 제시하기 때문에 두 출력변환기의 적절한 착용이 필요하다. 특히 헤드폰형 이어폰 착용 시 좋은 쪽 귀(비검사 귀)의 수화기는 귀 위에 위치하고, 반대쪽 귀(검사 귀)의 수화기는 귀와 눈 사이 상단에 위치하여 머리 위에서 봤을 때 이어폰과 미리 착용되어 있던 골진동기의 헤드밴드가 서로 겹쳐서 교차하는 형태를 갖도록 한다.

기도전도 차폐검사와 마찬가지로 골도전도 차폐검사는 좋은 쪽 귀(비검사 귀)에 차폐음을 지속적으로 제시한 상태에서 나쁜 쪽 귀(검사 귀)의 유양돌기에 신호음을 제시하며 반응을 얻는다. 최소차폐 수준에 안전값을 더한 최초 차폐음 수준에서 차폐음을 제시하고 앞서 검사한 비차폐 골도청력역치 레벨에서 신호음을 제시하며 차폐검사가 시작된다. 피검자에게 좋은 쪽 귀(비검사 귀)에 들리는 "쉬~" 소리의 소음은 무시하고 앞선 검사에 들었던 "삐~" 하는 신호음에 집중하여 반응하도록 요구한다. 만약 피검자가 신호음에 반응을 한다면 차폐음을 5 dB 또는 10 dB씩 상승시키고, 신호음에 반응을 하지 않는다면 신호음을 5 dB씩 상승시킨다. 특정 신호음 레벨에서 3회 이상 연속으로 증가한 차폐음에 반응을 한다면 해당 강도를 참 역치로 결정한다. 청력도상에 기존에 구하였던 비차폐 역치 기호는 지우고 새로 구한 차폐 역치(참역치)를 기호로 표기한다. 또한 차폐량을 연속으로 증가시켜 차폐 역치를 구하였을 때의 차폐 범위를 기입하여 추후 검사에 참고할 수 있도록 한다. 차폐 범위는 신호음이 제시된 나쁜 쪽 귀(검사 귀)가 아닌 차폐음이 제시된 좋은 쪽 귀(비검사 귀)의 범위란에 기입한다.

5) 차폐검사에서의 주의점

기도 및 골도 전도 차폐검사에서 검사자는 수평구간 방법(plateau method)(Hood, 1960)에 따라 저차폐와 과차폐를 피해 유효차폐 범위에서 차폐검사가 진행되도록 주의해야

하며([그림 3-8] 참조), 차폐 딜레마와 중추차폐에 대하여 충분히 숙지하여야 한다. 차폐 검사에서 주의해야 할 사항은 다음과 같다.

- 저차폐(undermasking): 제시된 차폐음의 강도가 필요한 강도보다 작은 경우이다. 저 차폐가 발생하면 여전히 좋은 쪽 귀가 신호음에 반응하여 검사 귀의 정확한 역치 측 정이 불가능하다.
- 과차폐(overmasking): 저차폐와 반대로 비검사 귀에 제시된 차폐음의 강도가 너무 큰 경우이다. 과차폐가 발생하면 비검사 귀뿐만 아니라 검사 귀의 달팽이관으로 차폐 음이 전달되어 검사 귀의 정확한 역치 측정이 불가능하다.
- 차폐 딜레마(masking dilemma): 차폐음의 최초 제시 수준에서 이미 과차폐가 발생하 는 경우 차폐 딜레마에 빠질 수 있다(Naunton, 1960). 양쪽 귀 모두 중도 이상의 전음 성 난청을 가질 때 수평구간(plateau)이 너무 좁거나 형성이 되지 않아 발생하기 쉽 다. 차폐 딜레마는 이간감쇠 값이 큰 삽입형 이어폰을 사용하여 해결할 수 있으며, 삽입형 이어폰의 사용이 불가능한 경우 청력도에 딜레마 발생과 차폐 범위를 기록 해야 한다.
- 중추차폐(central masking): 차폐검사에서 과차폐가 발생하지 않더라도 비검사 귀에 제시된 차폐음으로 인하여 검사 귀의 청력역치가 미세하게 변화하는 것을 의미한다 (Wegel & Lane, 1924). 양 귀의 달팽이관은 서로 떨어져 있으나 두 귀에 들어온 소리 는 상올리브핵(superior olive complex) 이상의 중추청각기관(central auditory system) 에서 서로 통합되는데, 이때 비검사 귀에 유입된 차폐음이 검사 귀의 신호음의 신경 반응을 약화시켜 검사 귀의 청력역치가 상승한다. 중추차폐로 인한 비차폐 역치와 차폐 역치 차이는 약 5 dB 정도로 작은 편이기 때문에 실제 차폐 범위를 계산할 때 는 고려하지 않으나 순음청력검사의 결과 해석에 있어서 고려할 수 있다.

6) 차폐 방법의 다양성

이 장에서는 초기 청각학 연구자들에 의해서 제안된 차폐 방법들(Hood, 1960; Lidén et al., 1959; Studebaker, 1964)을 기준으로 설명하였다. 하지만 여기서 소개한 전통적인 방법 은 검사 시간이 오래 걸리고 검사자가 최소차폐 수준 계산을 위한 사전 정보를 갖지 못한 다는 단점이 있다. 이러한 단점들을 극복하고자 연구자들은 다양한 방법을 제시해 왔다.

Martin(1967, 1974)은 기도전도 차폐검사에 있어서 좋은 쪽 귀(비검사 귀)의 기도청력역치에 안전값 10 dB을 더하여 최초 유효차폐레벨을 제시하는 방법과, 골도전도 차폐검사에 있어서 좋은 쪽 귀(비검사 귀)의 기도청력역치에 폐쇄 효과와 안전값 10 dB을 더하여 최초 유효차폐레벨을 제시하는 방법을 제안하였다.

Turner(2004a, 2004b)가 제안한 최적화차폐방법(optimized masking method)은 양쪽 귀 기도청력역치가 25 dB 이상 차이가 날 때 시행하는 방법으로 좋은 쪽 귀(비검사 귀)를 기준으로 한 Martin 법과 달리 나쁜 쪽 귀(검사 귀)를 기준으로 10 dB을 차감하여 최초 유효차폐레벨을 구하며 기존의 방법과 비교하여 제시 횟수를 단축하였다. 최초 유효차폐레벨에서 반응이 있으면 역치로 추정하고, 더 높은 신호음 레벨에서 반응이 있다면 기존 비차폐 역치와 더 높은 레벨에서 반응한 역치의 차이만큼 차폐음을 상승시켜 확인하는 절차를 반복하여 역치를 구한다. 골도전도 차폐검사에서는 골도청력역치에 30 dB을 더하여 최초 유효차폐레벨을 구하며 그 외적인 방법은 기도전도 차폐검사와 동일하다.

이렇듯 다양한 차폐 방법이 개발되어 존재하고 있으며, 청력검사가 시행되는 임상 현장마다 차폐 절차를 간소화시켜 그 방법이 조금씩 다른 것이 현실이다. 하지만 차폐의 기본적인 개념과 원리는 같으므로 검사자는 본인이 사용하는 차폐검사에 대하여 충분히 이해하고 합리적인 방법으로 검사를 시행해야 한다.

요약 및 정리

순음청력검사는 난청인의 청능재활에 있어서 가장 기본적인 검사 중 하나로 주파수별 기도 및 골도 청력역치를 검사하여 청력손실의 정도, 종류, 형태에 대한 정보를 제공한다. 성공적인 순음청력검사를 위해서 적절한 검사 환경의 조성, 청력검사기의 보정, 검사 절차와 해석에 대한 이해가 필요하다. 특히 차폐는 청각학 전공 학생들에게 가장 어려운 개념 중 하나로 알려져 있다(Valente, 2009). 검사자는 차폐의 개념과 원리에 대하여 충분히 이해하고 정확한 방법으로 차폐검사를 진행하여 역치를 측정해야 한다.

📖 참고문헌

American National Standards Institute (ANSI). (1996). *American National Standard Specification for audiometers (ANSI S3.6-1996)*. American National Standards Institute, Inc.

American National Standards Institute (ANSI). (2004). *Methods for manual pure-tone threshold audiometry. ANSI S3.21-2004*. American National Standards Institute, Inc.

American National Standards Institute (ANSI). (2010). *American National Standard Specification for audiometers. ANSI S3.6-2010*. American National Standards Institute, Inc.

American National Standards Institute (ANSI). (2018). *American National Standard Specifications for Audiometers (ANSI S3.6-2018)*. American National Standards Institute, Inc.

American Speech-Language-Hearing Association (ASHA). (2005). *Pure- tone threshold audiometry[Guidelines]*. Retrieved from www.asha.org/policy

Bekesy, G. V. (1947). A new audiometer. *Acta Oto-laryngologica*, *35*, 411-422.

Boothroyd, A., & Cawkwell, S. (1970). Vibrotactile thresholds in pure tone audiometry. *Acta Otolaryngologica*, *69*, 381-387.

Carhart, R. (1952). Bone conduction advances following fenestration surgery. *Transactions of the American Academy of Ophthalmology and Otolaryngology*, *56*, 621-629.

Dirks, D. (1964). Factors related to bone conduction reliability. *Archives of Otolaryngology*, *79*, 551-558.

Fletcher, H. (1929). *Speech and hearing in communication*. Van Nostrand Reinhold.

Frank T. (2000). Basic instrumentation and calibration. In R. J. Roeser, M. Valente, & H. Hosford-Dunn (Eds.), *Audiology diagnosis* (pp. 181-226). Thieme.

Gelfand, S. A., & Calandruccio, L. (2023). *Essentials of audiology*. (5th ed.). Thieme Publishers.

Goodman, A. (1965). Reference zero levels for pure tone audiometer. *American Speech Hearing Association*, *7*, 262-263.

Hood, J. D. (1960). The principles and practice of bone-conduction audiometry: A review of the present position. *The Laryngoscope*, *70*, 1211-1228.

Jansson, K. J., Hakansson, B., Johannsen, L., & Tengstrand, T. (2015). Electro-acoustic performance of the new bone vibrator Radioear B81: A comparison with the conventional Radioear B71. *International Journal of Audiology*, *54*, 334-340.

Jerger, J., & Jerger, S. (1980). Measurement of hearing in adults. In M. M. Paperella & D. A. Shumrick (Eds.), *Otolaryngology* (2nd ed.). W.B. Saunders.

Lidén, G., Nilsson, G., & Anderson, H. (1959). Masking in clinical audiometry. *Acta Oto-laryngologica*, *50*, 125-136.

Lightfoot, G. R. (2000). Audiometer calibration: Interpreting and applying the standards. *British Journal of Audiology*, *34*, 311-316.

Margolis, R. H., Glasberg, B. R., Creeke, S., & Moore, B. C. (2010). AMTAS®: Automated method for testing auditory sensitivity: Validation studies. *International Journal of Audiology*, *49*, 185-194.

Martin, F. N. (1967). A simplified method for clinical masking. *Journal of Audiology Research*, *7*, 59-62.

Martin, F. N. (1974). Minimum effective masking levels in threshold audiometry. *Journal of Speech and Hearing Disorders*, *39*, 280-285.

Naunton, R. F. (1960). A masking dilemma in bilateral conduction deafness. *Archives of Otolaryngology*, *72*, 753-757.

Northern, J. L., & Downs, M. P. (2002) *Hearing in children* (5th ed.). Lippincott Williams & Wilkins.

Schlauch, R. S., & Nelson, P. (2009). Chapter 3. Puretone evaluation. In J. Katz, L. Medwetsky, R. Burkard, & L. Hood (Eds.), *Handbook of clinical audiology* (6th ed.). Lippincott Williams & Wilkins.

Studebaker, G. A. (1962). Placement of vibrator in bone conduction testing. *Journal of Speech and Hearing Research*, *5*, 321-331.

Studebaker, G. A. (1964). Clinical masking of air-and bone-conducted stimuli. *Journal of Speech and Hearing Disorders*, *29*, 23-35.

Turner, R. G. (2004a). Masking redux I: An optimized masking method. *Journal of the American Academy of Audiology*, *15*, 17-28.

Turner, R. G. (2004b). Masking redux II: A recommended masking protocol. *Journal of the American Academy of Audiology*, *15*, 29-46.

Valente M. (2009). *Pure-tone audiometry and masking*. Plural Publishing, Inc.

Wegel, R. L. F., & Lane, C. E. (1924). The auditory masking of one pure tone by another and its probable relation to the dynamics of the inner ear. *Physical Review*, *23*, 266-285.

Yacullo, W. S. (2009). Chapter 6. Clinical masking. In J. Katz, L. Medwetsky, R. Burkard, & L. Hood (Eds.), *Handbook of clinical audiology* (6th ed.). Lippincott Williams & Wilkins.

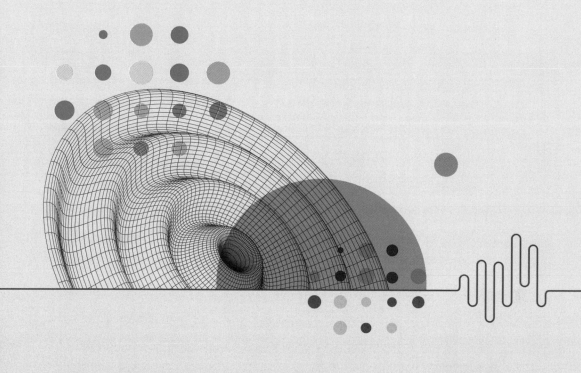

（（（ 제 **4** 장 ）））

어음청각검사

이재희(한림국제대학원대학교 청각언어치료학과)

1. 어음청각검사의 종류 및 절차
2. 국내 어음청각검사도구

어음청각검사(speech audiometry)란 단어나 문장 등의 어음을 이용하여 청자의 듣기능력을 측정하는 검사이다. 어음청각검사는 검사 목적에 따라 두 가지 종류로 구분할 수 있다. 첫 번째는 어음을 사용하여 청자의 역치(threshold)를 측정하는 것이고, 두 번째는 여러 듣기 상황에서 청자의 인지능력(recognition)을 측정하는 것이다. 검사 목적에 따라 시행해야 하는 검사 종류가 다르므로, 검사자는 각 검사의 목적 및 절차를 숙지하고 있어야 한다. 이 장에서는 어음청각검사의 종류 및 절차를 설명하고, 국내에서 개발된 어음청각검사 도구들을 소개하고자 한다.

1. 어음청각검사의 종류 및 절차

어음청각검사 종류 중 어음인지역치검사와 어음탐지역치검사는 어음에 대한 역치(threshold level for speech)를 측정한다. 단어, 문장, 소음하 문장인지검사에서는 조용한 상황 혹은 소음 상황에서 단어 및 문장을 제시하여 인지능력을 측정한다. 임상에서 어음청각검사를 시행하는 이유는 청자의 듣는 능력을 정량화하기 위한 것이므로, 검사에 사용할 목표 어음(target speech)은 검사자가 임의로 선택해서는 안 되며, 검사를 목적으로 개발되고 심리음향분석, 신뢰도 및 타당도 검증이 완료된 도구이어야 한다. 각 귀(ear specific)의 정보를 얻기 위해 양이를 각각 검사해야 하며, 양이 간 청력 차이가 있을 경우 좋은 귀를 먼저, 양이 청력이 비슷할 경우 보통 오른쪽 귀를 먼저 검사한다. 목표 어음을 육성(live voice)으로 제시할 경우, 검사자는 청력검사기 내 VU(volume units) 미터를 지속적으로 확인하여 어음의 강도가 너무 크거나 작지 않도록 주의하여야 한다. 사전에 녹음된 음원(recorded speech)을 통해 검사하는 경우, 음원과 함께 제시된 보정음(calibration tone)을 제시하고 VU 미터 눈금의 '0'에 위치하는지 확인 후 음원을 제시한다. 각 어음청각검사의 검사 목적 및 절차, 검사 결과 판독은 다음과 같다.

1) 어음인지역치검사

(1) 검사 목적

어음인지역치(speech recognition threshold, SRT)검사의 목적은 어음에 대한 청력역치(hearing threshold level for speech)를 구하고 이를 통해 순음청력역치의 신뢰도를 확인하는 것이다(ASHA, 1979; Wilson, Morgan, & Kirks, 1973). SRT 검사의 목표 어음으로 각 음절에 동일한 강세를 가진 이음절어(two-syllable words with equal stress, spondaic words, spondees) 사용을 권장하며, 예외적으로 다른 어음 종류를 사용할 경우 이를 결과에 기록해야 한다. 과거에는 speech recognition threshold 대신 spondee threshold, speech reception threshold라고 불리기도 하였으나, 현재는 검사 결과를 보다 정확하게 설명하는 용어인 speech recognition threshold를 더 많이 사용한다. SRT는 역치를 측정하는 검사이므로 최대허용주변소음수준이 적절한 청력검사실(ANSI, 2018)에서 진행해야 한다

(2) 검사 절차

SRT 검사 전 충분히 들을 수 있는 강도에서 검사에 사용하고자 하는 목표 단어를 모두 불러 주어 청자에게 친숙한 단어(아는 단어)인지 확인하는 친숙화(familiarization) 절차를 가져야 한다. 따라서 SRT 검사는 보기 안에서 목표 단어를 제시하는 closed-set 검사라고 볼 수 있다. 검사자는 친숙화 과정을 통해, ① 청자가 듣지 못해서 따라 말할 수 없었는지, 단어 자체를 몰라서 따라 말할 수 없었는지를 구분할 수 있고, ② 청자가 단어를 듣고 따라 말하는 게 가능한지, ③ 청자의 말을 검사자가 채점할 수 있는지를 확인한다.

친숙화 과정이 끝나면 "방금 들으신 단어들을 이제 조금 작게, 혹은 아주 작게 다양한 소리 크기로 듣게 될 텐데 들은 단어를 그대로 따라 말하세요. 너무 작게 들려 무슨 단어인지 확실하지 않을 때는 추측해서 대답해 주세요."와 같은 지시사항(instruction)을 전달하고 검사를 시작한다. 검사자가 지시사항에서 강조해야 하는 것은 '친숙화 과정에서 들은 단어들을 듣게 된다는 것'과 '추측해서 대답할 수 있다'는 점이다.

검사자는 친숙화 과정에서 사용한 단어를 무작위 순서로 제시하며, 첫 단어는 충분히 들을 수 있는 레벨(대략 순음역치평균에 30 dB가량 더한 강도)에서 제시한다. 청자가 단어를 틀리게 대답하면 정반응을 보일 때까지 제시레벨을 20 dB 증가시키고, 청자가 옳게 따라 말하면 강도를 10 dB 낮추고 단어를 틀리게 대답하면 강도를 5 dB 높이는 수정상승법(Martin & Dowdy, 1986; Martin & Stauffer, 1975)을 사용한다. 청자가 대략 50%가량

(5개 단어 중 3개, 3개 단어 중 2개) 옳게 따라 말할 수 있는 최소 레벨을 SRT로 결정한다. 만약 단어를 따라 말하는 것이 불가능한 유소아의 경우 보기 안에서 목표 단어에 해당하는 그림을 선택하게 하는(picture pointing) 방법을 사용할 수 있다.

(3) 검사 결과 판독

보통 SRT와 순음역치평균(pure tone average, PTA) 차이가 12 dB 이내일 경우 순음청력검사 결과를 믿을 만하다고 판단한다(김정민 외, 2016; DeBonis & Donohue, 2008). 그보다 큰 차이를 보일 경우 순음청력검사의 신뢰도를 의심하여 순음청력역치를 재측정할 것을 권장하며, 차이가 클 경우 기능적 난청(functional hearing loss)의 가능성도 의심해 볼 수 있다.

그러나 청자가 순음청력검사와 어음청각검사에서 모두 신뢰도 있게 반응했음에도 불구하고 SRT와 PTA 차이가 12 dB을 초과할 수 있음에 주의해야 한다. 예를 들어, 2 kHz 이상에서 청력이 급격하게 떨어지는 급경사형 난청의 경우 SRT보다 PTA가 더 나쁠 수 있다(김정민 외, 2016).

2) 어음탐지역치검사

(1) 검사 목적

청자가 단어를 듣고 따라 말할 수 없어 SRT 측정이 불가능한 경우, 어음의 유무를 확인 가능한 최소 레벨인 어음탐지역치(speech detection threshold, SDT)를 측정할 수 있다. SDT 검사에서는 어음을 따라 말할 필요 없이 어음의 유무만 표현하면 되므로, 듣고 따라 말하기 어려운 외국인이나 순음보다 어음 탐지가 더 유리한 유소아 검사 시 활용해 볼 수 있다. 과거에는 speech detection threshold 대신 speech awareness threshold라고 불리기도 하였으나, 현재는 보다 정확한 용어인 speech detection threshold를 주로 사용한다 (DeBonis & Donohue, 2008).

(2) 검사 절차

다른 검사와는 달리 SDT 검사에서는 표준화된 어표(speech list)가 아닌 청자에게 익숙한 단어 혹은 무의미 발성 등을 사용할 수 있다. 예를 들면, 아동이 확실히 탐지가 가능한 본인의 이름, 엄마, 아빠, 신체 부위 어휘 등을 사용하거나, '우-오', '바-바' 등의 무의미한 발성을 육성으로 들려주고 아동의 SDT를 측정할 수 있다. 단, 검사에 사용했던 어휘나 발성, 아동이 보인 반응, 검사 신뢰도 등을 결과지에 기록하는 것이 좋다.

(3) 검사 결과 판독

SDT 검사에서는 어음의 유무만 탐지하면 되므로, 어음을 듣고 따라 말해야 하는 SRT 역치에 비해 SDT 역치가 대략 8~10 dB 더 좋다(낮다). 보통 SRT와 SDT의 결과 차이가 12 dB을 넘지 않는다고 알려져 있으나 난청 형태에 따라 차이를 보일 수 있다(Egan, 1948).

3) 단어인지검사

(1) 검사 목적

단어인지검사에서는 단음절어(일음절어, one-syllable word)를 목표 어음으로 제시하고 청자가 단어를 얼마나 정확하게 따라 말하는지를 통해 단어인지도(word recognition score, WRS)를 확인한다. 어음청각검사에서 역치(threshold) 외에 인지능력(recognition)을 측정하는 이유는 보청기 혹은 인공와우 등의 청각보조기기를 사용하였을 때 난청인의 청력 혹은 가청 정도(audibility)는 개선되어도 어음인지능력은 그만큼 개선되지 않을 수 있기 때문이다. 과거에는 word recognition score 대신 word discrimination score(어음변별도, 어음명료도)라고 불리기도 하였으나, 검사 목적이 어음 변별이 아닌 어음인지능력을 측정하는 것이므로 word recognition score(단어인지도)를 사용하는 것이 더 적절하겠다.

(2) 검사 절차

WRS 측정 시 단어인지검사를 목적으로 개발되고 표준화된 단어들을 제시하고 따라 말하게 한다. 검사 전 청자에게 검사에 사용할 단어를 미리 불러 주지 않으며, 들은 단어가 무엇인지 확실하지 않을 때는 추측해서 대답해도 좋다고 안내한다. 검사 후 청자에게 제시한 총 단어 중 몇 개를 옳게 인지하였는지 백분율로 점수화하여 WRS를 구한다. 예를 들면, 50개의 단음절어 중 48개의 단어를 옳게 인지하였다면 (48/50)×100＝96%로 계산하며, 25개의 단음절어 중 23개의 단어를 옳게 인지하였다면 (23/25)×100＝92%로 계산한다. 청력도에 결과를 표기할 때 WRS 결과인 %만 기입하는 것이 아니라 단어 제시

레벨, 제시 방법(육성 vs 녹음된 음원), 단어표 번호, 사용한 단어 개수 등을 함께 제시하여
야 한다.

WRS 검사 목적에 따라 서로 다른 제시레벨(presentation level)을 사용해야 하므로, 검
사자는 다음의 내용을 숙지하고 있어야 한다.

① 청자 개개인의 MCL에서 단어 제시(검사 목적: 청각보조기기 착용 후의 단어인지도 예측)

보편적으로 청각 임상 현장에서는 WRS 측정 전 청자 개개인이 듣기 편안하다고 하는
레벨(most comfortable level, MCL)을 확인한 후, 그 레벨에서 단어를 불러 주고 WRS를 구
한다. 난청 정도에 따라 개개인의 MCL이 서로 다르므로 청자마다 서로 다른 레벨에서
단어를 불러 주게 된다. 이와 같이 청자의 MCL이 서로 다름에도 개인별 MCL에서 단어
를 제시하는 이유는 추후 청자가 청각보조기기로 소리를 편안하게 들을 수 있게 되었을
때 어음인지도가 어느 정도일지 예측하기 위함이다. 따라서 MCL에서 구한 WRS로 청각
보조기기 착용 후의 WRS를 어느 정도 예측할 수 있다. 그러나 청자 개개인의 MCL이 보
통대화레벨(45~50 dB HL)이 아닐 경우 MCL에서 구한(unaided) WRS가 일상적 대화 상황
에서 보장구 착용 후(aided) 구한 WRS와 다를 수 있다. 특히 고심도 난청인과 같이 난청
의 정도가 심할수록 청자의 MCL에서 구한 unaided WRS보다 보장구 착용 후(aided) 일
상적 대화에서 단어를 인지하는 수준이 낮을 수 있으므로 상담 시 이에 주의해야 한다.

② 보통대화레벨에서 단어 제시(검사 목적: 일상적인 보통대화 상황에서의 단어인지도 평가)

일상적인 대화 상황에서 단어를 인지하는 능력을 확인하고 싶다면 청자의 MCL이 아
닌 보통대화레벨(average conversational speech level)인 65~70 dB SPL, 대략 45~50 dB
HL에서 단어를 제시해야 한다(고요섭, 이재희, 2021). 예를 들어 50 dB HL의 PTA를 가진
난청인의 WRS를 구한 결과, MCL(70 dB HL)에서의 WRS는 70%일 수 있으나 보통대화레
벨인 45~50 dB HL에서의 WRS는 50% 이하일 수 있다. 실생활에서 난청인이 모든 소리
를 MCL에서 듣는 게 아니므로 보통대화레벨(약 45~50 dB HL 혹은 65~70 dB SPL)에서 어
음을 제시하여야만 청자의 일상적 의사소통의 어려움을 확인할 수 있다.

(3) 검사 결과 판독

WRS 결과가 96~100%이면 인지도가 매우 우수(excellent), 86~95%이면 우수(very
good), 80~85%이면 좋음(good), 70~79%이면 보통(fair), 50~69%이면 저조(poor), 50%

미만이면 매우 저조(very poor)하다고 볼 수 있다(DeBonis & Donohue, 2008).

4) 문장인지검사

(1) 검사 목적

문장인지검사에서는 문장을 목표 어음으로 제시하고 청자가 문장을 얼마나 정확하게 따라 말하는지를 통해 문장인지도(sentence recognition score, WRS)를 확인한다. WRS 외에 SRS를 추가 검사하는 이유는 WRS는 단어 내 포함된 음소 혹은 음향 특성에 많은 영향을 받기 때문이다. SRS 검사에서는 문맥 힌트가 자연스럽게 포함되어 있는 문장을 사용하므로 청자의 일상생활 속 의사소통능력을 반영하는 데 더 유리할 수 있다.

(2) 검사 절차

SRS 측정 시 검사를 목적으로 개발되고 표준화된 어표의 문장들을 제시하고 청자에게 들은 문장을 따라 말하게 한다. 검사자는 청자에게 문장 내 단어가 무엇인지 확실하지 않은 경우 추측해서라도 문장을 최대한 따라 말해 달라고 안내한다. 문장을 듣고 따라 말하는 것이 어려운 유소아의 경우 문장에 해당하는 그림을 고르게 하여 SRS를 측정할 수 있다. SRS 결과 도출 시 문장 내 중심 단어를 기준으로(keyword scoring) 혹은 문장 전체를 기준으로(sentence scoring) 점수를 구할 수 있다. sentence scoring을 사용할 경우 문자 내 단어가 하나라도 틀리면 오반응으로 여기므로 keyword scoring을 사용할 때보다 점수가 더 낮아질 수 있다. 따라서 문장 내 중심 단어 하나라도 맞았을 때 이를 반영할 수 있는 keyword scoring 방법을 주로 사용한다. 청력도에 결과를 표기할 때 SRS 결과 및 채점방법(keyword scoring vs sentence scoring), 제시레벨, 제시 방법(육성 vs 녹음된 음원), 문장표 번호 등을 함께 제시하여야 한다.

WRS와 마찬가지로 SRS 검사 절차에서도 검사 목적에 따라 다음과 같이 다른 제시레벨을 사용해야 함에 주의한다.

① 청자 개개인의 MCL에서 문장 제시(검사 목적: 청각보조기기 착용 후의 문장인지도 예측)
현재 임상 현장에서 난청인의 청력에 대한 정량적 평가(진단평가)를 목적으로 피검자가 듣기 편안하다고 한 레벨(most comfortable level, MCL)을 찾아 SRS 결과를 백분율로 점

수화한다. 앞서 설명하였듯이 청자 개개인의 MCL에서 구한 WRS와 마찬가지로, 청자의 MCL에서 구한 SRS을 통해 청각보조기기 착용 후 어느 정도의 SRS를 보일지 예측하는 데 사용한다. 그러나 청자의 MCL이 보통대화레벨(45~50 dB HL)이 아닐 경우 MCL에서 구한 (unaided) SRS가 일상생활 내 보통대화 상황에서 보장구 착용 후(aided) 일상적 대화 상황에서 문장을 인지하는 수준과 다를 수 있다.

② 보통대화레벨에서 문장 제시(검사 목적: 일상적인 보통대화 상황에서의 문장인지도 평가)

청자의 일상적인 의사소통능력을 확인하고 싶다면 보통대화레벨(average conversational speech level)인 65~70 dB SPL, 약 45~50 dB HL에서 문장을 제시해야 한다(고요셉, 이재희, 2021). 예를 들어, 50 dB HL의 PTA를 가진 난청인의 SRS를 구한 결과, MCL(70 dB HL)에서의 SRS는 80%일 수 있으나, 보통대화레벨인 45~50 dB HL에서의 SRS는 50%가량일 수 있다. 실생활에서 난청인이 모든 대화를 MCL에서 듣는 것이 아니므로 보통대화레벨에서 문장을 제시하여야만 청자의 일상적 의사소통능력을 확인할 수 있음에 주의해야 한다.

특히 청각보조기기 착용 전에 비해 착용 후 문장인지능력이 얼마나 향상되었는지 측정하고 싶다면 MCL이 아닌 보통대화레벨(45 혹은 50 dB HL)에서 청각보조기기 착용 전 (unaided)과 착용 후(aided) SRS를 반복 측정하여 보장구 혜택을 확인해야 한다(고요셉, 이재희, 2021). 만약 unaided MCL, aided MCL 각각에서 SRS를 확인할 경우 동일하지 않은 레벨에서 문장을 제시하게 되므로, 이는 적절하지 않은 보장구 혜택 검사 절차이다.

(3) 검사 결과 판독

WRS와 유사하게 SRS 결과가 96~100%이면 인지도가 매우 우수(excellent), 86~95%이면 우수(very good), 80~85%이면 좋음(good), 70~79%이면 보통(fair), 50~69%이면 저조(poor), 50% 미만이면 매우 저조(very poor)라고 볼 수 있다. 단, 소음 없이 조용한 상황에서 구한(in quiet) SRS 결과는 소음 상황에서의 의사소통능력을 정확하게 반영하기 어렵다.

5) 소음하 문장인지검사

(1) 검사 목적
보청기 및 인공와우 등 청각보조기기의 사용으로 난청인의 WRS, SRS는 개선될 수 있으나 소음하 의사소통능력은 기대만큼 향상되지 않을 수 있다. 보편적으로 난청인은 조용한 상황보다 소음 상황에서 의사소통에 어려움을 겪으므로, 검사자는 소음하 문장인지도(sentence-in-noise recognition score, SRS in noise)를 별도로 측정하는 것이 좋다. 다른 검사와 마찬가지로 소음하 문장인지평가를 위해 개발된 표준화된 검사도구를 사용하여야 하며, 특히 소음하 심리음향곡선 등 심리음향분석이 적절하게 이루어진 검사도구인지 확인하여야 한다.

(2) 검사 절차

SRS in noise 측정에서도 청자에게 문장 내 단어가 무엇인지 확실하지 않을 때 추측해서 최대한 문장을 따라 말해야 함을 안내한다. SRS in noise 검사를 통해 보통의 대화 상황에서 난청인의 소음하 의사소통 어려움을 측정하고자 한다면, 보통대화레벨(average conversational speech level)인 45 혹은 50 dB HL에서 목표 문장을 제시하며 소음은 이보다 더 낮은 강도에서 제시한다. 만약 목표 문장과 소음 모두 50 dB HL에서 제시하였다면 0 dB 신호대소음비(signal-to-noise ratio, SNR)에서 검사를 진행하는 것을 의미한다. 만약 목표 문장은 50 dB HL에서, 소음은 45 dB HL에서 제시하였다면 5 dB SNR에서 소음하 검사를 진행하는 것을 의미한다. 임상 현장에서 난청인을 대상으로 한 가지 dB SNR을 이용하여 SRS in noise 검사를 진행하고자 한다면, 일상생활 속 dB SNR을 직접 측정한 선행연구(Wu et al., 2018) 결과를 고려하여 5 dB SNR에서 검사를 진행하는 것을 권장한다.

(3) 검사 결과 판독

소음하에서 측정한 SRS in noise 결과는 어떤 소음을 사용하였느냐에 따라 결과가 매우 다를 수 있다. 어음스펙트럼소음(speech-shaped noise, SSN)을 배경소음으로 제시하였다면 의미차폐(informational masking) 없이 음향차폐(energetic masking)의 영향만 확인하는 것이며, SSN 사용 시 검사-재검사 신뢰도가 좋은 장점이 있다. SSN이 아닌 경쟁화자 1명 혹은 2명의 어음을 배경소음으로 제시한 경우 의미차폐(informational masking)가 커져 난청인의 SRS in noise가 매우 저하될 것이다. 따라서 SRS in noise 결과를 판독할 때는 특정 기준에 의해 '우수하다' '저조하다'를 판독하기보다, 보청기 사용 전후 SRS in noise, 인공와우 사용 전후 SRS in noise, 소음 종류, SNR 등에 따라 결과를 비교하여 난청인 상담 시 활용할 수 있겠다.

2. 국내 어음청각검사도구

1) 조용한 상황에서 어음청각검사 시행을 위한 도구

앞서 설명하였듯이 어음청각검사는 청자의 듣기능력을 정량화하고 진단평가에 사용하게 되므로 검사를 목적으로 개발된 검사도구를 사용하여야 한다. 한국인 청자를 대상으로 SRT, WRS, SRS 검사 시행이 가능한 Korean Speech Audiometry(이정학 외, 2010)가 개발되었다. Korean Speech Audiometry에는 남성 혹은 여성화자가 녹음한 이음절어, 일음절어, 문장 음원이 포함되어 있으며, 청자의 연령에 따라 학령전기용(만 3~5세), 학령기용(만 6~12세), 일반용(만 13세 이상) 어표를 선택하여 검사에 사용할 수 있다는 장점이 있다(김진숙 외, 2008a, 2008b; 장현숙 외, 2008a, 2008b; 조수진 외, 2008a, 2008b). 특히 학령전기용 어표의 경우 목표 어음에 해당하는 그림판이 포함되어 있어, 듣고 따라 말하기 어려운 유소아의 경우 그림판을 이용하여 들은 어음에 해당하는 그림을 선택할 수 있다. Korean Speech Audiometry 검사도구의 신뢰도, 타당도 등이 체계적으로 검증되었으며, 해당 어표는 국가표준(KS I ISO 8253-3, 2009)의 부록에 수록되어 있어 어음청각검사 절차에 사용할 수 있다.

2) 소음 상황에서 어음청각검사 시행을 위한 도구

한국인 난청인을 대상으로 검사가 가능하고 신뢰도, 타당도 검증이 완료된 소음하 문장인지검사로 Korean Hearing in Noise Test(K-HINT), Korean Matrix sentence-in-noise test(K-Matrix), 20-talker Korean sentence-in-noise test(20-talker K-SIN)가 있다.

(1) Korean Hearing in Noise Test(K-HINT)

K-HINT(Moon et al., 2008) 검사는 총 12개 목록(총 240문장), 목록당 20개의 일상생활 문장을 포함한다. 어음스펙트럼소음(SSN)은 65 dBA의 고정된 제시레벨에서 제시되며, 청자의 반응에 따라 문장의 강도가 조절되는 변동형(adaptive) 검사도구이다. HINT 검사 절차상 청자의 정면(0° azimuth)에 위치한 라우드스피커(loudspeaker)에서 목표 문장을 제시하며, 청자의 정면(0° azimuth), 좌우(±90° azimuth) 중 하나에서 SSN을 제시한

다. 목표 문장을 50%가량 인지하는 데 필요한 SNR을 어음인지역치(reception threshold for sentences, RTS) 결과로 도출하며, 소음 위치에 따라 RTS를 비교할 수 있다. 65 dBA에서 소음을 제시하므로 고심도 난청인에게 소음이 충분히 들리지 않을 수 있다는 제한점이 있다(이재희, 이동운, 2017). HINT 검사는 일반적인 컴퓨터나 스피커가 아닌 HINT pro(Bio-logic® sys, USA)라는 고가의 장비를 사용해야 하며, 현재 K-HINT 검사도구는 판매 중지 상태이다.

(2) Korean Matrix sentence-in-noise test(K-Matrix)

K-Matrix(Kim & Lee, 2018)는 10×5 행렬(matrix)내 50개 단어의 조합으로(주어 1개, 형용사 1개, 명사 1개, 수사 1개, 동사 1개) 구성된 문장을 이용하는 변동형 문장인지검사이다. 독일어 Matrix 검사도구가 발표된 이후, 덴마크어, 영국 영어, 노르웨이어, 폴란드어, 프랑스어, 스페인어, 네덜란드어, 터키어, 이탈리아어, 러시아어, 호주 영어, 미국 영어, 이스라엘어, 이란어, 한국어 등의 여러 언어 Matrix 검사도구가 개발되어 있다. 도구 개발 및 최적화 과정, 타당도 검증 방법까지 최대한 모든 과정을 유사하게 하여 여러 언어로 Matrix 문장 목록이 개발되었다는 특징이 있다(Akeroyd et al., 2015; Kollmeier et al., 2015). 따라서 타 언어 Matrix 검사 결과와 비교하기에 유리한 편이다.

K-Matrix 변동(adaptive) 문장 인지검사 시 Oldenburg Measurement Applications(OMA) 소프트웨어(HorTech gGmbH, Oldenburg, Germany)를 통해 목표 문장과 소음을 제시한다. 보통 소음은 65 dB SPL에서 제시하며, 대상자의 반응에 따라 OMA를 통해 문장의 강도가 조절된다. 청자가 50%가량 인지하는 데 필요한 SNR을 SRT(speech reception threshold)로 도출하며, 보편적인 음장스피커를 이용하여 검사를 진행할 수 있다. K-Matrix의 경우 국내 연구를 통해 건청 성인뿐 아니라 건청 노인, 난청 노인을 대상으로 검사도구의 신뢰도, 타당도를 검증한 바 있다(Jung et al., 2021, 2022). SSN을 배경소음으로 제시한 경우 건청 성인은 대략 -8 dB SNR에서, 건청 노인은 -6 dB SNR에서 50%가량의 인지도를 보였고, 난청 노인의 경우 대략 -3 dB SNR에서 50%가량의 인지도를 보였다(Jung et al., 2021, 2022).

(3) 20-talker Korean sentence-in-noise test(20-talker K-SIN)

기존에 개발된 어음청각검사 도구 대부분이 1~2명의 화자가 녹음한 어음을 목표 어음으로 제시하였다. 이와 같이 단일화자가 어음을 반복해서 발화할 경우 특정 화자의 음성에 친숙해지는 등 어음인지 처리과정에서 중요하게 여기는 화자변수(talker variability) 영향을 확인하기 어렵다. 이를 고려하여 한국어 소음하 문장인지검사(20-talker Korean sentence-in-noise test, 20-talker K-SIN; Lee, S. A., Yi, & Lee, J. H., 2024)를 사용할 수 있다. 20-talker K-SIN 검사도구는 말 그대로 남성 10명과 여성 10명, 총 20명 화자가 번갈아 가며 한 문장씩 발화한다. 검사도구에 연습목록 1개와 검사 목록 15개, 총 16개의 목록을 포함하며, 목록 내 총 20개 문장이 있다. 20명의 화자가 녹음한 어음을 목표 문장으로 제시하므로 특정 화자의 음성에 내재된 음향학적·언어적·지표적 특성 등을 다양화하면서 청자의 소음하 문장인지능력을 측정할 수 있다. 난청인의 경우 반복적으로 청능평가를 받게 되므로 특정 화자에 대한 친숙도(talker familiarity)를 우려한다면 다수의 화자가 발화한 20-talker K-SIN을 이용하여 다화자 의사소통능력을 평가해 볼 수 있다.

요약 및 정리

이 장에서는 어음청각검사의 종류 및 절차를 설명하였고, 국내에서 개발된 다양한 어음청각검사도구를 소개하였다. 어음청각검사의 주된 목적은 어음을 이용하여 청자의 듣기능력을 정량화하는 것이다. 난청인의 경우 청능평가 및 재활 효과 검증을 위해 반복적으로 어음청각검사를 받는 경우가 많으므로 검사-재검사 신뢰도 및 타당도 검증 등의 표준화 작업이 완료된 검사도구를 사용하는 것이 중요하다. 청능사는 전문가로서 목적에 따라 조용한 상황 또는 소음 상황에서 검사를 올바르게 진행하고 결과를 판독할 수 있어야 하며, 이를 난청인의 상담 및 재활 계획에 적절히 활용할 수 있어야 한다.

참고문헌

고요섭, 이재희(2021). 보청기 착용 효과 측정을 위한 음장어음인지평가의 임상적 중요성. 대한이비인후과학회지 두경부외과학, 64(5), 310-320.
김정민, 나미선, 정기환, 이수형, 한재상, 이오형, 박소영(2016). 순음청력도 유형별로 어음인지 역치와 가장 일치하는 순음역치 평균법. 대한이비인후과학회지 두경부외과학, 59(10), 725-729.
김진숙, 임덕환, 홍하나, 신현욱, 이기도, 홍빛나 외(2008a). 한국표준 일반용 단음절어표 개발. 청능재활, 4(2), 126-140.

김진숙, 임덕환, 홍하나, 신현욱, 이기도, 홍빛나 외(2008b). 한국표준 학령기용 및 학령전기용 단음절어표 개발. **청능재활**, 4(2), 141-160.

이정학, 조수진, 김진숙, 장현숙, 임덕환, 이경원, 김형종(2010). KSA 어음청각검사. 학지사.

이재희, 이동운(2017). 변동형 소음하 문장인지 평가 도구의 비교. *Audiology and Speech Research*, 13, 9-18.

장현숙, 이정학, 임덕환, 이경원, 전아름, 정은조(2008a). 문장인지검사를 위한 한국표준 문장표 개발. **청능재활**, 4(2), 161-177.

장현숙, 이정학, 임덕환, 전아름, 현재환(2008b). 문장인지검사를 위한 한국표준 학령전기용 문장표 개발. **청능재활**, 4(2), 178-187.

조수진, 임덕환, 이경원, 한희경, 이정학(2008a). 어음인지역치검사를 위한 한국표준 일반용 이음절어표 개발. **청능재활**, 4(1), 28-36.

조수진, 이정학, 임덕환, 이경원, 한희경(2008b). 어음인지역치검사를 위한 학령기용 및 학령전기용 이음절어표 개발. **청능재활**, 4(1), 37-47.

Akeroyd, M. A., Arlinger, S., Bentler, R. A., Boothroyd, A., Dillier, N., Dreschler, W. A., et al. (2015). International Collegium of Rehabilitative Audiology (ICRA) recommendations for the construction of multilingual speech tests. ICRA working group on multilingual speech tests. *International Journal of Audiology*, 54 Suppl 2, 17-22.

American National Standards Institute. (2018). *Maximum permissible ambient noise levels for audiometric test rooms* (Rev. ed.) (ANSI S3.1-1999). Author.

American Speech-Language-Hearing Association. (1979). Guidelines for determining the threshold level for speech. *Asha*, 21, 353-355.

DeBonis, D, A., & Donohue, C. L. (2008). *Survey of audiology, Fundamentals for audiologists and health professionals* (2nd ed.). Pearson/Allyn and Bacon.

Egan, J. P. (1948). Articulation testing methods. *Laryngoscope*, 58, 955-991.

Jung, Y., Han, J., Choi, S., & Lee, J. H. (2021). Test-retest reliability of the Korean matrix sentence-in-noise recognition in sound-field testing condition. *Audiology and Speech Research*, 17(4), 344-351.

Jung, Y., Han, J. H., Choi, H. J., & Lee, J. H. (2022). Reliability and validity of the Korean matrix sentence-in-noise recognition test for older listeners with normal hearing and with hearing impairment. *Audiology and Speech Research*, 18(4), 213-221.

Kim, K. H., & Lee, J. H. (2018). Evaluation of the Korean matrix sentence test: Verification of the list equivalence and the effect of word position. *Audiology and Speech Research*, 14(2), 100-107.

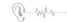

Kollmeier, B., Warzybok, A., Hochmuth, S., Zokoll, M. A., Uslar, V., Brand, T., et al. (2015). The multilingual matrix test: Principles, applications, and comparison across languages: A review. *International Journal of Audiology*, *54* Suppl 2, 3-16.

KS I ISO 8253-3 (2009). *Acoustics-Audiometric test methods-Part 3: Speech audiometry*. Korean Agency for Technology and Standards.

Lee, S. A., Yi, D-W., & Lee, J. H. (2024). Development of 20-Talker Korean Sentence in Noise Test Lists. *Audiology and Speech Research*, *20*(3), 129-141.

Martin, F. N., & Dowdy, L. K. (1986). A modified spondee threshold procedure. *Journal of Auditory Research*, *26*, 115-119.

Martin, F. N., & Stauffer, M. D. (1975). A modification in the Tillman-Olsen methods for speech threshold measurement. *Journal of Speech and Hearing Disorders*, *40*, 25-28.

Moon, S. K., Kim, S. H., Mun, H. A., Jung, H. K., Lee, J. H., Choung, Y. H., et al. (2008). The Korean hearing in noise test. *International Journal of Audiology*, *47*(6), 375-376.

Wilson, R., Morgan, D., & Kirks, D. (1973). A proposed SRT procedure and its statistical precedent. *Journal of Speech and Hearing Disorders*, *38*, 184-191.

Wu, Y. H., Stangl, E., Chipara, O., Hasan, S. S., Welhaven, A., & Oleson, J. (2018). Characteristics of real-world signal to noise ratios and speech listening situations of older adults with mild to moderate hearing loss. *Ear and Hearing*, *39*(2), 293-304.

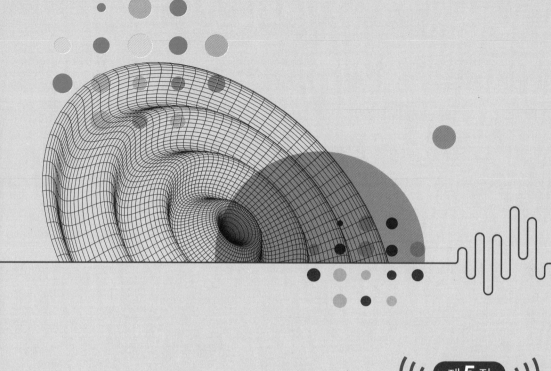

(((제 **5** 장)))

중이검사

김진숙(한림대학교 언어청각학부) / 김진동(부산가톨릭대학교 언어청각치료학과)

중이검사(immittance)는 고막에서 측정되는 두 가지 대조적 성격의 저항(impedance)에너지와 수용(admittance)에너지를 동시에 지칭하는 복합어로, 중이 상태를 간접적으로 분석하는 검사이다. 피검자에게 움직임을 최소화하도록 요구한 상태에서 외이도 입구에 위치한 프로브 팁으로 음향 자극을 주고, 고막에서 반사되어 되돌아오는 에너지를 분석하여 고막과 중이 구조물의 저항과 수용에너지를 측정한다. 중이검사는 청력손실의 유형을 판정하는 가장 우수한 객관적 검사법으로 다음과 같은 세 가지 기능이 있다. 첫째는 중이의 질병을 민감하게 감지하는 것이고, 둘째는 미로성(cochlear)과 후미로성(retrocochlear)의 질병을 구분하는 것이며, 셋째는 청력의 정도를 평가하는 데 도움을 주는 것이다. 이러한 기능을 수행하는 중이검사의 종류로는 고막운동도(tympanometry)검사, 등골근반사역치(stapedial reflex threshold)검사, 등골근반사감퇴(stapedial reflex decay)검사가 있다. 이 장에서는 청력역치와 청력손실의 부위를 확인하는 데 도움을 주는 중이검사의 목적과 정의, 측정 방법, 해석의 주요 관점 등을 설명하고, 이러한 과정을 이해하기 위한 전기음향학적이고 전기생리학적인 주요 개념들을 소개하고자 한다.

1. 중이 구조물의 특성과 소리에너지 전달 체계

중이검사의 기본 개념은 중이 구조의 기계적인 움직임과 그에 따른 소리에너지 전달체계와의 관계이다. 소리에너지는 고막과 중이 구조물이 움직일 때 전달되는데, 고막의 에너지가 모두 충실히 중이 구조물을 통해 내이로 전달되는 것은 아니다. 중이에는 에너지의 전달을 방해하는 저항, 즉 impedance(Z)가 존재하고, 이와 반대로 에너지의 전달을 용이하게 하는 수용, 즉 admittance(Y)가 존재한다. 이 둘은 수학적으로 서로 역수관계(Y=1/Z)이며, 단위도 또한 역수관계를 의미하는 ohms와 mhos로 표기한다. 저항은 전달에너지의 힘에 비례하고 속도에 반비례하며, 이러한 힘과 속도는 중이 구조물의 특성에 복잡한 관계로부터 영향을 받는다(Martin & Clark, 2011).

소리 전달의 저항 및 수용에 영향을 주는 중이 구조물의 특성은 크게 세 가지이다. 첫째는 전달되는 소리의 주파수와는 상관없는 특성으로, 이소골 연결 부위의 마찰, 공기 입자가 중이 구조물에 부딪히는 힘, 와우관의 기계적인 형태 등에 의해 발생하는 마찰력(friction)이다. 둘째는 주파수와 관련이 있는 소리 전달 구조물, 즉 고막, 이소골, 난원창 등의 유연성과 관련된 경직성(stiffness/compliance, S)이다. 셋째는 중이 구조물의 중량과 밀도에 의해 정해지는 질량(mass, M)이다. 그런데 중이 구조물의 질량은 매우 적으므로 다른 특성에 비해 의미는 크지 않다. 외이도의 소리에너지는 고막에 도달하여 중이 구조물의 기계적인 움직임에 따라 기계에너지로 변환된 후 내이의 림프액으로 전달된다. 그러나 중이에서 에너지가 충실히 모두 내이로 전달되는 것은 아니다. 이는 내이에서 전달 매개체가 내이의 림프액, 즉 액체로 바뀌면서 많은 에너지가 손실되기 때문이다. 중이는 이 손실에 대비하여 효율적으로 음압을 증강시킨다. 그러나 이러한 중이의 음압증강 효과는 1,000~4,000 Hz 주파수 대역 이외에서는 중이 구조물의 경직성(S)과 질량(M)에 의해 방해를 받아 최적의 음압증강 효과를 발휘하지 못한다. 주로 경직성에 의해 저주파수의 음압증강 효과가 방해를 받고, 질량에 의해 고주파수의 음압증강 효과가 방해를 받는다(Pickles, 2012). 중이염 초기에 고막 안팎 압력의 불균형으로 경직성이 증가하여 저주파수 에너지의 전달이 방해를 받아 저주파수 대역의 난청을 보이다가, 중이염이 진행되면서 이루 등으로 인한 내용물의 부피와 질량이 증가되어 고주파수 에너지의 전달도 방해받아 저주파수와 고주파수 대역의 난청이 모두 나타나는 수평적 형태의 평평한 청력도를 보이는 것도 이러한 경직성과 질량에 따른 저주파수와 고주파수 에너지의 음압증강이 방해를 받기 때문인 것으로 설명할 수 있다. 또한 등골근반사도 그러한 현상 때문에 2,000 Hz 이하, 주로 저주파에서 나타나는 것으로 설명할 수 있다. 왜냐하면 등골근반사는 경직성을 증가시켜 저주파수 에너지의 전달을 방해하여 나타나기 때문이다.

2. 측정기기 구조의 이해와 검사 준비

검사기기의 구조를 단순화한 모형은 [그림 5-1]과 같다. 프로브(probe) 팁은 부드러운 고무 재질로 끝부분을 덮어 외이도에 삽입하도록 되어 있다. 프로브 팁으로 외이도 입구를 막아 제시된 압력이 새지 않도록 하고, 외부의 공기가 외이도 안으로 들어가지 못하도록 완전히 폐쇄되어야 검사를 시작할 수 있다. 프로브는 다음과 같은 3개의 구멍으로 구성되어 있다. 첫째는 고막운동도검사 시 외이도에 공기의 압력을 변화시키기 위한 공기 펌프 시스템이고, 둘째는 고막운동도검사 시 소리에너지(프로브 음)를 제공하는 스피커이다. 그리고 셋째는 분석 시스템과 연결되어 고막에서 되돌아오는 에너지를 포함한 외이도 내의 소리에너지를 분석하는 마이크이다(Stach, 2008).

정상적인 외이와 중이 시스템의 경우, 특정 프로브 음과 관련된 예상 수용에너지가 존재한다. 최신 장비는 프로브 음의 출력 레벨을 자동적으로 조절하기 위해 자동이득조절(AGC) 회로를 사용하여 외이도의 프로브 음 레벨을 85 dB SPL로 유지한다. AGC 회로로 수행되는 dB SPL의 모든 변화는 시스템에서 흡수되는 에너지의 양을 반영하며, 수용에너지를 계산하는 데 사용된다. 측정된 수용에너지는 장비를 교정하는 데 사용된 이미 알고 있는 크기의 교정용 강의 수용에너지 특성과 비교한다. 예를 들어, 226 Hz 프로브 음의 경우, 1.0mmho는 해수면에서 $1.0cm^3$ 또는 1.0ml의 공기 체적과 관련된 수용에너지와 거의 동일하다. mmho가 바람직한 단위이지만, 일부 장비에서는 cm^3 또는 ml 단위로 어드미턴스를 표시한다. 이처럼 단순한 어드미턴스 대 체적과의 관계는 226 Hz를 프로브 음으로 사용하는 이유 중 하나이다. (교정용) 강의 크기가 증가함에 따라, 음향 시스템의 수용에너지가 증가하므로 226 Hz 프로브 음을 85 dB SPL로 유지하기 위해 AGC 회로는 SPL을 증가시켜야 한다. 강의 크기와 수용에너지의 관계로 인해, 수용에너지의 임상적 척도는 인간 귀에 예상되는 수용에너지 범위와 비슷한 다양한 강의 크기와 동일하도록 교정된다. 임상적으로는 환자에서 구한 어드미턴스 값은 정상 귀에서 예상되는 수용에너지 값과 비교한다. 수용에너지가 정상보다 낮은 경우 이는 더 작은 강의 수용에너지와 동일하며, 귀로 흐르는 에너지가 더 적음을 의미한다. 수용에너지가 정상보다 더 높은 경우, 이는 크기가 더 큰 강의 수용에너지와 동일하며, 더 많은 에너지가 귀로 흐르고 있음을 의미한다. 중이검사는 프로브 음의 dB SPL이 외이 및 중이의 소리의 전달에서 발생하는 변화에 의해 영향을 받는 정도를 모니터링한다.

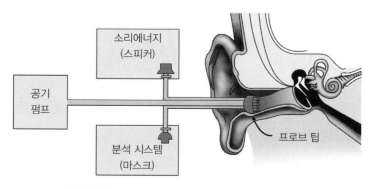

그림 5-1 중이검사 기기 구조의 단순 모형

검사를 시작하기 전에 피검자에게 다음과 같은 내용을 설명하면 검사를 더 잘 진행할 수 있다.

"이 검사는 소리가 들리지만 그 소리에 반응하지 않으셔도 됩니다. 이 부드러운 팁을 귀 안에 살짝 넣고 검사할 겁니다. (이때 혹시 겁을 먹은 피검자가 있다면 부드러운 재질을 손으로 만져 보도록 한다.) 소리뿐 아니라 압력이 변화하는 것을 느끼실 텐데 마치 높은 산에 올랐을 때나 비행기를 탔을 때와 비슷한 기분입니다. 그런 이상한 느낌이 들어도 움직이지 않고 가만히 계시면 검사를 빨리 진행할 수 있습니다. 검사 도중에 하품을 하거나 침을 삼키지 마시고 가만히 계시기만 하면 됩니다. 자, 시작할까요?"

검사 시행 전에 외이도 내의 이물질과 귀지를 제거하고, 외이도의 입구를 꽉 막을 만한 크기의 프로브를 선택한다. 성인과 아동은 각각 이개를 후상방과 후하방으로 당겨 프로브를 조심스럽게 외이도 입구 안으로 넣은 후 외이도를 외부와 완전히 차단할 수 있도록 한다.

3. 고막운동도검사

고막운동도검사는 외이도의 압력 변화에 따라 중이 구조물의 진동 체계가 어떻게 변화하는지 외이 내의 소리에너지를 이용하여 측정하는 방법이다. 검사는 프로브로 외이도를 완전히 막고 220/226 Hz의 저주파수 85 dB SPL의 소리에너지를 제시하면서 압력을 +200/+400 daPa(혹은 mmH$_2$O)에서 −200/−600 daPa로 변화시키는 동안 제시된 자극음, 즉 소리에너지가 전달되는 상태를 고막에서 반사되어 되돌아오는 에너지로 측정한다(Shanks & Shohet, 2009).

1) 외이도의 용적

중이검사 기기의 프로브 팁은 고막 표면에서 멀리 떨어져 있기 때문에, 프로브 팁에서 측정된 수용에너지는 외이도의 수용에너지와 중이의 수용에너지를 모두 포함하고 있다. 외이도의 용적은 프로브 팁의 삽입 깊이뿐 아니라 외이도의 크기의 개인차에 따라 달라진다. 이는 외이도의 수용에너지를 상당히 변화시키므로 프로브 팁 평면상에서의 전체 수용에너지 측정값도 상당히 변화시킨다. 따라서 중이의 단독적인 수용에너지를 산출하기 위해서는 총 수용에너지에서 외이도의 수용에너지를 차감해야 한다. +200 daPa에서 −400 daPa까지 외이도의 공기압을 변화시키면서 수용에너지를 측정하는 경우 외이도 용적으로 인한 수용에너지의 추정치를 도출할 수 있다. 이 방법은 중이 임피던스를 무한대로 향하도록 유도하기 위해 높은 양압 또는 음압으로 고막을 충분히 긴장시키는 방식으로 달성한다. 이러한 극단적인 압력하에서 측정된 프로브 팁에서의 수용에너지는 외이도 용적의 추정치만을 제공한다. 외이도 용적은 probe tip의 삽입 깊이, 외이도의 치수, 귀지가 차지하는 공간의 용적과 같은 다양한 요소의 영향을 받는다.

외이도 용적을 측정하는 가장 일반적인 방법을 소개하면 다음과 같다. 먼저, 압력이 +200 daPa로 크게 제시되면 수용은 최소 에너지에, 저항은 최대 에너지에 도달하며 고막의 상태는 매우 경직된다. 이때 고막은 운동성을 잃고 중이의 수용에너지를 0으로 만들어 주어, 결과적으로, 외이도 벽이 단단하다고 가정할 때 프로브 팁에서 측정된 수용에너지는 외이도 자체에 갇혀 있는 공기 때문으로 볼 수 있다. 따라서 이 상황은 프로브 팁과 고막 사이의 용적을 측정하기에 적절한 조건이 되므로 이때 외이도 용적(ear canal volume, EV) 혹은 등가외이도용적(equivalent volume of ear canal)을 측정한다. 일반적으로 외이도 용적은 고막운동도검사를 시작하기 전에 측정되며 [그림 5-2]와 같이 기록될 수 있다(비보상형 고막운동도). 그러나 최신 중이검사 기기 대부분은 외이도 용적을 자동

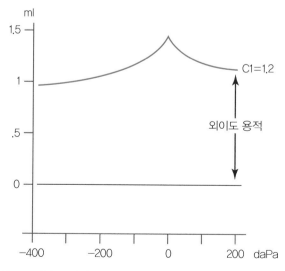

그림 5-2 일반적 고막운동도검사 시 최종 기록지에서는 생략되는 외이도 용적인 C1의 기록

적으로 측정한 후 그래프로는 나타나지 않고 수치로만 기록지에 표기된다. 따라서 최종 기록지에는 EV가 측정된 그래프가 아니라 고막이 움직이기 시작하는 지점을 0으로 기준점을 다시 정하여 고막운동도를 측정한 그래프로 보이며 EV는 수치로만 나타난다. 이를 보상형 고막운동도라고 한다. 정상 범위는 3~10세의 아동에서 0.3~0.9cm³이고, 19세 이상의 성인은 0.9~2.0cm³ 정도의 범위를 보인다. 그러나 환기 튜브를 시술하거나 고막의 천공이 있으면 중이강의 용적까지 포함하여 2.0cm³보다 훨씬 더 큰 수치로 기록된다([그림 5-3] 참조). 정상 외이도라도 개인차에 따라 정상 범위를 조금 벗어나는 경우도 있으니 양쪽 귀 간 비교로 외이도 용적의 정상 여부를 판단해야 한다. 왜냐하면 정상의 경우 보통 양쪽 귀의 고막이나 중이 구조물 형태가 비슷하여 비슷한 값을 나타내기 때문이다.

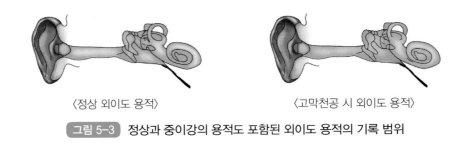

〈정상 외이도 용적〉   〈고막천공 시 외이도 용적〉

그림 5-3 정상과 중이강의 용적도 포함된 외이도 용적의 기록 범위

2) 중이강의 압력

이관은 중이 내부 압력을 조절하여, 조직 손상을 일으킬 수 있는 극심한 압력 변화로부터 고막, 이소골, 와우를 보호하는 중요한 기능을 한다. 이관이 정상적으로 기능하지 않을 경우, 중이 내부 압력이 음압 또는 양압으로 변화할 수 있다. 이러한 질환을 이관기능장애라고 하며, 이는 이소골 연쇄와 고막을 경직시키는 효과가 있다. 따라서 중이의 가장 효과적인 작동 지점은 대기압이 아니라 중이 내부와 비슷한 압력이다. 극도의 음압 또는 중이 내부가 체액으로 가득 찬 경우, 고막운동도에는 효과적인 작동점 또는 이미턴스의 피크를 나타내지 않는다.

외이도에 제시된 자극음이 고막을 통하여 중이강 내로 전달되기 위한 최적의 환경은 고막의 안팎, 즉 외이도와 중이강의 압력이 동등할 때다. 이 상태는 고막의 움직임이 자유로워 소리에너지가 고막을 통해 중이 구조물로 전달될 수 있는 최적의 상태이고, 고막의 움직임이 최고조에 이르러 고막운동도(tympanogram)에서 꼭짓점으로 표시된다. 이를 고막운동도의 최대압력지점(tympanometric peak pressure, TPP)이라 한다. 따라서 꼭짓점의 압력 상태(고막운동도의 최대압력지점)는 곧 중이강의 압력 상태를 나타내는 지표이지만, 직접적인 척도는 아니다. 실제로, TPP는 실제 중이 압력을 100%까지 과대평가할 수 있다. 예를 들어, 실제 중이 압력은 −150 daPa에 불과하더라도 TPP는 −300 daPa로 측정될 수 있다. TPP 측정 가치는 이관기능장애로 인해 중이 압력이 음압 또는 양압으로 변화했는지 여부를 감지하는 것이다. 정상 값은 대기의 정상압력과 유사한 정도이며, −200 daPa를 초과한 음수의 압력은 비정상 중이강의 압력으로 해석한다. 때로는 울고 난 후나 코를 푼 후에 +50 daPa보다 큰 양압이 나타나기도 하는데, 이 경우에는 검사를 잠시 쉬었다 다시 하면 정상 범위로 돌아온다.

3) 정적 탄성

정적 탄성(static compliance, SC)은 고막의 최대 움직임 정도를 표현하는 용어로, 고막이 정지된 상태로부터 최대로 변형된 정도를 의미한다. 수용에너지인 Y값으로 표현할 때는 'mmho'로 표기하기도 한다. 중이의 기능이 정상적인 경우, 최대 수용에너지는 외이도의 공기압과 중이의 공기압이 동일하여 고막이 가장 효과적으로 진동하는 압력인 0 daPa(대기압)에서 나타나야 한다. 0 daPa에서 측정된 총 수용에너지는 +200 daPa에서 측정된 수용에너지보다 증가하며, 프로브 음 전달과정에서 외이와 중이를 합친 수용에너지를 반영한다. 공기압이 음압으로 인가될수록 고막은 효율적으로 진동하지 못해 외이도의 수용에너지만을 반영하기 때문에 수용에너지는 다시 감소한다. 중이의 실제 수용에너지(정적 탄성)는 0 daPa (또는 중이강의 압력)에서 구한 총 수용에너지와 +200 daPa에서 구한 수용에너지(외이도 용적)와의 차이이다.

[그림 5−4]는 외이도 용적 측정 후 C1을 고막의 움직임 정도인 '0'으로 재지정한 후 기준점을 다시 잡아 기록한 보상형 고막운동도이다. 보상형 고막운동도는 그래프에서 외이도의 수용에너지(+200 daPa에서 측정한 외이도 용적)를 자동으로 제거하고, 고막운동도에는 중이의 수용에너지만을 표시한다. 즉, 보상형 고막운동도는 +200 daPa에서의 수용에너지가 0 mmhos로 시작된다. 일반적으로 이 그래프가 최종 기록지에 나타나는 형태이다. 그림에서 보이듯이 X축의 외이도 압력이 변화할 때 중이강 압력과 동등한 지점에서의 고막 움직임, 즉 변형 정도가 최대에 도달하면 '꼭짓점'에 도달한다. SC 값은 이러한 최대의 고막운동도를 수치로 기록한 값이다. 이 값은 외이도의 크기와 프로브 팁의

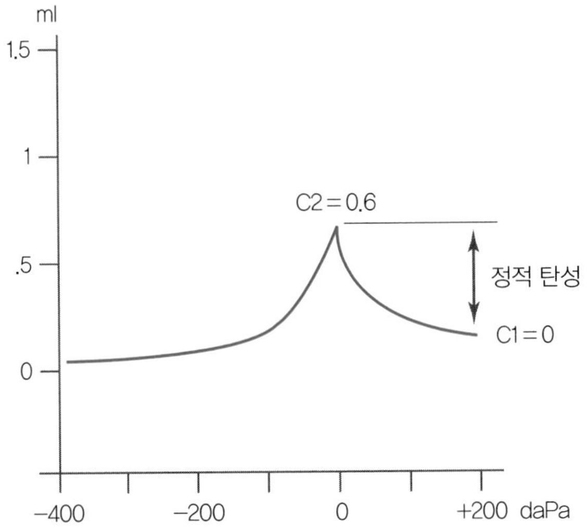
ml
1.5
1
.5
0
C2=0.6
정적 탄성
C1=0
-400
-200
0
+200 daPa

그림 5-4 일반적인 고막운동도의 형태에서 정적 탄성의 측정

*C1을 '0'으로 조정하여 C2를 기록한 정적 탄성은 0.6 ml.

위치에 따라 변화가 적은 편이지만 연령에 따라 차이가 있다. 정상인 경우 만 3~10세의 아동은 0.25~1.05ml이고, 19세 이상의 성인은 0.30~1.70ml이다. 이 값도 개인차에 따라 정상 범위를 조금 벗어나는 경우도 있으니 양쪽 귀의 비교로 정상 여부를 판단해야 한다. 양쪽 귀를 비교하여 한쪽 귀가 차이 나는 적은 값을 나타내면 고막의 운동성이 저하되었음을 뜻한다. 고막의 운동성이 저하되는 원인으로는 중이강 내의 액체 저류, 이소골의 둔화된 움직임, 외이도의 막힘, 노화, 손상에 의해 엷어진 고막 등을 생각해 볼 수 있다. 반면에 정상보다 매우 큰 값을 보이는 원인으로는 질병이나 골절로 인한 이소골 연결의 붕괴 등이 있을 수 있다.

4) 고막운동도의 유형과 판정

고막운동도란 외이도의 용적, 중이강의 압력, 정적 탄성을 나타내어 중이의 상태를 파악할 수 있는 그래프로, Y축은 어드미턴스 단위(이미 알고 있는 교정용 강의 크기에 맞게 교정된 mmhos 또는 ml로 표시), 공기압 범위인 X축은 대기압을 나타내는 0 decaPascals (daPa)보다 높거나 낮은 압력을 나타낸다. 고막운동도는 형태에 따라 크게 A, B, C 유형으로 구분한다(Jerger, 1970; [그림 5-5] 참조). 중이의 이상은 보통 한쪽 귀에 나타나며 양쪽 귀에 이상이 있어도 일치하는 경우는 드물기 때문에 고막운동도의 해석은 양쪽 귀의

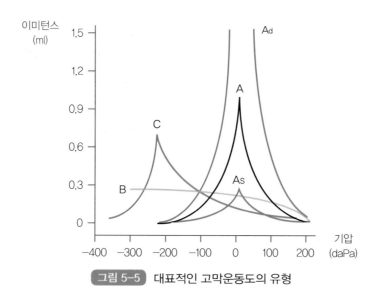

그림 5-5 대표적인 고막운동도의 유형

비교가 중요하다. 예를 들어, 양쪽 귀의 SC나 EV가 모두 정상보다 조금 높거나 낮더라도 정상 중이일 수 있기 때문이다. 또한 고막운동도검사는 객관적 검사의 일부이므로 주관적 검사, 특히 순음청력검사의 자료 등을 보충하여 더 정확하게 판단해야 한다.

- A형: 정상 청력 혹은 외이나 중이가 정상인 감각신경성 난청일 때 나타나는 형태이며, 고막운동도는 꼭지가 뾰족한 산의 형태로 중이강의 압력, EV, SC가 모두 정상인 경우이다.
  - As형: A와 비슷하지만 SC가 비정상적으로 작아져서 낮은 산의 형태를 띠는 고막운동도로, 'shallowness' 혹은 'stiffness'라는 의미의 'S'를 A에 붙여 표기한다. 이러한 형태는 이소골의 경직성이 증가하고 중이강의 에너지 전달 기능이 감소한 경우로 이소골 유착, 고실경화증, 이경화증, 삼출성 중이염 등에서 나타날 수 있다.
  - Ad형: SC가 비정상적으로 커서 꼭짓점이 매우 높거나 그래프에서 벗어나 시각적으로 관찰할 수 없는 고막운동도로, 'deep' 혹은 'discontinuity'라는 의미의 'D'를 A에 붙여 표기한다. 이러한 형태는 이소골의 골절이나 절단 이외에 고막의 노화, 부분적으로 치유된 고막의 천공, 단겹 고막 등에서 나타날 수 있다.
- B형: 중이강 내가 액체로 가득 차 있을 때, 고막운동도는 꼭짓점이 없어지고 평평하거나 약간 둥글어진 형태를 보이며, 중이강의 압력이나 SC를 기록할 수 없는 경우가 많다. EV의 상태에 따라 다음 세 가지로 분류할 수 있다.

- EV가 정상일 때: 삼출성 중이염, 고막비후, 중이강 내의 액체 등
- EV가 정상보다 작을 때: 귀지가 꽉 찬 외이도, 이물질이 외이도의 공간을 막은 경우, 프로브 팁이 외이도 벽을 향한 경우 등
- EV가 정상보다 클 때: 고막의 천공, 환기 튜브의 정상 기능 등
- C형: 중이강의 압력이 외이도, 즉 대기의 압력보다 낮음을 의미한다. SC가 정상이어서 A형처럼 보이지만 꼭짓점의 위치가 −200 daPa보다 더 낮은 경우이다. 이관의 기능 저하나 삼출성 중이염의 초기에 나타날 수 있다.

5) 고막운동도 폭과 경사도

고막운동도 폭(tympanometric width, TW)과 경사도(gradient)는 고막운동도의 모양을 평가하기 위해 사용된다. TW는 기준선과 고막운동도의 꼭짓점 사이의 절반이 되는 중간 지점에서 가로로 선을 그어 고막운동도 양 측면 사이의 폭을 daPa로 측정한다. 성인에게도 사용될 수 있으나 주로 아동의 중이염 선별과 진단에 사용되며, 고막운동도의 모양이 정상보다 넓어져 TW가 275 daPa보다 클 경우 비정상으로 판정한다(Hunter & Margolis, 2011). 또한 경사도를 이용하여 아동의 중이 상태를 선별할 수 있다. 경사도는 고막운동도 그림에서 꼭짓점으로부터 ±50 daPa가 되는 지점의 양쪽 측면의 진폭과 SC(Y) 값과의 비율로 옆부분의 기울기를 나타낸다. 경사도의 값이 커질수록 고막운동도 그림의 기울기가 낮아져서 중이염인 경우가 많으나(Nozza, Bluestone, Kardatze, & Bachman, 1994), 판정에는 TW 값을 더 선호한다.

6) 신생아와 영유아의 고막운동도

신생아의 경우 226 Hz를 이용한 고막운동도의 형태는 정상 중이임에도 불구하고 W 형태의 이중 꼭짓점을 보이거나 정상 SC를 측정하기 어려워 신뢰도 있는 결과로 인정되지 않는 경우가 많다. 그 이유는 아마도 부드러운 외이도, 고막의 수평적 형태, 발달이 완성되지 않은 고막과 중이 구조물 등 때문인 것으로 추정된다. 정상 성인의 고막운동도 형태는 생후 만 4개월 이후 측정되는 것으로 알려져 있어, 여러 연구자가 만 4개월 이전의 신생아나 영유아의 고막운동도 측정 방법으로 4개월 이전에 중이의 상태 변화에 민감한 660이나 1,000 Hz 등의 고주파수 자극음을 이용한 고막운동도를 제시하고 있다

(Alaerts, Lutz, & Woulters, 2007; Calandruccio, Fitzgerald, & Prieve, 2006). 고주파수 자극음을 이용한 고막운동도는 양압에서 음압으로 변할 때 신생아의 외이도 특성 때문에 외이도 용적이 달라져서 비대칭형이 나타나고 음압 쪽에 긴 꼬리를 붙인 것 같은 모습의 고막운동도가 나타나지만, 정상 중이일 경우 A형의 모습으로 정상 TW와 중이강의 압력으로 나타난다. 그러므로 신생아 선별검사나 진단검사로 고주파수 자극음을 이용한 고막운동도검사를 사용할 수 있다(Hunter & Margolis, 2011; [그림 5-6] 참조).

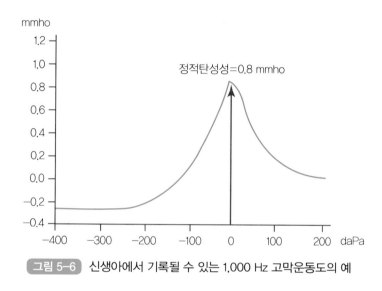

그림 5-6 신생아에서 기록될 수 있는 1,000 Hz 고막운동도의 예

4. 등골근반사역치검사

중이 구조물 중 이내근은 큰 소리, 즉 65~90 dB SL에서 반사적으로 수축하여 내이를 보호하는 역할을 한다. 이내근은 추골(malleus)에 부착되어 제5번 신경의 지배를 받는 고막장근(tensor tympani muscle)과, 등골(stapes)에 부착되어 제7번 신경인 안면신경(facial nerve)의 지배를 받는 등골근(stapedius muscle)으로 분류할 수 있다. 이 중 등골근이 반사에 주도적 역할을 하여 등골근반사(stapedial reflex)라 불리며, 고강도 음에 대한 반사 현상이라 하여 음향반사(acoustic reflex)라고도 한다. 대표적으로 '등골근반사'라는 용어를 주로 사용한다. 등골근반사는 중이강의 압력에 영향을 받으므로 고막의 운동성이 최고에 이르는 꼭짓점의 압력 상태에서 실시하도록 설정해야 한다(이호기, 2008).

등골근반사역치검사는 중이, 와우, 안면신경 질환의 감별 진단에 유용하다. 특히 이음향방사와 청력검사와 같은 검사들과 조합할 경우 구심성 및 원심성 청각경로의 기능에 대한 진단적 창을 제공한다. 등골근반사를 측정하기 위해서는 귀의 전음성, 감각성, 구심성 및 원심성 하부구조가 온전하고 제 기능을 하고 있어야 한다. 등골근반사의 진단적 효용성과 유용성은 양측 귀의 중이, 내이, 신경 기능을 동시에 평가할 수 있는 점으로, 외이와 중이에 대한 병리학적 평가 외에도 와우, 제8번 뇌신경, 뇌간하부, 제7번 뇌신경 이상은 음향반사를 기록하는 데 영향을 미칠 수 있다.

1) 해부적 관련 부위

제시된 자극음은 외이도와 중이를 거쳐 와우에 도달하면 전기신경에너지를 발생시키고 제8번 신경인 청신경을 따라 와우핵(cochlear nucleus)을 거친 후 동측 상올리브 복합체(superior olivary complex, SOC)에 도달한다. 이곳에서 오른쪽과 왼쪽의 정보가 교차하

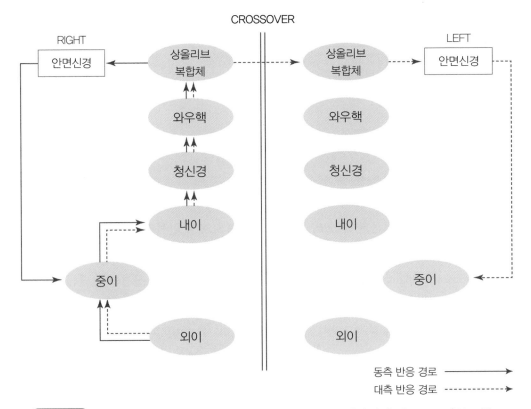

그림 5-7 동측과 대측 등골근반사를 일으키는 해부적 관련 부위인 반사궁(reflex arc)의 모형도

여 동측 경로와 대측 경로로 나뉜다. 동측 경로는 동측의 제7번 신경인 안면신경을 따라 말초 부위로 하강하여 자극을 받았던 동측의 중이에 도달하여 등골근을 수축하고, 대측 경로는 대측의 안면신경을 따라 말초 부위로 하강하여 반대측 중이의 등골근을 수축한다. 그러므로 한쪽의 소리 자극은 양측 중이의 등골근을 수축시킨다(그림 5-7 참조). 즉, 한쪽 귀에 제시한 큰 소리는 양측 귀의 등골근을 수축시키고, 등골근의 수축은 이소골 연쇄를 경직시켜, 이소골을 통한 소리 전달을 변화시키므로 주로 저주파수의 중이 수용 에너지를 감소시킨다.

2) 등골근반사역치

(1) 정상과 비정상 범위

등골근반사역치검사는 귀에 제시되는 반사유발용 음인 큰 순음에 대한 반응으로 중이근(등골근)이 수축할 때 발생하는 프로브 음(226 Hz, 85 dB SPL)의 어드미턴스 변화를 모니터링한다. 따라서 중이검사기는 반대편 귀에 반사유발용 음을 전달할 수 있는 제2의 순음 발생장치를 포함하고 있다. 일반적으로 500, 1,000, 2,000 Hz 순음을 반사유발용 음으로 사용된다. 반사 유발용 음의 지속시간은 일반적으로 1초로, 반사유발용 음에 대한 반응으로 생성된 등골근의 수축은 이소골 연쇄의 경직도를 증가시키므로 프로브 음의 수용에너지가 갑자기 감소한다.

등골근이 반사적으로 수축하면 외이도의 전체 부피(2cc)의 변화가 생기는데, 이 부피의 약 1%인 0.02 cc 정도보다 큰 부피의 변화가 나타나면 반사 현상이 나타난 것으로 판정한다. 이러한 현상이 일어나는 최소 소리 강도를 등골근반사역치 혹은 음향반사역치(acoustic reflex threshold, ART)라고 한다. 검사에서는 500, 1,000, 2,000 Hz에서 70~120 dB HL의 검사음을 들려주고, 동측(ipsilateral, Ipsi)과 대측(contralateral, Contra)에서 나타나는 ART를 측정한다. 4,000 Hz의 ART는 신뢰도가 떨어져 사용하지 않는 경우도 있는데, 특히 대측 ART 검사의 경우 신뢰도가 더 떨어진다. 정상 청력의 귀에서 등골근반사역치는 약 70~100 dB HL 정도에서 나타난다. ART가 100 dB HL보다 큰(elevated) 경우나 반응이 없는(absent) 경우 비정상 ART로 판정한다.

(2) 동측과 대측 ART

동측 ART(ipsilateral acoustic reflex, "ipsi")는 등골근반사를 측정하고 있는 귀와 동일

한 귀에 반사유발용 음을 제시할 경우를 나타내는 반면, 대측 ART(contralateral acoustic reflex, "contra")는 등골근반사를 측정하고 있는 귀와 다른 방향, 즉 반대측 귀에 반사유발용 음을 제시할 경우를 나타낸다. 일반적으로 대측 기록은 자극음을 제시하는 귀를 기준으로 한다. 예를 들어, 오른쪽 귀의 대측 ART(Contra R)를 측정하려면 오른쪽 귀에 자극음을 제시하고 반대측 귀인 왼쪽 귀 중이의 음향반사역치를 측정하는 프로브를 삽입한다. 반대로 왼쪽 귀의 대측 ART(Contra L)를 측정할 경우 왼쪽 귀에 자극음을 제시하고 오른쪽 귀에 프로브를 삽입하여 음향반사역치를 측정한다([그림 5-8] 참조). 그러나 간혹 자극음 제시 기준이 아닌 ART 측정 프로브를 기준으로 기록하는 경우도 있는데, 이럴 때는 일반적인 기록이 아니므로 혼동을 줄이기 위해 '프로브 기준'이라고 명시하는 것이 좋다.

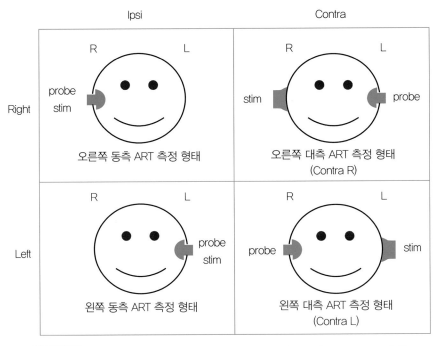

그림 5-8 자극음 제시 귀 기준의 동측(Ipsi)과 대측(Contra) 등골근반사 측청

3) 등골근반사역치검사의 해석

ART의 반응이 일어나는 해부적 관련 부위가 여러 곳이기 때문에 동측과 대측을 함께 분석하면 병변 부위를 진단하는 데 매우 효율적으로 사용할 수 있다(Gelfand, 2009).

(1) 중이의 병변

등골근반사를 측정하거나 자극음을 제시할 때 모두 중이의 영향을 받으므로, 등골근 반사에 영향을 줄 수 있는 정도의 전음성 난청의 경우, 병변 측에서 프로브(P)로 ART를 측정하거나, 병변 측에 자극음(S)을 제시할 때 비정상 ART 결과가 나온다. 따라서 병변 이 없는 쪽의 동측 ART만 정상으로 나타난다. 그러나 난청의 정도에 따라 다르고 중이 내 병변의 위치에 따라서도 달라질 수 있다([그림 5-9] 참조).

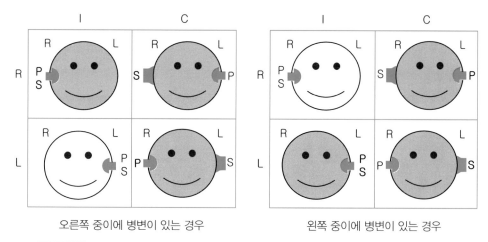

오른쪽 중이에 병변이 있는 경우　　　　왼쪽 중이에 병변이 있는 경우

그림 5-9 오른쪽과 왼쪽에 중이 병변이 있는 경우의 동측과 대측의 비정상 ART 기록

음영된 형태가 비정상 ART를 뜻하고 비정상의 원인은 진한 서체로 표기함. 예를 들어, 오른쪽 중이에 병변이 있는 경우 오른쪽 대측 ART의 비정상 원인은 오른쪽 자극음(S)이 중이 병변 때문에 제대로 전달되지 못하여 나타나는 현상이고, 왼쪽 대측 ART는 프로브(P)가 중이 병변으로 등골근 수축 반사를 일으키지 못하는 현상임.

(2) 내이 및 청신경의 병변

내이 및 청신경의 병변으로 나타나는 감각신경성 난청은 미로성과 후미로성 난청으 로 구분할 수 있다. 비정상적 누가(recruitment) 현상이 나타나는 미로성 난청은 보통 65~ 90 dB SL의 ART 발생 조건보다 적은 수치인 55 dB SL에서 ART가 나타난다. 즉, 청력역 치와 ART의 차이가 55 dB 이하로 나타날 수도 있다(이호기, 2008). 정도가 심한 미로성 난청이나 후미로성 난청일 경우 난청의 정도에 따라 ART가 비정상적으로 크거나 나타 나지 않는 비정상 ART를 보인다. 내이나 청신경에 병변이 있을 경우 자극음 전달에 방해 를 받으므로 병변 측에 자극음(S)이 제시되면 비정상 ART를 나타낸다([그림 5-10] 참조).

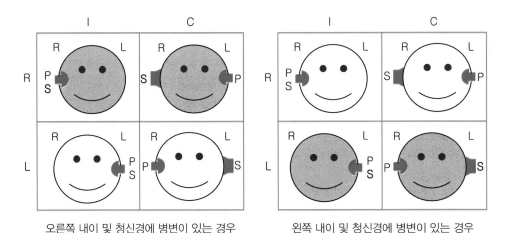

오른쪽 내이 및 청신경에 병변이 있는 경우   왼쪽 내이 및 청신경에 병변이 있는 경우

그림 5-10 오른쪽과 왼쪽 내이 및 청신경에 병변이 있는 경우 동측과 대측의 비정상 ART 기록

음영된 형태가 비정상 ART를 뜻하고 비정상 원인은 진한 서체로 표기함. 자극음(S)이 병변 쪽에 제시될 때 비정상 ART가 나타남.

(3) 안면신경의 병변

안면신경은 등골근을 활성화하도록 자극한다. 따라서 등골근반사를 측정하는 프로브 (P)가 병변 측에 위치하면 비정상 ART를 나타낸다([그림 5-11] 참조).

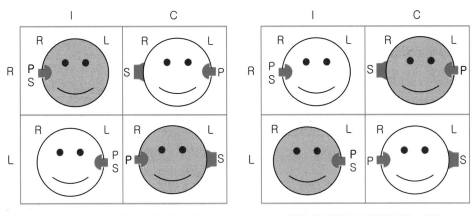

오른쪽 안면신경에 병변이 있는 경우   왼쪽 안면신경에 병변이 있는 경우

그림 5-11 왼쪽과 오른쪽의 안면신경에 병변이 있는 경우의 동측과 대측의 비정상 ART 기록

음영된 형태가 비정상 ART를 뜻하고 비정상의 원인은 진한 서체로 표기함. 프로브(P)가 병변 쪽에 제시될 때 비정상 ART가 나타남.

(4) 뇌간 및 중추의 병변

뇌간 중 등골근반사의 대측 경로에 포함되는 해부적 위치에 손상이 있을 경우 동측은 모두 정상이나 한쪽 혹은 양쪽의 대측 ART만 비정상으로 나타난다. 등골근반사 경로를 넘어가는 중추 부위의 병변은 ART 결과에 영향을 주지 않는다.

5. 등골근반사감퇴검사

등골근반사감퇴(stapedial reflex decay)는 내이 이후 청신경 부위에 이상이 있는 후미로성 난청일 경우 나타나는 비정상적 적응(adaptation) 현상으로, 등골근반사를 지속하는 데 피로를 느껴 자극음이 있는데도 적응이 빨리 나타나는 현상이다. 등골근반사감퇴검사는 ART의 역치보다 10 dB 더 큰 소리를 10초 동안 지속적으로 들려주면서 등골근반사의 변화 정도를 측정하며, 500이나 1,000 Hz에서 10초 내 반사량의 감퇴 정도를 측정한다. 이때 50% 이상 급히 감퇴하면 양성 반응으로 후미로성 난청을 의심할 수 있고, 반사량의 정도가 변하지 않거나 서서히 50%까지 감퇴하면 음성 반응으로 정상이나 미로성 난청으로 판정할 수 있다. 2,000이나 4,000 Hz의 고주파수 소리는 정상에서도 급한 감퇴현상이 나타날 수 있으므로 이 검사의 주파수로는 사용하지 않는다([그림 5-12] 참조).

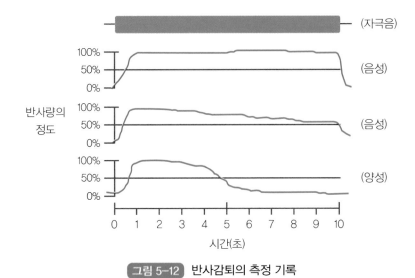

그림 5-12 반사감퇴의 측정 기록

자극음이 제시되는 10초 동안 반사 현상이 전혀 변하지 않거나 50% 이내 감퇴한 경우는 음성, 50% 이상 감퇴한 경우는 양성으로 기록함.

요약 및 정리

이 장에서는 중이의 구조와 기능을 검사할 수 있는 중이검사에 대하여 정리하였다. 중이에 이상이 생기면 골도역치는 정상이고 기도역치는 비정상으로 떨어지는 전음성 난청이 발생한다. 그러나 때로는 전음성 난청에서도 골도역치가 정상보다 조금 떨어지는 현상이 발생한다. 이는 내이의 이상 때문이라기보다는 골도검사의 기전에 내이(왜곡성 골도전도, distortional bone conduction)뿐 아니라 외이(외이도 골부의 골도전도, osseotympanic bone conduction)와 중이(관성 골도전도, inertial bone conduction)의 기능이 포함되기 때문이다(Vento & Durrant, 2009). 중이검사는 이러한 골도역치의 불안정성을 보완하고 객관적으로 청력을 평가하여 검사 결과에 신뢰도를 높일 수 있다. 중이에 이상이 있을 경우, 중이검사의 결과 외에 중이의 이상으로 영향받을 수 있는 다른 검사의 결과도 알아 두어야 청력손실의 유형을 정확히 판정할 수 있다. 중이의 이상이 있을 경우, 청성뇌간반응(auditory brainstem response, ABR)검사의 결과는 모든 파형에서 잠복기가 지연되고, 이음향방사(otoacoustic emission, OAE)검사의 결과는 보통 비정상이며, 단어인지도검사의 결과는 거의 정상이다. 중이의 질병은 우선 의학적 처치가 필요하다. 필요한 모든 이과적 치료나 수술 후, 의학적 금기 사항이 없으면 청력을 보완하기 위하여 보청기 착용과 더불어 청능재활을 할 수 있다. 이러한 중이 질병으로 인한 전음성 난청은 저주파수와 고주파수 간 청력 차이가 없는 평평한 형태의 청력도와 비교적 좋은 단어인지도, 큰 소리에 대한 인내심 때문에 보청기의 사용 효과가 매우 좋다.

참고문헌

이호기(2008). 임피던스 청력검사와 이관기능검사. 대한청각학회 편, 청각검사지침(pp. 119-139). 학지사.

Alaerts, J., Lutz, H., & Woulters, J. (2007). Evaluation of middle ear function in young children: Clinical guidelines for the use of 226- and 1000-Hz tympanometry. *Otology and Neurotology, 28*, 727-732.

Calandruccio, L., Fitzgerald, T. S., & Prieve, B. A. (2006). Normative multifrequency tympanometry in infants and toddlers. *Journal of the American Academy of Audiology, 17*, 470-480.

Gelfand, S. A. (2009). The acoustic reflex. In J. Katz, L. Medwetsky, R. Burkard, & L. Hood (Eds.), *Handbook of clinical audiology* (6th ed., pp. 50-63). Lippincott, Williams &

Wilkins.

Hunter, L. L., & Margolis, R. H. (2011). Middle ear measurement. In R. Seewald & A. M. Tharpe (Eds.), *Comprehensive handbook of pediatric audiology* (pp. 365-388). Plural publishing.

Jerger, J. (1970). Clinical experience with impedance audiometry. *Archives of Otolaryngology*, *92*, 311-324.

Martin, F. N., & Clark, J. G. (2011). *Introduction to audiology* (11th ed.). Pearson.

Nozza, R. J., Bluestone, C. D., Kardatze, D., & Bachman, R. (1994). Identification of middle ear effusion by aural acoustic immittance measures for diagnosis of middle ear effusion in children. *Ear and Hearing*, *15*, 310-323.

Pickles, J. O. (2012). *An introduction to the physiology of hearing* (4th ed., pp. 19-24). Emerald Group publishing Limited.

Shanks, J., & Shohet, J. (2009). Tympanometry in clinical practice. In J. Katz, L. Medwetsky, R. Burkard, & L. Hood (Eds.), *Handbook of clinical audiology* (6th ed., pp. 157-188). Lippincott, Williams & Wilkins.

Stach, B. A. (2008). *Clinical audiology: An introduction* (2nd ed.). Cengage Learning, Inc.

Vento, B. A., & Durrant, J. D. (2009). Assessing Bone conduction thresholds in clinical practice. In J. Katz, L. Medwetsky, R. Burkard, & L. Hood (Eds.), *Handbook of clinical audiology* (6th ed., pp. 50-63). Lippincott, Williams & Wilkins.

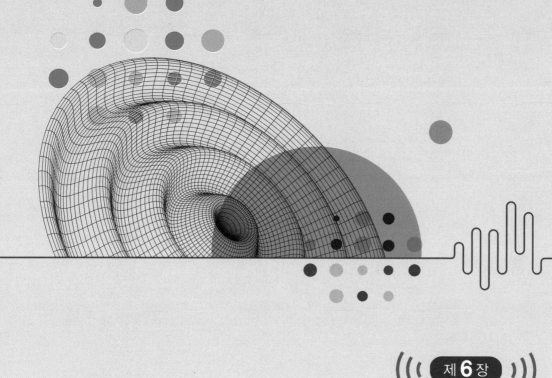

(((제 6 장)))

특수청력검사

구호림(우송대학교 언어치료청각재활학과) / **한희경**(한림대학교 언어청각학부)

특수청력검사는 와우(cochlea) 및 중추청각신경계(central auditory system)의 생리적인 변화를 측정하여 간접적으로 청력의 상태를 평가하는 검사이다. 검사 자극음에 대한 피검자의 직접적인 반응이나 협조 없이도 피검자의 청력을 추정할 수 있는 객관적 청력검사(objective audiometry)이기 때문에, 의식이 명료하지 못한 환자나 신생아 혹은 유소아와 같이 검사 협조가 어려운 경우에도 청력평가가 가능하다는 이점이 있다. 그러나 반응의 해부학적 발생 기원이 불명확하여 인지 기능을 총괄적으로 평가하거나 청력 상태를 단독적으로 진단하기에는 무리가 있기 때문에 다른 검사와 병행하여 시행하는 것이 바람직하며, 결과 판독 시 검사자 간 차이가 있을 수 있으므로 해석에 유의해야 한다. 이 장에서는 전기생리학적 방법인 '청성유발전위(auditory evoked potentials, AEPs)'와 전기음향학적 방법인 '이음향방사(otoacoustic emissions, OAEs)'를 중심으로 각 검사의 개요, 검사 방법, 임상적 의의 등에 대하여 소개하고자 한다.

1. 청성유발전위

청성유발전위는 외부로부터의 다양한 감각 자극 중 특히 음향 자극과 관련하여 와우 및 중추신경계에서 나타나는 신경전기적 변화를 일컫는 용어로, 음향 자극에 의해 유발되는 뇌신경계의 전기생리적 반응이다. 외부의 감각 자극이 없는 상태에서도 임의 자발적으로 발생하는 생체전기 활동인 뇌파 혹은 뇌전도(electroencephalogram, EEG)와는 구분이 필요하다. 1930년대에 수면 중인 사람과 깨어 있는 사람에게 음향 자극을 제시하여 반응을 측정한 것을 시작으로, 청력역치를 추정하거나 이신경학적인 질환을 평가하고 치료하기 위한 기초자료로 사용하고 있다.

1) 측정 원리 및 검사 방법

실제 전위가 발생하는 부위로부터 멀리 떨어진 두피상에 전극(electrode)을 부착하여 반응을 기록한다. 전극([그림 6-1] C 참조)은 전류가 흘러 들어가거나 흘러나오도록 하는 도체(conductor)로서 전위차를 통하여 청성유발전위를 기록하도록 돕는 역할을 한다. 전극은 활성전극(active electrode or noninverting electrode, +), 기준전극(reference electrode or inverting electrode, −), 접지전극(ground electrode)으로 구분하며, 10−20 전극 배치법 (10−20 electrode system)에 따라 두피상에 부착한다. 임상에서는 활성전극과 기준전극 사이의 반응경로가 1개 내지 2개인 1채널 혹은 2채널로 전위를 기록하는 것이 일반적이지만, 목적에 따라서 더 많은 수의 채널을 사용하기도 한다.

전위 측정 중에는 전극과 두피 사이의 접촉 저항(impedance)이 3~5 kΩ 이내로 낮게 유지되어야 하고 전극 간 차이가 2kΩ 이내로 균등해야 왜곡 없이 반응을 얻어 낼 수 있다. 검사자는 전위 측정 전 겔(gel)이 도포된 거즈를 이용하여 전극이 부착될 부위를 깨끗하고 닦고 전극에 전도크림을 적당량 채운 뒤 의료용 테이프를 이용하여 고정시키는 방법으로 접촉 저항을 최소화할 수 있는데([그림 6-1] C, D 참조), 이때 두피 표면과 전극 사이에 이물질이나 머리카락이 끼지 않도록 유의하는 것이 중요하다. 저항 값이 허용 범위를 초과하여 측정될 경우, 전극을 지그시 눌러 피부에 밀착시키거나 기존에 부착된 전극을 떼고 전극 부착 부위를 다시 닦은 뒤에 전도크림을 보충하여 재부착하는 방법으로 저항 값을 낮출 수 있다.

전위를 유발시키기 위해 반드시 필요한 자극음은 특수 설계된 컴퓨터 시스템([그림 6-1] A 참조)을 통해 생성되고 변환된 뒤 음향 변환기(transducer)([그림 6-1] B 참조)를 거쳐 피검자에게 제시된다. 제시된 음향 자극과 관련하여 유발된 뇌신경계의 반응은 두피상 부착된 전극을 통해서 다시 컴퓨터 시스템으로 유입된 뒤 다양한 신호처리과정을 거쳐 최종 반응으로 기록되고 분석된다. 청성유발전위는 원거리 측정법(far-field recording)을 사용하여 기록되기 때문에 반응의 크기가 굉장히 작고 미약하다. 따라서 피검자의 움직임이나 주변 배경소음 등 배경전위로부터 청성유발전위를 구분하여 추출해 내는 것이 매우 중요한데, 불규칙한 배경전위는 상쇄시켜 제거하고 반복적으로 제시되는 자극음과 관련하여 유발되는 반응은 평균화시키는 신호평균(signal averaging)기법이 가장 효율적이다(Hall, 1991). 그 외에 미리 설정한 일정 전압 수준 이상의 반응이 탐지되면 신경반응이 아닌 잡음으로 간주하여 자동으로 제거하는 자동잡파제거법(automatic artifact reject), 기록할 전기신경에너지의 주파수를 청신경(auditory nerve)과 관련된 주파수 에너지로 미리 선정하여 다른 신경에너지인 배경전위를 감소시키거나 제거하는 여과법(filtering), 서로 다른 지점에서 측정한 반응 중 한 지점에서 측정한 반응의 위상을 변환시킴으로써 측정 위치에 따라 영향을 받지 않고 비슷하게 측정되는 배경전위를 상쇄시키는 공통모드제거법(common mode rejection) 등이 있다. 자동잡파제거법, 여과법, 공통모드제거법을

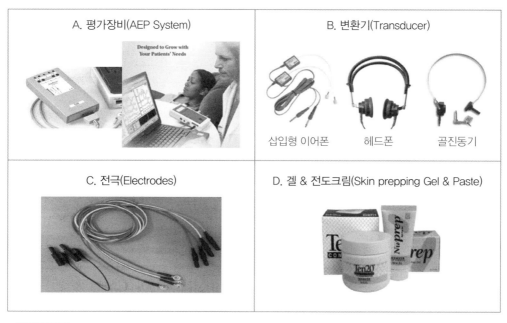

그림 6-1 청성유발전위 측정에 필요한 평가 장비(A), 음향 변환기(B), 전극(C), 겔과 전도크림(D)

출처: Navigator Pro, Biologic/Audera®, Grason–Stadler

미리 진행한 후 신호평균을 실시하게 되면 같은 종류의 전기신호는 더 강한 반응이 되고 불규칙한 잡파(artifacts)는 서로 상쇄되어 명확한 반응을 얻어 낼 수 있다.

2) 종류

청성유발전위는 음향 자극을 제시한 후 반응이 일어나기까지의 시간, 즉 반응기간(latency)에 따라 초기반응(early latency response), 중기반응(middle latency response), 후기반응(late latency response)으로 분류하는 것이 일반적이다([그림 6-2] 〈표 6-1〉 참조).

음향 자극이 제시된 시점으로부터 약 10~15 msec 이내에서 얻어지는 초기반응은 와우와 8번 청신경, 그리고 뇌간 등에서 발생하는 것으로 알려져 있으며(Melcher et al., 1996a, 1996b; Møller & Jannetta, 1985; Wever & Bray, 1930), 전기와우도(Electrocochleography, ECochG)와 청성뇌간반응(auditory brainstem response, ABR)이 포함된다. 피검자의 각성 상태나 전신마취 등의 약물에 영향을 거의 받지 않고 반응이 안정적이어서 임상적 유용성이 매우 높으며, 청력역치의 추정, 메니에르병(Meniere's disease)의 감별, 청신경계 질환의 진단, 수술 중 청각감시(intraoperative monitoring) 등에 주로 사용된다. 초기반응 바로 뒤

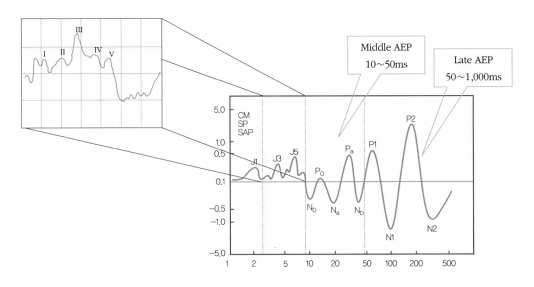

그림 6-2 반응기간(latency)에 따른 청성유발전위의 종류

출처: Hill (2018).

표 6-1 대표적인 청성유발전위의 종류

초기반응(early response)
• 전기와우도(electrocochleography)
• 청성뇌간반응(auditory brainstem response)

중기반응(middle response)
• 청성중기반응(auditory middle latency response)
• 40 Hz 반응(40 Hz response)

후기반응(late response)
• 청성후기반응(auditory late response)
• P300 반응(P300 response)
• 음전위부정합(mismatch negativity)

에 나타나는 중기반응은 음향 자극이 제시된 시점으로부터 약 15~50 혹은 80 msec에서 나타나는 반응으로 시상(thalamus)과 1차청각피질(primary auditory cortex)에서 기원하는 것으로 알려져 있으며(Melcher et al., 1996a, 1996b; Møller & Jannetta, 1985), 청성중기반응(auditory middle latency response, AMLR)과 40 Hz 반응(40 Hz response)이 대표적이다. 마지막으로, 후기반응은 음향 자극 후 50~500 msec에서 발생하는 반응으로 주로 청

각피질에서 발생하며(McGee, Kraus, Comperatore, & Nicol, 1991), 청성후기반응(auditory late latency response, ALLR), P300 반응(P300 response), 음전위부정합(mismatch negativity, MMN) 등이 포함된다. 중기반응이나 후기반응의 경우에는 각성 상태 및 약물 등에 영향을 많이 받아 초기반응만큼 임상적으로 유용성이 높지는 않다. 그 외에도 청성뇌간반응을 보완할 수 있는 청성지속반응(auditory steady-state response, ASSR)이나 이음향방사(otoacoustic emissions, OAEs)와 같은 객관적인 검사가 임상에서 활발하게 사용되고 있다. 다음에서는 청성유발전위의 초기반응, 중기반응, 후기반응, 청성지속반응검사, 그리고 이음향방사에 대해서 자세하게 살펴보도록 하겠다.

(1) 초기반응

① 전기와우도

전기와우도(EcochG)는 음향 자극을 제시한 후 2~3 msec 내에 와우 및 청신경에서 유발되는 반응이다. 전극이 외이도나 고막에 위치하는 비침습전극(noninvasive electrode)을 사용하여 반응을 얻어 내는 것이 일반적이나, 좀 더 안정되고 세밀한 측정을 위해서는 전극이 고막 조직을 관통하여 중이강 내부에 위치하는 침습전극(invasive electrode)을 사용하기도 한다. 전기와우도는 1930년대에 동물실험을 통해서 전기와우도의 파형 중 일부인 와우음전위(cochlear microphonic, CM)를 처음으로 측정하였으며, 이후 1970년대에 이르러 합산전위(가중전위, summating potential, SP)와 활동전위(action potential, AP)의 진폭 비(SP/AP amplitude ratio)를 통해 메니에르병을 비롯한 내림프수종(endolymphatic hydrops)의 감별 진단에 유용한 검사도구로 재조명받았다(Eggermont, 1974).

◉ 검사 방법

전기와우도는 활성전극의 부착 위치에 따라서 경고막 측정법(transtympanic recording), 고막 측정법(tympanic recording), 외이도 측정법(extratympanic recording) 등으로 구분한다(조성래, 윤태현, 정종우, 이광선, 1997). 경고막 측정법은 전극이 고막 조직을 관통하여 중이강 내부에 위치하는 침습전극을 사용하므로 전극이 와우에 근접하게 위치하여 단시간 내에 안정된 반응 파형을 얻을 수 있다는 이점이 있다. 그러나 전극 삽입 시 통증이 유발될 수 있고 피검자의 협조가 어려울 경우 고막 마취가 요구되는 등 전극 고정에 어려움이 있어 수술 중 청신경 모니터링 등에 제한적으로 사용한다. 고막에 전극을 부착

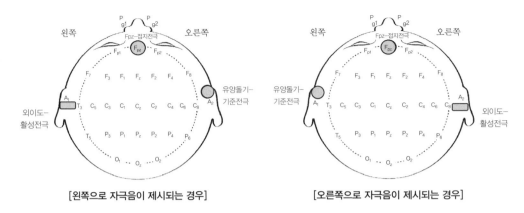

[왼쪽으로 자극음이 제시되는 경우]　　　　[오른쪽으로 자극음이 제시되는 경우]

그림 6-3 전기와우도 검사 시 전극 배열 예시

시켜 반응을 측정하는 고막 측정법이나 외이도에 전극을 위치시켜 반응을 측정하는 외이도 측정법은 경고막 측정법에 비해 반응이 작게 측정되지만 비침습전극(noninvasive electrode)을 사용하여 반응을 얻어 내기 때문에 검사 진행이 용이하고 실용적이어서 임상에서 널리 사용하는 방법이다. 외이도 측정법 기준으로 활성전극은 검사 귀 외이도에, 기준전극은 비검사 귀 유양돌기(mastoid)에, 접지전극은 전두부(frontal pole zero, Fpz)에 부착하여 전위를 기록한다([그림 6-3] 참조). 외이도에 위치하는 전극은 유양돌기나 전두부에 위치하는 전극과는 다른 형태의 악어 클립 전극(alligator electrode)에 골드 팁 트로이드(gold tip trode)를 연결하여 사용한다. 이 형태의 전극은 하나의 튜브선과 하나의 전극선으로 구성되어 있는데, 튜브선은 음향 변환기에 연결되어 자극음을 전달하는 역할

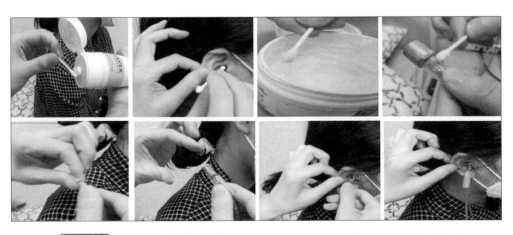

그림 6-4 전기와우도 전위 측정 시 골드 팁 트로이드를 외이도에 삽입하는 절차

을 하고 전극선은 전극 박스(electrode box)에 연결되어 전기생리적 반응을 얻는 역할을
한다. 활성전극은 피검자의 외이도 입구 쪽에 위치하기 때문에 면봉에 젤을 묻혀 외이도
입구를 깨끗하게 닦은 후 전도크림이 도포된 골드 팁 트로이드를 외이도에 삽입하는 방
식으로 저항을 최소화할 수 있다([그림 6-4] 참조).

자극음은 70~90 dB nHL의 고강도 클릭음(click) 혹은 톤버스트음(toneburst)을 느린
속도(10~30/s)로 설정하여 교대상(alternating polarity)으로 제시하는 것이 일반적이며, 기
록된 반응은 0.3~3,000 Hz의 대역통과필터(band-pass filter)를 거쳐 약 1,000회 정도 평
균 가산하여 분석한다. 반응의 재현성(reproducibility)을 확인하기 위해서는 동일한 검사
조건에서 2회 반복 측정하는 것이 바람직하며, 고강도 자극음을 사용하여 검사하므로 왼
쪽과 오른쪽 귀의 검사를 반복 시행할 경우에는 피검자가 적정 휴식기를 갖도록 하는 것
이 중요하다.

◉ 파형 분석(결과 해석)

전기와우도를 통해서 얻을 수 있는 파형은 와우음전위, 합산전위, 활동전위 등이다.
와우음전위는 음향 자극 후 가장 먼저 나타나는 반응 파형으로 주로 와우의 기저부에 위
치한 외유모세포(outer hair cell)에서 발생하며 자극음파의 형태를 닮은 교류(alternating
current) 반응이다. 와우음전위는 자극음의 크기에 비례하나 전극의 종류와 위치에 영향
을 받을 수 있기 때문에, 임상적인 목적으로 사용할 경우에는 교대상(alternating polarity)
을 이용하여 상쇄시킨 후에 합산전위와 활동전위만을 기록하여 분석한다(Ruth, Lambert,
& Ferraro, 1988). 주로 내유모세포에서 발생하는 합산전위는 자극음의 지속시간에 비례
하여 와우의 비선형적 왜곡 현상의 결과로 나타나는 직류(direct current) 반응으로, 합산
전위를 둘러싸고 있는 포락선(envelope)으로 표현된다. 와우신경의 섬유다발이 동시에
흥분되어 발생하는 활동전위는 복합활동전위(compound action potential, CAP)라고도 부
르며, 음향 자극 제시 후 약 1.5 msec 부근에서 나타나는 교류(alternating current) 반응이
다. 활동전위는 N1이라고도 부르며 청성뇌간반응의 I파이기도 하다. [그림 6-5]는 교대
상을 사용하여 와우음전위를 상쇄시킨 후 얻어진 전기와우도의 파형이다. 기준선(base
line)으로부터 합산전위와 활동전위의 진폭 비를 계산하여 메니에르병을 비롯한 내림프
수종(endolymphatic hydrops)의 감별 진단에 활용할 수 있다.

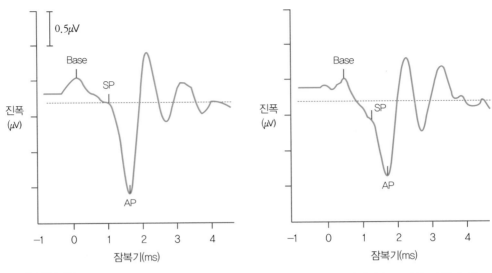

그림 6-5 교대상을 사용하여 와우음전위를 상쇄시킨 후 얻어진 전기와우도 반응 파형의 예

⊙ 임상적 의의

　전기와우도는 와우 상태와 청신경 기능에 관해 유용한 정보를 제공해 준다. 의식 수준의 변화나 중추로부터의 영향을 거의 받지 않기 때문에 수면이나 전신마취하에서도 측정이 가능하며, 반응의 재현성과 민감도가 뛰어나 임상적으로 활용이 용이하다(Goh, 1996). 전기와우도의 반응 파형 중 합산전위와 활동전위의 진폭 비를 이용하면 메니에르병을 비롯한 내림프수종의 감별 진단에 도움을 받을 수 있다. 합산전위와 활동전위의 진폭은 피검자 간 편차가 존재하고 측정 전극의 위치나 종류에 영향을 받을 수 있기 때문에 연구자마다 차이가 날 수 있다. 그러나 대개 합산전위와 활동전위의 진폭 비가 0.3~0.5 이상을 보이는 경우 메니에르병을 의심한다(Gibson & Prasher, 1983). 전기와우도의 활동전위는 청성뇌간반응의 I파와 동일하기 때문에, 청신경 종양 환자의 경우와 같이 청성뇌간반응에서 V파 측정은 가능하나 I파가 감소되거나 소실되어 측정이 어려운 경우 전기와우도를 활용하면 청성뇌간반응의 I파를 확인할 수 있을 뿐만 아니라 이를 통해 I-V 파간 반응기간을 산출할 수 있어 청신경종양과 같은 후미로성 난청의 진단에 도움을 받을 수 있다. 그 외에도 인공와우 수술이나 말초 청신경과 관련된 수술을 하는 동안 내이와 청신경을 관찰함으로써 청각 기능을 감시하고 보존하는 데 사용할 수 있으며, 청력 측정이 어려운 피검자의 역치를 추정하고 청신경종 환자에서 청력 예후를 평가하는 목적으로도 사용할 수 있다(Schoonhoven, Lamoré, deLaat, & Grote, 1996; Tanaka et al., 1999).

② 청성뇌간반응

청신경과 뇌간에서 유발되는 청성뇌간반응은 음향 자극 후 1~10 msec 내에서 발생하며, 뇌간까지의 기능을 측정하는 대표적인 청성유발전위의 초기반응이다. 반응의 재현성이 높고 각성수준에 영향을 받지 않기 때문에, 검사 협조가 어려운 피검자와 위난청자의 청력평가, 청신경 종양을 포함한 소뇌교각 종양 등의 이신경학적 진단, 신생아청각선별검사(universal newborn hearing screening) 등 임상적 활용도가 매우 높은 객관적인 검사이다.

◉ 검사 방법

활성전극은 두정부(central zero, Cz) 혹은 높은 이마(frontal zero, Fz)에, 기준전극은 양측 유양돌기에, 접지전극은 전두부(frontal pole zero, Fpz)에 부착하여 2채널로 청성뇌간반응을 기록하는 것이 일반적이다([그림 6-6] 참조).

반응 측정 방법 및 절차는 검사하는 목적에 따라 다를 수 있다. 우선, 청력역치 추정을 목적으로 하는 경우에는 클릭음 혹은 톤버스트음을 70~90 dB nHL 정도의 중간 강도 혹은 고강도로 제시하여 검사를 시작한다. 해당 강도에서 V파가 관찰되어 반응이 있다고

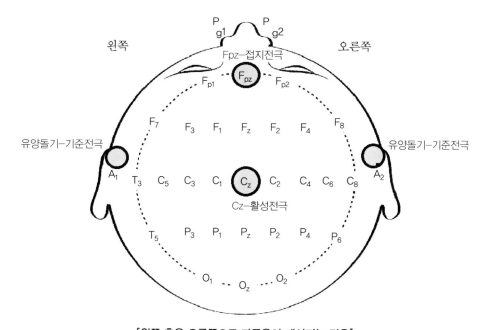

[왼쪽 혹은 오른쪽으로 자극음이 제시되는 경우]

그림 6-6 청성뇌간반응 검사 시 전극 배열 예시

판단되는 경우에는 자극음의 강도를 10 내지 20 dB 낮추고, V파가 관찰되지 않아 반응이 없다고 판단되는 경우에는 자극음의 강도를 5 dB 증가시켜 검사를 진행한다. 앞의 과정을 반복 시행하여 V파가 관찰되는 최소 강도 수준, 즉 청력역치를 측정하며, 측정 결과의 신빙성을 높이기 위해서는 역치 부근에서 반복 측정하여 재현성(reproducibility)을 확인하는 것이 중요하다. 이신경학적 평가를 목적으로 청성뇌간반응을 측정하는 경우에는 고강도 클릭음 혹은 톤버스트음을 제시하여 검사를 진행하되, 같은 강도에서 두 번 반복 시행하여 반응의 재현성을 확인하는 것이 결과 판독에 도움을 줄 수 있다. 그 외에, 신생아청력선별검사를 목적으로 청성뇌간반응을 측정하는 경우에는 30 내지 35 dB nHL 수준의 클릭음을 제시하여 검사를 진행한다. 역치 추정 혹은 선별검사를 목적으로 반응을 측정하는 경우에는 27.7/sec 정도의 다소 빠른 속도로 자극음을 제시하고, 이신경학적 평가를 목적으로 하는 경우에는 11.3/sec 정도로 느리게 설정하여 자극음을 제시하는 것이 반응 측정에 유리하다. 극성은 희박상(rarefaction) 혹은 교대상(alternating)을 사용하며, 대역통과필터는 100~3,000 Hz로 설정하여 약 1,024회(최소 800회 이상) 정도의 평균가산 후 반응을 측정하는 것이 일반적이다.

⊙ 파형 분석(결과 해석)

청성뇌간반응은 보통 5~6개의 정점(positive peaks)과 골(negative through)로 구성된 반응 파형으로 나타나는데, 각 반응 파형은 차례대로 로마숫자 I부터 VI까지로 표기한다([그림 6-7] 참조). 임상에서는 주로 I~V파까지를 분석하며, 일반적으로 II파와 IV파에 비해 I, III, V파가 명료하게 관찰되는 경향이 있다. 청성뇌간반응의 해부학적 발생 기원은 다양한 청신경 뉴런의 기능과 복잡한 활성 양상 때문에 한 파형이 어느 하나의 해부학적 위치에서만 발생한다고 보기는 어렵다(Hall, 1991). 그러나 통상적으로 I파와 II파는 각각 청신경의 말단부(distal)와 근위부(proximal)에서 발생하고, III파는 와우핵(choclear neucleus)의 능형체(trapezoid body)에서, IV파는 상올리브복합체(superior olivary complex)에서 발생하며, 마지막 V파는 하구(inferor colliculus) 내의 외측융대(lateral lemniscus)에서 발생하는 것으로 알려져 있다(Møller, 1985).

청성뇌간반응의 파형은 반응기간(latency), 진폭(amplitude), 전체적인 형태(morphology) 등을 관찰하여 분석하나, 그중에서 가장 중요하고 안정적인 분석 요소는 반응기간이다. 반응기간은 음향 자극이 제시된 후 반응이 나타나기까지 걸리는 절대 반응기간(absolute latency), 각 파형 간의 파간 반응기간(interpeak latency), 양 귀 간 반응기간(interaural

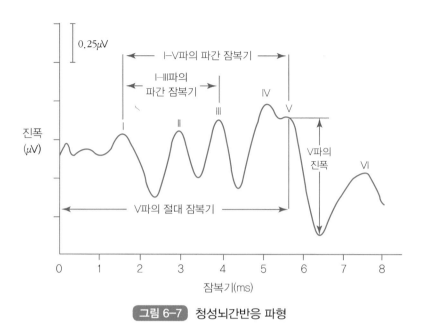

그림 6-7 청성뇌간반응 파형

latency) 등으로 나눌 수 있다. 정상 성인의 경우, 최대 자극 강도에서 절대 반응기간은 I파가 1.54±0.08 msec, II파가 2.67±0.13 msec, III파가 3.73±0.10 msec, IV파가 4.81±0.10 msec, V파가 5.52±0.15 msec이며, 역치 추정을 목적으로 하는 경우 V파의 절대 반응기간을 특히 중요한 지표로 사용한다(Antonelli, Bellotto, & Grandori, 1987). 파간 반응기간이나 양 귀 간 반응기간 차에서의 이상은 청신경이나 중추청각경로의 병변을 의미하기도 하며, 그 외 반응 파형의 진폭과 전체적인 형태를 함께 분석하여 반응의 신뢰도를 높일 수 있다.

청성뇌간반응 파형에 영향을 미치는 비병인적 요인은 자극 요인(stimulus parameter), 기록 요인(acquisition parameter), 피검자 요인(subject parameter) 등으로 나눌 수 있다.

• 자극 요인(stimulus parameters): 자극음의 종류(type), 강도(intensity), 빈도(rate), 극성(polarity), 음향 변환기(transducer) 등이 자극 요인에 해당되며, 이러한 외부 요인에 의해 반응이 영향을 받는 대표적인 외인성(exogenous) 반응이다. 첫째, 청성뇌간반응은 클릭음이나 톤버스트음을 사용하여 반응을 측정할 수 있는데 주로 사용하는 자극음은 0.1 msec의 짧은 지속시간을 갖는 광대역잡음의 클릭음이다. 클릭음은 광범위한 주파수 대역의 정보를 포함하고 있으며 많은 양의 청신경다발을 동시다발적으로 자극하여 반응을 유도하기 때문에, 톤버스트음에 비해 반응의 크기

가 크고 명료하다는 이점이 있지만, 주로 1~4 kHz 대역의 정보만을 제공해 주기 때문에 주파수 특이성(frequency specificity)이 부족하다. 특정 주파수 대역의 정보만을 포함하는 톤버스트음을 사용할 경우 주파수별 정보를 알 수 있고 특히 저주파수(low frequency) 반응을 이끌어 내는 데 도움이 되나, 자극음의 지속시간이 다소 길어 많은 양의 청신경다발을 동시다발적으로 자극하는 것에는 한계가 있기 때문에 반응의 명료성이 떨어진다. 둘째, 자극음의 강도가 커질수록 절대 반응기간은 짧아지고 진폭은 커지며, 전체적인 형태는 또렷하게 변화한다. 그러나 자극음 강도가 약 65 dB nHL 이상이 되면 포화 상태(saturation point)에 이르게 되어 V파의 절대 반응기간에는 큰 변화가 없다. 셋째, 자극음의 빈도는 초당 제시되는 자극음의 수를 의미하는데, 빈도가 높을수록, 즉 자극 속도가 빠를수록 반응기간은 길어지고 반응크기는 감소하며 반응 파형의 형태는 변형되어 선명한 파형을 측정하기 어려워진다. 따라서 빈도는 높은 것보다는 낮은 것이 선명한 반응 파형을 얻어 내는 데 더 효과적이며, 대략 10 내지 20/sec로 설정하는 것이 적절하다. 자극 빈도가 빨라질수록 청력은 더 좋게 측정되는데, 그 정도는 5/sec에서 80/sec로 변화할 때 약 5dB 정도의 청력증강 효과가 있다. 넷째, 수화기 박막에 따른 공기압의 상태를 의미하는 극성의 종류에는 희박상(rarefaction), 압축상(condensation), 교대상(alternating) 등이 있다. 그중 희박상이 다른 극성에 비해 활동전위가 더 빨리 생성되므로 반응기간이 짧아지고 진폭은 더 커지게 되어 파형을 측정하는 데 유리하다(김리석, 정성욱, 2011). 마지막으로, 삽입형 이어폰(insert earphones)은 헤드폰(headphone)에 비하여 양이감쇄효과(interaural attenuation effect)가 크다. 따라서 삽입형 이어폰을 사용할 경우 차폐(masking)를 시행해야 할 경우가 적어지나, 심한 일측성 난청의 경우에는 필요시 광대역잡음(broadband noise)을 이용해서 차폐를 시행해야 한다. 또한 골진동기(bone vibrator)를 사용해서 청성뇌간반응을 측정할 경우에는 최대 강도가 약 40 dB nHL을 초과하지 못하고 잡파(artifacts)로 인해 반응 파형이 왜곡될 수 있으며, 주로 저주파수 정보를 파형으로 나타내므로 반응기간이 길게 측정될 수 있는 점을 유념해야 한다.

- 기록 요인(acquisition parameters): 전극, 기록시간(epoch), 증폭(amplifier), 필터, 신호평균 등이 기록 요인에 해당한다. 일반적으로 활성전극은 두정부나 높은 이마에, 기준전극은 검사측 귓불이나 유양돌기에, 접지전극은 검사 반대쪽 귓불이나 전두부에 부착하게 되는데, 전극의 저항은 3 kΩ이 적당하고 최대 5 kΩ을 넘어서지 않도록 해야 한다. 기록 시간은 피검자의 나이, 자극음의 종류와 강도 등에 따라 달라질

수 있으나, 클릭음을 사용할 경우 정상 성인은 대략 10~12 msec가 적당하고 신생아의 경우에는 신경성숙이 지연될 수 있어 대략 15 msec까지 기록 시간을 늘려서 반응을 관찰하는 것이 바람직하다. 또한 청성뇌간반응은 크기가 작고 미세하기 때문에 10만 배 정도로 증폭하거나 필터를 사용하여 신호대잡음비를 향상시키기도 하는데, 대역통과필터를 30~3,000 Hz로 설정하는 것이 명료한 반응을 얻어 내는 데 유리하다(이상흔, 이정래, 2001). 증폭이나 필터장치를 사용하더라도 배경전위를 완전하게 차단하기는 어렵기 때문에 마지막 단계로 신호평균기법을 이용해서 잡음을 줄일 수 있다.

• 피검자 요인(subject parameters): 피검자의 나이, 성별, 체온, 약물, 기타 등이 있다. 출생 직후 신생아의 청성뇌간반응은 중추청각경로의 미성숙으로 인하여 주요반응 요소인 I, III, V파 정도만 관찰되고, 그중에서도 I파가 두드러진 형태로 관찰된다. 또한 I-III파, III-V파, I-V파 등의 파간 반응기간이 연장되어 나타나는 것이 특징이다. 출생 후 18개월 정도가 되면 II파와 IV파가 관찰되기 시작하며, III파와 V파의 반응기간은 감소하게 된다. 생후 18~24개월 정도가 되면 정상 성인으로부터 얻어진 반응 파형의 형태 및 반응기간과 반응크기를 닮게 되고, 약 25세 이후부터는 반응기간 및 I-V파의 파간 반응기간이 연장되어 나타나며, 노인이 되면 I파가 불명료하게 나타나기도 한다. 둘째, 신생아나 아동의 경우에는 성별에 따른 차이가 거의 나타나지 않는 반면(Cox, Hack, & Metz, 1981), 성인의 경우에는 여성이 남성보다 반응기간은 더 짧고 진폭은 더 크게 나타난다. 이러한 차이는 해부학적으로 여성이 남성보다 두개골과 뇌의 부피가 더 작고 고음역의 청력역치가 더 좋으며 생리주기와 같은 호르몬의 변화나 체온이 반응에 영향을 미치기 때문이다. 셋째, 정상 체온(37℃)을 기준으로 ±1° 이상 차이가 나면 결과에 영향을 미칠 수 있다. 일반적으로 체온이 낮아질수록 반응크기는 작아지고 반응기간은 연장되는데, 1℃ 내려갈 때마다 I-V파간 반응기간은 약 0.2 msec씩 길어지다가 정상 체온보다 14~20℃가 낮아지면 소멸된다. 알코올에 의한 영향은 저체온증과 동반되기 쉬우므로 각각을 분리시켜 관찰하는 것이 중요하다. 만성알코올중독증은 반응크기에는 영향을 거의 미치지 않으나 반응시간을 증가시키며, 일시적으로 알코올 섭취를 중단시키면 중추신경계의 과도한 흥분으로 인해 반응시간이 짧아지는 특성이 있다. 체온이 38℃ 이상으로 높아지면 반응의 진폭은 커지고 반응기간은 감소하는데, 1℃ 상승할 때마다 I-V파간 반응기간은 약 0.15 msec씩 짧아진다(Jerger & Hall, 1980). 넷째, 수면제, 안정제,

진정제, 마취제와 같은 약물은 청성뇌간반응에 거의 영향을 미치지 않는다. 따라서 검사 협조가 어려운 유소아나 아동의 경우 약물을 사용하여 수면을 유도하거나 피검자에게 자연스러운 수면을 취하게 하여 긴장하거나 움직이지 않고 편안한 상태로 검사를 받도록 하는 것이 반응 측정에 도움이 된다. 그 외에 주의집중, 수면, 각성 상태 등은 청성뇌간반응에 큰 영향을 미치지 않지만, 목과 턱의 근육을 긴장하거나 움직이게 되면 후이개근[Postauricular Muscle(PAM) activity] 반응인 근육 반응의 영향을 받아 깨끗한 파형을 측정하기 어려워지므로, 잡파로 처리되어 제거된 비율(artifact rejection %)이 평균 가산하여 얻어진 반응(averaging sweep) 수 대비 10%를 넘기지 않도록 주의해야 한다.

◉ 임상적 의의

청성뇌간반응은 나이, 성별, 체온의 영향을 받지만, 마취제나 진정제 등 약물이나 의식 정도 및 각성 수준에는 영향을 거의 받지 않고 반응의 안정성 및 재현성이 높아 객관적인 청력검사 및 이신경학적 진단, 신생아청력선별검사 등에 이용된다. 행동청능평가가 불가능한 유소아나 검사 협조가 어려운 피검자 혹은 위난청자의 청력역치와 난청의 유형을 추정하는 데 유용하다. 특히 클릭음을 사용하여 검사를 시행할 경우 청성뇌간반응의 역치와 순음청력역치는 약 10~15 dB 이내로 일치하는 등 높은 상관관계를 보이기 때문에 청성뇌간반응의 역치를 통해 순음청력역치를 추정하는 것이 가능하다(Jerger & Mauldin, 1978; van der Drift, 1987). 자극 강도와 V파의 절대 반응기간 간의 관계를 보여 주는 반응기간-자극 강도 함수(latency-intensity function)는 자극 강도에 따른 V파의 절대 반응기간 변화를 나타내는 그래프로 청각적 이상유무뿐만 아니라 난청의 종류를 추정할 수 있다(Eggermont, 1974; [그림 6-8] 참조). 전음성 난청의 경우에는 모든 강도에서 I, III, V파의 절대 반응기간이 일정하게 길어져 I-V파의 파간 반응기간은 정상으로 나타나며, 반응기간-자극 강도 함수는 정상 곡선과 평행하게 나타난다. 반면에 감각성 난청의 경우에는 I파가 지연되는 폭만큼 V파의 지연 폭이 크지 않아 I-V파간 반응기간이 단축되는 경향이 있다. 또한 잠복기-자극 강도 함수도 고강도 자극음에서는 정상 범위에 속하지만, 자극 강도가 낮아질수록 반응기간이 지연되어 정상곡선보다 가파른 경사를 보인다. 그러나 청성뇌간반응의 결과만으로 난청의 유형을 단정 짓는 것은 불충분하기 때문에 행동청능평가를 비롯한 기타 다른 검사 결과와 함께 해석하여 판단하는 것이 바람직하다.

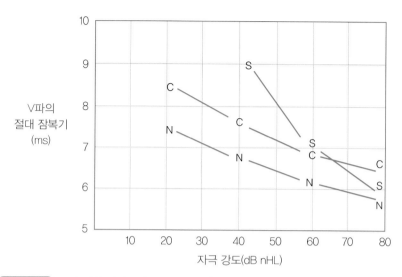

그림 6-8 V파 반응기간−자극 강도 함수(N: 정상, C: 전음성 난청, S: 감각성 난청)

청성뇌간반응은 전체적인 파형의 형태와 파간 반응기간을 분석하여 청신경 종양의 진단에 유용한 자료로 사용할 수도 있다. 임상적으로 널리 사용되고 있는 진단 기준은 ⓐ V파의 절대 반응기간이 6.2 msec보다 지연되거나 정상치보다 표준편차 2.5 이상일 경우, ⓑ 양 귀 간 V파의 절대 반응기간이 0.3~0.4 msec 이상 차이가 나는 경우, ⓒ I−V파간 지속기간이 정상치보다 비정상적으로 지연되어 있는 경우, ⓓ 양 귀 간 I−V파간 지속기간이 비정상적으로 차이나는 경우 등이다. 하지만 청신경 다발의 중심부에 해당하는 저주파수 부근에 종양이 위치하거나 크기가 1cm 이하로 작은 경우에는 종양의 감지가 어려워 기존의 청성뇌간반응에서의 민감도와 특이도가 떨어진다. 이러한 한계점은 주파수대역별로 진폭 분석이 가능한 Steaked 청성뇌간반응(Stacked ABR)을 사용하여 보완할 수 있으며(김진숙, 정정화, 김형종, 2010), 최종 진단 시에는 전산단층조명(computerized tomography)과 자기공명영상(magnetic resonance imaging) 등의 결과를 함께 분석하여 판단하는 것이 바람직하다.

청성뇌간반응은 신생아 청각선별검사에도 이용되는데, 자동청성뇌간반응(automated auditory brainstem response)을 사용하여 신생아의 청력역치를 평가한다. 청신경병증(auditory neuropathy)의 가능성이 있는 고위험군의 경우 이음향방사를 함께 시행하면 위양성과 위음성의 발생을 최소화할 수 있다(Choi, Lee, Oh, & Kim, 2006). 그 외에 수술 중 청각 감시 목적으로 청성뇌간반응을 활용하기도 한다.

(2) 중기반응

① 청성중기반응

MLR(middle latency response) 혹은 AMR(auditory middle response)이라고도 불리는 청성중기반응(AMLR, auditory middle latency response)은 청성뇌간반응 바로 뒤에 나타나는 반응으로, 음향 자극 후 약 10~80 msec 사이에 나타난다(Hall, 2007). 발생 기원은 하구(inferior colliculus)와 청각피질(auditory cortex) 사이이며, 시상-대뇌피질의 청각경로(thalamocortical pathway)를 따라 반응이 발생하는 것으로 알려져 있다(Baess et al., 2009; McGee, Kraus, Comperatore, & Nicol, 1991).

⊙ 검사 방법

청성중기반응은 클릭음이나 톤버스트음을 자극음으로 사용할 수 있으나, 저주파수 반응을 관찰하기 위해서는 주파수 특이성이 있는 톤핍(tonepip)이나 톤버스트 자극음을 사용하여 검사하는 것이 효과적이다. 청성중기반응의 주파수 성분이 30~50 Hz인 것을 고려했을 때, 대역통과필터(band-pass filter)를 20~200 Hz로 설정하는 것이 바람직하며, 청성뇌간반응과 함께 측정하고자 할 경우에는 20~1,500 Hz로 설정하기도 한다(Jerger,

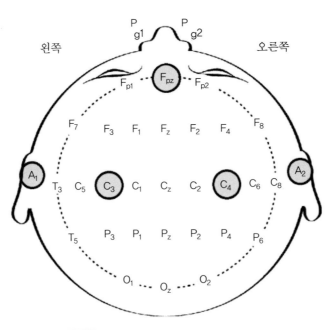

그림 6-9 청성중기반응 검사 시 전극 배열 예시

Chmiel, Glaze, & Frost, 1987; Suzuki, Hirabayashi, & Kobayashi, 1984; Musiek & Lee, 1999).
기록 시간은 평균 50 내지 100 msec, 자극 빈도는 초당 11회 이하(성인: 5/sec, 유소아: 2~3/sec)의 느린 속도로 제시하며, 1,000회 정도 평균 가산 후 반응을 기록한다.

청성중기반응은 활성전극(active electrode)을 측두부에, 기준전극을 귓불이나 유양돌기에, 접지전극을 전두부에 위치시켜 검사할 수도 있으나([그림 6-9] 참조), 청성뇌간반응에서와 같이 활성전극은 두정부에, 기준전극은 양측 귓불이나 유양돌기에, 접지전극은 전두부에 부착하여 2채널로 반응을 기록하는 경우도 있다.

반응 측정 방법 및 절차는 청력역치 측정을 목적으로 하느냐 이신경학적 평가를 목적으로 하느냐에 따라 달라질 수 있으며, 청성뇌간반응에서 소개한 내용을 참고하여 검사 목적에 맞게 진행할 수 있다. 자극 빈도는 7~11/sec 이하(성인: 약 5/sec, 유소아: 약 2~3/sec)로 느리게 제시하고 극성은 희박상으로 설정하는 것이 반응 측정에 효율적이며, 대역통과필터는 10~1,500 Hz로 설정하여 800~1,500회 정도의 평균 가산 후 반응을 기록하는 것이 일반적이다.

◉ 파형 분석(결과 해석)

청성중기반응의 파형 중 음전위(negative potential)는 대문자 N으로, 양전위(positive potential)는 대문자 P로 표시하고, 측정되는 파형의 순서대로 알파벳 소문자를 붙여서 N_a, P_a, N_b, P_b 등으로 기록한다(Picton, Hillyard, Krausz, & Galambos, 1974; [그림 6-10]

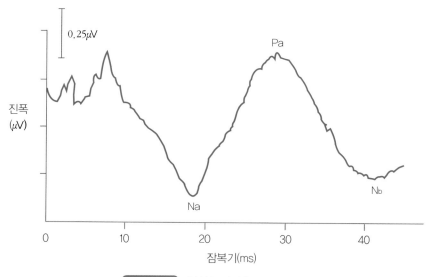

그림 6-10 청성중기반응 파형의 예

참조). 파형의 평균 반응기간은 측정 방법에 따라 상이할 수 있으나, Na(약 15~22 ms), Pa(약 24~34 ms), N_b(약 35~50 ms), P_b(약 50~60 ms) 등이 순차적으로 나타난다(Hall, 2007; Musiek & Lee, 1999). Pa의 진폭은 약 1.0 μV으로 다른 반응들에 비해 크고 안정적으로 관찰되며 일반적으로 1.5 μV를 넘지는 않는다. P_b는 청성후기반응의 P1에 해당하는 파형으로 약 28% 정도의 출현율을 보인다(McGee, Kraus, Comperatore, & Nicol, 1991). Pa 이전의 작은 양전위인 P0는 자극음의 강도가 매우 크거나 기준 전극을 귓불이 아닌 유양돌기에 부착했을 때 나타날 수 있는 후이개근 반응이므로 결과 판독 시 유의해야 한다.

◉ 임상적 의의

청성중기반응의 Pa는 청성뇌간반응의 V파보다 진폭이 약 2배 정도 클 뿐만 아니라 톤핍이나 톤버스트 자극음에 우세하게 반응하여 1 kHz 이하의 중저주파수의 청력역치를 측정할 때 특히 유용하다. 또한 뇌간 이후의 청각피질이나 시상과 관련된 측두엽(temporal lobe)에 병변이 있을 경우 병변 측의 Pa 진폭이 현저히 감소하거나 사라질 수 있으므로 시상-대뇌피질의 청각경로 평가 시 청성뇌간반응을 보완해서 사용할 수 있다(Kileny, Paccioretti, & Wilson, 1987). 그 외에도 전기 자극을 이용한 청성중기반응은 인공와우 수술 후보자를 결정할 때나 인공와우 수술 전후의 평가에 유용하게 사용할 수 있다(김리석, 부성현, 2001). 그러나 성인과 달리 신생아나 유소아의 경우에는 일부 파형(예: Na)의 반응이 불명료하게 나타날 수 있고 개체 간 편차가 심하며, 수면 상태나 의식수준, 약물 등에 영향을 받아 Pa의 진폭이 감소하는 등 임상적 활용에 한계가 있을 수 있으나, 앞의 제한점들을 잘 보완하여 청성뇌간반응과 함께 사용한다면 임상적으로 도움이 될 수 있다.

② 40Hz 반응

40-Hz event-related potential(40-Hz ERP)이라고도 부르는 40 Hz 반응(40 Hz response)은 기존의 청성중기반응에 변화를 주어 클릭 혹은 톤버스트 자극음을 초당 40회 제시하여 25 msec마다 파형의 반응을 측정하는데, 반응 파형은 사인 곡선(sine wave)과 유사하게 나타난다(Galambos, Makeig, & Talmachoff, 1981). 40 Hz 반응은 진폭이 크기 때문에 역치 근처에서도 신속하게 반응을 관찰할 수 있어서 톤버스트음을 자극음으로 사용할 경우 주파수별로 청력역치를 추정하는 것이 가능하다. 그러나 청성중기반응과 마찬가지로 수면 상태나 의식수준, 약물 등에 영향을 받기 때문에 임상적 활용에 한계가 있으며, 이를 보완하여 개발한 청성지속반응(auditory steady-state response, ASSR)이 임상적으로 활

발히 사용되고 있다.

(3) 후기반응

① 청성후기반응 검사

LLR(late latency response) 혹은 ALR(auditory late response)이라고도 불리는 청성후기반응(auditory late latency response, ALLR)은 청성중기반응 바로 뒤에 나타나는 청성유발반응의 마지막 반응으로, 음향 자극 후 약 50~500 msec 사이에서 발생하며, 기원은 대뇌피질의 청각피질(auditory cortex)로 알려져 있다(Hall, 2007). 청성후기반응의 진폭은 약 3~10 μV 정도로 초기나 중기 반응보다 큰 편이며, 주파수 변화에 민감하게 반응하는 것으로 알려져 있다. 청성후기반응은 피검자의 주의집중 여부 혹은 자극음의 음향 특성에 영향을 받는 내인성(endogenous) 반응과 영향을 받지 않는 외인성(exogenous) 반응으로 분류할 수 있다(Squires & Hecox, 1983). 내인성 반응의 종류로는 P1과 음전위부정합(mismatch negativity, MMN)이 있고, 외인성 반응의 종류로는 P300 반응이 대표적이다.

⊙ 검사 방법

청성후기반응은 비교적 긴 지속시간을 갖는 톤버스트음을 자극음으로 사용하며 검사 목적에 따라 언어음이나 전기적인 자극을 사용하기도 한다(Whiting, Martin, & Stapells, 1998). 자극 빈도는 초당 1~3회 이하로 느리게 제시하고 극성은 희박상으로 설정하는 것이 반응 측정에 효과적이다. 청성후기반응의 주파수 성분은 30 Hz 이하의 저주파수에 해당하므로, 고음역통과필터(high pass filter)는 1~3 Hz로 설정하고 저음역통과필터(low pass filter)는 30~100 Hz로 설정하는 등 1~300 Hz의 대역통과필터를 거쳐 200 내지 300회 정도의 평균 가산 후 반응을 측정한다. 전극은 청성중기반응과 동일한 방식으로 배열하여 반응을 확인할 수 있으며, 측정 방법 및 절차는 청성뇌간반응에서와 마찬가지로 검사 목적에 맞게 진행한다.

⊙ 파형 분석(결과 해석)

청성후기반응의 파형은 청성중기반응의 파형과 마찬가지로 파형의 음전위는 대문자 N으로, 양전위는 대문자 P로 표기하지만, 측정되는 파형의 순서는 아라비아 숫자를 붙여서 P1, N1, P2, N2 등으로 기록한다([그림 6-11] 참조). 파형의 평균 반응기간은 P1(약

55~80 ms), N1(약 90~110 ms), P2(약 145~180 ms), N2(약 180~250 ms) 등이 순차적으로
나타난다(Mcpherson, 1996; [그림 6-11] 참조). P1은 청성중기반응의 P_b와 동일한 파형으
로 N1과 P2보다는 출현율이 낮은 편에 속한다. 청성후기반응의 진폭은 N1-P2의 크기
를 측정하여 분석하는 것이 일반적인데, 그 이유는 N1-P2의 진폭 값이 다른 반응 파형
에 비해 크게 나타나고 변화가 적어 안정적으로 관찰되기 때문이다.

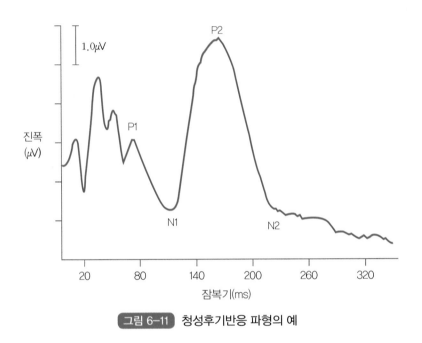

그림 6-11   청성후기반응 파형의 예

⊙ 임상적 의의

청성후기반응은 개체 간 편차가 심하고 피검자의 집중도 및 각성 상태, 연령, 약물 노
출 상태 등에 영향을 많이 받는다. 특히 N1과 P2 파형은 검사 집중도가 높을 경우 반응
이 크게 측정되기 때문에 검사 중 각성 상태를 유지하여 자극음에 집중하는 것이 매우
중요하며, 수면 상태에서는 측정이 불가능하다. 마취제는 반응을 억제하거나 소실시킬
수 있으므로 사용에 유의할 필요가 있다(Hall, 1985; Lader, 1977). 청성후기반응은 주파수
별 청력역치를 측정하는 데 사용될 뿐만 아니라 중추신경계의 기능 측정 및 청각처리능
력에 대한 평가를 통해 중추청각경로의 발달 상황을 추적 관찰할 수 있기 때문에 인공와
우이식 수술 환자 및 보청기 사용자의 청각기능평가에 유용하게 활용될 수 있다. 이 외
에도 청성중기반응과 더불어 발달장애, 조현병, 학습장애를 평가하는 데 도움을 줄 수
있다.

② P300반응 검사

P300 반응(P300 response)은 자극음 제시 후 약 300 msec 부근에서 나타나는 5 μV 이상의 진폭을 갖는 양전위로서 청성후기반응에서 P3에 해당한다([그림 6-12] 참조). P300 반응 파형은 기본음에 대한 파형과 목표음에 대한 파형이 서로 분리되어 나타나며, P3 반응 파형은 목표음에 대한 파형에서만 관찰되는 것이 일반적이다. P300 반응은 피검자의 각성 상태 및 주의집중, 수면 상태, 약물 등에 따라서 반응이 달라지는 대표적인 내인성(endogenous) 유발전위로서 인지적(cognitive) 유발반응, 사건관련전위(event related potential, ERP), 말기전위복합체(late potential complex), very late AEP로 부르기도 한다. P300은 기억을 담당하는 변연계와 자극 구분에 관여하는 중뇌 망상체 등에서 발생한다고 알려져 있으며(Courchesne, Hillyard, & Galambos, 1975; Halgren et al., 1980; Okada, Kaufman, & Williamson, 1983), 청각피질의 기능을 반영하여 청각인지 기능을 측정하는 데 도움을 준다.

자극음은 일정하게 자주 제시되는 기본음(standard tone, 전체 자극음의 80~85%에 해당)과 무작위로 드물게 제시되는 특정 목표음(target tone, oddball tone이라고도 부르며 전체 자극음의 15~20%에 해당)이 동시에 제시되는 'oddball paradigm'의 형태로 구성되며, 목표음은 두 번 이상 연속해서 제시되지 않도록 설계한다. 일정하게 출현하는 기본음 사이에 섞여 제시되는 예측 불가능한 특정 목표음을 피검자가 집중하여 인식할 때 반응이 나타나게 되며, 목표음과 기본음의 음향 특성에 차이가 클 때 P3 반응의 진폭도 크게 나타난

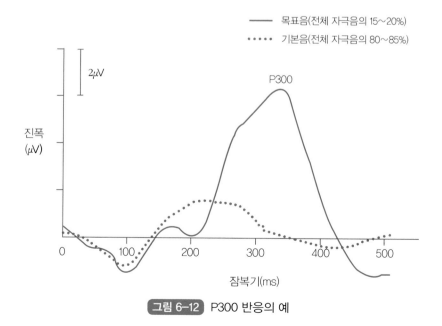

그림 6-12 P300 반응의 예

다. 예를 들어, 1,000 Hz의 기본음과 1,200 Hz의 목표음으로 측정한 반응보다 1,000 Hz의 기본음과 2,000 Hz의 목표음으로 측정한 P300 반응의 진폭이 더 크게 관찰되어 측정이 용이하다. 보통 실제 목표음의 출현 수와 기억된 출현 수를 비교하여 둘 사이의 오차 개수가 5개 이하로 적게 나타날 때 높은 검사 신뢰도를 예측할 수 있다.

P300 반응은 70~75 dB nHL 강도의 톤버스트음을 자극음으로 사용하며 자극 빈도는 초당 1~2회 이내로 설정하여 느리게 제시하고 최소 200회 이상의 평균 가산 후 반응을 측정하는 것이 반응 관찰에 유리하다. 전극은 청성중기반응에서 사용한 것과 동일한 방식으로 배열하여 검사를 진행할 수 있다. 피검자가 각성 상태를 유지한 상태에서 2개의 서로 다른 소리 중 무작위로 드물게 출현하는 목표음에 집중할 때 반응이 효과적으로 측정되기 때문에, 검사 시작 전 피검자에게 목표음을 주의 깊게 경청해야 함을 설명하는 안내가 반드시 포함되어야 한다. 청각의 인지 기능, 중추청각처리능력, 치매, 두뇌 손상과 조현병으로 인한 집중력장애 및 어린이 집중력장애 등을 파악하는 데 유용하며 (Loiselle, Stamm, Maitinsky, & Whipple, 1980; Squires & Hecox, 1983), 인공와우 이식수술의 예후 판정 및 인공와우 이식수술 환자의 발달 상황에 대한 추적 관찰이 가능하다(Oviatt & Kileny 1991).

③ MMN반응 검사

음전위부정합(mismatch negativity, MMN)은 일정하게 반복적으로 제시되는 기본음 사이에서 무작위로 드물게 제시되는 변이음(deviant tone)에 의한 변화를 탐지할 때 유발되는 반응이다. 일정하게 반복적으로 제시되는 기본음은 단기기억에 저장되기 때문에 변이음이 제시되었을 때 자동적으로 두 자극음 사이의 차이(mismatch)를 감지하여 구분하게 되는데, 음향 자극 제시 후 약 100~300 msec 부근에서 발생하는 전위이다. MMN 반응은 청각피질에서 발생하며 시상(thalamus)과 해마(hippocampus)가 관련이 있는 것으로 알려져 있다(Giard, Perrin, Pernier, & Bouchet, 1990; Kraus, McGee, Carrell, & Sharma, 1995; Scherg, Vajsar, & Picton, 1989). MMN 반응은 P300 반응과 달리 피검자의 인지력이나 주의집중력에 영향을 받지 않는 외인성 유발전위로서 아동이나 검사에 협조가 어려운 피검자에게도 유용하여 검사 활용도가 높은 편이다.

MMN 반응은 80 dB SPL 강도의 톤버스트음을 자극음으로 사용하고 빈도는 초당 1~2회 이내로 느리게 제시하며, 0.5~30 Hz의 대역통과필터를 거쳐 최소 50회 이상 평균 가산 후 반응을 측정한다. 감각능력이나 지각능력을 평가하기 위해서 톤버스트음 대신 어음이나 음악을 자극음으로 사용하기도 한다. 검사 중에는 피검자가 음향 자극에 집중하지 않도록 책이나 자막 처리된 무음의 영상물을 보여 주고 시각 자극에 집중을 하도록 안내하는 것이 정확한 파형을 얻을 수 있는 방법이다. 청성중기반응과 동일한 방식으로 전극을 배열하여 검사하거나 더 많은 수의 채널을 사용하여 검사를 진행할 수 있다. 결과 해석은 변이음에 의해 유발되는 전위로부터 기본음에 의해 유발되는 전위를 빼는 방식으로 두 전위 차이에 해당하는 음전위 파형을 분석한다([그림 6-13] 참조).

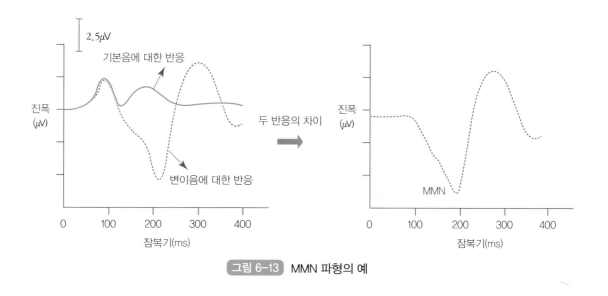

그림 6-13 MMN 파형의 예

MMN 반응은 대뇌피질의 기능 상태를 반영하기 때문에, 중추청각신경계의 청각처리 기능과 신경가소성을 평가하는 객관적인 평가도구로 사용할 수 있다. 특히 언어인지능력이나 언어처리능력을 평가하는 데 이용할 수 있어서 파킨슨병, 알츠하이머, 조현병 등과 같은 신경정신과적인 질환 혹은 뇌손상이 있는 환자들의 신경퇴행성 변화나 청각처리 및 인지 능력을 객관적으로 평가하는 수단으로 사용할 수 있다. 또한 인공와우 착용 기간이 증가할수록 MMN의 진폭도 증가하는 것으로 나타나 인공와우 이식수술 후 발달 상태를 객관적으로 평가하는 것도 가능하다(Kraus, McGee, Carrell, & Sharma, 1995). 그 외에도 어음이나 음악을 자극음으로 제시하여 MMN을 측정하면 청각 관련 감각이나 지각 능력을 객관적으로 평가할 수 있다. MMN 반응은 개체 간 편차가 심하고 연령, 성별 등에 영향을 받으므로 해석에 유의해야 하며, 눈동자의 움직임이 MMN 반응을 방해하여 오차를 발생시킬 수 있으므로 눈 위나 바깥에 전극을 부착하면 검사 중 발생할 수 있는 눈 깜빡임이나 안구운동을 감시하고 최소화할 수 있어 반응 측정에 도움이 된다.

(4) 청성지속반응

임상적으로 가장 많이 사용되는 청성뇌간반응은 결과 판정에서 검사자의 주관적인 판단에 의존적이고 저주파수에 대한 주파수 특이성이 비교적 낮으며, 고심도 난청인을 평가하기에는 적합하지 않은 한계점이 있다. 이를 보완하기 위한 방법 중의 하나가 바로 청성지속반응(auditory steady-state response, ASSR)이며, 순음(pure tone, sinusoidal stimuli)의 진폭이나 주파수를 주기적으로 변조(modulation)시킨 변조음(modulation tone)을 지속적으로 자극하여 측정한 전위이다. 순음 변조음의 종류는 크게 세 가지로 나눌 수 있는데, 순음의 진폭 부분만 변조한 진폭변조(amplitude modulation, AM), 주파수 부분만 변조한 주파수변조(frequency modulation, FM), 진폭과 주파수를 모두 변조한 혼합변조(mixed modulation, MM)가 있다. 그중 혼합변조음을 사용할 때 가장 큰 진폭 반응을 얻을 수 있어 청성지속반응 측정 시 혼합변조음을 자극음으로 사용한다(Cohen, Rickards, & Clark, 1991; [그림 6-14] 참조).

청성지속반응의 발생 기원은 아직 명확하게 밝혀지지 않았지만, 자극 빈도에 해당하는 변조주파수(modulation frequency)에 따라서 크게 세 가지로 구분할 수 있다(Herdman & Stapells, 2001). 첫째, 변조주파수가 20 Hz 이하인 경우는 청성후기반응과 유사하며 일

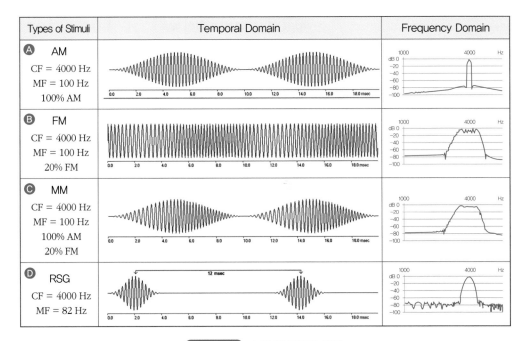

그림 6-14 순음 변조음의 종류

출처: John & Purcell (2008)의 그림을 수정함(Korczak et al., 2012).

차 청각피질과 연합피질이 반응의 발생 부위로 알려져 있다. 둘째, 변조주파수가 20 Hz 보다 크고 60 Hz보다 작을 경우에는 반응의 특징이 청성중기반응에서 나타나는 것과 유사하며 중뇌 및 시상하부 등에서 반응이 나타나는 것으로 추정한다. 셋째, 변조주파수가 60 Hz 이상인 경우는 뇌간 수준에서 유발되며 초기반응인 청성뇌간반응과 비슷한 양상을 보인다.

⊙ 검사방법 및 결과 해석

청성지속반응의 초기 연구 단계에서는 변조주파수를 초당 40 Hz로 제시하여 측정하였으나, 수면이나 마취에 의한 각성 상태에 따라 반응이 감소하고, 특히 아동의 경우 수면 중에는 반응의 신뢰도가 감소하는 것으로 나타났다. 그러나 현재 사용 중인 청성지속반응은 70~80 Hz 이상의 변조주파수를 이용하여 측정하기 때문에 수면의 영향을 덜 받고 안정적인 반응을 얻을 수 있다. 또한 한 가지 자극음만 이용(single frequency ASSR)하거나 여러 자극음을 동시에 이용(multi-frequency ASSR)하는 것이 가능하기 때문에 필요시 구분하여 반응을 측정할 수 있다. 양쪽 귀를 동시에 자극하여 검사를 진행하는 경우 활성전극은 두정부 혹은 높은 이마에, 기준전극은 목덜미(nape)에, 접지전극은 유양돌기나 어깨에 부착한다. 만약 각각의 귀를 따로 검사하는 경우에는 기준전극과 접지전극의 위치를 각각 검사측 유양돌기와 검사 반대측 유양돌기로 한다. 양쪽 귀를 동시에 자극하는 방식은 4개의 반송 주파수(500 Hz, 1,000 Hz, 2,000 Hz, 4,000 Hz)를 가진 자극음을 동시에 제시하여 한꺼번에 8개의 반응을 기록할 수 있는데, 자극음의 강도는 80 dB nHL까지만 가능하며 더 높은 자극 강도에서는 일측 귀에 한 가지 반송주파수 자극만을 이용하여 검사를 진행한다. 변조 방식은 진폭변조, 진폭변조^2, 주파수변조, 혼합변조 모두 가능하며 변조 깊이는 임의로 설정할 수 있다. 100% 진폭변조^{2}와 20% 주파수변조의 혼합변조가 주파수 특이성을 해치지 않는 범위 내에서 가장 큰 진폭반응을 얻을 수 있다. 변조주파수 범위는 대략 75~105 Hz이며, 자극음 간에는 최소 1.5 Hz 이상의 차이가 있어야 반응기록 시 구분이 용이하다. 최초 자극 제시 강도는 임의로 설정할 수 있으나 보통 60 dB HL에서 시작하고, 청성뇌간반응을 이미 시행하여 역치를 측정한 경우라면 참고하여 시작 강도 수준을 설정한다. 가산 횟수는 32회로 설정되어 있으나 일반적으로 16회 정도면 충분하고, 16회가 되기 전에 유의한 반응이 있으면 기록을 중단하고 다음 강도로 이동한다.

청성지속반응은 다른 유발전위와는 달리 자동적으로 반응의 유무를 결정할 수 있는 자동반응 판독 알고리즘이 반응의 유무를 결정하게 되는데, 위상연계법(phase coherence)과 F검정(F-test) 방법이 주로 사용된다(Sininger & Cone-Wesson, 2002). 위상연계법은 각 자극음에서 측정된 뇌파의 위상이 변조주파수와 동시성을 갖게 되어 한 방

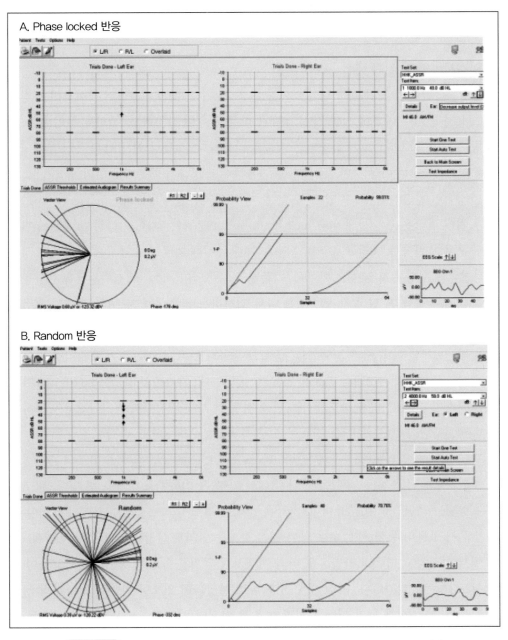

그림 6-15 청성지속반응검사의 예: A. phase-locked 반응, B. Random 반응

출처: Audera®, Grason-Stadler

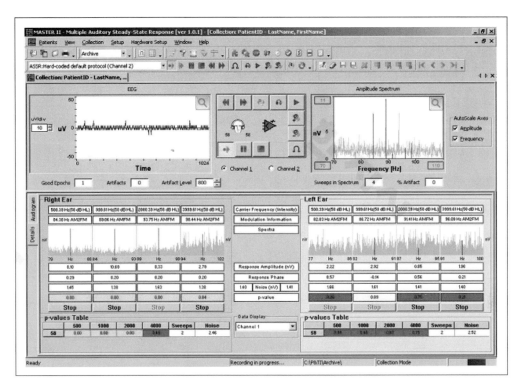

그림 6-16 청성지속반응검사의 예

출처: MASTER® II, Bio-logic

향으로 모아지게 되면(phase-locked) 위상연계값이 1에 가까워져 반응이 있는 것으로 간주한다. 반면에 응집하지 않고 흩어지게 되면(random) 위상연계값이 0에 가까워져 반응이 없는 것으로 처리된다. 현재 이 방법을 이용해서 상용화된 기기가 Grason-Stadler사의 Audera®시스템이다([그림 6-15] 참조). 반면, F검정 방법은 자극음의 변조주파수와 동일한 주파수를 가진 뇌파 성분의 진폭이 변조주파수보다 60 Hz 위아래 주파수의 뇌파 성분의 진폭과 통계적으로 유의한 차이가 있으면 반응이 있는 것으로 처리하는 방식이다. F검정 방법을 이용해서 청성지속반응을 측정할 수 있는 기기는 Bio-logic사의 MASTER® 시스템으로 양쪽 귀에서 여러 개의 자극 주파수를 동시에 측정하는 것이 가능하다([그림 6-16] 참조).

⊙ 임상적 의의

청성지속반응은 임상적으로 청력역치 추정을 목적으로 가장 많이 사용되고, 순음 역치와의 상관성이 매우 높아서 순음 역치를 예측하는 데 유용하며, 청성지속반응과 청성뇌간반응 간에 유의한 차이는 없는 것으로 알려져 있다(Cone-Wesson et al., 2002). 특히 난청의 정도가 심할수록, 그리고 자극음의 주파수가 높을수록 두 역치 간의 상관관계는 더욱 높고, 두 역치 간 차이는 줄어드는 경향을 보인다(Rance et al., 1995). 따라서 고도이 상의 난청을 가진 경우 신뢰할 만한 객관적인 청력역치를 제공할 수 있으며, 자극음의 특성상 청성뇌간반응의 최대 자극 강도를 넘어서는 120 dB HL 이상까지 자극이 가능한 장점이 있다. 이 외에도 청성지속반응은 자동화된 역치 측정 방식으로 역치 추정에서 객관성을 높일 수 있고, 비숙련가도 검사하기가 용이하다는 장점이 있어 다양한 분야에 사용할 수 있다. 하지만 고강도의 자극음으로 청성지속반응을 측정할 경우 위신호(aliasing signal)가 발생하여 반응에 간섭 현상을 줄 수 있고(조수진 외, 2005), 정상 청력의 경우 순음청력역치와의 상관관계가 낮아 정확도가 떨어질 수 있으므로 다른 청성유발전위나 행동청능평가와 더불어 청력 결과 해석에 적용해야 할 것이다.

2. 이음향방사

청각기관 중에서 내이의 달팽이관(Cochlear, 와우)은 단순히 소리를 받아들이는 기능을 할 뿐만 아니라 외유모세포에서 자발적으로 혹은 자극음에 의해 소리를 발생시키기도 한다는 사실은 1978년 영국의 Kemp에 의해 밝혀지면서 이음향방사(otoacoustic emission, OAE)의 개념이 정립되었다. 이음향방사는 달팽이관의 외유모세포에서 발생하는 것으로 알려져 있는데, 이를 뒷받침하는 근거는, ⓐ 30 dB HL 이상의 감각신경성 난청이나 청신경이 절단된 경우에도 이음향방사가 측정된다는 점, ⓑ 내유모세포가 없는 돌연변이 생쥐에서도 반응이 나타난다는 점, ⓒ 이독성 약물과 소음에 의해 감쇄될 수 있다는 점 등이다.

이음향방사는 두 가지 종류로 분류할 수 있는데, 하나는 외부의 자극음 없이 달팽이관의 외유모세포에서 능동적으로 발생되는 '자발이음향방사(spontaneous otoacoustic emission, SOAE)'이며, 다른 하나는 외부에서 제시된 자극음에 의해 유발되는 '유발이음향방사(evoked otoacoustic emission, EOAE)'이다. 임상적으로 널리 사용되고 있는 유발이음향방사에는 일과성이음향방사(transient evoked otoacoustic emission, TEOAE), 주파수이음향방사(stimulus frequency otoacoustic emission, SFOAE), 변조이음향방사(distortion product otoacoustic emission, DPOAE)가 있다(〈표 6-2〉 참조). 이음향방사는 신생아 청력

표 6-2 **이음향방사의 분류**

분류	세부 분류
자발이음향방사 (spontaneous otoacoustic emission, SOAE)	–
유발이음향방사 (evoked otoacoustic emission, EOAE)	일과성이음향방사 (transien evoked otoacoustic emission, TEOAE)
	주파수이음향방사 (stimulus frequency otoacoustic emission, SFOAE)
	변조이음향방사 (distortion product otoacoustic emission, DPOAE)

출처: ANSI (2010).

선별검사, 미로와 후미로성 난청의 감별, 이독성 약물 효과 감시, 변동성(fluctuating) 난청의 진단, 소아 난청의 감별 진단, 그리고 글리세롤 검사(glycerol test)에 활용된다.

1) 자발이음향방사

자발이음향방사는 외부의 음향 자극 없이 외이도에서 측정할 수 있는 좁은 대역(narrow band)의 음향에너지이다. 이 에너지는 마이크로폰에서 입력된 소리가 증폭된 후, 고속 푸리에 변환(fast fourier transformation, FFT)을 거쳐 주파수 분석(spectral analysis) 후 확인할 수 있다. 성인의 경우 주로 1,000~2,000 Hz에서 발생하며, 신생아나 유소아의 경우에는 3,000~4,000 Hz에서 발생한다(Robinette & Glattke, 1997). 자발이음향방사는 정상 청력을 가진 사람의 35~60%에서 발현되고, 한 귀에 1개 혹은 여러 개가 존재할 수도 있다(Zurek, 1981). 청력역치가 20 dB HL 이상인 개인에서는 대부분의 경우 자발이음향방사가 발견되지 않는다(Probst, Lonsbury-Martin, Martin, & Coats, 1987). 발현율은 나이, 인종, 성별, 좌우측 귀 등에 따라 달라질 수 있는데, 일반적으로 60세 이상이 되면 정상 청력을 가진 경우에도 자발이음향방사의 발현율이 급격히 감소하며, 남성보다 여성에게서 더 잘 발현되고, 우측 귀와 흑인에게서 발현율이 더 높은 것으로 알려져 있다.

자발이음향방사는 검사 귀의 외이도에 프로브를 삽입한 상태에서 음향 자극 없이 외이도에서 감지되는 소리를 측정하는 방식으로 검사가 진행된다. [그림 6-17]은 오른쪽 귀에서 2개의 자발이음향방사가 측정된 결과를 보여 준다.

자발이음향방사는 건청인의 모든 귀에서 발현되지 않으므로 자발이음향방사가 측정

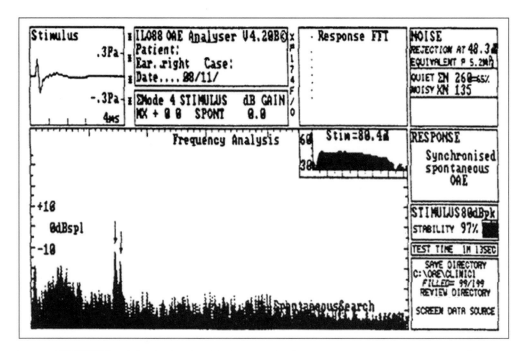

그림 6-17 ㅣ 자발이음향방사가 측정된 결과의 예(ILO88 device, Otodynamic Limited)

된다는 것은 최소한 청력역치가 25 dB HL 이내의 정상 청력에 속한다는 것을 뜻한다. 문헌에 보고된 자발이음향방사의 음압 수준은 대략 +30∼−25 dB(re 20 daPa)이며(Pasanen & McFadden, 2000; Schloth & Zwicker, 1983), 하한 값은 측정 잡음 플로어에 의해 제한될 수 있다.

2) 유발이음향방사

(1) 일과성이음향방사

클릭음이나 톤버스트음과 같은 일과성(transient)음이 피검자의 귀에 제시되면, 일정 시간이 흐른 뒤에 이음향방사가 발생한다. 클릭음을 주로 사용하기 때문에 클릭유발이음향방사라고도 불린다.

일과성이음향방사의 반응 유무는 반응 강도나 반응 파형의 상관관계를 퍼센트로 나타낸 재현율을 통하여 확인할 수 있다. 일반적으로 반응 강도 5 dB SPL, 재현율 50% 이상일 때 반응이 있는 것으로 판단한다(Robinette & Glattke, 1997).

일과성이음향방사는 검사 귀의 외이도에 프로브를 삽입한 상태에서 클릭음을 제시

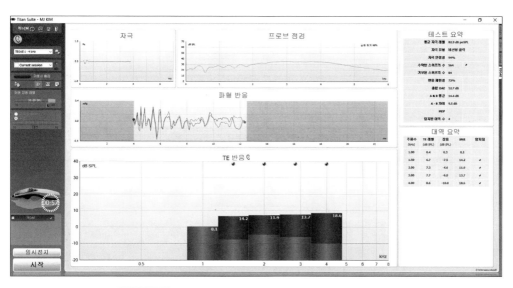

그림 6-18　일과성이음향방사의 예(Titan, Interacoustics)

한 뒤 와우에서 발생하는 소리를 외이도에서 측정하는 방식으로 검사를 진행한다. [그림 6-18]은 1 kHz를 제외한 측정 주파수에서 일과성이음향방사 반응이 탐지된 결과를 보여 준다. 평균 반응 크기는 12.7 dB이며 1, 1.5, 2, 3, 4 kHz에서 신호대잡음비는 각각 0.1, 14.2, 11.9, 13.7, 18.6 dB로 나타난다. 자극안전성은 94%, 재현율은 72%를 보이고 있다. [그림 6-19]의 상단은 통과(Pass)를 보여 주는 결과 예시로 자극안전성 96%, 평균 반응 크기 20.8 dB, 재현율 95%를 보이고 있는 반면, 하단은 재검(refer)을 보여 주는 예시로 자극안전성 95%, 평균 반응 크기 6.8 dB, 재현율 -11%를 보이고 있다.

　일과성이음향방사는 거의 모든 정상 귀(98~100%)에서 나타나는 광대역 스펙트럼(broad band spectrum)으로, 회화음역의 청력역치가 30~40 dB HL 이상일 경우 반응이 잘 나타나지 않으므로 외유모세포의 손상으로 인한 미로성 난청 여부를 확인하는 데 유용하다. 또한 검사가 신속하게 이루어지기 때문에 유소아 난청의 조기 발견이나 소음성 난청의 선별에도 효과적이어서 객관적인 선별검사 방법으로 활용된다. 특히 일과성이음향방사를 이용한 신생아 청각선별검사는 민감도가 높고 환자에게 불편함 없이 단시간 내에 검사를 진행할 수 있으며, 비용 또한 다른 선별검사인 청성뇌간반응검사에 비해 저렴하기 때문에 선별검사로서 적합하다(문성균, 박홍준, 박기현, 2002).

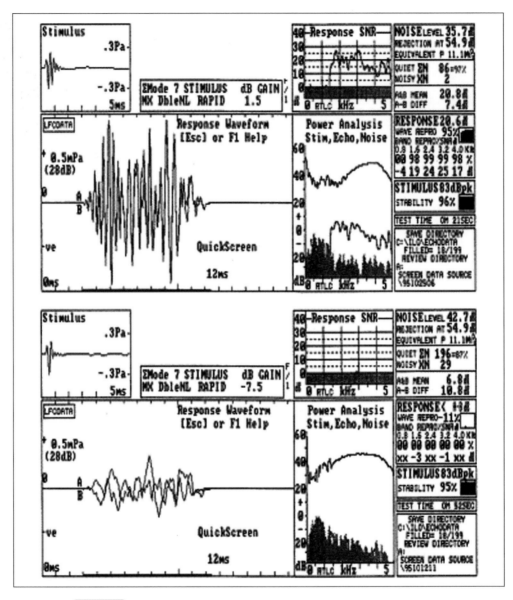

그림 6-19   일과성이음향방사 결과의 예[상단: 통과(Pass), 하단: 재검(refer)]

(2) 주파수이음향방사

주파수이음향방사는 일정한 주파수 범위에 걸쳐 저음역에서 고음역으로 연속해서 이동하는 순음 자극에 대한 이음향방사반응이다. 자극음과 방사음이 동일한 주파수를 가지기 때문에, 이 둘을 구별하는 데 기술적인 어려움이 있다.

주파수이음향방사는 연속해서 주파수가 변하는 자극음에 대해 반응의 위상(phase)

과 정도가 변하는 것을 감지하여 반응을 측정하기 때문에, 측정 신호에 노이즈가 포함되어 있더라도 노이즈를 제거하고 특정 목표 주파수에서만 원하는 신호를 측정할 수 있는 lock-in amplifier라는 장치가 필요하다.

주파수이음향방사는 몇 개의 연속적인 방사파의 산(peak)과 골(trough)로 나타나며, 반응 진폭은 −20~+10 dB SPL 범위에서 측정된다. 발현율은 연구자마다 차이가 있으나 88~100%로 보고된다(Dallmayr, 1987; Zwicker & Schloth, 1984).

(3) 변조이음향방사

변조이음향방사는 피검자의 외이도에 두 가지 서로 다른 주파수(f1 < f2) 순음을 동시에 제시했을 때 달팽이관의 외유모세포에서 자극음과는 다른 여러 주파수($mf1 \pm nf2$)의 변조음 형태로 발생하며, 건청인의 약 98% 이상에서 발현된다. 두 순음의 주파수 비율(f2/f1)이 1.22, 자극 강도가 0~15 dB 차이(L1≥L2)일 때 반응이 잘 나타나는데, 특히 2f1−f2 주파수에서 반응이 가장 크게 나타난다(Hauser & Probst, 1991).

변조이음향방사는 검사 귀의 외이도에 프로브를 삽입한 상태에서 2개의 다른 주파수를 가진 순음(f1, f2)을 제시한 뒤 와우에서 발생하는 소리를 외이도에서 측정하는 방식으로 검사를 진행한다.

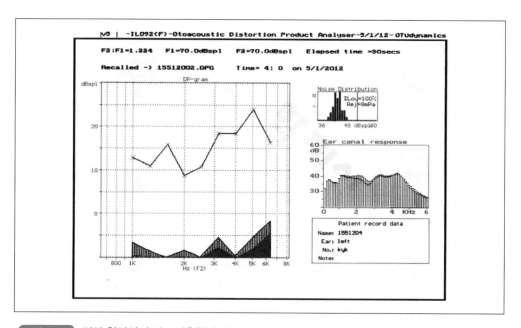

그림 6-20 정상 청력인의 변조이음향방사 DP-gram 결과의 예(ILO92 device, Otodynamic Limited)

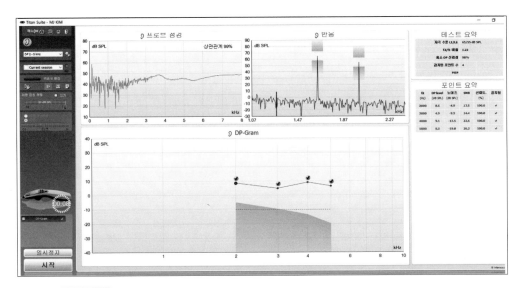

그림 6-21 정상 청력의 변조이음향방사 DP-gram 결과의 예(Titan, Interacoustics)

변조이음향방사의 종류는 크게 두 가지로 나눌 수 있는데, 하나는 DP 오디오그램(DP-audiogram 혹은 DP-gram)이고 다른 하나는 입출력함수(input/output function 혹은 I/O function)이다. DP 오디오그램은 순음 자극의 강도를 고정하고 주파수를 변화시켜 반응의 유무를 확인한다. 양성반응 기준은 잡음 수준(noise floor)에 비해 변조음의 강도가 3~5 dB 이상인 경우로(Lonsbury-Martin et al., 1990), [그림 6-20]과 [그림 6-21]이 이에 해당한다.

입출력함수는 일정한 주파수에서 두 순음의 자극강도를 변화시켜 변조이음향방사 반응을 측정한다([그림 6-22] 참조). 변조이음향방사 역치는 이음향방사가 잡음 수준보다 높아지기 시작하는 지점으로 순음청력역치와 일치하지는 않으나, 주파수 특성이 유사하기 때문에 교차분석이 가능하다. 그 외에 외이도에 자극음을 제시한 후 와우에서 변조이음향방사가 발생하여 다시 외이도까지 되돌아오는 데 걸리는 시간을 측정하여 와우의 기능을 확인할 수도 있다. 변조이음향방사의 반응기간은 달팽이관의 기저막을 따라 전달되는 진행파(traveling wave)와 관련이 있다는 사실이 밝혀지면서 중요한 의미를 가지게 되었으며, 일반적으로 정상인의 경우 저주파수일수록 반응기간이 길어지는 경향이 있다. 변조이음향방사는 와우에서 발생하는 다양한 비선형적 특성(non-linearity)을 반영하여, 다른 이음향방사와는 달리 주파수 특이성이 뛰어나기 때문에 와우의 미세한 기능을 평가할 수 있다. 또한 청력손실이 큰 경우에도 55 dB HL까지 측정할 수 있어 민감도

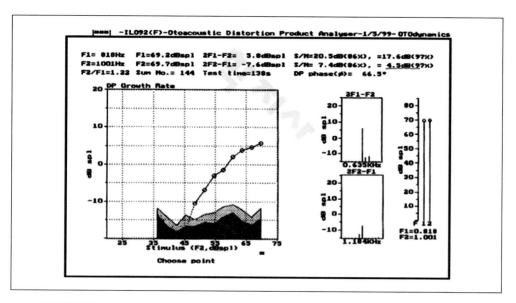

그림 6-22 변조이음향방사 I/O function 결과의 예(ILO92 device, Otodynamic Limited)

가 우수하다. 이러한 장점 덕분에 이독성 약물 투여 후의 청력 추적 관찰, 소음성 난청, 연령에 따른 초기 와우 손상 등에서 민감하게 반응하여 임상적 유용성이 높다.

요약 및 정리

　최근 65세 이상 노인 인구의 증가, 환경 소음과 관련된 법적 분쟁의 증가, 소음성 난청의 확산, 고도 난청인을 위한 인공와우 시술과 신생아 청각선별검사의 확대 등 사회환경적 변화로 인하여 난청에 대한 관심이 높아지고 있다. 이에 따라 난청의 상태를 객관적으로 평가할 수 있는 청성유발전위검사나 이음향방사검사와 같은 특수청력검사에 대한 중요성도 증가하고 있다.

　따라서 이 장에서 다루는 특수청력검사와 더불어 순음청력검사나 어음청각검사와 같은 행동청능평가 및 기타 관련 검사를 함께 시행하면, 난청 환자를 보다 정확하게 평가할 수 있다. 이는 이후 치료나 재활에 큰 도움이 될 것이며, 그 예후 또한 개선될 것으로 기대된다.

📖 참고문헌

김리석, 부성현(2001). 청성중간반응. 대한청각학회지, 5, 27-35.

김리석, 정성욱(2011). 청성뇌간반응과 청성지속반응을 이용한 영유아의 청력역치 예측. 대한이비인후과학회지 두경부외과학, 54(9), 592-602.

김진숙, 정정화, 김형종(2010). 우리나라 정상성인에서 Stacked 청성뇌간반응과 Cochlear Hydrops Analysis Masking Procedure의 성별 및 연령별 차이분석. 대한이비인후과학회지 두경부외과학, 53(10), 603-608.

김형종, 정정화, 김진숙(2010). 우리나라 정상성인에서 Stacked 청성뇌간반응과 Cochlear Hydrops Analysis Masking Procedure의 성별 및 연령별 차이분석. 대한이비인후과학회지 두경부외과학, 53(10), 603-608.

문성균, 박홍준, 박기현(2002). TEOAE를 이용한 신생아 청각선별검사의 의의. 대한이비인후과학회지 두경부외과학, 6(1), 9-13.

조수진, 이정학, 김형종, 조소현, 임덕환, 김진숙(2005). 정상과 고심도 감각신경성난청에서 청성지속반응(Auditory Steady-State Response)에 영향을 주는 변수에 관한 고찰. *Audiology and Speech Research*, *1*(1), 28-34.

Antonelli, A. R., Bellotto, R., & Grandori, F. (1987). Audiologic Diagnosis of Central versus Eighth Nerve and Cochlear Auditory Impairment. *Audiology*, *26(4)*, 209-226. https://doi.org/10.1080/00206098709081550

Baess, P., Widmann, A., Roye, A., Schröger, E., & Jacobsen, T. (2009). Attenuated human auditory middle latency response and evoked 40-Hz response to self-initiated sounds. *European Journal of Neuroscience*, *29*(7), 1514-1521.

Choi, H.-J., Lee, T., Oh, K.-W., & Kim, H.-M. (2006). Auditory brainstem response (ABR) results in NICU graduates. *Clinical and Experimental Pediatrics*, *49*(12), 1301-1307. https://doi.org/10.3345/kjp.2006.49.12.1301

Cohen, L. T., Rickards, F. W., & Clark, G. M. (1991). A comparison of steady-state evoked potentials to modulated tones in awake and sleeping humans. *Journal of the Acoustical Society of America*, *90*, 2467-2479.

Cone-Wesson, B., Dowell, R. C., Tomlin, D., Rance, G., & Ming, W. J. (2002). The auditory steady-state response: comparisons with the auditory brainstem response. *Journal of the American Academy of Audiology*, *13*(4), 173-187.

Courchesne, E., Hillyard, S. A., & Galambos, R. (1975). Stimulus novelty, task relevance and the visual evoked potential in man. *Electroencephalography and clinical neurophysiology*,

39(2), 131-143.

Cox, L. C., Hack, M., & Metz, D. A. (1981). Brainstem evoked response audiometry in the premature infant population. *International Journal of Pediatric Otorhinolaryngology*, *3*(3), 213-224.

Dallmayr, V. C. (1987). Stationary and dynamical properties of simultaneous evoked otoacoustic emissions (SEOAE). *Acta Acustica united with Acustica*, *63*(4), 243-255.

Eggermont, J. J. (1974). Basic Principles for Electrocochleography. *Acta Oto-Laryngologica*, *77*(sup316), 7-16. https://doi.org/10.1080/16512251.1974.11675742

Galambos, R., Makeig, S., & Talmachoff, P. J. (1981). A 40-Hz auditory potential recorded from the human scalp. *Proceedings of the national academy of sciences*, *78*(4), 2643-2647.

Giard, M. H., Perrin, F., Pernier, J., & Bouchet, P. (1990). Brain generators implicated in the processing of auditory stimulus deviance: a topographic event-related potential study. *Psychophysiology*, *27*(6), 627-640.

Gibson, W. P., & Prasher, D. K. (1983). Electrocochleography and its role in the diagnosis and understanding of Meniere's disease. *Otolaryngologic Clinics of North America*, *16*(1), 59-68.

Goh, E. K. (1996). Clinical application of electrocochleography. *Journal of Clinical Otolaryngology Head and Neck Surgery*, *7*(2), 308-315.

Halgren, E., Squires, N. K., Wilson, C. L., Rohrbaugh, J. W., Babb, T. L., & Crandall, P. H. (1980). Endogenous potentials generated in the human hippocampal formation and amygdala by infrequent events. *Science*, *210*(4471), 803-805.

Hall, J. W. (1985). The effects of high-dose barbiturates on the acoustic reflex and auditory evoked responses: two case reports. *Acta oto-laryngologica*, *100*(5-6), 387-398.

Hall, J. (2007). *New handbook of auditory evoked responses*. Allyn & Bacon.

Hauser, R., & Probst, R. (1991). The influence of systematic primary-tone level variation L 2-L 1 on the acoustic distortion product emission 2 f 1-f 2 in normal human ears. *The Journal of the Acoustical Society of America*, *89*(1), 280-286.

Herdman, A. T., & Stapells, D. R. (2001). Thresholds determined using the monotic and dichotic multiple auditory steady-state response technique in normal-hearing subjects. *Scandinavian audiology*, *30*(1), 41-49.

Hill, K. (2018). Evoked potentials part 1: Good practice and auditory brainstem response. *Audiology Online. https://www. audiologyonline. com/articles/evokedpotentials-part-1-good-23607.*

Jerger, J., Chmiel, R., Glaze, D., & Frost, J. D. (1987). Rate and Filter Dependence of the Middle-Latency Response in Infants. *Audiology, 26(5),* 269–283. https://doi. org/10.3109/00206098709081555

Jerger, J., & Hall, J. (1980). Effects of age and sex on auditory brainstem response. *Archives of otolaryngology, 106*(7), 387–391.

Jerger, J. F., & Mauldin, L. (1978). Prediction of sensorineural hearing level from the brain stem evoked response. *Archives of otolaryngology, 104*(8), 456–461.

Kileny, P., Paccioretti, D., & Wilson, A. F. (1987). Effects of cortical lesions on middle-latency auditory evoked responses (MLR). *Electroencephalography and clinical neurophysiology, 66*(2), 108–120.

Korczak, P., Smart, J., Delgado, R., Strobel, T. M., & Bradford, C. (2012). Auditory steady-state responses. *Journal of the American Academy of Audiology, 23*(3), 146–170.

Kraus, N., McGee, T., Carrell, T. D., & Sharma, A. (1995). Neurophysiologic bases of speech discrimination. *Ear and hearing, 16*(1), 19–37.

Kraus, N., Micco, A. G., Koch, D. B., McGee, T., Carrell, T., Sharma, A., ... & Weingarten, C. Z. (1993). The mismatch negativity cortical evoked potential elicited by speech in cochlear-implant users. *Hearing research, 65*(1-2), 118–124.

Lader, M. (1977). Effects of psychotropic drugs on auditory evoked potentials in man. *Auditory evoked potentials in man: psychopharmacology correlates of evoked potentials* (pp. 142–159). Karger.

Loiselle, D. L., Stamm, J. S., Maitinsky, S., & Whipple, S. C. (1980). Evoked potential and behavioral signs of attentive dysfunctions in hyperactive boys. *Psychophysiology, 17*(2), 193–201.

McGee, T., Kraus, N., Comperatore, C., & Nicol, T. (1991). Subcortical and cortical components of the MLR generating system. *Brain research, 544*(2), 211–220.

McPherson, D. L. (1996). *Late potentials of the auditory system.* Singualr Publishing Group Inc.

Melcher, J. R., Guinan, Jr., J. J., Knudson, I. M., & Kiang, N. Y. (1996a). Generators of the brainstem auditory evoked potential in cat. II. Correlating lesion sites with waveform changes. *Hearing research, 93*(1-2), 28–51.

Melcher, J. R., Knudson, I. M., Fullerton, B. C., Guinan, Jr., J. J., Norris, B. E., & Kiang, N. Y. (1996b). Generators of the brainstem auditory evoked potential in cat. I. An experimental approach to their identification. *Hearing research, 93*(1-2), 1–27.

Møller, A. R. (1985). Origin of latency shift of cochlear nerve potentials with sound intensity. *Hearing Research, 17,* 177–189.

Møller, A. R., & Jannetta, P. J. (1985). Neural generators of the auditory brainstem response. *The Auditory Brainstem Response*, 13-31.

Musiek F., & Lee, W. (1999) Auditory middle and late potentials. In F. Musiek, W. Rintelmann (Eds.), *Contemporary perspectives on hearing assessment* (pp. 243-272). Allyn & Bacon.

Okada, Y. C., Kaufman, L., & Williamson, S. J. (1983). The hippocampal formation as a source of the slow endogenous potentials. *Electroencephalography and Clinical Neurophysiology*, *55*(4), 417-426.

Oviatt, D. L., & Kileny, P. R. (1991). Auditory event-related potentials elicited from cochlear implant recipients and hearing subjects. *American Journal of Audiology*, *1*(1), 48-55.

Pasanen, E. G., & McFadden, D. (2000). An automated procedure for identifying spontaneous otoacoustic emissions. *The Journal of the Acoustical Society of America*, *108*(3), 1105-1116.

Picton, T. W., Hillyard, S. A., Krausz, H. I., & Galambos, R. (1974). Human auditory evoked potentials. I. Evaluation of components. *Electroencephalography and Clinical Neurophysiology*, *36*(2), 179-190. doi: 10.1016/0013-4694(74)90155-2. PMID: 4129630.

Probst, R., Lonsbury-Martin, B. L., Martin, G. K., & Coats, A. C. (1987). Otoacoustic emissions in ears with hearing loss. *American Journal of Otolaryngology*, *8*(2), 73-81.

Rance, G., Rickards, F. W., Cohen, L. T., De Vidi, S., & Clark, G. M. (1995). The automated prediction of hearing thresholds in sleeping subjects using auditory steady-state evoked potentials. *Ear and Hearing*, *16*(5), 499-507.

Robinette, M. S., & Glattke, T. J. (1997). *Otoacoustic emissions: Clinical applications*. Thieme.

Ruth, R. A., Lambert, P. R., & Ferraro, J. A. (1988). Electrocochleography: methods and clinical applications. *Otology & Neurotology*, *9*, 1-11.

Scherg, M., Vajsar, J., & Picton, T. W. (1989). A source analysis of the late human auditory evoked potentials. *Journal of Cognitive Neuroscience*, *1*(4), 336-355.

Schoonhoven, R., Lamoré, P. J. J., deLaat, J. A. P. M., & Grote, J. J. (1999). The prognostic value of electrocochleography in severely hearing-impaired infants. *Audiology*, *38*(3), 141-154.

Schloth, E., & Zwicker, E. (1983). Mechanical and acoustical influences on spontaneous otoacoustic emissions. *Hearing Research*, *11*(3), 285-293.

Sininger, Y. S., & Cone-Wesson, B. (2002). Threshold prediction using auditory brainstem response and steady-state evoked potentials with infants and young children. In J. Katz (Ed.), *Clinical audiology*. Lippincott Williams & Wilkins.

Squires, K. C., & Hecox, K. E. (1983, November). Electrophysiological evaluation of higher level auditory processing. *Seminars in Hearing, 4*(4), 415-432. Copyright© 1983 by Thieme Medical Publishers, Inc.

Suzuki, T., Hirabayashi, M., & Kobayashi, K. (1984). Effects of analog and digital filtering on auditory middle latency responses in adults and young children. *Annals of Otology, Rhinology & Laryngology, 93*(3), 267-270.

Tanaka, F., Tsukasaki, N., Nakao, Y., Shigeno, K., & Kobayashi, T. (1999). Electrocochleographic evaluation of hearing loss in acoustic neuromas. *Otology & Neurotology, 20*(4), 479-483.

van der Drift, J. F., Brocaar, M. P., & van Zanten, G. A. (1987). The relation between the pure-tone audiogram and the click auditory brainstem response threshold in cochlear hearing loss. *Audiology: Official organ of the International Society of Audiology, 26*(1), 1-10.

Wever, E. G., & Bray, C. W. (1930). The nature of acoustic response: The relation between sound frequency and frequency of impulses in the auditory nerve. *Journal of experimental psychology, 13*(5), 373.

Whiting, K. A., Martin, B. A., & Stapells, D. R. (1998). The effects of broadband noise masking on cortical event-related potentials to speech sounds/ba/and/da. *Ear and Hearing, 19*(3), 218-231.

Zurek, P. M. (1981). Spontaneous narrowband acoustic signals emitted by human ears. *The Journal of the Acoustical Society of America, 69*(2), 514-523.

Zwicker, E., & Schloth, E. (1984). Interrelation of different oto-acoustic emissions. *The Journal of the Acoustical Society of America, 75*(4), 1148-1154.

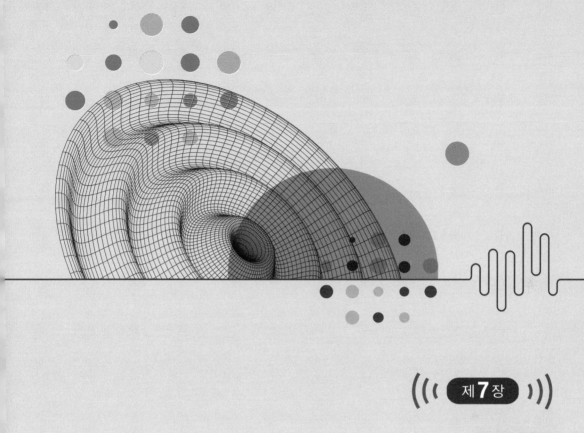

제 **7** 장

보청기

이성민(동명대학교 언어치료청각재활학과) / 이경원(한림국제대학원대학교 청각언어치료학과)

1. 보청기의 역사

2. 보청기의 종류

3. 보청기의 기술적인 특징

4. 보청기적합관리의 절차

보청기(hearing aid)는 일상생활에서 난청인의 다양한 소리 청취능력에 도움을 주기 위해 사용하는 전자기기로 전기가 발명되기 전에는 소리를 증폭하기 위해 손(hand), 동물의 뿔(horn), 동(copper) 또는 철(iron) 등으로 제작한 집음기를 사용하였다. 그리고 전기, 트랜지스터(transistor)가 발명된 이후의 보청기는 본격적인 소리의 증폭과 주파수반응곡선의 조절이 가능해졌으며, 소형화를 통해 귀 부근 또는 외이도 내에 보청기의 착용이 가능해졌다. 특히 디지털 기술을 접목한 오늘날의 보청기는 더욱 작아지고 적은 전류로도 작동이 가능해졌으며, 다양한 증폭 특성, 음향피드백(acoustic feedback)과 소음(noise) 등을 효과적으로 제어함으로써 난청인의 보청기 착용 및 다양한 환경에서의 의사소통능력 개선에 많은 도움을 주고 있다.

이 장에서는 보청기의 역사, 종류, 기술적인 특징, 그리고 보청기적합관리 절차에 필요한 내용을 기술하였다.

1. 보청기의 역사

과거 보청기가 발명되기 전, 인간은 소리를 모으는 다양한 방법을 사용해 청취력을 높여 왔다. 손을 오므려 귓바퀴 뒤에 대는 형식으로 소리를 들을 때, 뒤에서 오는 소리를 막아 주며, 약 1,500 Hz의 중간주파수 대역에서 약 12 dB의 이득(gain)을 갖는다(Barr-Hamilton, 1983). 17세기 들어서는 동물의 뿔(horn) 등을 가공하거나, 이어트럼펫(ear trumpet), 스피킹튜브(speaking tube)와 같은 집음 효과를 극대화한 도구를 발명하기도 하였다([그림 7-1]의 (A), (B) 참조). 전기의 발견과 함께 탄소 송신기를 이용한 Akouphone 이라는 모델이 1902년에 발명되면서, 기존의 수동적 음향증폭 방식이 능동적 방식으로 진보하게 되었다. 1900년대 초에는 진공관(vacuum tube)을 이용하여 출력음압레벨이 130 dB SPL까지 가능한 보청기를 개발하였으나, 보청기의 큰 부피와 외부 배터리의 사용과 같은 제한점이 있었다([그림 7-1]의 (C) 참조). 귀꽂이, 환기구, 자기식 송화기, 압축 증폭 방식 등의 관련 보청기 기술도 진공관 보청기 시대에 고안되었다. 이후 트랜지스터 (transistor)가 전류 및 전압을 효과적으로 조절하여 보청기 증폭에 핵심적인 역할을 함에 따라 소형화된 보청기는 기존의 몸에서 안경형 보청기, 귀걸이형 보청기와 같이 귀 부근에 위치할 수 있게 되었다. 2000년대를 전후하여 디지털 시대로 접어들면서, 보청기는

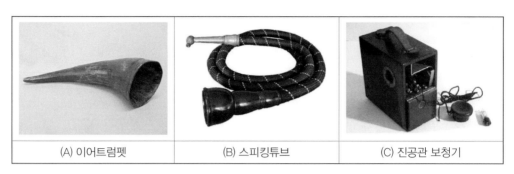

| (A) 이어트럼펫 | (B) 스피킹튜브 | (C) 진공관 보청기 |

그림 7-1 과거 소리 증폭을 위한 집음도구 및 보청기

음향피드백과 소음의 제어 및 방향송화기 등 다양한 청취력 향상 기술을 탑재하는 큰 도약을 이루었다. 그리고 최근의 보청기는 무선통신 기술을 접목하고 있으며, 점차 인공지능 시대로 접어들고 있다.

2. 보청기의 종류

보청기의 종류는 증폭 방식, 신호처리 방식, 조절 방식, 복잡성 등에 따라 다양하게 분류할 수 있지만, 이 장에서는 난청이 발생했을 때 가장 흔하고 보편적으로 접할 수 있는 기도보청기와 이외의 기타 보청기로 구분하여 살펴보았다.

1) 기도보청기

음향에너지를 외이, 중이를 거쳐 달팽이관으로 전달하는 공기전도 방식의 보청기로, 난청이 발생했을 때 가장 보편적으로 사용할 수 있는 보청기이다. 기도보청기는 상자형(pocket type)도 있지만 최근의 기도보청기는 크게 귀걸이형과 귓속형으로 구분할 수 있다. 귀걸이형(behind-the-ear, BTE)은 보청기몸체내수화기형(receiver-in-the-aid, RITA)과 외이도내수화기형(receiver in-the-ear, RITE 또는 receiver in-the-canal, RIC) 보청기로 분류하며, 귓속형은 갑개형(in-the-ear, ITE), 외이도형(in-the-canal, ITC), 고막형(completely in-the-canal, CIC), 초고막형(invisible in-the-canal, IIC) 보청기로 분류한다. [그림 7-2]에서 보청기의 종류별 형태를 제시하였으며, 〈표 7-1〉에서 보청기의 형태별 장점과 단점을 간략하게 정리하였다.

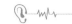

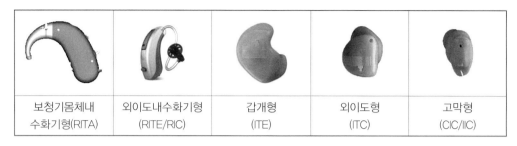

| 보청기몸체내 수화기형(RITA) | 외이도내수화기형 (RITE/RIC) | 갑개형 (ITE) | 외이도형 (ITC) | 고막형 (CIC/IIC) |

그림 7-2 기도보청기의 형태

표 7-1 기도보청기의 종류 및 특징

기도보청기의 종류		장점	단점
귀걸이형	보청기몸체내 수화기형	• 이득과 출력이 높다. • 방향성 마이크로폰 시스템, 텔레코일, 음향입력 잭 등의 탑재가 유리하다.	• 눈에 띄기 쉽다. • 귀걸이형 개방형 보청기에 비해 착용감이 좋지 않다.
	외이도내 수화기형	• 폐쇄 효과를 효과적으로 줄일 수 있다. • 방향마이크로폰의 내장이 가능하다. • 블루투스의 사용이 수월하다. • 충전식(rechargeable)이 가능하다.	• 정확한 주파수반응곡선의 제공이 어려울 수 있다. • 안경, 마스크의 착용에 영향을 받을 수 있다. • 고령자의 경우 수화기를 외이도 내 정확한 위치에 착용하기가 어려울 수 있다.
귓속형	갑개형	• 귓속형 보청기 중 가장 높은 이득과 출력을 갖는다.	• 눈에 띄기 쉽다.
	외이도형	• 갑개형 다음으로 높은 이득과 출력을 갖는다. • 작지만 2개의 마이크로폰 설치가 가능하다.	• 귀걸이형, 갑개형 보청기에 비해 이득과 출력이 낮다. • 충전식의 경우 크기가 커진다.
	고막형 또는 초고막형	• 눈에 잘 띄지 않는다. • 정확한 주파수반응곡선의 제공이 가능하다. • 안경, 마스크의 착용이 수월하다.	• 폐쇄 효과가 쉽게 발생할 수 있어서 깊고 꽉 차게 삽입해야 한다. • 방향마이크로폰의 내장이 어렵다. • 블루투스의 사용이 어렵다.

(1) 귀걸이형 보청기

귀걸이형 보청기는 보청기의 몸체(body)를 귓바퀴에 착용하고, 몸체 내의 수화기에서 출력된 소리를 이어후크(ear hook)와 연결된 튜브, 그리고 귀꽂이(또는 이어몰드)를 통해 고막으로 전달한다. 귓속형 보청기와 비교하여 상대적인 큰 부피를 가짐으로 인해 방향성송화기 시스템, 텔레코일(tele-coil), 음향입력 잭(audio input jack), 프로그래밍 버튼 등의 부가 기능을 가지는 부품과 기술의 적용이 가능한 장점이 있으며, 출력음압레벨과 이득이 높아서 고심도 청력손실을 가지는 난청인들에게 효과적이다. 2000년대 초부터 출시되고 있는 외이도내수화기형 보청기는 고막과 수화기팁(receiver tip) 사이로 전달된 성대의 진동을 큰 직경의 환기구(vent)를 통해 외부로 배출하여 폐쇄 효과(occlusion effect)를 해결하는 데 효과적이다. 외이도내수화기형 보청기는 보청기몸체내수화기형 보청기보다 출력음압레벨 및 이득이 낮으며, 환기구의 직경이 큰 개방 이어팁을 사용하는 경우 많은 음향누출이 발생하여 고심도 난청인에게 적합하지 않으나, 미용적 우수성, 편안한 착용감, 그리고 블루투스, 방향송화기, 각종 조절 스위치 활용 등으로 인해 보청기 시장에서 점유율이 상승하고 있다.

(2) 귓속형 보청기

귓속형 보청기는 귀에 안착되는 위치에 따라 갑개형, 외이도형, 고막형, 초고막형 보청기로 구분한다. 귓속형 보청기의 제작을 위해서는 귓바퀴, 외이도의 모양을 나타내는 귓본(ear impression)을 채취하여 보청기 사용자의 외이 구조와 형태에 맞는 외형을 갖도록 보청기몸체(hearing aid shell)를 제작한다. 귓속형 보청기는 송화기가 갑개 또는 외이도 입구 부근에 위치하기 때문에 이개의 고주파수 집음 효과를 이용할 수 있고, 귀걸이형과 비교하여 더 짧은 소리 전달 경로를 가지며, 현실적인 방향감각을 제공한다. 고막형 또는 초고막형 보청기의 경우 외이도 깊숙이 위치하여 눈에 띄지 않아 미용적으로도 우수하다. 또한 고막 가까이 위치하므로 폐쇄 효과를 줄일 수 있고, 외이도 보청기에 비해 5~10 dB 높은 이득을 기대할 수 있다. 하지만 작은 크기로 인해 텔레코일, 블루투스, 방향성 구현을 위한 2개의 송화기 탑재와 같은 관련 기술을 구현하는 데 제약을 받는다.

2) 특수보청기

특수보청기는 기도보청기를 사용하여 어음의 인지 등에 있어서 효과를 보기가 어려운 고심도의 청력손실, 양 귀의 청력에 차이가 많이 나타나는 비대칭형 청력손실(asymmetrical hearing loss), 신호대잡음비(signal-to-noise ratio)의 개선이 필요한 경우, 신체적인 결함 등으로 기도보청기 착용이 어려운 경우에 착용을 고려할 수 있으며, 현재 주로 사용하는 특수보청기는 다음과 같다.

(1) FM 보청기

　FM(frequency modulation) 보청기는 화자의 음성을 보청기의 송화기로 직접 무선 전달하는 방식으로 신호대잡음비를 효과적으로 개선할 수 있는 청각보조기기의 한 종류로 볼 수 있다. FM 보청기의 일반적인 작동원리는 화자의 목에 걸거나 주머니 또는 옷깃에 부착된 송신기(transmitter)의 송화기를 통해 입력된 화자의 음성신호를 주파수변조(frequency modulation)한 후 무선의 형태로 청자가 착용하고 있는 FM 보청기의 수신기(receiver)로 전달한다. 수신기에서는 복조(demodulation)과정을 통해 전달받은 무선신호에서 음성을 분리하고 증폭한 후 사용자의 청각기관으로 전달한다. FM 보청기에서는 라디오 등 다른 기기와의 혼선을 피하고자 과거에는 72~76 MHz 또는 216~217 MHz 영역의 범위까지 미국 연방통신위원회(Federal Communications Commission, FCC)로부터 허가를 받아 사용하였다. 그러나 최근에는 송수신기 간에 약속한 패턴으로 주파수를 이동 또는 바꾸어 가면서 데이터를 나누어 보내는 방식으로 사용자 간의 간섭을 피하는 주파수 호핑(frequency-hopping) 기술을 FM 보청기에 적용하고 있다.

　FM 보청기는 과거에 몸에 착용하는 형태로 출시하였으나, 현재 귀걸이형 보청기로 출시하고 있다. FM 보청기는 높은 신호대잡음비가 요구되는 교실 환경에서 난청 아동의 교육의 질 향상에 효과적이다. FM 보청기 조절 시 수신기로 입력되는 교수자(화자)의 목소리뿐만 아니라 보청기 송화기로 들어오는 다른 아동 또는 본인의 목소리에 대한 청취도 필요하기 때문에 두 가지 입력레벨에 대한 적절한 비율이 요구된다. 그리고 최근에는

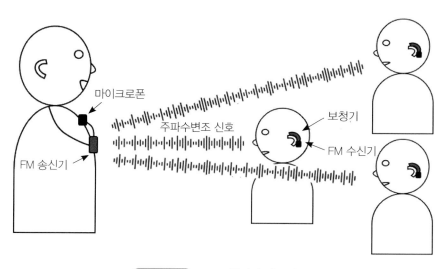

그림 7-3　FM 보청기의 작동 원리

사람이 많은 곳 또는 다양한 소음하에서 화자의 대화음을 효과적으로 청취하기 위해 개인용으로도 사용하고 있다. 앞의 [그림 7-3]에 FM 보청기의 작동원리가 제시되어 있다.

(2) 적외선 보청기

적외선(infared light) 보청기는 눈에 보이지 않는 적외선 신호를 변조시켜 음성을 전달하는 시스템이다. 송화기로 입력된 음성신호는 진폭변조(amplitude modulation)를 사용하여 적외선 신호를 펄스(pulse) 형태로 만들어 보청기 사용자의 수신기에 무선 전송하고 적외선 수신기는 적외선 펄스를 탐지하고 복조하여 음향신호로 바꾼다. 적외선 신호는 광파(light wave)와 같아 직선성을 가지며, 장애물로 인하여 막히거나 굴절 현상이 나타나기 때문에 햇빛과 같은 물질들이 신호 전달에 방해를 가져올 수 있다. 따라서 극장, 교회, 강당 등과 같은 대형 실내 공간에서 사용되며, 다수의 적외선 보청기를 착용하는 사용자가 원거리에서 효과적으로 음성을 들을 수 있도록 돕는다.

(3) 골도보청기

골도보청기(bone conduction hearing aid)는 외이를 거치지 않고 달팽이관으로 소리를 전달하는 시스템이다. 따라서 외이도폐쇄증, 소이증과 같이 외이 기형이 있거나, 만성중이염 등의 중이 질환을 갖는 전음성 난청, 그리고 골도청력역치가 높지 않은 혼합성 난청인에게 일반 기도보청기의 대안으로 사용할 수 있다. 또한 골도보청기의 진동기(vibrator)는 두개골 전체를 동시에 진동시켜 양쪽 달팽이관에 소리를 직접 전달하기 때문에 편측성 난청인에게 좋은 효과를 보인다. 골도보청기는 안경(eye glass)형, 머리띠(head band)형, 접착(adhesion)형과 같이 비수술적으로 진동기를 착용하는 형태와, 수술을 통해 측두골 두피에 내부장치를 이식하는 형태가 있다. 안경형은 기도형 보청기 기술이 발전되기 이전 과거 1960년대 전후에 많이 사용하였으며, 머리띠형은 이식형 골도보청기 착용 효과를 확인하기 위한 목적으로 수술 전 유소아에게 많이 사용한다. 최근에 출시된 접착식 골도보청기는 수술에 대한 부담이 없이 편리하게 탈부착이 가능하나 두개골에 밀착력이 약해 이식형과 비교하여 출력이 약한 단점이 있다. 이식형은 두개골에 고정된 내부처리기로 인해 두개골을 효과적으로 진동시킬 수 있으나 피부감염, 압박감 등의 부작용이 있을 수 있다. [그림 7-4]는 안경형, 머리띠형, 접착형 골도보청기를 보여 준다.

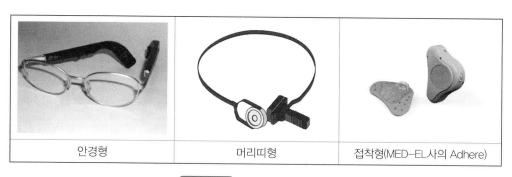

| 안경형 | 머리띠형 | 접착형(MED-EL사의 Adhere) |

그림 7-4 골도보청기의 형태

(4) 크로스와 바이크로스 보청기

크로스(contralateral routing of signal, CROS)보청기는 편측성 난청 환자에게 사용 가능한 보청기로 청력손실이 있는 쪽의 송화기로 입력된 소리를 무선 전송 방식으로 좋은 쪽 귀의 수화기로 전달하여 듣고자 하는 방식이다. 좋은 쪽 귀로 들어오는 소리는 환기구를 통하여 듣는다. 즉, 두영 효과(head shadow effect)로 인하여 감쇄되는 음압으로 인한 청취능력을 보완하고, 방향 탐지능력의 향상, 음향피드백의 차단 등의 장점이 있다. 하지만 양쪽 귀에 보청기를 착용해야 한다는 번거로움이 있으며, 난청 귀쪽에서 제시되는 원하지 않는 소음이 좋은 쪽 귀로 전달되면 오히려 어음인지에 방해가 될 수 있다.

바이크로스(bi-CROS)보청기는 크로스 보청기를 보완한 것으로 양측 비대칭성 난청을 갖고 있는 환자(환자 ⇒ 난청인)에게 사용할 수 있다. 청력손실이 심한 쪽의 송화기로 입력된 소리를 무선 전송 방식으로 반대쪽 귀의 수화기로 전달하고 좋은 쪽 귀로 들려오는 소리는 좋은 쪽 귀의 증폭기를 통해서 증폭하는 형식으로, 한쪽 귀는 청력손실이 심하고, 반대쪽 귀는 청력이 경도에서 중도난청일 때 사용된다. [그림 7-5]에 크로스(A)와 바

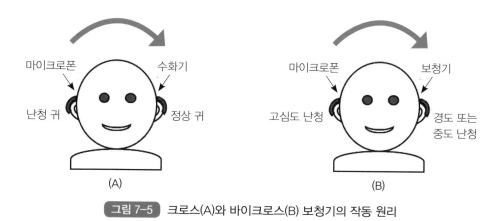

그림 7-5 크로스(A)와 바이크로스(B) 보청기의 작동 원리

이크로스(B) 보청기의 작동 원리를 나타냈다.

(5) 소리발생기

이명차폐기(tinnitus masker)라고도 알려져 있는 소리발생기(sound generator)는 주로 광대역잡음(또는 협대역잡음)을 발생시켜 이명을 완화시킬 수 있는 기능을 가지는 청각보조기기를 의미한다. 초기 소리치료를 제안한 시점에서는 이명을 완전히(Coles & Hallam, 1987) 또는 부분적(Hazell & Wood, 1981)으로 차폐할 수 있는 레벨에서 치료를 제안하였으나 이명재훈련치료(tinnitus retraining therapy)가 주목을 받으며 이명의 소리가 변하기 시작하는 지점인 혼합점(mixing point) 또는 그 이하로 소리를 제시하여 이명의 습관화를 유도하고 있다(Jastreboff, Gray, & Gold, 1996). 소리발생기의 소음은 이명의 상대적 크기를 감소시키고, 이명으로 인한 부정적 감정에서 벗어나 중추청각 시스템이 이명을 의식하지 못하도록 도와준다. 소리발생기는 귓속형, 귀걸이형이 있으며, 환자는 주로 조용한 환경에서 이명이 크게 들리는 불편함을 호소하기 때문에 수면 시 사용할 수 있는 베개형으로도 출시하고 있다. 소리발생기의 몸체 또는 귀꽂이는 개방형으로 제작하여 원하는 소리에 대한 청취가 가능하고, 이명을 억제할 수 있는 환경음의 유입이 가능해야 한다.

이명 환자의 50% 이상은 청력손실을 가지고 있는 것으로 보고하였다(Davis, 1998). 보청기의 사용은 말소리뿐만 아니라 주변 외부 소리를 증폭시켜 상대적 이명의 크기를 감소시킨다. 따라서 난청을 동반한 이명 발생 대상자의 경우 보청기 착용이 이명 완화에 도움을 줄 수 있다. 최근에 출시하고 있는 보청기는 백색잡음, 핑크잡음, 파도 소리, 제조사에서 자체 개발한 멜로디 등의 음원을 사용한 이명 완화 프로그램을 내장하고 있다.

(6) 개인소리증폭기

개인소리증폭기(personal sound amplification product)는 보청기와 달리 의료기기가 아닌 일반 전자기기로 분류되는 증폭시스템으로 난청인의 청력손실에 대한 보상의 목적이 아닌 건청인이 소리를 더 잘 듣고자 하는 상황(예: 오락 활동, 사냥 등)에서의 사용을 목적으로 개발하였다. 과거 개인소리증폭기는 난청인의 청력역치에 따라 정밀한 적합이 불가능하고 보청기가 보유하고 있는 주파수별 증폭 기능, 소음제거 기능, 방향송화기 기능, 압축 기술 등 다양한 청취 기능을 보유하고 있지 않았으나, 최근 이러한 기능을 갖춘 개인소리증폭기를 출시하면서 보청기와 기능적 간격이 좁혀지고 있는 추세이다. 개인소리증폭기는 온라인 쇼핑몰, 전자기기상 등의 구매처에서 쉽게 구입이 가능하며, 비교적 저렴하여 접근성이 높아 난청인들의 사용률이 높아지고 있다. 보청기 관련 전문 조사 보고서 Marketrak10(Powers, & Rogin, 2019)에 의하면 개인소리증폭기는 외형이 보청기와 흡사하여 개인소리증폭기 사용자의 50% 이상이 보청기로 인식하고 사용하고 있지만, 가격을 제외한 모든 면에서 보청기에 대한 선호도가 개인증폭기보다 높은 것으로 나타났다. 하지만 최근 여러 연구에서 경도에서 중도 난청군에서는 보청기와 개인소리증폭기 간에 청취 이득, 어음인지, 음질, 청취노력(listening effort), 사용자 선호도(user preference)에 큰 차이가 없어 개인소리증폭기가 보청기의 대안이 될 수 있다는 보고도 있다(Chen et al., 2022; Cho et al., 2019). 개인소리증폭기는 식품의약품안전처의 규제를 받지 않고, 청각전문가의 개입이 없어 난청인의 주파수별 청력역치에 적합하지 않은 과증폭 등의 문제로 청력손실을 악화시킬 수 있어 주의가 필요하다.

3. 보청기의 기술적인 특징

현재 일반적으로 사용하고 있는 보청기의 기술적인 특징을 살펴보면 다음과 같다.

1) 압축

초기 보청기는 입력음압레벨에 관계없이 동일한 이득을 가지는 선형증폭시스템(linear amplification system)을 사용하였다([그림 7-6]의 (A) 참조). 이러한 시스템은 음량증가기능(loudness growth function)이 선형적인 전음성 난청인에게는 효과적일 수 있으나, 좁은 역동범위(dynamic range)를 가진 감각신경성 난청인에게는 큰 입력음압레벨에 대하여 불편함을 초래할 수 있다. 1980년대 이후에 출시한 비선형증폭시스템(non-linear amplification system)은 감각신경성 난청인의 좁은 역동범위에 맞도록 소리를 압축(compression)하여 이득이 변화하도록 설계되었다. 비선형증폭 방식에서는 선형에서 비선형증폭 방식으로 전환되는 지점의 입력음압레벨 값, 즉 압축이 시작되는 지점을 압축역치(compression threshold)라고 한다. 그리고 입력음압레벨의 증가량과 출력음압레벨의 증가량의 비율을 압축비율(compression ratio)이라고 한다. 비선형증폭 방식의 보청기에서는 입력압축(input compression)의 한 종류로 압축역치가 55 dB SPL 이하인 광역동범위압축(wide dynamic range compression)을 주로 사용하며, 정점절단(peak clipping)을

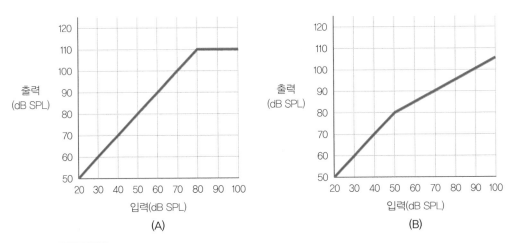

그림 7-6 보청기의 선형증폭시스템(A)과 비선형증폭시스템(B)의 입출력함수 특성

방지하면서도 출력음압레벨을 효과적으로 제한하기 위해 출력압축(output compression) 또한 사용한다. [그림 7-6]의 (B)는 광역동범위압축 방식의 비선형증폭시스템의 예로 압축역치는 50 dB SPL, 압축비율은 2:1을 가진다. 또한 보청기로 유입되는 입력음압레벨이 작은 소리에서 큰 소리로 바뀔 때 이득이 감소하여 출력음압레벨이 안정될 때까지 걸리는 시간을 압축시간(attack time), 반대로 큰 소리에서 작은 소리로 바뀌었을 때 이득이 환원되어 안정될 때까지 걸리는 시간을 해제시간(release time)이라고 한다. 비선형증폭시스템은 압축에 관여하는 전기음향변수들의 조절을 통하여 역동범위, 신호대잡음비, 자모음비(consonant-to-vowel ratio) 등을 개선하여 단어인지도를 효과적으로 개선할 수 있다(이경원, 김진숙, 2009).

2) 다채널 증폭 시스템

보청기의 채널(channel)은 입력된 소리의 신호처리 과정에 할당한 주파수대역의 수를 의미하며, 각각의 주파수대역에서는 인접 채널과 독립적으로 비선형증폭시스템이 작동한다. 이로 인해 다채널 보청기는 단채널 보청기에 비해 더욱 효과적으로 역동범위, 신호대잡음비, 자모음비를 개선하고, 상향차폐를 방지하여 단어인지도 개선에 도움을 줄 수 있다. 그리고 채널의 수가 많을수록 보청기적합공식에서 요구하는 개인의 주파수별 청력역치에 맞게 압축과 목표이득을 구현해 낼 수 있으나, 어음처리 속도의 지연, 소음, 전력 소모의 증가와 같은 단점도 발생할 수 있다. 적정 채널의 수에 대해서는 개인의 난청 정도, 주파수별 청력 형태, 보청기적합공식 등에 따라 다르다. 예를 들어, 주파수별 청력 차이가 큰 고음급추형의 경우 채널 수의 증가에 따라 어음인지력이 향상될 수 있으나, 수평형 또는 경도난청의 경우는 채널 수에 대한 영향이 제한적일 수 있다(Kate, 2010).

3) 주파수하강(frequency lowering) 시스템

보청기의 주파수하강(frequency lowering) 기능은 고주파수 대역의 소리를 저주파수 대역으로 하강시켜 듣는 시스템을 의미한다. 따라서 저주파수대역에 잔존청력(residual hearing)이 있으며, 일반 기도보청기에 의한 증폭에 효과가 없을 정도로 고주파수대역에 청력역치가 증가한 형태의 청력도를 가진 난청인에게 적용할 수 있다. 주파수하강 기능은 고주파수 가청영역의 확보에 유리하며, 고주파수 필요 이득이 높을 때 발생할 수 있는 음향피드백 문제를 해결할 수 있다. 특히 와우소실영역(cochlear dead region)과 같은 감각 및 신경 기관의 손상으로 고주파수의 증폭이 어음인지력의 향상을 가져오지 못하는 환자의 경우 /ㅅ, ㅆ, ㅈ, ㅊ/과 같음 고주파수 자음을 저주파수로 하강시켜 청취하게 함으로써 어음인지력을 향상시킬 수 있다. 대부분의 보청기 제조사들이 다양한 방식의 주파수하강 기능을 소개하고 있으며, 종류로는 고주파수 대역을 저주파수 대역으로 이동시키는 주파수전위(frequency transposition; Kuk, Keenan, Korhonen, & Lau, 2009), 고주파수 대역을 선형, 또는 비선형으로 압축해서 저주파수 대역으로 하강시키는 주파수압축(frequency compression; Glista et al., 2009), 고주파수 대역의 포락선(envelope)을 추출하여 저주파수 대역에 적용하는 고주파수강화(high-frequency reinforcement) 등이 있다.

4) 방향송화기

보청기 사용자의 청취 환경에 맞추어 특정 방향의 민감도를 높여 소리를 감지하는 시스템을 방향송화기라고 한다. 방향송화기는 과거 하나의 송화기에 앞, 뒤 2개의 음구를 설치하여 입력되는 음향적 지연(acoustic delay) 현상을 이용하여 방향성을 구현했다면, 최근에는 2개의 전방향송화기를 설치하여 전기적 지연(electronic delay)을 계산하는 알고리즘을 사용하여 더욱 정교해졌다. 따라서 방향송화기가 2개 이상 탑재되어야 하며 송화기 간의 거리가 멀수록 더 좋은 방향성을 가지기 때문에, 크기가 작은 대부분의 고막형 보청기에서는 방향성을 구현하는 데 제약을 받는다. 방향지수(directional index)

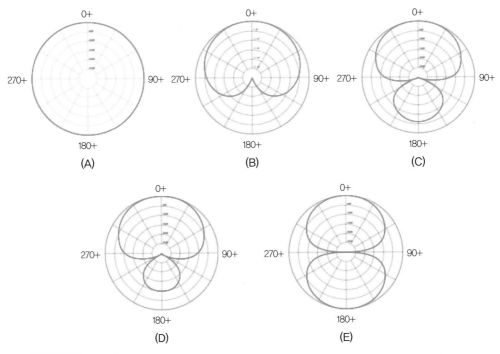

그림 7-7   전방향성(A), 심장형(B), 과심장형(C), 초심장형(D), 8자형(E) 송화기의 방향지수도

란 정면에서 입력되는 소리의 민감도와 모든 방향에서 동일한 비율로 입력되는 소리의 민감도에 대한 비율을 의미한다. 방향지수도(polar plots or polar pattern)는 보청기의 마이크로폰으로 들어오는 입력음압레벨에 대한 출력음압레벨을 360도 방향에서 측정하여 표시한다. [그림 7-7]은 다양한 송화기의 방향지수도를 제시한다. 전방향성(omni-directional) 마이크로폰은 특정 방향에 높은 민감도를 갖지 않고 360도 모든 각도에서 이득이 같아 원모양을 갖기 때문에 방향송화기로 분류하지 않는다. 심장형(cardioid) 송화기는 심장이 거꾸로 된 형태로 뒤쪽(180도)에서 이득이 가장 작은 형태이고, 과심장형(hypercardioid) 송화기는 심장형과 비슷하나 뒤쪽에서 이득을 갖는 형태이다. 초심장형(super-cardioid) 송화기는 과심장형과 비슷하나 뒤쪽에서 이득이 더 작다. 8자형(bidirectional) 송화기는 숫자 8의 형태를 가져 앞, 뒤에는 이득이 높고 좌, 우측에 대한 이득이 낮다. 최근 기술의 발달로 보청기는 적응형 방향성(adaptive directionality) 기능을 가져 주위의 청취 환경을 실시간으로 분석하고 소음 속에서 어음 신호를 효과적으로 탐지하여 방향성 패턴을 자동으로 변화시켜 신호대잡음비를 높이고 있다.

4. 보청기적합관리의 절차

한국산업표준 보청기적합관리(KSI 0562, 2018)는 감각신경성 난청인에 대한 보청기 사용 여부 결정부터 보청기 선택, 조절, 확인, 청능훈련(auditory training) 및 사후관리(follow up)를 포함한 전체 관리과정의 절차와 방법 등에 관한 국내 표준을 담고 있다. 보청기전문가(hearing aid professional)는 표준에서 요구하는 보청기 적합관리를 수행할 수 있도록 교육과정을 거쳐 능력을 인정받은 사람으로 「고등교육법」에 따른 기관 또는 법적으로 공인된 기관에서 매년 16시간 이상의 교육을 받아야 한다. 시설에 대한 요구사항으로는 접수실, 상담실, 청각평가실, 보청기적합실, 점검실, 청능훈련실을 갖추어 각 과정이 서로 방해받지 않도록 해야 한다. 특히 청각평가실은 한국산업표준(KS I ISO 8253-1, 2020)에 따라 배경소음을 관리하고 검사기기를 배치해야 하며, 보청기적합실의 배경소음은 40 dB A 미만이어야 한다. 장비 요구사항으로는 청력검사기, 이경 및 귓본 채취 장비, 실이측정이 가능한 전기음향 측정 장비, 보청기 적합 장비, 보청기 점검 및 수리 도구를 갖추고 있어야 한다. 이 외에 전문가에게 필요한 윤리성, 역량 강화, 개인 정보 보호, 관련 분야 전문가와의 협업에 대한 사항들도 제시하고 있다. 그리고 보청기적합관리는 국제 표준(ISO 21388, 2020)에서도 명시하고 있는데, 권고하는 보청기적합관리(hearing aid fitting management)의 절차는 [그림 7-8]과 같다.

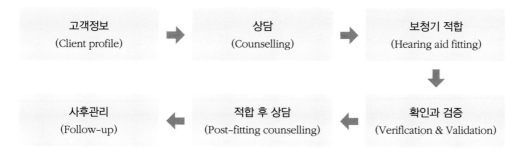

그림 7-8 국제 표준 ISO 21388에서 권고하는 보청기적합관리(hearing aid fitting management) 과정

1) 기본사항

(1) 고객정보(Client profile)

난청인에 대한 청각 및 비청각적인 정보를 상담, 설문지, 청력검사를 통해 수집하고 관리하는 과정이다. 난청의 발생 시기 및 원인, 생활에 있어서 불편함, 신체의 건강 상태, 소음 노출 여부, 과거 청각보조기기 사용 경험 등을 파악한다. 또한 난청과 동반될 수 있는 이명, 어지러움, 청각과민증의 여부도 내담을 통해 확인한다. 청력검사로는 이경검사, 중이검사, 순음청력검사, 어음청력검사 등을 실시하여 객관화된 자료를 확보한다.

(2) 상담(Counselling)

고객정보에 대한 청각전문가의 견해를 전달하고 청력검사 결과를 난청인에게 설명한다. 난청인이 보청기 착용 후 어음인지력이 크게 향상될 것이라는 과장된 기대치를 갖지 않도록 청력검사 결과를 바탕으로 설명해야 하며, 청력검사 결과상 보청기 착용이 필요하고 충분한 혜택이 예상되나 난청인이 소극적인 자세를 보인다면 동기를 심어주는 것도 중요하다. 난청인의 개인적 특성을 고려하여 적절한 보청기를 선택한다.

2) 상담 및 청력검사

(1) 보청기 상담

보청기 상담은 난청인 개인의 특성을 파악하고, 청각적 중재(intervention)에 필요한 정보를 얻는 중요한 과정이다. 난청인과의 첫 대면에서는 가볍고 편안한 대화로 신뢰와 친근감(rapport)을 형성하는 데 충분한 시간을 가져야 한다. 개방형 질문(open-ended question)을 통해 난청인 또는 그 주변인으로부터 난청의 원인, 발생 시기, 난청으로 인한 불편한 상황, 보청기 사용 경험, 경제력, 가족의 지원 등 환자가 갖고 있는 청각적 · 비청각적 정보를 획득할 수 있으며, 난청인의 가청영역과 어음인지력을 대략적으로 파악할 수 있다. 무엇보다 청각전문가는 난청인이 가지고 있는 어려움에 대하여 공감하고 귀 기울이는 자세를 가져야 한다.

(2) 청력검사

청력검사는 난청의 정도, 종류 형태를 확인하고, 보청기의 착용 및 적합에 필요한 청

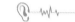

각적 정보를 제공한다. 보청기 착용에 있어서 필수적으로 시행해야 할 청력검사로는 기도와 골도 순음청력검사, 고막운동성검사 및 등골근반사검사를 포함한 중이검사, 쾌적레벨과 불쾌레벨 검사, 단어인지도검사 또는 문장인지도검사를 포함한 어음인지도검사등이 있다.

기도순음청력검사에서 청력역치평균(pure-tone threshold average)이 40 dB HL 이상이라면 보청기의 착용을 적극적으로 고려할 수 있다. 그리고 순음청력검사, 중이검사의 결과는 보청기를 선택하거나 보청기의 입력 음압레벨에 따른 이득을 결정하는 근거가 될수 있다. 그리고 기도와 골도 순음청력검사에서 15 dB 이상의 기골-골도 차(air-bone gap)가 나타나며, 중이검사에서 비정상적인 고막운동성이 나타난다면 외이 또는 중이에 문제가 있음을 의미하기 때문에 보청기 착용에 앞서 이과적 처치가 필요한지를 확인해야 한다. 어음인지도검사 결과는 재활의 목표를 설정하는 데 도움을 줄 수 있다. 어음인지점수가 높을수록 보청기 착용에 있어서 좋은 예후를 기대할 수 있으며, 50% 미만에서는 보청기 착용 후에도 어음인지력의 상승을 기대하기 어렵다.

3) 보청기의 선택 및 귀본의 채취

(1) 보청기의 선택

보청기의 선택 시 고려해야 할 청각적 요인으로는 청력손실의 종류, 형태, 정도, 그리고 어음인지도 등이 있다. 청력손실의 정도가 심하다면 이득이 높은 귀걸이형 보청기가 유리하지만, 최근의 보청기는 크기가 작은 고막형에서도 높은 이득을 제공할 수 있다. 그리고 주파수별 역치 차이가 크다면 채널의 수가 많은 보청기가 효과적이다. 보청기 착용 전 헤드폰에서 측정한 어음인지도는 보청기 착용 효과를 예측하고, 재활 목표를 설정할 수 있어서 보청기 선택에 도움을 줄 수 있다. 이 외에도 보청기를 선택하기 위해서는 난청인의 직업, 연령, 생활환경, 경제력, 미용적 요소, 신체 및 인지적 건강 상태 등에 대한 비청각적 요인 또한 고려해야 한다. 최근 보청기제조사에서는 다양한 기능과 형태를 보유한 보청기 모델이 출시됨에 따라 각 모델의 특징을 이해하고 난청인 개개인의 특성에 맞게 선택할 수 있는 청각전문가의 역할이 중요하다.

(2) 귓본의 채취

외이도의 형태와 크기는 개개인마다 다르다. 따라서 귓본(ear impression)을 채취하여 난청인의 외이도 형태에 맞는 귓속형의 보청기몸체(hearing aid shell) 또는 귀걸이형 보청기의 귀꽂이(earmold)를 제작하여야 한다. 귓본의 채취 순서 및 방법은 다음과 같다.

① 이경검사

이경(otoscope)을 통해 고막과 외이도에 귓본 채취에 방해가 되는 이물질 또는 기형이 있는지 확인한다.

② 외이도마개 삽입

적절한 크기의 외이도마개(otoblock)를 이어라이트(ear light)를 사용하여 외이도의 제2굴곡 이상까지 조심스럽게 삽입한다.

③ 인상재의 혼합

실리콘 재질과 촉매로 구성된 귓본 재료를 혼합한다. 재료는 공급회사마다 차이가 있기 때문에 각 재료의 혼합에 대한 사용법을 파악해야 한다. 손으로 반죽하는 형태의 재료도 있으며, 귓본 재료 전용 혼합도구를 사용할 수도 있다.

④ 인상재의 주입

주사기(syringe) 또는 이어건(ear gun)을 사용하여 재료를 외이도 안쪽부터 천천히 그리고 고르게 주입한다. 공기층이나 빈 공간이 생기지 않도록 주사기의 끝이 재료에 묻히도록 주입하며 재료가 외이도 밖으로 나오면 둥근 형태로 귀를 채운다.

⑤ 귓본 꺼내기 및 외이도의 확인

5~10분 후 손톱 등으로 귓본 재료가 굳은 것을 확인한 후 귓본을 비틀어 가면서 얼굴 앞쪽으로 돌리며 꺼낸다. 귓본과 외이도마개를 뺀 후 이물질이 남아 있는지 다시 한 번 이경을 통해 대상자의 외이도를 확인한다.

⑥ 귓본의 확인

채취한 귓본을 육안으로 이상 유무를 확인한다. 확인할 내용은 갑개와 외이도가 완전하게 채취되었는지, 흠집 또는 공기층은 없는지, 그리고 선택한 귓속 보청기의 종류에 따라 외이도의 길이는 충분한지를 확인한다. [그림 7-9]는 채취한 귓본을 앞(A)과 뒤(B)

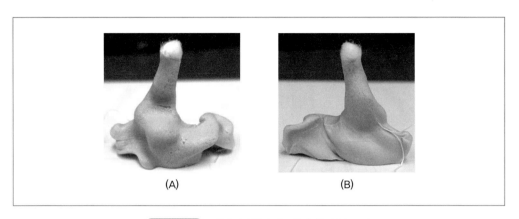

(A)   (B)

그림 7-9 귓본의 앞(A)과 뒤(B)에서 본 모습

에서 확인한 모습을 나타낸다.

4) 보청기의 조절 및 변경(adjustment and modification on hearing aid)

난청인이 보청기를 처음 착용하면 보청기의 착용기간에 따라 입력 음압레벨에 따른 이득 등을 조절해야 하며, 착용 상태를 확인하여 보청기몸체 또는 귀꽂이의 형태를 변경해야 한다.

(1) 보청기의 전기음향 조절

① 조절을 위한 준비

최근 보청기의 전기음향은 보청기제조사에서 제공하는 보청기적합 소프트웨어(hearing aid fitting software)를 사용하여 조절한다. 청각기기제조사협회(hearing instrument manufacturers association, HIMSA)에서는 서로 다른 제조사의 보청기를 사용하는 난청인들의 데이터와 다양한 적합 프로그램의 통합관리가 가능하도록 NOAH 소프트웨어 플랫폼을 개발하여 제공하고 있다. 보청기적합 프로그램이 설치되어 있는 컴퓨터와 보청기간의 연결기기(interface)는 유선 통신 방식인 Hi-Pro box와 블루투스를 사용한 무선통신 방식인 무선노아링크(wireless NOAH-Link)가 있다. 보청기와 적합 프로그램을 연결한 후 적합 프로그램에 청력도를 포함한 대상자의 기본정보를 입력하고 음향적 변수를 줄 수 있는 요소(예: 튜브의 직경, 귀꽂이 종류)를 입력한다.

② 보청기적합공식을 사용한 조절

난청인의 청력 형태와 정도는 다양하며 음량과 음질에 대한 지각도 개개인마다 다르다. 이득, 압축, 주파수 반응(frequency response), 최대출력(maximum power output, MPO) 등 보청기의 주요 증폭 요소들을 난청인의 청각적 특성에 맞게 결정할 수 있는 편리하고 효율적인 방법은 보청기적합공식(hearing aid fitting formula)을 사용하는 것이다. 청각전문가는 보청기적합 소프트웨어상의 사용 가능한 보청기적합공식 중 하나를 선택하여 1차 적합을 마친 후 미세 조절을 시행한다.

보청기적합공식은 입력 음압레벨과 관계없이 이득이 일정한 선형증폭 방식과 압축이 적용되어 큰 입력 음압레벨보다 작은 입력 음압레벨에 이득이 더 큰 비선형증폭 방식이 있다. 선형보청기의 적합공식으로는 Berger, POGO(prescription of gain/output), Libby 1/3, NAL(national acoustic laboratories), NAL-R, NAL-RP, DSL(desired sensation level) 등이 있다. 선형증폭 방식의 보청기는 모든 입력 음압레벨에서 동일한 이득을 가지므로 대화음 레벨인 중간 크기의 입력레벨을 난청인의 쾌적수준으로 들을 수 있도록 증폭한다. 선형보청기적합공식은 저주파수가 고주파수를 차폐하는 상향차폐로 인한 어음인지력의 저하를 막기 위해 저주파수에 대한 이득이 적은 특징을 갖고 있다.

비선형보청기의 적합공식으로는 IHAFF(Independent Hearing Aid Fitting Forum), ScalAdapt(Adaptive fitting of hearing instruments by category loudness scaling), FIG 6, VIOLA(visual input/output locator algorithm), NAL-NL1, NAL-NL2, DSL I/o, DSL m[i/o] 등의 처방법이 개발되어 있다. 비선형보청기적합공식의 개발 배경으로 난청인의 비정상적인 음량지각을 정상인과 같도록 증폭하도록 하는 음량정상화(loudness normalization)와 모든 주파수에 걸쳐서 레벨이 균등하게 지각되도록 하는 음량균등화(loudness equalization)가 있다. 상대적으로 음량균등화를 추구하는 보청기적합공식이 조용한 소리에 대한 이득이 적으며, 음량정상화를 추구하는 보청기적합공식은 고주파수에 대한 증폭이 특히 높은 것으로 알려져 있다.

또한 각 보청기 제조사에서는 자체 개발한 보청기적합공식을 자사 보청기적합소프트웨어에 내장하여 보청기 적합에 적용할 수 있도록 하고 있으며 보청기 적합의 기본(default) 적합공식으로 설정하기도 한다. 대부분의 제조사에서 개발한 보청기 적합 알고리즘은 가청영역의 확보에 초점을 맞추기보다는 편안한 소리를 제공하여 사용 만족도를 높이기 위해 일반 범용 보청기적합공식과 비교하여 작은 입력레벨에서 낮은 이득을 처방한다(Sanders, Stoody, Weber, & Mueller, 2015).

③ 주관적 미세 조절

미세 조절(fine-tuning)은 환자와의 상호작용을 통해 보청기의 증폭 파라미터를 조절하여 최적의 적합을 갖도록 하는 과정이다. 대상자와의 대화를 통해 최적의 음질, 음량, 어음인지도를 찾고 사용자가 느끼는 불편함을 해결한다. 예컨대, 보청기로 증폭된 소리가 너무 가볍고 날카롭다고 보고한다면, 저주파수 이득을 높이거나 고주파수 이득을 줄일 수 있다. 이 밖에 피드백 감소, 소음제거, 방향성 알고리즘 등 보청기가 보유하고 있는 다양한 기능의 작동을 고려하여 최적 적합을 가질 수 있도록 한다. 첫 적합 시에는 목표 이득보다 이득을 조금 낮게 설정하여 난청인이 증폭된 소리에 대한 적응을 돕도록 하며, 사후 조정에서 실제 필요한 정도의 증폭량을 갖도록 계획한다.

④ 적합 후 상담(post-fitting counselling)

보청기의 기능, 보청기 사용 및 관리법, 배터리와 충전기 사용법, 보청기와 연결하여 사용할 수 있는 전자기기(예: 리모콘, 무선 통신) 등에 대한 교육을 제공한다. 더불어 보청기의 증폭된 소리에 대한 청각적 순응(acclimatization) 기간의 필요성과 청능훈련의 중요성도 설명한다(Dillon, 2012).

(2) 귀꽂이 또는 보청기의 외형 변형

제작한 보청기 또는 귀꽂이의 외형이 난청인의 외이도 형태 또는 크기에 맞지 않거나 착용에 불편함이 있을 시 귓본을 다시 채취하여 재주문을 한다. 구조적 변형이 경미한 경우 핸드드릴, UV조사기, UV액, 그라인더를 사용하여 외부를 깎아 내거나 코팅액을 입히는 방식으로 외형을 변형시킬 수 있다. 보청기의 음향학적 조정은 일반적으로 적합 프로그램을 사용하여 전기음향적 조절로 가능하나 환기구, 음구, 음향필터, 귀걸이 보청기의 튜브를 변화시켜 외형을 변형하는 물리적인 방식도 가능하다.

5) 적합 확인 및 검증

보청기의 선택과 조절이 완료된 후 적합에 대한 확인(verification)과 검증(validation)이 필요하다. 확인은 보청기의 기능적 문제 없이 목표로 하는 증폭 값을 갖는지를 객관적으로 분석하는 절차이며 실이측정(real-ear measurement)은 대표적인 확인 절차 중 하나이다. 검증은 사용자에 대한 실질적인 혜택과 만족감을 평가하는 것으로 보청기 착용 전과 후의 청력검사, 어음청력검사, 방향분별력검사, 설문지 등을 포함한다.

(1) 보청기의 성능측정

제작된 보청기를 처음 받았을 때 사양(specification)에 맞게 작동하는지 확인이 필요할 때, 보청기의 고장이 의심될 때, 보청기 수리 이후, 그리고 보청기 사용자의 청각적 요구에 맞게 문제없이 작동하는지를 확인할 때 보청기의 성능측정이 필요하다. 성능분석은 육안 및 청지각에 의한 확인과 전기음향적 성능측정으로 구분한다.

① 육안 및 심리음향적 확인

육안 및 심리음향적 보청기 확인은 청각전문가의 숙련도를 필요로 한다. 보청기의 외형을 섬세하게 확인하며 주문한 요구에 맞게 보청기가 제작되었는지, 외형에 흠집이나 부품의 손상이 없는지 육안으로 확인한다. 돔 형태 이어팁의 귀걸이형 보청기는 청각전문가가 직접 귀에 착용하여 음질 및 음량에 대한 이상 유무를 확인할 수 있으나, 보청기 사용자의 외이도에 맞게 제작된 귓속형 또는 귀꽂이 보청기는 청음기(stethoscope)를 사용한다. 청음기와 보청기를 연결한 후 소리의 왜곡, 끊김, 잡음 등의 유무를 음량조절기를 돌리며 확인한다. 음량조절기를 최대로 한 후 환기구와 수화기 음구를 막고 내부음향 피드백의 여부를 확인하며, 음량조절기를 최대로 한 후 마이크로폰 음구를 막고 내부잡음을 확인한다. Ling 6 음소 /m/, /u/, /a/, /i/, /s/, /sh/를 같은 크기로 발성하여 모든 음소가 탐지 가능한지 확인하여 주파수 대역에 대한 증폭 기능을 검사한다.

② 전기음향적 확인

보청기의 전기음향적 측정과 관련된 국제 표준은 국제전기기술위원회(International Electrotechnical Commission, IEC)에서 개발되어 있으며, 미국표준협회(American National standards institute, ANSI)와 한국산업표준(Korean standard) 등 각 국가의 특성에 맞는 표준 역시 개발되어 있다. 보청기 성능분석기의 밀폐된 검사박스 안에 2-cc 커플러와 측정송화기가 연결된 보청기를 위치시키고 측정한다. ANSI S3.22(2003)에서 보청기 성능분석에 사용되는 요소 및 관련 용어는 다음과 같다.

- 고주파수 평균(high-frequency average, HFA): 1,000 Hz, 1,600 Hz, 2,500 Hz의 이득 또는 음압레벨의 평균이다.

- 기준시험설정(reference test setting)과 기준시험이득(reference test gain): 기준시험설정에서 기준시험이득은 60 dB SPL의 입력음압에 대한 고주파수 평균 이득으로 HFA 출력음압레벨90에서 77 dB을 뺀 값을 의미한다. 만일 고주파수 평균 이득이 HFA 출력음압레벨90에서 77 dB을 뺀 값보다 작으면 기준검사설정은 조절기의 위치를 최대로 조절한다. 그리고 최대출력과 최대음향이득을 제외한 대역폭 또는 주파수 범위, 고조파왜곡, 내부잡음, 입출력함수, 압축시간 및 해제시간 등은 기준시험설정에서 측정한다.

- 출력음압레벨90(output sound pressure level 90 dB input, OSPL90): 이득조절기를 최대로 한 상태에서 입력음압레벨을 90 dB SPL로 유지하고, 음원의 주파수를 250 Hz부터 5,000 Hz로 변화시키면서 OSPL90에 대한 주파수 반응을 기록한다. 이 주파수 반응에서 OSPL90과 HFA-OSPL90을 구한다.

- 최대음향이득(full-on gain, FOG): 검사 주파수에서 음향 커플러의 보청기 출력에 의해 발생한 음압으로부터 보청기의 입력음압을 뺀 데시벨(dB)의 차로 정의할 수 있으며, 50 dB SPL을 제시하여 측정한다.

- 주파수 범위(frequency range) 또는 대역폭(band width): HFA 출력에서 20 dB을 뺀 값에 대한 수직선을 그었을 때 만나는 주파수 반응곡선의 가장 낮은 주파수(f1)와 가장 높은 주파수(f2)로, 대역폭 또는 주파수 범위는 f1에서 f2까지의 범위이다.

- 총고조파왜곡(total harmonic distortion): 이득조절기를 기준시험설정에 위치하고 500 Hz와 800 Hz는 70 dB SPL, 1,600 Hz는 65 dB SPL을 입력하고 측정한다. 만일 왜곡검사 주파수와 제2 조화음 사이에서 명시한 주파수 반응곡선이 12 dB 이상 상승하면, 그 주파수에서의 왜곡검사는 생략하며, 200 Hz 이하는 측정하지 않는다.

- 등가입력잡음레벨(equivalent input noise level): 이득조절기를 기준시험설정에 위치하고 입력 측에 음원을 제시하지 않고 측정하며, 이는 내부잡음(internal noise)으로 볼 수 있다.

- 입출력함수(input-output function): 비선형 증폭기의 경우 2,000 Hz에서 측정하여야 하며, 회화음 영역과 관련이 있는 250 Hz, 500 Hz, 1,000 Hz, 4,000 Hz에서도 측정하도록 규정하고 있다.

- 압축시간과 해제시간(attack and release time): 이득조절기를 기준시험설정으로 설정하고 측정하며, 압축시간은 입력음압레벨이 55 dB SPL에서 90 dB SPL로 바뀔 때 출력음압이 3 dB 이내로 안정될 때까지 걸리는 시간을 측정한다. 그리고 해제시간은

입력음압레벨이 90 dB SPL에서 55 dB SPL로 바뀔 때 출력음압이 4 dB 이내로 안정
될 때까지 걸리는 시간을 측정한다.

(2) 실이측정

실이측정(real-ear measurement)은 보청기를 착용에 대한 음향학적 반응을 난청인
의 귓속 고막 근처에서 프로브마이크로폰을 통해 측정하는 것이다. 보청기적합 소프트
웨어에서 나타나는 소리의 증폭 값은 실제 난청인의 외이도 구조, 보청기 착용 후 잔여
용적, 보청기 및 귓바퀴의 형태 등에 영향을 받아 실제 증폭 정도와 다를 수 있다. 따라
서 실이측정은 보청기적합 과정에서 난청 개인의 특성에 맞게 목표이득에 부합도록 적
절한 증폭 값이 출력되고 있는지 확인할 수 있기 때문에 가장 중요한 보청기적합 확인
(verification)의 방법으로 간주된다. 실이측정과 관련 용어 및 측정 요소는 다음과 같다.

- 실이공명반응(real-ear unaided response, REUR): 외이도공명효과(ear canal resonance effect)라고 할 수 있는 보청기를 착용하지 않은 상태에서의 외이의 음향반응으로 2~4 kHz에서 최대 증폭현상이 나타난다.
- 실이폐쇄반응(real-ear occluded response, REOR): 보청기를 착용한 상태에서 보청기의 스위치를 끄고 측정한 반응이다. 실이폐쇄반응에서 실이공명반응의 차이를 삽입손실(insertion loss)이라고 한다.
- 실이증폭반응(real-ear aided response, REAR): 보청기를 착용한 상태에서 증폭반응을 확인하는 것이다.
- 실이삽입이득(real-ear insertion gain, REIG): 실이증폭반응에서 실이공명반응을 감산하여 얻은 값이다.
- 실이포화반응(real-ear saturation response, RESR): 보청기의 볼륨을 최대로 설정하여 최대출력을 확인하는 것으로 실이포화반응이 난청인의 불쾌수준을 초과하지 않는지를 확인한다.
- 실이대커플러차(real-ear to coupler difference, RECD): 실이증폭반응과 커플러반응의 음압차이를 뜻하며, 실이측정기가 없거나 실이측정이 어려운 유소아 등의 보청기 적합에 교정계수로 사용할 수 있다.
- 삽입이득기준커플러 이득(coupler response for flat insertion gain, CORFIG): 커플러 이득(coupler gain)과 실이삽입이득의 차이를 의미한다.

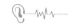

- 실이대다이얼차(real-ear to dial difference, REDD): 청력검사기로부터 제시되는 소리를 외이도의 고막근처에서 측정한 음압레벨(dB SPL)과 청력검사기에서 설정한 dB HL값의 차이를 뜻한다. 물리적 음압 단위인 dB SPL과 심리적 음압 단위인 dB HL의 환산을 위해서 기준등가역치음압레벨(reference equivalent threshold)이 필요하다.
- 스피치매핑(speech mapping): 어음신호에 대한 실이증폭반응을 실시간으로 확인하는 것이다. 비선형 보청기의 경우 입력레벨에 따라 이득이 다르기 때문에 실이삽입이득 또는 실이증폭반응을 사용한 적합보다 스피치매핑이 효과적일 수 있다.

(3) 방음실 청력검사

방음실에서 보청기 착용 전과 후에 측정한 청력역치, 어음인지도는 보청기적합 검증에 이용할 수 있다. 이를 살펴보면 다음과 같다.

① 청력역치검사

보청기 착용 전후 방음실에서의 청력역치검사 방법은 ISO 8253-2(2009)에서 명시하였다. 방음실에서 청력역치는 보청기 착용 전과 후에 주파수변조음 또는 협대역잡음을 라우드스피커(loudspeaker)에서 제시하여 측정하며, 측정방법 및 청력역치의 결정은 헤드폰에서 청력역치를 측정하는 방법과 같다.

청력역치는 한쪽 귀(monaural) 또는 양 귀(binaural)의 합산 청력을 측정하여 청력역치의 변화를 확인할 수 있다. 그리고 한쪽씩 측정하는 경우는 측정하지 않는 귀를 청력보호기(hearing protector) 또는 소음을 이용하여 차폐할 수 있다. 각각의 귀에서 측정한 비증폭역치(unaided threshold)와 증폭역치(aided threshold)의 차이를 기능이득(functional gain)이라고 하며, 기능이득은 이론적으로 실이삽입이득(real-ear insertion gain)과 같기 때문에 보청기적합공식에서 나타난 이득과 비교하여 보청기적합확인에 사용할 수 있다.

② 어음청력검사

보청기의 사용목적은 보통 크기로 발성하는 상대방의 말소리를 듣기 위함이다. 따라서 보청기적합확인을 위한 어음청력검사에서는 보청기 착용 전과 후에 단음절어 또는 문장을 보정한 라우드스피커에서 평균대화음레벨인 약 45~50 dB HL에서 제시하여 측정한 후 그 차이를 확인한다. 양 귀에 모두 보청기를 착용하는 경우 어음인지도는 좌, 우측 귀에서 각각 측정하거나 양측 귀의 합산 인지도를 측정할 수 있다. 단어인지도는 음소 또는 음절 단위의 인지 오류 패턴을 파악하여 청능재활에 활용 가능하며, 문장인지도는 문맥적 단서를 포함하여 일상생활의 청취환경을 더욱 잘 반영한다고 할 수 있다. 또한 어음인지도검사는 조용한 조건뿐만 아니라 난청인의 실제 생활환경을 고려하여 백색잡음, 다화자잡음 등을 경쟁잡음(competing noise)으로 사용하여 소음하 어음인지도를 측정하는 것도 효과적이다.

③ 방향분별력검사

소리에 대한 방향성 탐지능력은 소음 상황과 같은 듣기 어려운 조건에서 어음인지능력을 향상시키고, 난청인을 위험으로부터 보호하는 중요한 역할을 한다. 방향분별력검사는 난청인을 부스 가운데 위치시키고, 2개 이상의 스피커를 특정 각도 간격으로 배치하여 시행한다. 난청인과 스피커의 거리는 약 1 m로 두고 스피커는 난청인의 머리 높이로 맞춘다. 광대역잡음을 무작위로 각 스피커에서 난청인의 쾌적레벨로 제시하고 들리는 스피커의 번호를 말하도록 한다. 소리가 제시되는 동안 난청인의 머리는 정면을 바라보도록 한다. 결과는 정반응률(percent correct) 또는 제시 스피커와 오반응 스피커의 오차범위를 설명할 수 있는 평균제곱근오차(root-mean-square error)로 구할 수 있다. 또 다른 방향성 탐지능력의 평가 방법으로 최소가청각도(minimum audible angle)가 있다. 최소가청각도는 제시음의 간격을 조정하여 서로 다른 위치를 판별할 수 있는 최소 각도를 역치로 구하는 방법으로 검사 방법이 쉬워 아동에게 사용이 용이하나 측정 시스템의 구현 및 설치가 복잡하여 연구 목적으로 주로 사용된다.

④ 설문평가

설문지는 청력검사 시 방음실에서 평가할 수 없는 난청인의 실제 생활에 대한 보청기 착용 효과를 담을 수 있는 효과적인 도구이다. 설문지의 종류는 응답자가 자유롭게 반응을 기록하는 주관식 형태의 개방형(open-ended) 설문과 객관식으로 주어진 보기에 표시하도록 설계된 폐쇄형(closed-ended) 설문으로 구분하며, 대부분의 보청기 설문지는 폐쇄형으로 개발되어 있다. 국내 보청기 설문지는 주로 외국의 보청기 설문지를 번역하여 개발되어 임상에서 사용되고 있는데, 주요 설문지로는 KCOSI(Korean-client oriented scale of improvement; Choi et al., 2017), KHHIE(Korean hearing handicap inventory of the elderly; 구호림, 김진숙, 2000), K-IOI-HA(Korean version of Outcome Inventory for Hearing Aids; 이민아, 김진숙, 안중호, 2005), K-PHAB(Korean version of profile of hearing aid

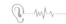

benefit; 김태화, 심송용, 이경원, 2016), K−SSQ(Korean version of speech, spatial and qualities of hearing scale; 김봉직 외, 2017) 등이 있으며, 이를 간단히 살펴보면 다음과 같다.

- KCOSI는 COSI(Dillon, James, & Ginis, 1997)에 기반하여 번역된 개방형 설문지로 보청기 착용 후 향상시키고자 하는 구체적인 듣기 상황을 주어진 16개의 상황범주에서 중요도에 따라 선택하도록 구성하였다. 그리고 각 상황범주에서 전체적인 청력 향상의 정도와 보청기 착용 후 최종적 청력의 변화를 5점 척도로 답변한다. 점수가 높을수록 보청기 만족도가 높다.

- KHHIE는 HHIE(Ventry & Weinstein, 1982)를 한국인의 정서에 맞도록 번역한 설문지로, 난청으로 인한 심리 및 사회적 영향과 관련된 자가평가의 목적으로 개발하였다. 25개의 문항은 두 가지 측정항목으로 구성하였는데, 하나는 12개의 문항으로 구성된 심리적(emotional) 측면에 대한 항목이고, 다른 하나는 13개의 문항로 구성된 사회적/상황적(social/situational) 측면에 대한 항목이다. 답변은 '항상 그렇다(4점)' '때때로 그렇다(2점)' '그렇지 않다(0점)'의 세 가지로 각 항목마다 점수를 매겼을 때 합계점수는 100점이며, 만족도가 낮을수록 높은 점수로 나타난다. 총 25개의 문항 중 신속하게 검사할 수 있도록 신뢰도가 높은 10개의 문항을 추린 방식(KHHIE−S) 또한 개발하였다(구호림, 김진숙, 2000).

- K−IOI−HA는 국제적으로 통용될 수 있도록 개발한 IOI−HA(Cox & Alexander, 2002)의 한국어 버전으로 보청기 착용 후 보청기에 대하여 음향, 심리, 사회 등 총체적인 만족도를 평가한다. 7개의 질문(보청기 사용시간, 효과, 보청기 사용 활동, 만족도, 활동의 제한, 타인에 끼치는 영향, 삶의 질)에 대하여 각각 5개의 답변으로 구성하였으며, 총 35점을 기준으로 한다.

- K−PHAB은 Cox와 Alexander(1995)가 개발한 APHAB를 우리나라 실정에 맞게 수정 및 보완한 것으로, 보청기를 착용한 후 다양한 상황에서 청취와 방향성에서의 어려움이 어느 정도 감소하는지를 평가하는 설문지다. 내용은 청취능력의 범주(category)를 기존의 '조용한 곳' '잡음' '잔향음' '크고 날카로운 소리'에 우리나라 버전에서는 '방향성'을 추가하여 5개의 청취 상황으로 구분하였으며, 범주당 4개의 질문 항목을 포함하여 총 20개의 질문으로 구성하였다. 답변은 '항상 그렇다(always): 1%'에서 '전혀 그렇지 않다(never): 99%'의 7단계로 구성된다. K−PHAB−Q(Kim & Lee, 2020)는 기존의 K−PHAB의 신속성과 효율성을 높이기 위해 10개의 문항으로

축약한 버전이다.

- K-SSQ는 Gatehouse 와 Noble(2004)이 개발한 SSQ의 한국어 버전의 설문지이다. 총 50개 문항으로 구성하여 '언어청취' '공간청취' '음질청취'의 세 가지 영역에서 보청기 착용 효과를 평가할 수 있다. 0(전혀 아니다)부터 10(완벽하게 그러하다)의 아날로그 리커트 척도(likert scale)로 다양한 상황에서 청취능력을 자가진단할 수 있다.

6) 청능훈련

청능훈련은 보청기 착용 후 어음, 환경음 등에 대한 인지력을 상승시키기 위한 개별화된 청각훈련 프로그램이다. 난청으로 인한 청각정보의 결핍은 대뇌 청각 뉴런의 비활성화 및 퇴화를 가져온다. 보청기로부터 유입된 청각정보는 대뇌 청각 뉴런의 활성화와 재구성을 촉진시킬 수 있다. 청능훈련은 청각적 결핍이 오래 지속되었거나, 보청기를 통한 새로운 소리에 적응이 어려운 난청인들에게 이러한 신경가소성(neural plasticity)을 촉진시켜 보청기 소리의 적응 및 인지력의 향상을 돕는다(Brouns, El Refaie, & Pryce, 2011; Sweetow & Sabes 2010). 청능훈련은 4단계의 듣기 기술 발달 수준에 맞게 프로그램을 계획하고 장단기 목표를 설정하여야 한다. 첫 번째 단계인 탐지(detection)는 소리의 유무를 구별할 수 있는 탐지능력을 의미하고, 두 번째 단계인 변별(discrimination)은 소리의 같고 다름을 구별할 수 있는 변별능력을 의미한다. 세 번째 단계인 확인(identification)은 단어 수준의 어음을 인지할 수 있는 능력, 네 번째 단계인 이해(comprehension)는 문장 수준의 어음을 이해할 수 있는 능력을 뜻한다. 청능훈련의 효과는 여러 연구에서 보고되고 있고, 컴퓨터화된 훈련도구도 많이 찾아볼 수 있다.

7) 사후관리

보청기 착용 후 보청기 기능에 대한 점검, 일상적인 환경에서 난청인의 적응 정도의 확인을 위해 사후관리를 실시하여야 한다. 이는 주기적으로 보청기적합 확인 및 검증을 반복 시행하는 것으로, 확인해야 할 내용은 청각 기능의 변화, 보청기의 물리적 외관 및 적합성, 보청기 사용상의 문제, 만족도 및 사용 이득(benefit) 등이 있다. 문제가 있는 부분에 대해서는 보청기적합관리의 내용을 이용하여 적절하게 조치하며, 보청기 사용자의 사용 경험 및 불편 사항을 지속적으로 듣고 최적 적합을 제공하여 음질 및 어음인지도를 향상시킨다. 첫 적합 후 1~6개월 이내 후속 적합을 시행하고 이후 특정 기간을 간격으로 사후 적합관리를 시행한다. 불편함에 대한 즉각적인 조치가 필요한 상황이 발생한다면 난청인의 요구에 따라 후속 관리를 바로 시행하도록 한다.

8) 난청인의 교육

난청인에 대한 상담 및 교육은 방문 당시부터 사후관리까지 보청기적합관리의 절차에 따라 전반에 걸쳐 적절하게 실시하여야 한다. 그리고 상담 및 교육은 보청기 사용자뿐만 아니라 가족, 친구 등 난청인의 주변인 또한 참여하는 것이 효과적이다(Hetu, Jones, & Getty, 1993). 상담 및 교육 내용은 청력검사 전 사전상담, 순음 및 어음 청력검사 결과에 대한 상담, 보청기 선택, 보청기의 착용 및 조절, 보청기의 관리 요령, 청취 전략, 보청기 적합확인의 결과, 사후관리 등 보청기적합관리 절차의 전반에 걸쳐 시행해야 한다.

요약 및 정리

보청기는 난청인의 증가한 청력역치레벨과 저하된 대화음 청취능력을 보상하여 다양한 소리의 청취를 가능하게 하는 대표적인 청각보조기기이다. 청각전문가는 보청기의 구성, 종류, 기술적 특성 등을 이해하고 표준화된 보청기적합관리(국제표준 ISO 21388 또는 한국산업표준 KSI 0562) 절차에 따라 난청인의 청력에 맞도록 적절히 조절 및 평가하고 상담해야 한다. 청각전문가는 지속적인 보청기 조절을 통해 최적 적합을 도모하며, 보청기 사용자 중심의 중재를 통해 청능재활의 궁극적 목표인 삶의 질 향상을 위해 노력해야 한다.

참고문헌

구호림, 김진숙(2000). 한국 노인성 난청의 청각장애지수(KHHIE)에 관한 검사: 재검사신뢰도. 언어청각장애연구, 5(1), 133-154.
김봉직, 안용휘, 최진웅, 박무균, 안중호, 이승환, 박경호, 천병철, 최병윤, 조양선, 한규철(2017). 한국어판 The Speech, Spatial and Qualities of Hearing Scale의 표준화: 타당도 및 신뢰도 연구. 대한이비인후-두경부외과학회지, 60(6), 279-294.

김태화, 심송용, 이경원(2016). 한국어판 보청기이득평가 설문지 개발. 청능재활, 12(4), 209-220.

이경원, 김진숙(2009). 보청기적합공식과 한국의 연구 고찰. 청능재활, 12(2), 82-88.

이민아, 김진숙, 안중호(2005). 한국의 국제 표준 보청기 효과 지수 연구. *Korean Journal of Audiology, 9*(1), 65-76.

American National Standards Institute (ANSI). (2003). *Specification of Hearing Aid Characteristics (ANSI S3.22-2003)*. American National Standards Institute, Inc.

Barr-Hamilton, R. M. (1983). The cupped hand as an aid to hearing. *British Journal of Audiology, 17*(1), 27-30.

Bronus, K., El Refaie, A., & Pryce, H. (2011). Auditory training and adult rehabilitation: A critical review of the evidence. *Global Journal of Health Science, 3*(1), 49-63.

Chen, C. H., Huang, C. Y., Cheng, H. L., Lin, H. Y. H., Chu, Y. C., Chang, C. Y., et al. (2022). Comparison of personal sound amplification products and conventional hearing aids for patients with hearing loss: A systematic review with meta-analysis. *EClinicalMedicine, 46*.

Cho, Y. S., Park, S. Y., Seol, H. Y., Lim, J. H., Cho, Y. S., Hong, S. H., & Moon, I. J. (2019). Clinical performance evaluation of a personal sound amplification product vs a basic hearing aid and a premium hearing aid. *JAMA Otolaryngology-Head & Neck Surgery, 145*(6), 516-522.

Chu, H., Cho, Y. S., Park, S. N., Byun, J. Y., Shin, J. E., Han, G. C., et al. (2012). Standardization for a Korean adaptation of the International Outcome Inventory for Hearing Aids: Study of validity and reliability. *Korean Journal of Otorhinolaryngology-Head and Neck Surgery, 55*(1), 20-25.

Choi, J. W., Kim, B. J., An, Y. H., Park, M. K., Park, K. H., Lee, S. H., et al. (2017). Translation and standardization for a Korean version of the client oriented scale of improvement. *Korean Journal of Otorhinolaryngology-Head and Neck Surgery, 60*(7), 336-341.

Coles, R. R. A., & Hallam, R. S. (1987). Tinnitus and its management. *British Medical Bulletin, 43*(4), 983-998.

Cox, R. M., & Alexander, G. C. (1995). The abbreviated profile of hearing aid benefit. *Ear and Hearing, 16*(2), 176-186.

Cox, R. M., & Alexander, G. C. (2002). The International Outcome Inventory for Hearing Aids (IOI-HA): psychometric properties of the English version. *International Journal of Audiology, 41*(1), 30-35.

Davis, A. (1998). Epidemiology of hearing impairment. *Diseases of the ear*. London, Arnold, 129-137.

Dillon, H., James, A., & Ginis, J. (1997). Client Oriented Scale of Improvement (COSI) and its relationship to several other measures of benefit and satisfaction provided by hearing aids. *Journal of the American Academy of Audiology*, *8*(1), 27-43.

Dillon, H. (2012). *Hearing aid* (2nd ed.). New York, Stuttgart.

Gatehouse, S., & Noble, W. (2004). The speech, spatial and qualities of hearing scale (SSQ). *International Journal of Audiology*, *43*(2), 85-99.

Glista, D., Scollie, S., Bagatto, M., Seewald, R., Parsa, V., & Johnson, A. (2009). Evaluation of nonlinear frequency compression: Clinical outcomes. *International Journal of Audiology*, *48*(9), 632-644.

Hazell, J. W. P., & Wood, S. (1981). Tinnitus masking-a significant contribution to tinnitus management. *British Journal of Audiology*, *15*(4), 223-230.

Hetu, R., Jones, L., & Getty, L. (1993). The impact of acquired hearing impairment on intimate relationships: Implications for rehabilitation. *Audiology*, *32*(6), 363-380.

ISO 8253-1. (2010). *Acoustics-Audiometric test methods Part 1: Puretone air and bone conduction audiometry*. International Organization for Standardization.

ISO 8253-2. (2009). *Acoustics-Audiometric test methods Part 2: Sound field audiometry with pure-tone and narrow-band test signals*. International Organization for Standardization.

ISO 21388. (2020). *Acoustics-Hearing Aid Fitting Management*. International Organization for Standardization.

Jastreboff, P. J., Gray, W. C., & Gold, S. L. (1996). Neurophysiological approach to tinnitus patients. *American Journal of Otolaryngology*, *17*(2), 236-240.

Kates, J. M. (2010). Understanding compression: Modeling the effects of dynamic-range compression in hearing aids. *International Journal of Audiology*, *49*(6), 395-409.

Kim, D., & Lee, K. (2020). Development of Korean Version of Profile of Hearing Aid Benefit-Quick Version. *Audiology and Speech Research*, *16*(3), 196-205.

Kuk, F., Keenan, D., Korhonen, P., & Lau, C. C. (2009). Efficacy of linear frequency transposition on consonant identification in quiet and in noise. *Journal of the American Academy of Audiology*, *20*(8), 465-479.

KS I ISO 8253-3. (2009). *Acoustics-Audiometric test methods-Part 3: Speech audiometry*. Korean Agency for Technology and Standards.

Powers, T. A., & Rogin, C. M. (2019). MarkeTrak 10: Hearing aids in an era of disruption and DTC/OTC devices. *Hearing Review*, *26*(8), 12-20.

Sanders, J., Stoody, T., Weber, J., & Mueller, H. G. (2015). Manufacturers' NAL-NL2 fittings fail real-ear verification. *Hearing Review*, 21(3), 24-32.

Sweetow, R. W., & Sabes, J. H. (2010). Auditory training and challenges associated with participation and compliance. *Journal of the American Academy of Audiology*, 21(9), 586-593.

Ventry, I. M., & Weinstein, B. E. (1982). The hearing handicap inventory for the elderly: a new tool. *Ear and Hearing*, 3(3), 128-134.

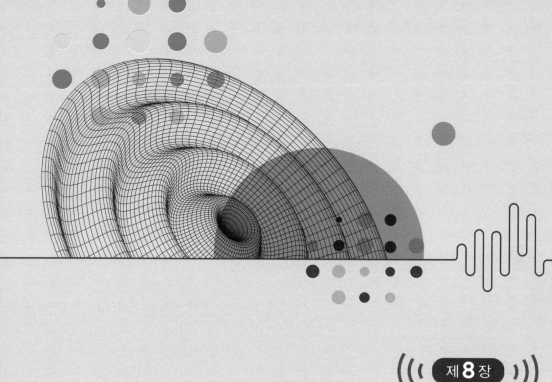

제8장

인공와우

이정학(한림국제대학원대학교 청각언어치료학과) / 오수희(한림국제대학원대학교 청각언어치료학과)

1. 인공와우의 개요

2. 인공와우의 구조와 기능

3. 인공와우의 적합

4. 기타 이식보청기

1. 인공와우의 개요

이식보청기(implantable hearing aids)는 시술을 통해서 청각기기를 유양돌기, 중이, 와우 또는 청신경에 삽입하는 특수한 형태의 보청기라고 할 수 있다. 와우이식기라고도 하는 인공와우(cochlear implant, CI)는 가장 대표적인 이식보청기로서 청신경에 전기 자극을 제공함으로써 손상되거나 상실된 와우 내 유모세포의 기능을 대행하는 전기적 장치이다. 인공와우의 전극은 정원창(round window)을 거쳐서 고실계(scala tympani) 내부에 삽입되어 소리 자극을 받지 못하는 청신경을 전기적 에너지로 직접 자극한다. 일반 보청기로 도움이 되지 않는 양측성 심도의 감각신경성 난청 혹은 농 상태에 이른 난청인의 어음인지에 상당한 효과를 보이는 것으로 잘 알려져 있다. 최근 코클리어사(시드니, 호주)가 지난 40년간 65만 개의 인공와우 판매를 보고하였고(Cochlear limited, 2021), 모든 인공와우 제조사를 포함하여 세계적으로 대략 100만 개의 누적 판매를 추산하고 있다(Zeng, 2022). 인공와우 대상자도 유소아에서 노인에 이르기까지 이식 대상자의 연령 범위가 넓어졌을 뿐 아니라 잔존청력이 남아 있는 대상자와 편측성 난청에 이르기까지 대상자 범위가 확대되었다(Warner-Czyz et al., 2022; Zeitler, Prentiss, Sydlowski, & Dunn, 2024).

이제 나이는 더 이상 인공와우 이식의 장애 요소가 아니며, 인공와우가 노인의 어음인지력과 삶의 질 향상에 상당한 공헌을 하고 있다. 과학 기술의 향상과 더불어 인공와우의 음향처리 방식 및 내부전극 기술도 지속적으로 발전하고 있으며, 와우의 형태도 더욱 소형화되고 디자인도 세련되고 있다. 또한 유무선 최신 기술을 적용하여 사용자가 보다. 편리하고 편안하게 다양한 상황에서 인공와우를 사용할 수 있도록 지원하고 있다. 현재 임상연구 개발 단계에 있는 외부장치가 없는 완전 내장형도 머지않은 장래에 임상 적용될 것이다(Babajanian, Dornhoffer, & Driscoll, 2024). 이러한 인공와우의 양적·질적 성장과 함께 난청인 개개인에게 적절하고 효과적인 청능재활 프로그램의 중요성이 더욱 부각되고 있다(이정학 2017; 이정학, 이경원 2019). 이 장에서는 인공와우의 기능과 적합 방법을 중점적으로 다루고, 기타 이식보청기들은 마지막 부분에서 간단하게 소개하고자 한다.

2. 인공와우의 구조와 기능

세계적으로 여러 가지 인공와우 모델이 있지만 기본적인 구조는 송화기(microphone), 음향처리기(sound processor), 송신기(transmitter)로 구성된 외부장치([그림 8-1])와 수신자극기와 전극이 전선으로 연결된 복합체인 내부장치([그림 8-2])를 포함한다. 인공와우 외부장치의 모든 구성 요소가 하나로 통합된 일체형 음향처리기(예: MED-EL사의 Rondo, Cochlear사 Kanso)의 사용으로 인공와우 사용에서의 편안함이 증가되었다. 송화기는 보청기와 마찬가지로 음향에너지를 전기에너지로 변환하는 입력장치이고, 음향처리기는 증폭기와 신호변환기의 역할을 동시에 함으로써 입력신호를 여러 가지 방법으로 조작하는 장치이다. 음향처리기에서 변형된 신호는 송신기를 통하여 무선주파수(radio frequency, RF) 방식으로 피부 속에 있는 수신자극기(receiver-stimulator)로 전달되며, 수신자극기는 외부장치로부터 전달받은 신호를 와우 내 전극(electrode)으로 전달한다([그림 8-3]). 전극은 최종적으로 와우신경을 직접 자극하는 역할을 한다.

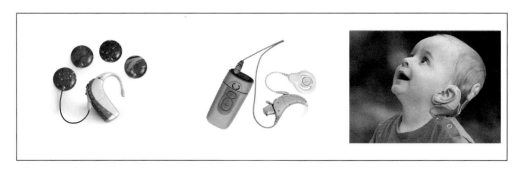

그림 8-1 여러 가지 형태의 인공와우 외부장치와 인공와우를 착용한 아동의 모습

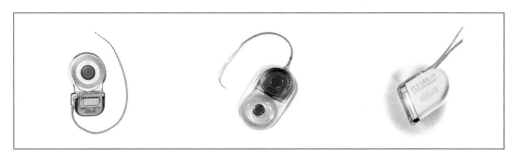

그림 8-2 수신자극기와 전극이 연결된 인공와우 내부장치의 여러 가지 형태

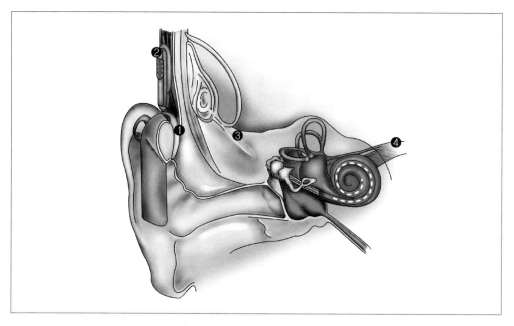

그림 8-3 인공와우 이식 귀 모습

*① 음향처리기, ② 송신기, ③ 수신자극기와 전극연결전선, ④ 청신경

인공와우의 주요 구조와 기능은 다음과 같이 요약·설명할 수 있다.

1) 음향처리기

인공와우에서의 음향처리기란 입력된 음향신호를 3차원, 즉 주파수(frequency), 진폭 (amplitude), 시간(time)으로 미세하게 분석한 다음, 여과, 증폭 및 재증폭 과정을 거쳐서 난청인이 듣기에 적절한 전기적 신호로 바꾸어 주는 장치를 의미한다. 보통 넓은 대역의 주파수(약 100~8,500 Hz)에서 많은 양의 음향 자료를 산술적으로 계산하는 고속 푸리에 변환(fast Fourier transform, FFT) 방식을 사용한다. 음향처리기의 주요 기능을 살펴보면 다음과 같다.

(1) 음향역동범위(acoustic dynamic range, ADR)

음향처리기에서 지정한 음향 자극의 역동범위, 즉 최대입력음압레벨과 최소입력음압 레벨의 차이를 의미하며 입력역동범위(input dynamic range, IDR)라고도 한다.

(2) 감도조절(sensitivity control)

송화기의 민감도를 조절하는 기능을 의미한다. 민감도가 높으면 역치레벨(threshold level, T-level)과 최대쾌적레벨(the maximum comfortable level, M-level or C-level)에 도달하기 위해 필요한 음향에너지가 적어지기 때문에 주변 및 환경의 잡음을 포함한 작은 소리는 잘 들리지만, 자동이득조절(automatic gain control, AGC) 기능이 작동하는 레벨은 낮아지기 때문에 큰 소리를 구별하는 능력이 떨어진다. 반대로 민감도가 낮으면 작은 소리는 덜 들리지만 큰 소리를 구별하는 능력은 증가한다. 시끄러운 청각 환경에서 실시간으로 신호대잡음비(signal-to-noise ratio, SNR)를 향상시키기 위해서 자동감도조절(automatic sensitivity control, ASC) 기능을 사용하는데, 이는 들어오는 음향신호의 소음대(troughs of the envelope)에 근거하여 송화기의 민감도를 자동적으로 조절하여 SNR을 개선하는 방법이다.

(3) 음향처리 방식(sound processing strategy)

음향처리 방식은 인공와우 제조회사와 음향처리기 모델에 따라 약간씩 차이가 있지만 보통 두 가지 이상의 처리 방식을 사용하며, 청각전문가가 그중에서 각 난청인에게 적절하다고 판단하는 방법을 선택한다. 인공와우에서 사용하는 기본적인 음향처리 방식은 크게 두 가지 기법, 즉 시간단서(temporal cues)를 강조하는 기법과 주파수단서(spectral cues)를 강조하는 기법으로 구분할 수 있다([그림 8-4] 참조).

① 시간단서를 강조하는 기법

* CIS(continuous interleaved sampling) 기법: 음향 자극의 빠른 시간적 변화(temporal changes)에 근거하므로 다른 기법보다 채널 수가 적어도 효과적으로 와우를 자극할 수 있고, 비교적 빠르게 정해진 속도(high fixed rates)로 전극을 순차적으로 자극한다. 이 기법은 단순하면서도 가장 효율적인 기법으로서 다른 기법의 기초가 되고 있다(Wilson, 2006; Wilson & Dorman, 2012). 20개 이상의 채널까지 사용 가능하지만 보통 10개 이하의 채널을 선택하여 고정 상태로 사용하며, 전극당 자극률(pulse rate)은 1,000 pps(pulses per second) 정도이다. 대부분의 제조회사에서 기본적인 음향처리 방식 중 하나로 CIS 기법을 포함하고 있으며, Med-El사에서는 음악 및 소음 속 어음의 인지능력 향상에 도움을 주기 위해서 CIS 기법을 더욱 발전시킨 HDCIS(high definition CIS) 기법, 시간적 미세 단서(temporal fine structure)를 구현하고자 고안된

FSP(fine structure processing) 기법 등을 개발하였다(Magnusson, 2011).

- HiRes(high resolution) 기법: 미국 Advanced Bionics에서 개발한 기법으로서 빠른 자극률(2,800~5,600 pse)과 전극쌍(pairs of electrodes)을 사용하는 것이 특징이다. 특히 전극쌍을 사용할 경우는 동시 자극(simultaneous stimulation)을 병행하기 때문에 자극률이 더욱 빨라진다. HiRes 이전 버전의 음향처리 기법에는 동시 자극을 강조한 SAS(simultaneous analog stimulation), PPS[paired pulsatile sampler, MPS(multiple pulsatile sampler)라고도 함] 등이 있으며, 최근에는 HiRes를 더욱 발전시켜 소음하 어음, 음악소리 또는 환경음의 인지능력 향상을 목표로 HiRes Fidelity 120 기법을 개발하였다. 현재 Advanced Bionics는 가상 채널 기반의 HiRes(high resolution) Fidelity 120과 Fidelity Optima 어음처리기법을 활용하고 있다.

② 주파수단서를 강조하는 기법

- N-of-M 기법: 음향신호가 입력되면 M개의 채널 중에서 에너지가 강한 N개의 채널을 선택하여 순차적(sequential), 즉 비동시적(non-simultaneous) 자극으로 처리하는 기법으로서 N개의 채널은 상대적으로 강한 에너지를 가진 주파수 대역을 포함하기 때문에 입력신호에 따라서 가변적이다. N-of-M 기법의 약 1,000 Hz 이하의 주파수 대역에서는 선형분포(linear distribution)를 사용하고, 그 이상의 고주파수 대역에서는 비선형분포(non-linear distribution), 즉 로그분포(logarithmic distribution)를 사용한다(Wilson, 2006).

- SPEAK(spectral peak) 기법: N-of-M의 변형으로서 호주의 Cochlear사 제품에 적용되었으며, 와우 내 전극(intracochlear electrode)과 와우의 위치에 따른 주파수 선택 능력에 근거한다. 되도록 많은 수의 와우 내 전극을 사용하며, 약 1,850 Hz 이하의 주파수 대역에서는 선형분포를 사용하고, 그 이상의 고주파수 대역에서는 로그분포를 사용한다(Wilson, 2006).

- ACE(advanced combination encoder) 기법: 난청인의 어음인지능력을 더욱 향상시키고자 SPEAK 기법을 개선한 방식으로서 N-of-M 기법의 또 다른 변형이라고 할 수 있다. 이 기법에서는 약 1,300 Hz 이하의 주파수 대역에서는 선형분포를 사용하고, 그 이상의 고주파수 대역에서는 로그분포를 사용한다(Wilson, 2006). Cochlear사에서 ACE 기법을 더욱 발전시켜 환경음과 음악의 인지에도 더 많은 도움을 줄 수 있도록 Hi-ACE 기법을 개발하였다.

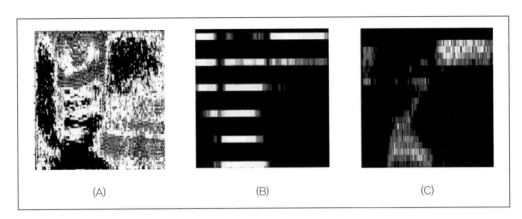

그림 8-4 음향처리 방식에 따른 'choice' 어음의 스펙트럼

(A) 음향스펙토그램: 종축은 주파수, 횡축은 시간을 나타내며, 어두울수록 진폭이 크다는 것을 의미한다.

(B) 시간단서(temporal cues) 강조 기법: 종축은 주파수대(채널)를 나타내며 많은 채널 중 6개를 고정 채널로 선택하였고, 횡축은 시간을 나타내며 밝을수록 인공와우의 전기에너지가 크다는 것을 의미한다.

(C) 주파수단서(spectral cues) 강조 기법: 종축은 주파수대(채널), 횡축은 시간을 나타내는데, 각 시간 단위에서 전기에너지가 상대적으로 큰 채널만 작동한다.

(4) 이득조절(gain control)

음향처리기 내부 기능으로서 전체이득(global gain) 또는 채널이득(channel gain)을 조절한다. AGC 기능은 최대쾌적레벨에 도달하는 음향에너지가 들어오면 압축 기능이 자동으로 작동하도록 설정되어 있는 시스템을 의미한다.

(5) 음량조절(volume control)

음향처리기 외부 기능으로서 최종출력(output)을 조절한다. 조절기의 조작이 어려운 난청 아동 또는 노인의 경우 조절 기능을 사용하지 못하도록 막을 수도 있다.

2) 수신자극기

음향처리기와 송신기를 거쳐서 수신자극기(receiver-stimulator)에 전달된 무선주파수(RF) 신호는 전기에너지로 변환되어 와우의 고실계에 삽입된 전극으로 청신경을 자극한다. 이를 위해서 동일한 양의 전류에너지가 양극으로 충전되어 있는 전류펄스(charge-balanced biphasic current pulse)를 사용하는데, 이러한 전류펄스는 자극 후에 생체조직이나 와우전극에 전류에너지가 남지 않기 때문에 인체에 안전한 것으로 알려져 있다.

(1) 채널(channel)

전류를 생성하는 한 쌍의 전극, 즉 비전환전극[noninverting electrode, 양성(positive), 활성(active) 또는 자극(stimulation) 전극이라고도 함]과 전환전극[inverting electrode, 음성(negative), 중성(indifferent), 기준(reference) 전극이라고도 함]을 채널이라고 한다.

(2) 전극연결 방식(coupling methods)

전기 자극을 주면 각 채널에서 비전환전극과 전환전극 사이에 전류가 흐르고, 그 사이에 위치한 청신경이 자극을 받는다. 두 전극의 연결 방식은 다음과 같다.

① 단극 자극[monopolar(MP) stimulation]

비전환전극은 와우 내(intracochlear)에, 전환전극은 와우 밖(extracochlear)에 존재하므로 양 전극의 거리가 비교적 멀다. 따라서 자극 범위가 넓어 한 번의 자극으로 많은 양의 청신경을 자극할 수 있고, 자극 속도도 빨라서 적합에서 가장 많은 유연성과 가능성을 제공하며, 음조체계(tonotopic organization)도 그대로 보존된다. 또한 적은 양의 전류로 역동범위에 도달할 수 있기 때문에 건전지 사용량이 적어서 귀걸이형에 응용할 수 있다. 그러나 와우 밖의 전환전극 때문에 와우 외의 구조물을 자극하는 부작용이 있을 수도 있다([그림 8-5]의 (A) 참조).

② 양극 자극[bipolar(BP) stimulation]

비전환전극과 전환전극 모두 와우 내에 위치하고 연결 방식에 따라 자극 거리를 가깝거나 멀게 조절할 수 있다. 따라서 비전환전극과 전환전극 사이의 나선신경절세포(spiral ganglion cell)가 자극을 받는다. 특히 MP 자극이 안면신경을 활성화하면 BP 자극을 사용할 수 있다([그림 8-5]의 (B) 참조).

③ 공통접지 자극[common ground(CG) stimulation]

정해진 비전환전극으로부터 다른 모든 전극으로 전류가 흐른다. 즉, 비전환전극을 뺀 모든 전극이 전환전극이다. 이 방법은 와우 밖 전극은 사용하지 않으며, 전극의 자가점검으로 유용하게 쓰인다([그림 8-5]의 (C) 참조). 채널 수는 한 쌍의 전극을 연결하는 방식에 따라서 전극 수와 같을 수도 있고 적거나 많을 수도 있다. MP 방식에서는 동일하지만 BP 방식에서는 전극 수보다 적다. 인접한 전극에 대한 동시적 또는 순차적 자극으로 가

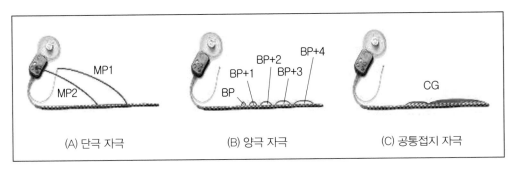

그림 8-5 전기 자극의 연결 방식

상채널(virtual channel)을 만들 경우에는 전극 수보다 많을 수도 있다(Hughes, 2013).

(3) 전기최대쾌적레벨(electric maximum comfortable level, M-level, C-level, M/C level)

각 채널당 허용된 최대의 전기 자극 수준으로 제조사에 따라서 M레벨 또는 C레벨 (이하 M/C레벨이라고 부름)이라고 부른다. 인공와우에 순응하도록, 특히 아동들의 경우 초기에는 조심스럽게, 즉 높지 않게 설정한 다음에 적응 상태에 따라서 어느 정도까지 점진적으로 높일 수 있다.

(4) 전기역치레벨(electric threshold level, T-level)

소리를 듣기 위한 최소의 전기적 자극레벨을 뜻하는데, 각 채널의 주파수 대역에서 청력역치레벨과 상관은 높은 편이지만 일치하지 않는 경우가 많다.

(5) 전기역동범위(electric dynamic range, EDR)

전기최대쾌적레벨과 전기역치레벨의 차이를 의미하며, 출력역동범위(outout dynamic range, ODR)라고도 한다.

3) 전기청성유발전위 원격측정[electric auditory evoked potential(eAEP) telemetry]

와우 내 전극을 통해서 자극된 청신경은 생리적인 반응(eAEP)을 발생시킨다. 이러한 eAEP중 초기반응인 복합활동전위(compound action potential)를 측정하여 표본화(sampling)와 증폭(amplifying)을 거쳐 역방향으로 음향처리기에 무선주파수(radio frequency)로 전송함으로써 인공와우의 기능을 수술 중 또는 수술 후에 객관적으로 확인하는 방법이다. 제조회사에 따라서 NRT(neural response telemetry), NRI(neural response imaging), ART(auditroy response telemetry) 등으로 불린다.

4) 전기등골근반사역치(electric stapedius reflex threshold, eSRT)

등골근이 수축하는 최소의 전기 자극 수준으로서 수술 중 직접 관찰을 통해서 확인할 수도 있고, 수술 후에 이미턴스 분석기(immittance analyzer)에 연결하여 간접적으로 측정할 수도 있다.

표 8-1　**인공와우 제조회사별 비교**

제조사	Cochlear Ltd. 호주	Advanced Bionics Corp. 미국	MED-EL Corp. 호주
미국 FDA 최초 승인	성인 1985 아동 1990	성인 1996 아동 1997	성인/아동 2000
Sound Processor	Nucleus®, Kanso	Marvel, Naida, Chorus, Neptune, Harmony	Sonnet, Rondo, Opus
Sound Processing Strategy	ACE(RE), SPEAK, CIS(RE), MPS	Optima, HiRes Fidelity 120, HiRes, HiRes Optima, CIS, MPS, SAS	FSP, FS4, FS4-p, HDCIS, CIS+, CIS
Implant	CI24M, CI24RE, CI422, CI512/522, Nucleus profile, Nucleus profile plus	Clarion 1.2, CII, HiRes 90K, HiRes 90K advantage, HiRes™ Ultra, HiRes™ Ultra 3D	COMBI 40, PULSAR CI^{100}, SONNATA TI^{100}, Concert Synchrony
Implant Housing	Titanium/Silicone	Titanium/Silicone	Titanium/Silicone
Electrode No.	24	16	12
Max Stim rate	32,000 pps*	83,000 pps	50,704 pps
Electrode coupling	Monopolar, Bipolar	Monopolar	Monopolar
MRI Compatibility	Up to 3.0T	Up to 3.0T	Up to 3.0T
Telemetry	Impedance, NRT, Voltage compliance	Impedance, NRI	Impedance, ART, Voltage compliance
Fitting Software	Custom Sound	Sound Wave	Maestro

pps*: pulses per second.

T**: 테슬라(Tesla); 자석 주위로 힘을 내는 공간[자기장(magnetic field), 자속(磁束) 밀도]에 대한 단위. 이 공간의 크기는 거리 제곱에 반비례. 1 tesla=1 weber/m²=1kg/sec²/A(ampere)=1 newton/ampere.m=104 gauss=109 gamma. 미국의 발명가 Nicola Tesla(1851~1943)에서 유래.

3. 인공와우의 적합

일상생활에서 의사소통을 원활하게 하기 위하여 인공와우의 다양한 조절 장치를 최적화(optimalization)하는 행위를 맵핑(mapping) 또는 프로그래밍(programming)이라고 한다. 즉, 송화기로부터 입력된 음향정보를 음향처리기에서 여러 가지 방식으로 조작하여, 각 난청인의 중추신경계가 전기적 자극을 효과적으로 듣도록 조율하는 과정을 의미한다. 적합(fitting)은 이러한 맵핑 또는 프로그래밍과 더불어 교육, 상담, 청능훈련 및 착용효과의 확인과정까지 포함하는 포괄적인 개념으로 사용할 수 있다. 일반적으로 청각 시스템은 전기적 자극에 매우 민감하게 반응하기 때문에 효과적인 적합을 위해서 인공와우의 모델에 따른 특성과 청신경의 청각적 이론 및 청능재활에 대한 충분한 이해와 경험이 필수적이다. 인공와우의 초기 맵핑은 수술 후 상처의 치료 상태에 따라 다를 수 있지만 일반적으로 보통 2~4주 후에 시행하며 최근 임상에서는 초기 매핑을 좀 더 빨리 진행하기도 한다. 또한 적합 전에 수술경과 보고서, 수술 후 방사선검사, 전극의 삽입 상태 등의 자료를 미리 검토하고 성인과 아동에 따라 적합실의 구조를 적절하게 조정해야 효과적이다(이정학, 이경원, 2019).

인공와우 결과의 향상과 대상자 선정 기준의 확대에 따라 동측 귀에 인공와우와 보청기를 착용하는 하이브리드 방식의 전기음향자극(electroacoustic stimulation, EAS) 형태 또는 한 귀에 인공와우 반대편 귀에 보청기를 착용하는 바이모달(bimodal) 형태의 사용자가 증가하였으며 그 적합의 중요성이 대두되었다(Gifford, 2019; Perkins et al., 2021; Warren & Dunbar, 2018). EAS 또는 바이모달 방식에서는 인공와우 동측 또는 반대편 귀에 보청기를 착용하기 때문에 보청기 조절과 인공와우 조절을 각각 진행하며, 2개의 청각기기를 착용했을 때 이형청각기기 간 소리 크기의 균형을 맞추고 적절한 주파수 대역이 설정되어야 한다. 무엇보다도 EAS 및 바이모달 조절 후에 반드시 주관적 및 객관적 적합확인을 통해 조절에 대한 확인과정이 필요하다.

바이모달 보청기 적합에서는 기존 다양한 보청기적합공식의 적용 여부(Cuda, Murri, Mainardi, & Chalupper, 2019; English, Plant, Maciejczyk, & Cowan, 2016; Vroegop, Homans, van der Schroeff, & Goedegebure, 2019), 보청기 적합확인에서 실이측정의 중요성(Neuman & Svirsky, 2013; Neuman et al., 2019) 잔존청력 또는 와우 사영역 존재 여부를 고려한 주파수 대역의 조절(Messersmith, Jorgensen, & Hagg, 2015), 양 귀 간 음량의 평형(Ching,

Incerti, & Hill, 2004) 등을 고려할 수 있다. 또한 바이모달 혜택 평가에서는 소음과 조용한 상황에서의 말지각 검사(음소, 일음절, 단어, 문장), 방향성 검사, 주관적 선호 및 설문 평가(Keilmann, Bohnert, Gosepath, & Mann, 2009; Veugen et al., 2016)를 주로 수행한다. 주관적 설문 평가는 언어 공간 음질 청취 평가(speech, spatial & qualities of hearing scale) (Gatehouse & Noble, 2004), 보청기 적합 선호도 검사, 일상생활과 관련된 질문, 청취 음질과 편안함에 대한 질문, 바이모달 사용 및 효과 관련 질문 등 여러 내용을 포함한다.

최근 보청기와 인공와우를 동시에 착용하는 사용자를 위한 보청기적합공식이나 이형 기기 간의 차이를 좁힐 수 있는 방안을 시도하고 있다(Cuda, Murri, Mainardi, & Chalupper, 2019; Warren, Noelle Dunbar, Bosworth, & Agrawal, 2020). 양 귀에 인공와우를 착용하는 양이 적합(bilateral fitting)은 동시에 양이 인공와우를 수술하는 경우와 순차적으로 양 귀에 수술하는 경우로 편측 인공와우에 비해 소음하 말지각, 방향성, 청취노력 등 다양한 측면에서 향상된 결과를 보인다(Dhanasingh & Hochmair, 2021). 양이 인공와우의 적합은 편측에 비해 좀 더 많은 시간이 소요되며 양 귀 간 소리 크기의 균형을 이루도록 조절해야 한다. 이 외에도 신경반응검사 결과를 매핑에 활용할 수 있으며(Ries et al., 2024), 인공와우 사용자의 결과 향상을 위해 기존의 주관적 반응을 통한 매핑을 보완할 수 있는 인공지능(Koyama, Kashio, & Yamasoba, 2023) 등 다양한 방법을 도입하여 매핑을 예측하고 최적화하기 위한 시도들이 소개되고 있다. 또한 최근 비대면 방식의 인공와우 원격 매핑에 대한 관심이 높아져 원격 매핑 방법과 그 효과에 대한 연구도 보고되고 있다(Luryi et al., 2020). 이 절에서는 인공와우 매핑 방법에 대한 기본적인 이해를 돕기 위해 단이인공와우의 기본적인 적합 절차를 설명하고자 한다.

1) 전극임피던스 원격측정(electrode impedance telemetry)

수술 후 첫 적합을 시작하기 전 와우 내의 전극임피던스를 원격으로 측정하여 인공와우 전극의 기본적 성능을 점검한다. 임피던스는 ohm(Ω)으로 측정되며 전류의 흐름을 방해하는 저항값인데, 이는 전선, 전극 또는 생체조직에 의하여 발생한다(저항값=voltage/current). 이런 저항값으로 개방(開放)회로(open circuit) 혹은 합선(合線)회로(short circuit)를 파악할 수 있는데, 이러한 회로는 불량제품이거나 수술 중에 발생할 수도 있다.

• 개방회로: 보통 20 kΩ 이상의 고임피던스(high impedance)를 보이는 전극을 의미한

다. 이는 전극을 싸고 있는 전선(lead wire)이 망가졌거나 전극이 와우의 외부에 존재할 때 발생하며, 자극을 주어도 반응이 없다. 개(開)회로, 오픈(open)회로 또는 단선(斷線)회로라고도 한다.

• 합선회로: 보통 700 Ω 이하의 저임피던스(low impedance)를 보이는 전극으로서, 전선은 괜찮지만 전선을 싸고 있는 코팅이 파손된 경우에 주로 발생한다. 쇼트(short)회로 또는 단락(短絡)회로라고도 한다.

2) 음향역동범위의 선정

제조회사와 모델에 따라 약간 차이가 나지만 보통 최소입력음압은 20~40 dB SPL, 최대입력음압은 70~95 dB SPL을 권장하며, 그 결과 음향역동범위는 30~75 dB 정도가 된다. 음향역동범위는 감도조절기를 사용하여 추가 조정이 가능하다.

3) 전극연결 방식의 선정

비전환전극과 전환전극을 선정하는 방식을 의미한다. 전기적 자극을 주면 각 채널에서 주 전극 사이에 전류가 흐르고 그곳에 위치한 청신경이 자극을 받게 된다. 적합에서 선택하는 전극은 비전환전극이고, 전환전극은 연결 방식에 의해서 자동적으로 결정된다. 연결 방식을 바꾸면 M/C레벨과 T레벨이 달라지므로 재조정해야 한다. 대부분의 제조사는 초기 형태로 MP 방식을 설정하고 있다.

4) 전기자극속도의 선정

전기자극속도는 제조사의 모델에 따라서 차이가 있는데, 최근 모델에서는 점차 빨라지고 있다. 단위는 전체적으로 pps(pulses per second)를 사용하고, 각 전극에 대해서는 pse(pps per electrode)를 사용하기도 한다. 초기에는 1,000 pse 이하를 사용하였으나 최근에는 대부분 1,500 pse 이상을 제공하고 있다. 보통 1,500 pse까지는 어음인지가 증가하나 3,000 pse 이상에서는 거의 증가하지 않는 것으로 알려져 있다(Cooper & Craddock, 2006).

5) 음향처리 방식의 선정

전기 자극 형태와 마찬가지로 난청인의 특성에 따라서 적절한 음향처리 방식을 선정하여야 한다. 음향처리 방식은 제조회사에 따라서 약간씩 다른데, 최초 적합에서는 제조회사에서 추천한 초기 방식을 따르는 것이 안전하다. 하지만 적합과정에서 초기 방식으로 해결하기 어려운 문제가 발생할 경우에는 다른 방식을 사용할 수 있다.

6) 전기역동범위의 선정

전극연결 방식과 음향처리 방식이 결정되면 음향역동범위와 그에 따른 채널별 전기역동범위, 즉 M/C레벨과 T레벨을 선정해야 한다. 전기역동범위는 전류레벨(current level)로 조절한다. 결국 전류레벨에 따라서 중추신경계에서 인지되는 소리의 크기가 결정되는데, 실질적으로 전류레벨을 조절하는 두 가지 요소는 전류진폭(current amplitude, CA)과 펄스넓이(pulse width, PW)다. CA를 높이거나 PW를 넓히면 전류레벨이 상승하고 인지되는 소리의 크기가 커진다. 보통은 PW를 고정하고 CA로 전류레벨을 조절하여 T레벨과 C레벨을 결정한다. 인공와우에서 사용하는 CA는 일반적으로 2 mA 이하이며, 각 제조회사의 적합 소프트웨어에서는 편의상 임의 단위를 사용한다.

전기역동범위의 측정은 심리음향검사법, 즉 음량 지각(loudness perception)에 대한 검사를 통해서 직접 결정하는 방법과 전기생리검사, 즉 청신경의 반응을 측정함으로써 M/C레벨과 T레벨을 추정하는 방법이 있다. 심리음향검사에서 아동의 경우 첫 번째 자극은 짧고 낮은 전류 수준을 이용하여 이안반응(auropalpebral reflex, APR) 또는 자극 코일을 만지거나, 갑자기 조용해지거나, 눈을 크게 뜨거나, 울거나 하는 반응을 보일 때까지 점진적으로 올려 가며 시행한다. 첫 인공와우 적합 및 자극 회기는 비디오로 녹화하여 분석한다. 보통 2명의 청각전문가가 참여하여, 1명은 인공와우 적합 장비를 조작하고, 다른 1명은 아동 곁에서 들을 준비를 시키고 반응을 관찰한다. 2명 모두 반응이라고 인정해야 신뢰도가 구축되므로, 2명 모두 아이의 반응을 관찰할 수 있는 방의 구조가 필요하다. 지루한 과정이므로 아동에게 비디오를 틀어 주거나, 조용한 장난감으로 아동이 흥미를 잃지 않도록 유도한다. 연령 및 지각능력에 따라 행동관찰법(behavioral observation audiometry, BOA) 시각강화법(visual reinforcement audiometry, VRA), 유희법(play audiometry, PA) 등을 실시한다. 성인의 경우는 음량증가지각검사(loudness growth perception test) 결과에 따라서 M/C레벨과 T레벨을 조절한다.

심리음향적 방법이 어려울 경우 전기청성유발반응 원격측정법을 사용한다. 이 방법은 수술 중에는 마취 상태이기 때문에 측정 시간을 줄이기 위해서 높은 자극레벨에서 검사를 시작하는 하강법(descending method)을 사용하지만, 적합 시에는 난청인의 불편을 최소화하기 위해서 낮은 자극레벨에서 시작하는 상승법(ascending method)을 사용한다. 초기 적합에서 사용하는 상승법은 보통 수술 시 측정한 신경반응역치보다 더 낮은 자극단계에서 시작하여 동일 레벨에서 반응이 두 번 나타날 때까지 반복하여 M/C레벨과 T레벨을 결정한다. 일반적으로 청각 시스템은 전기적 자극에 상당히 민감하게 반응하기 때문에 인공와우적합 과정에서 일반 보청기적합 때와 마찬가지로 압축 방식(compression system)을 적용한다.

7) 적정 전압컴플라이언스 확인

컴플라이언스(compliance)는 임피던스(impedance)의 역수(reciprocal)로, 채널에서 원하는 전류(current level)가 나올 수 있도록 충분한 전압(voltage)을 전달하는 능력이다. 자극이 일단 전압컴플라이언스 레벨에 도달하면 전류의 흐름은 더 이상 증가하지 않는다(Wolfe & Schafer, 2012). 과소컴플라이언스는 와우의 최대전압이 원하는 전류를 발생시키기에 충분치 않은 상태를 의미하며, 이 상태에서는 적정한 강도의 음향정보를 전달하기 어렵다. 원인은 그 채널에 임피던스가 너무 높거나 소리를 인지하기 위해 더 많은 전류량이 필요할 경우이다. 해결책은 자극 방법을 바꾸거나 펄스폭(pulse width)을 넓혀서 M/C레벨과 T레벨 또는 임피던스를 낮추는 것이다. 맵핑 소프트웨어에 컴플라이언스를 자동 또는 수동으로 조절하는 기능이 있다.

8) 전극 간 전류레벨 조절

성인과 아동 모두에게 어려운 작업이기 때문에 지속적인 평가를 통해서 결정해야 한다. 일반적으로 두 인접 전극의 레벨 차이가 20% 이하가 되도록 조절하여 음질의 왜곡현상이 나타나지 않도록 해야 한다.

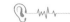

9) 실제음성확인(live voice verification)

전기 자극으로 인공와우적합을 한 후, 다음 두 가지 이유로 반드시 음성으로 인공와우 적합 상태를 확인한다. 첫째, 전기 자극 시간은 500 ms 내외로 짧지만, 음성은 지속적으로 유입되는 신호이다. 따라서 M/C레벨과 T레벨을 결정하는 잠시 동안은 괜찮지만, 지속적인 음성신호를 오랜 기간 청취하게 되면 불편할 수 있다. 둘째, 음성신호는 여러 채널을 빠르게 자극하므로 전체적인 강도가 커질 수 있다. 실제음성검사법은 체계적인 말 듣기의 형태로 진행하며, 아동의 경우 큰 소리 자극에 갑자기 조용해지거나, 듣기를 거부하거나, 화를 내거나, 공격적이 되면 일부 채널 또는 전체적으로 M/C레벨을 낮춘다.

10) 채널 이득 및 주파수 배열 조정

음질에 대한 추가적인 조절이 필요한 경우 각 채널의 이득 또는 주파수 배열(allocation) 조정 기능을 사용한다. 고주파수로의 배열은 저주파수 변화에 대한 음고(pitch) 지각을 낮춘다. 와우의 해부학적 구조에 따른 주파수 정보가 적합된다면 최상의 어음인지 효과를 볼 수 있을 것이다.

11) 비청각적 반응 및 통증 확인

전기 자극으로 청감각이 반응하지 않고 촉각이나 안면의 경련을 일으킬 수 있는데, 성인은 점검하기 쉽지만 아동의 경우는 쉽지 않다. 먼저, 임피던스가 높은 채널이 있는지 확인하고, 과도하게 높을 경우는 해당 채널의 작동을 중지시킨 후 다시 전기 자극의 반응을 확인한다. 해결이 되지 않으면 의심되는 모든 채널의 작동을 하나씩 중지시키면서 전기 자극의 반응을 점검해야 한다. 보통 역동범위가 너무 좁거나 옆 채널에 비해 상당히 좁을 때 나타나기도 한다. 전극연결 방식을 바꾸거나 M/C레벨을 낮추어도 해결이 어려우면 제조사에 통합점검(integrity examination)을 의뢰해야 하며, 드물게 재수술을 해야 하는 경우도 있다.

12) 교육 및 상담

인공와우의 초기 적합 후에는 적합 결과, 장치 사용과 관리법, 청신경의 적응과정, 청취 전략 등의 설명과 함께 청능훈련(auditory training)의 중요성을 부각해야 한다. 특히 주변인도 함께 교육과 상담을 해야 효과적이다.

13) 청능훈련

인공와우의 전기역동범위는 개개인의 신경가소성(neuroplasticity)에 기인하여 3~12개월 정도가 지나야 안정되기 때문에, 초기 적합 후에는 일반 보청기 적응의 경우와 마찬가지로 약 10주 정도의 기본적인 청능훈련을 받는 것이 상당히 중요하다. 이는 청능사(audiologist)가 난청인의 특성을 고려하여 새로운 소리에 청신경이 최단 기간에 적응할 수 있도록 개별화재활계획(individualized rahabilitation plan, IRP)에 따라 시행하는 전문적이고 종합적인 재활 서비스임을 의미한다. 이러한 청능훈련은 보청기와 인공와우의 적합 경험이 많은 청능사가 아동과 성인, 선천성 난청과 후천성 난청, 그리고 개인의 심리적·사회적 특성에 따라서 IRP를 체계적으로 작성하고, 그에 따른 구체적인 훈련 방법과 도구를 준비해서 시행해야 효과를 볼 수 있다.

(1) 청능훈련 방법

인공와우 청능훈련 내용은 선천성 난청 아동의 경우는 심리음향적 청각검사를 위한 준비부터 시작해야 할 수도 있다. 즉, 소리의 탐지와 변별 훈련 단계를 포함해야 할 것이다. 하지만 후천성 난청 성인의 경우는 확인(identification), 인지(recognition), 이해(comprehension)의 단계가 중요하며, 이를 위해서 음소 단위의 분석적 접근(analytic approach)과 구문 이해를 포함하는 종합적 접근(synthetic approach)을 모두 반복적으로 사용해야 상당한 효과를 볼 것이다. 아동과 성인에 따라서 청능훈련실의 분위기도 조절해야 하며, 기본적인 훈련 절차는 조용한 환경에서 소란스러운 환경으로, 쉬운 단어에서 복잡한 문장으로, 청각-시각 자극에서 청각 자극으로 점진적으로 청취 환경을 어렵게 해야 하고, 훈련 전후의 결과평가는 난이도가 쉬운 검사도구와 어려운 검사도구를 병행해서 자신감과 성취감을 함께 고취시켜야 한다. 어음 청취에 대한 이해능력이 어느 정도 향상되면 음악, 소음 속 어음 및 다양한 환경음의 지각훈련도 포함시켜야 한다. 인공와

우의 음향처리 기법은 이러한 비언어적 소리의 청취를 향상시킬 수 있도록 설계되어 있
다(Inverso, 2012). Donnelly와 Limb(2009)의 연구에 의하면 음악 지각은 말소리 지각과
공통점도 많지만, 근본적으로 다른 점은 음악은 추상적이며, 해석도 음악적 훈련과 듣는
습관 및 문화적 배경에 따라서 매우 주관적이라는 것이다.

(2) 청능훈련 기간

청능훈련 기간은 선천성과 후천성 등 청각적 특성, 학령전기 아동, 학령기 아동, 성인,
노인 등 연령에 따라 달리 적용할 수 있다. 일반적인 청능훈련 기간은 회기별 40~60분,
그리고 주 1~2회 또는 2주 1회를 기준으로 3~12개월의 기간이 필요하다. 언어 발달이
이루어진 후에 인공와우를 이식한 후천성 난청인은 청능훈련만 받으면 대부분 의사소통
에 지장이 없다. 하지만 선천성 아동의 경우는 언어 발달이 지연되었기 때문에 청능훈련
을 통해서 어느 정도의 인공와우 적응과 신뢰성 있는 심리음향적 청각검사가 이루어지
면 언어치료를 병행하도록 권고한다. 그리고 적응 후에는 학령전기의 경우는 3개월, 학
령기 또는 그 이후의 연령에 대해서는 6개월 단위로 인공와우 적합 재평가를 실시한다.
난청인의 상황에 따라 필요한 경우는 지속적으로 청능훈련을 실시한다.

(3) 청능훈련 보고서 작성

청능훈련 보고서의 작성은 회기별 보고서와 종합보고서로 구분한다. 회기별 보고서
에는 장단기 및 회기별 청능훈련 목표, 방법, 결과, 상담 및 제언 등이 포함되며, 종합보
고서는 대상자의 배경 정보, 청능훈련 결과 및 해석, 상담 및 제언으로 이루어진다.

14) 지속적 관리

안정된 인공와우 적합을 찾은 후에도 시간이 지남에 따라 M/C레벨과 T레벨 모두 전극
과 생체조직과의 조화로 변화할 수 있다. 따라서 40 dB HL 정도의 소리에 적절하게 반응
하는지에 대한 지속적인 평가와 관리를 해야 한다.

(1) MAP의 변화

오랜 기간의 작은 변화는 정상과정일 수 있으나, 짧은 기간의 큰 변화는 장치 또는 난
청인의 귀에 문제가 있는 것인지 의심할 수 있다. 특히 아동의 경우, 30% 이상의 T레벨

변화는 문제의 가능성이 높다. 왜냐하면 M/C레벨과 달리 T레벨은 한번 안정되면 크게 변화하지 않기 때문이다.

(2) 전극의 변화

근접한 여러 채널의 T레벨이 관계된 전극 부근의 병적인 변화(중이염의 진행 등)나 전극의 위치 변화 등을 예측할 수 있다. 이때는 의과적 치료나 엑스레이 촬영을 의뢰한다. 단독 채널의 변화는 어느 한 전극의 비정상을 의미하는데, 보통 수술과정에서 어느 한 전극이 파손될 수 있다. 그러므로 첫 적합이나 초기에 파손된 전극을 찾아낼 수 있지만, 때로는 시간이 경과한 후에 파손 상태가 나타나기도 한다.

4. 기타 이식보청기

인공와우 이외의 이식보청기에는 골도이식기, 인공중이, 인공청성뇌간 등이 있다.

1) 골도이식기

골도이식기(bone-conduction implanted device, BCID)는 양측 모두 외이도 폐쇄증 또는 만성중이염 등으로 인하여 전음성 난청이 심한 경우 편측 혹은 양측에 시술할 수 있다. 혼합성 난청의 경우에는 골도청력이 45 dB HL 이상이면 효과가 제한적이다(Bance, Adamson, & Deas, 2012). 대표적인 골도이식기는 유양돌기 부근에 피부를 관통하여 (percutaneous) 시술한 연결 장치에 골진동체를 부착하여 와우를 직접 자극하도록 설계되어 있다(Baha, Ponto 등). 이 제품들은 골도역치가 40 dB HL 이상에서도 사용 가능하다. 하지만 골도청력이 35 dB HL 이하일 경우는 자석으로 피부 사이를 연결하는 (transcutaneous) 방식(Sophono, Baha Attract 등)을 사용해도 효과를 볼 수 있다(Reinfelt, Haakansson, Taghavi, & Eeg-Olofsson, 2015). 한 연구에서는 한 귀가 거의 농 수준이고 좋은 귀가 정상 또는 경도 난청일 때 두영 효과(head shadow effect)를 극복하기 위해서 나쁜 쪽 귀에 시술하는 경우도 있으나 후보자 선정에 주의해야 한다는 점을 강조하였다 (Kitterick, Smith, & Lucas, 2016). 최근 Osia 시스템(2019년 FDA 승인)과 같이 압전자극 방식을 이용하는 능동피하 방식의 골전도 보청기 착용 효과를 보고하였고(Lee & Seo, 2020;

Moon & Moon, 2023), 대상자 특성을 고려하여 적절한 형태의 골도이식기의 활용을 기대할 수 있다.

2) 인공중이

중이이식기라고도 하는 인공중이(middle ear implant, MEI)는 중이와 후미로(retrocochlea)의 기능에 이상이 없는 중고도의 감각신경성 난청 성인을 대상으로 시술하고 있다. 인공중이의 형태는 외부장치가 있는 부분이식형과 외부장치가 없는 완전 이식형으로 구분되며, 제조사에 따라서 다양한 모델이 등장하고 있다. 부분이식형은 외부장치인 음향처리기와 내부 이식 장치인 수신코일(receiver coil) 및 이소골에 부착한 진동체로 구성되어 있다(그림 8-6) 참조). 음향처리기는 자석 형태로 수신코일에 부착되며, 입력음향에너지를 무선주파수 신호로 전달한다. 수신코일에서 전달받은 무선신호를 전기신호로 바꾸어 진동체(transducer)를 자극하면 이소골이 움직여서 와우를 자극하여 음향을 감지하게 된다. 한 연구(Seo, Kim, Moon, & Choi, 2015)는 편측성 난청과 이명을 지닌

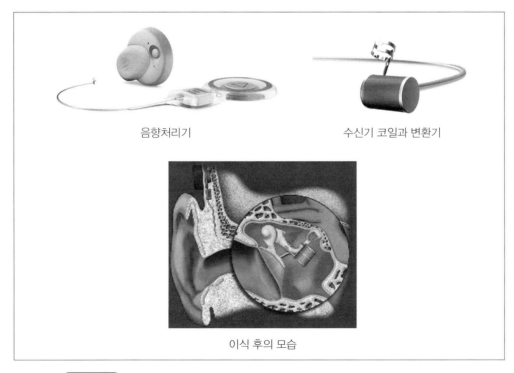

음향처리기   수신기 코일과 변환기

이식 후의 모습

그림 8-6 인공중이(middle ear implant, MEI)의 구조(상)와 이식 후의 모습(하)

부분이식형 인공중이 착용자 중 91%에서 이명이 개선되었다고 보고하였다. 완전이식형은 편리함에서는 최상이지만, 음질과 충전 방식 등에서 개선이 더 이루어져야 많은 난청인이 혜택을 받을 수 있을 것이다. 인공중이 사용자의 장기 추적 연구에서 약 77%의 대상자가 인공중이를 지속적으로 사용하고 있었으며, 대부분의 전음성과 감각신경성 난청모두 청력이 향상된 것으로 보고하였다(Brkic et al., 2019). 인공중이는 다양한 수술 방법과 기기가 지속적으로 발전하고 있으며, 적절한 대상자 선정과 적합 및 사후관리가 병행된다면 사용자 혜택이 꾸준히 증가할 것이다.

3) 인공청성뇌간

뇌관이식기라고도 하는 인공청성뇌간(auditory brainstem implant, ABI)은 양측 말초청신경의 이상으로 인해 인공와우 시술이 불가능한 경우, 전극을 이용해서 뇌간을 직접 자극하는 장치로서 기본적인 구조는 CI와 유사하지만 전극 모양은 다르다([그림 8-7]의 (B) 참조). 유럽과 미국, 그리고 최근 우리나라에서도 제2형 신경섬유종증(neurofibromatosis type 2, NF2) 또는 와우기형, 와우골화 등으로 CI 수술이 불가능한 비종양(nontumor) 심도 난청인을 대상으로 ABI 이식술을 시행하고 있다. ABI 전극의 삽입 위치는 와우핵(cochlear nucleus, CN) 부근인데([그림 8-7]의 (A) 참조), CI 전극의 고실계처럼 골조직이 아니기 때문에 정확한 지점을 찾기가 쉽지 않다. 그래서 시술 중 전기청성뇌간반응(intra-operative electrically evoked auditory brainstem responses) 검사를 시행하여 반응이 잘 나타나는 위치를 확인한다. ABI 이식 후 어음인지 결과는 NF2 이식자가 비종양 이식자보다 더 낮았으며(Colletti & Shannon, 2005), 전반적으로 CI 이식 후 결과보다 낮은 편이었다(Lin, Hermann, & Lee, 2012). 이렇게 낮은 이유 중 하나는 3차원 공간의 신경 경로를 가진 CN에 2차원 공간의 전극 배열일 수 있다는 주장(Kucha, Otto, Shannn, & Brackmann, 2004)도 있으며, 3차원 전극으로 시도했으나 효과를 보지 못했다는 보고(Otto, Shannon, & Wikinson, 2008)도 있다. 하지만 종양 제거로 인한 난청 기간이 짧을 경우는 예후가 긍정적이라는 보고(Matthies et al., 2014)도 있다. 또한 ABI의 단점을 극복하기 위해서 전극을 하구(inferior colliculus) 레벨에 삽입하는 인공청성중뇌(auditory midbrain implant, AMI)에 대한 연구도 보고하였다(Lim & Lenarz, 2015). 인공청성뇌간 이식은 난청의 정도가 심할 뿐 아니라 여러 복합적인 증상이 동반되어 수술, 장치의 사용 및 재활에 이르기까지 여러 고려해야 할 사항이 있으며, 전문가 및 사용자와 그 가족의 적극적인 지원과 노력

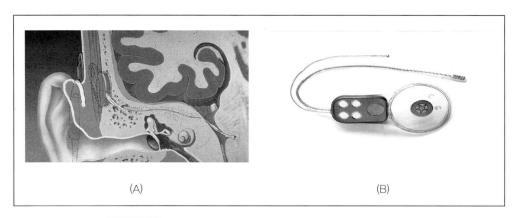

그림 8-7 　인공청성뇌간(ABI)의 시술 위치(A)와 실제 모습(B)

이 필요하다. 대상자 기준이 12개월 이상의 유소아를 포함하고 여러 청신경 기형 및 인공와우 착용 후 효과가 없는 사용자에 이르기까지 확대되었으며 사용 결과도 좀 더 향상되는 추세이다(Dhanasingh & Hochmair, 2021). 충분한 상담과 임상 및 재활에서의 지원이 이루어진다면 기술의 발달과 함께 보다 향상된 혜택을 기대할 수 있을 것이다.

요약 및 정리

　인공와우를 비롯한 다양한 이식보청기는 그동안 많은 기술적 진보를 이루어 왔다. 하지만 기술적 발전이 아무리 급속히 이루어진다고 해도 효과적인 적합과정과 개별화된 청능재활이 뒷받침되지 않으면 만족도가 떨어질 수밖에 없을 것이다. 특히 두 형태의 적합(bimodal fitting), 즉 한 귀는 인공와우, 다른 귀는 일반 보청기 또는 한 귀에 두 형태가 함께 장착된 전기음향 기기(elctroacoustic system, EAS)의 경우에는 보청기적합과 재활의 경험이 충분해야 한다. 이렇듯 효과적인 인공와우 재활을 위해서 청능사가 갖추어야 할 필수적 소양은 청각학 전반에 대한 충분한 지식과 다양한 경험이지만, 청각장애인에 대한 애정과 인내심이 없으면 결코 성공할 수 없을 것이라는 점을 무엇보다 강조하고 싶다.

📖 참고문헌

이정학(2017). 인공와우. 한국청각학교수협의회 편저, 청각학개론(2판). 학지사.

이정학, 이경원(2019). 보청기 평가 및 적합. 학지사.

Babajanian, E. E., Dornhoffer, J. R., & Driscoll, C. L. W. (2024). Fully implanted cochlear implants. *Current Otorhinolaryngology Reports*, 61-65

Bance, M., Adamson, R. B. A., & Deas, R. W. (2012). Bone-conduction hearing devices. In M. J. Ruckenstein (Ed.), *Cochlear implants and other implantable hearing devices* (pp. 349-337). Plural Publishing.

Brkic, F. F., Riss, D., Auinger, A., Zoerner, B., Arnoldner, C., Baumgartner, W. D., ... & Vyskocil, E. (2019). Long-term outcome of hearing rehabilitation with an active middle ear implant. *The Laryngoscope*, 129(2), 477-481.

Ching, T. Y. C., Incerti, P., & Hill, M. (2004). Binaural benefits for adults who use hearing aids and cochlear implants in opposite ears. *Ear and Hearing*, 25(1), 9-21.

Cochlear Limited. (2021). *Cochlear Annual Report*(p. 17).

Colletti, V., & Shannon, R. V. (2005). Open-set speech perception with ABI?. *Laryngoscope*, 115(11), 1974-1978.

Cooper, H. R., & Craddock, L. C. (2006). *Cochlear implants*. Whurr Publishers.

Cuda, D., Murri, A., Mainardi, A., & Chalupper, J. (2019). Effectiveness and efficiency of a dedicated bimodal fitting formula. *Audiology Research*, 9(1), 219.

Dhanasingh, A., & Hochmair, I. (2021). Bilateral cochlear implantation. *Acta Oto-Laryngologica*, 141(sup1), 1-21.

Donnelly, P. J., & Limb, C. J. (2009). Music perception in cochlear implant users. In J. K. Niparko (Ed.), *Cochlear implants-principles & practices* (2nd ed., pp. 223-228). Lippincott Williams & Wilkins.

English, R., Plant, K., Maciejczyk, M., & Cowan, R. (2016). Fitting recommendations and clinical benefit associated with use of the NAL-NL2 hearing-aid prescription in Nucleus cochlear implant recipients. *International Journal of Audiology*, 55(Suppl 2), S45-S50.

Gatehouse, S., & Noble, W. (2004). The speech, spatial and qualities of hearing scale (SSQ). *International Journal of Audiology*, 43(2), 85-99.

Gifford, R. H. (2019). Bimodal hearing: how to optimize bimodal fitting. *The Hearing Journal*, 72(2), 10-12.

Hughes, M. L. (2013). *Objective measures in cochlear implants*. Plural Publishing.

Inverso, Y. (2012). Cochlear implant-mediated perception of environmental sounds and music. In M. J. Ruckenstein (Ed.), *Cochlear implants and other implantable hearing devices* (pp. 285-302). Plural Publishing.

Keilmann, A. M., Bohnert, A. M., Gosepath, J., & Mann, W. J. (2009). Cochlear implant and hearing aid: A new approach to optimizing the fitting in this bimodal situation. *European Archives of Oto-Rhino-Laryngology, 266*(12), 1879-1884.

Kitterick, P. T., Smith, S. N., & Lucas, L. (2016). Hearing instruments for unilateral severe-toprofound sensorineural hearing loss in adults: A systematic review and meta-analysis. *Ear & Hearing, 37*, 495-507.

Koyama, H., Kashio, A., & Yamasoba, T. (2023). Prediction of cochlear implant fitting by machine learning techniques. *Otology & Neurotology, 45*(6), 643-650.

Kucha, J., Otto, S. R., Shannn, R. V., & Brackmann, D. E. (2004). The multichannel ABI: How many electroides make sense? *Journal of Neurosurgery, 100*(1), 16-23.

Lee, J. H., & Seo, Y. J. (2020). Efficacy of implantable bone conduction hearing aids in single-sided deafness. *Korean Journal of Otorhinolaryngology-Head and Neck Surgery, 63*(7), 293-300.

Lim, H. H., & Lenarz, T. (2015). Auditory midbrain implant: Research and development towards a second clinical trial. *Hearing Research, 322*, 212-223.

Lin, H. W., Hermann, B. S., & Lee. D. J. (2012). Auditory brainstem implants. In M. J. Ruckenstein (Ed.). *Cochlear implants and other implantable hearing devices* (pp. 317-348). Plural Publishing.

Luryi, A. L., Tower, J. I., Preston, J., Burkland, A., Trueheart, C. E., & Hildrew, D. M. (2020). Cochlear implant mapping through telemedicine-A feasibility study. *Otology & Neurotology, 41*(3), e330-e333.

Magnusson, L. (2011). Comparison of the fine structure processing (FSP) strategy and the CIS strategy used in the MED-EL cochlear implant system: Speech intelligibility and music sound quality. *International Journal of Audiology, 50*, 279-287.

Matthies, C., Brill, S., Varallyay, C., Solymosi, L., Gelbrich, G., Roosen, K., et al. (2014). Auditory brainstem implants in neurofibromatosis type 2: Is open speech perception feasible? *Journal of Neurosurgery, 120*(2), 546-558.

Messersmith, J. J., Jorgensen, L. E., & Hagg, J. A. (2015). Reduction in high-frequency hearing aid gain can improve performance in patients with contralateral cochlear implant: A pilot study. *American Journal of Audiology, 24*(4), 462-468.

Moon, S., & Moon, I. S. (2023). Hearing Rehabilitation Experiences With Osia® 2 Bone

Conduction Hearing Implant in Patients With Iatrogenic Unilateral Hearing Loss. *Korean Journal of Otorhinolaryngology-Head and Neck Surgery*, *66*(2), 113-117.

National Institutes of Health. (2016). Cochlear implants. NIH Publication No. 00-4798.

Neuman, A. C., & Svirsky, M. A. (2013). Effect of hearing aid bandwidth on speech recognition performance of listeners using a cochlear implant and contralateral hearing aid (bimodal hearing). *Ear and Hearing*, *34*(5), 553-561.

Neuman, A. C., Zeman, A., Neukam, J., Wang, B., & Svirsky, M. A. (2019). The effect of hearing aid bandwidth and configuration of hearing loss on bimodal speech recognition in cochlear implant users. *Ear and Hearing*, *40*(3), 621-635.

Otto, S. R., Shannon, R. V., Wilkinson, E. P., et al. (2008). Audiologic outcomes with the penetrating electrode auditory brainstem implnat. *Otology & Neurotology*, *29*(8), 1147-1154.

Perkins, E., Lee, J., Manzoor, N., O'Malley, M., Bennett, M., Labadie, R., ... & Gifford, R. (2021). The reality of hearing preservation in cochlear implantation: Who is utilizing EAS?. *Otology & Neurotology*, *42*(6), 832-837.

Ries, M., Kelava, I., Ajduk, J., Košec, A., Žaja, R., & Trotić, R. (2024). Correlation between Neural Response Telemetry Measurements and Fitting Levels. *International Journal of Pediatric Otorhinolaryngology*, 112001.

Reinfelt, S., Haakansson, B., Taghavi, H., & Eeg-Olofsson, M. (2015). New developments in bone-conduction hearing implants: a review. *Medical Devices: Evidence and Research*, *8*, 79-93.

Seo, Y. J., Kim, H. J., Moon, I. S., & Choi, J. Y. (2015). Changes in tinnitus after middle ear implant surgery: Comparisons with the cochlear implant. *Ear & Hearing*, *36*, 705-709.

Veugen, L. C. E., Chalupper, J., Snik, A. F. M., van Opstal, A. J., & Mens, L. H. M. (2016). Frequency-dependent loudness balancing in bimodal cochlear implant users. *Acta Oto-Laryngologica*, *136*(8), 775-781.

Vroegop, J. L., Homans, N. C., van der Schroeff, M. P., & Goedegebure, A. (2019). Comparing two hearing aid fitting algorithms for bimodal cochlear implant users. *Ear and Hearing*, *40*(1), 98-106.

Warner-Czyz, A. D., Roland Jr., J. T., Thomas, D., Uhler, K., & Zombek, L. (2022). American cochlear implant alliance task force guidelines for determining cochlear implant candidacy in children. *Ear and Hearing*, *43*(2), 268-282.

Warren, S. E., Noelle Dunbar, M., Bosworth, C., & Agrawal, S. (2020). Evaluation of a novel bimodal fitting formula in advanced Bionics cochlear implant recipients. *Cochlear Implants*

International, 21(6), 323–337.

Wilson, B. S. (2006). Signal processing strategies. In H. R. Cooper & L. C. Craddock (Eds.), *Cochlear implants* (2nd ed., pp. 21–69). Whurr publishers.

Wilson, B. S., & Dorman, M. F. (2012). Signal processing strategies for cochlear implants. In M. J. Ruckenstein (Ed.), *Cochlear implants and other implantable hearing devices* (pp. 51–84). Plural Publishing.

Wolfe, J., & Schafer, E. C. (2012). *Programming cochlear implants*. Plural Publishing.

Zeitler, D. M., Prentiss, S. M., Sydlowski, S. A., & Dunn, C. C. (2024). American cochlear implant alliance task force: recommendations for determining cochlear implant candidacy in adults. *The Laryngoscope, 134*, S1–S14.

Zeng, F. G. (2022). Celebrating the one millionth cochlear implant. *JASA Express Letters*, 2(7).

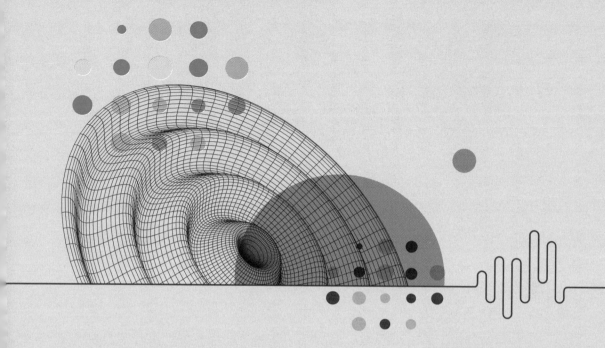

(((제 **9** 장)))

중추청각처리장애 평가 및 재활

장현숙(한림대학교 언어청각학부)

1. 중추청각처리장애 특성

2. 중추청각처리장애 평가

3. 중추청각처리장애 재활

중추청각처리(cental auditory processing, CAP) 또는 청각처리(auditory processing, AP)는 중추청각신경계(central auditory nervous system)에서 청각정보를 지각적으로 처리하는 과정과 그에 따른 신경 활동을 의미한다. 이 과정에서 청각 자극에 대한 전기생리학적 반응이 발생되며, 이를 통해 청각정보가 인식된다(American Speech-Language-Hearing Association, ASHA, 2005). 말초 청각을 통해 들어온 청각정보를 보존(preserve), 정교화(refine), 분석(analyze), 수정(modify), 조직화(organize), 그리고 해석(interpret)하는 중추청각처리의 메커니즘은 다음의 청각처리 기술에 관여한다. 이러한 기술은, ① 소리의 위치 및 방향 분별(sound localization, lateralization), ② 청각 변별(auditory discrimination), ③ 청각정보의 시간적 처리(temporal aspects of audition; 시간적 분석력, 시간적 차폐, 시간적 통합, 시간적 순서 처리), ④ 양이 처리(binaural processing), ⑤ 경쟁적 또는 저하된 음향 신호에 대한 청각 수행력(auditory performance with competing or degraded acoustic signals)이 포함된다.

중추청각처리장애[Central Auditory Processing Disorder, CAPD; (central) Auditory Processing Disorder, (C)APD] 또는 청각처리장애(Auditory Processing Disorder, APD)는 중추청각신경계에서 청각정보를 처리하는 능력의 결함을 의미하며(American Academy of Audiology, AAA, 2010; ASHA, 2005), 청각처리 기술 중 한 가지 이상에서 결함을 보이는 경우로 정의된다(AAA, 2010; ASHA, 2005). 이러한 결함은 다른 감각기능장애와 공존할 수 있으나, 그 결과로 나타나는 것이 아니라 청각 자극의 신경처리 과정에서 발생하는 문제, 즉 감각 특이성(modality-specificity)을 띠는 것이 특징이다. 또한 중추청각처리의 어려움은 단독으로 나타날 수 있지만, 언어, 인지, 주의, 기억 등의 상위처리 과정에 영향을 미치기도 하여 언어장애, 읽기장애, 학습장애, 주의력결핍과잉행동장애와 같은 장애들과 동반될 수 있다. 그러나 상위처리 과정의 문제로 인해 발생하는 청각처리의 어려움은 중추청각처리장애와는 구별된다. 따라서 중추청각처리장애의 진단과정에서는 이러한 다른 장애들과의 변별이 필수적이며, 진단 결과에 따라 개인 맞춤형 재활이 실행되어야 한다.

세계보건기구(WHO)의 기능, 장애 및 건강에 대한 국제 분류(International Classification of Functioning, Disability and Health, ICF, WHO, 2002)에 기초한 정의에 따르면(Canadian Interorganizational Steering Group for Speech-Language Pathology and Audiology, CISG, 2012; New Zealand Audiological Society, NZAS, 2019), 청각처리장애를 청각정보의 처리

및 해석과 관련된 다양한 기능적 결함으로 간주하고 청각적 활동 수행에 지속적인 제한 (limitation)을 초래하고, 이로 인해 개인의 참여(participation)를 저해하는 장애로 정의한다. 이러한 관점에서 중추청각처리장애가 개인의 기능에 미치는 영향을 환경적 · 개인적 요인으로 평가하고 그 결과를 고려하여 재활을 선택하는 것을 권장하고 있다.

비록 중추청각처리장애에 대한 증상의 이질성, 정의의 차이, 진단 기준의 부재, 청지각 결함과 언어 장애 간의 관계, 진단에 따른 치료 접근법에 대한 다양한 관점이 존재하지만, 이 장에서는 임상적 적용을 위한 중추청각처리장애의 특성, 선별 및 진단평가, 그리고 재활 방법에 대해 다루고자 한다.

1. 중추청각처리장애 특성

1) 중추청각처리장애의 원인 및 출현율

중추청각처리장애는 중추청각신경계의 직접적인 손상, 신경생리학적 결함 (neurophysiological deficits) 또는 신경성숙도 차이(neuromaturation differences) 등에 의해 야기된다. 중추청각신경계의 종양, 다발성 경화증, 발작장애, 두부손상, 뇌혈관장애, 대사성장애, 대뇌기형 등이 중추청각처리장애의 원인이 될 수 있고, 신경성숙지연, 청각박탈 및 노화 또한 중추청각신경계의 변화와 기능에 영향을 미칠 수 있다.

중추청각처리장애의 발생 원인에 따라 발달적(developmental), 후천적(acquired), 2차적(secondary) 청각처리장애로 범주화할 수 있다(British Society of Audiology, BSA, 2011). 첫째, 발달적 APD는 다른 원인이나 위험 요인 없이 정상 청력을 보이는 아동기에 발생하는 경우이고, 둘째, 후천적 APD는 신생아 이후의 신경학적 외상, 감염 등과 관련하여 나타나는 경우이며, 셋째, 2차적(secondary) APD는 말초 청력손실의 결과로 발생하는 경우를 일컫는다. 이렇듯 중추청각처리장애는 생애 전 주기에 걸쳐 나타날 수 있다. 아동의 유병률은 약 2~7%(남녀비율 2:1)로 추정되지만(Bamiou, Musiek, & Luxon, 2001; Chermak & Musiek, 2007; Esplin & Wright, 2014), 다른 동반 장애를 고려할 때 유병률은 10% 이상으로 증가한다(Brewer et al., 2016). 또한 노화와 함께 유병률이 현저히 증가하는데, 55세 이상 인구의 약 23~72%가 청각처리의 어려움을 겪는 것으로 보고되고 있다 (Cooper & Gates, 1991; Golding, Carter, Mitchell, & Hood, 2004; Stach, Spretnajak, & Jerger,

1990). 노화는 청각 민감도 상실과 더불어 인지 및 중추청각 과정의 변화를 동반한다. 특히 소음 환경에서 의사소통에 어려움을 겪는 경우가 많으며, 보청기나 인공와우와 같은 보장구의 효과가 기대에 미치지 못하는 결과를 나타내기도 한다. 심지어 노인의 심각한 중추청각처리장애는 인지장애와 치매의 경고 신호가 될 수 있다(CISG, 2012).

2) 중추청각처리장애의 행동 특성

중추청각처리장애는 중추신경계의 청각정보처리 결함으로 발생되는 장애로, 청각정보의 처리는 중추청각신경계의 경로를 따라 연속적이면서도 병렬적인 처리과정을 거치면서 이루어지고 또한 다른 감각정보나 상위처리 과정들과도 공유되므로 그 기전과 처리과정에 따라 다양한 행동 특성, 증후 및 정도로 나타날 수 있다. 중추청각처리장애에서 빈번히 발견되는 행동 특성들은, ① 경쟁적 메시지, 배경소음이나 반향 환경에서 구어 이해의 어려움, ② 메시지 이해의 어려움, ③ 구두 자극에 대한 모순적이거나 부적절한 반응, ④ 자주 반복을 요구하는 "뭐?" "응?" 같은 표현의 빈번한 사용, ⑤ 구어 의사소통 상황에서 더 느린 반응, ⑥ 주의 집중의 어려움, ⑦ 쉽게 산만해짐, ⑧ 복잡한 청각적 지시나 요구 따르기의 어려움, ⑨ 음원 찾기의 어려움, ⑩ 노래나 리듬 학습의 어려움, ⑪ 음악 및 노래 기술 부족, ⑫ 읽기, 쓰기 및 학습 문제, ⑬ 외국어나 기술적 언어 학습의 어려움, ⑭ 빠르게 제시되는 말소리 처리의 어려움, ⑮ 미세한 운율 변화 감지의 어려움, ⑯ 전화 듣기의 어려움, ⑰ 소리 방향 분별의 어려움, ⑱ 소음에 대한 청각과민증, ⑲ 열약한 청각 기억, ⑳ 청취 피로감 등이다(AAA, 2010; ASHA, 2005; NAS, 2019).

하지만 이러한 어려움은 중추청각처리장애에만 국한되는 행동 특성이 아니라 말초청각장애, 학습장애, 주의집중장애, 언어장애, 자폐 스펙트럼, 기타 인지 및 행동 장애에서도 나타날 수 있는 특징이므로 진단과정에서 다른 장애와 구별하는 노력이 요구된다. 중추청각처리 문제를 보이는 아동은 언어와 학습 문제 외에도 행동적·감정적·사회적 문제를 동반할 가능성이 높다. 예를 들어, 의사소통 결함과 관련된 학습 어려움은 아동의 자존감과 자아감 형성에 부정적인 영향을 미칠 수 있다. 그러나 중추청각처리에 결함이 있다고 해서 반드시 심리사회적 문제들이 이 장애로 인한 것이라고 단정할 수 없으므로, 진단 시 신중한 해석이 필요하다(ASHA, 2005).

2. 중추청각처리장애 평가

일반적으로 중추청각처리장애 진단과 재활을 위한 평가 절차는 중추청각처리의 어려움으로 의뢰된 대상자에게 먼저 선별검사를 실시하여 중추청각처리장애 위험군인지 선별하고 그 여부에 따라 심화된 진단평가를 실시한다. 진단평가는 개인사수집, 말초청각평가, 중추청각처리행동평가, 전기생리학적평가 순으로 실시한 후 평가 결과에 대해 상담하며 후속 중재 및 재활을 계획하고 실행한다. 중추청각처리장애는 주 장애로 단독적인 문제로 나타날 수도 있지만, 언어장애, 읽기장애, 학습장애, 주의력결핍 및 과잉행동장애 등과 동반되는 문제로 나타날 수도 있기 때문에, 진단과정에서 이런 관련 문제의 존재 여부를 철저히 확인해야 하며, 기능적인 측면을 확인하기 위해 다른 전문가들과의 협력이 요구된다. [그림 9-1]은 중추청각처리장애 아동 평가 및 재활 절차 과정을 나타낸 것이다.

1) 선별검사

선별검사는 청각처리 문제의 가능성을 평가하고, 필요에 따라 추가적인 진단이나 치료 계획을 수립하도록 하여 중추청각처리장애를 조기에 발견하고 적절한 중재를 가능하게 한다. 현재까지 중추청각처리장애 선별검사를 위한 일치된 검사 도구나 절차는 없지만, 일반적으로 청각 행동에 대한 설문지와 청각처리 기능을 평가하기 위한 행동검사들이 사용되고 있다.

(1) 설문지

중추청각처리장애 선별을 위한 설문지의 대다수는 아동의 직접적인 듣기 기술뿐만 아니라 학업 성취, 의사소통 등과 관련된 청각행동을 측정하도록 고안되었으며, 주로 교사용 또는 부모용으로 개발되었다. 〈표 9-1〉은 국외에서 개발되어 활용되고 있는 설문지를 제시한 것으로, 그중 일부는 한국어로 번역되어 사용되고 있다. 청각행동척도(Scale of Auditory Behaviors, SAB; Schow et al., 2006)는 중추청각처리장애 위험군 아동을 선별하기 위한 목적으로 개발된 도구이며, Fisher 청각문제 체크리스트(Fisher's Auditory Problems Checklist; Fisher, 1976)와 아동청각처리수행척도(Children's Auditory Processing

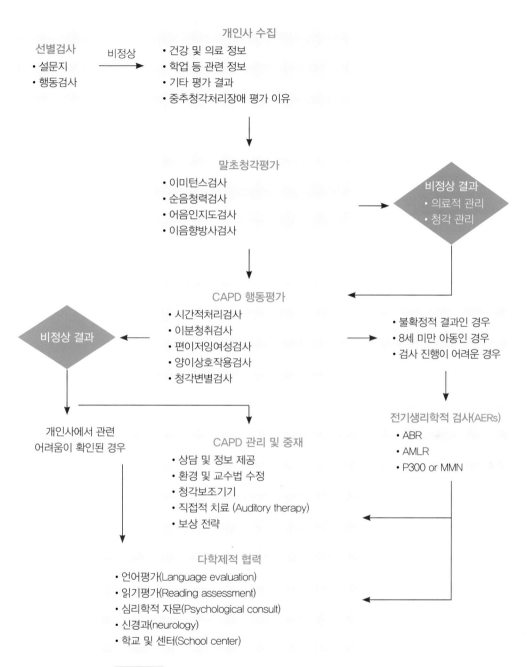

선별검사
• 설문지
• 행동검사

비정상 →

개인사 수집
• 건강 및 의료 정보
• 학업 등 관련 정보
• 기타 평가 결과
• 중추청각처리장애 평가 이유

말초청각평가
• 이미턴스검사
• 순음청력검사
• 어음인지도검사
• 이음향방사검사

비정상 결과
• 의료적 관리
• 청각 관리

CAPD 행동평가
• 시간적처리검사
• 이분청취검사
• 편이저잉여성검사
• 양이상호작용검사
• 청각변별검사

비정상 결과

• 불확정적 결과인 경우
• 8세 미만 아동인 경우
• 검사 진행이 어려운 경우

전기생리학적 검사(AERs)
• ABR
• AMLR
• P300 or MMN

개인사에서 관련
어려움이 확인된 경우

CAPD 관리 및 중재
• 상담 및 정보 제공
• 환경 및 교수법 수정
• 청각보조기기
• 직접적 치료 (Auditory therapy)
• 보상 전략

다학제적 협력
• 언어평가(Language evaluation)
• 읽기평가(Reading assessment)
• 심리학적 자문(Psychological consult)
• 신경과(neurology)
• 학교 및 센터(School center)

그림 9-1 중추청각처리장애 아동의 평가 및 재활 절차 과정

Performance Scale, CHAPPS; Smoski, Brunt, & Tannahill, 1992)는 다양한 조건에서 청각행동 특성을 관찰하기 위해 개발되어 중추청각처리장애 선별에 널리 사용되고 있다. 또한 교육위험군선별도구(Screening Instrument for Targeting Education Risk, SIFTER; Anderson, 1989)와 교실듣기행동평가(Evaluation of Classroom Listening Behavior, ECLB; VanDyke, 1985)는 학습 또는 교실 환경에서 청각처리능력이 교육에 미치는 정도를 측정하도록 고

표 9-1 국외 중추청각처리장애 선별을 위한 설문지

설문지	문항수/척도	대상	평가 내용
Fisher's Auditory Problems Checklist, FAPC (Fisher, 1976)	25문항/ 2점 척도	5~12세	• 청각 연합, 청각 변별, 청각 확인, 주의집중, 주의집중 기간, 청각 이해, 청시각 통합, 청각 종결, 방향성, 장기기억, 단기기억, 순차적 기억, 배경소음속 듣기, 동기 유발, 청력, 청각 수행력, 인지, 말·언어 문제
Children's Auditory Processing Performance Scale, CHAPPS (Smoski, Brunt, & Tannahill, 1992)	5조건; 36문항/ 7점 척도	6~12세	• 소음 상황, 조용한 상황, 이상적 상황, 다중정보 입력조건, 청각 기억 및 순서화, 청각주의집중 기간
Screening Instrument for Targeting Education Risk, SIFTER (Anderson, 1989)	3조건; 15문항/ 5점 척도	7~12세	• 학업 성취, 주의집중, 의사소통, 학급 참여, 학교내 행동 특성
Children's Home Inventory for Listening Difficulties, CHILD (Anderson & Smaldino, 2000)	15문항/ 8점 척도	3~12세	• 가정에서 아동의 듣기 행동을 평가하기 위한 부모 설문지 • 듣기 어려움, 조용한 상황, 소음 상황에서 이해에 초점
Scale of Auditory Behaviors, SAB (Schow et al., 2006)	12문항/ 5점 척도	8세 이상	• 소음 상황, 청각수행력, 주의집중, 청각 이해, 배경소음속 듣기, 청각 변별, 학습, 순차적 기억, 청각 확인 등
Auditory Processing Domain Questionnaire, APD-Q (O'Hara, 2009)	4범주, 52문항/ 2점 척도	7~17세	• 청각처리, 청력 문제, 목표(targeted) 청각처리, 주의력, 언어능력
Bufflo Model Questionnaire Revised, BMQ-R (Katz & Zalewski, 2011)	8범주, 48문항/ 4점 척도	6세 이상 아동/성인	• 해독력, 소음하 어음이해, 기억, 주의집중, 통합, 조직화, 청각처리장애, 기타
Screening Checklist for Auditory Processing in Adults, SCAP-A (Vaidyanath & Yathiraj, 2014)	2문항/2점 척도	성인	• 청각 기억, 청각 주의, 청각 분리 및 종결, 시간처리

안된 검사로, 중추청각처리 문제와 더불어 나타날 수 있는 학업, 의사소통, 주의집중, 행동 특성 등을 평가하도록 구성되어 있다. 선별검사 설문지 대부분이 학령전기 및 학령기 아동을 대상으로 개발되었으나 청각처리영역설문지(Auditory Processing Domain Questionnaire, APD-Q; O'Hara, 2009)는 청소년 시기까지 적용될 수 있다. 또한 Bufflo 모델 설문지(Bufflo Model Questionnaire Revised, BMQ-R; Katz & Zalewski, 2011)와 성인용 청각처리선별 체크리스트(Screening Checklist for Auditory Processing in Adults, SCAP-A; Vaidyanath & Yathiraj, 2014)는 성인을 대상으로 개발된 설문지로, 이 중 SCAP-A는 난청 노인을 대상으로도 적용 가능하다(Arora, Dessai, & Bhat, 2023).

　국내에서는 중추청각처리장애 위험군 아동을 선별하고, 관련 장애군의 전반적인 청각행동 특성 지표를 제공하여 진단뿐만 아니라 재활 및 교육 계획 수립을 목적으로 표준화된 청각행동특성검사(Korea National Institute for Special Education-Auditory Behavioral Checklist, KNISE-ABC; 장현숙, 이효자, 김유경, 2012)가 개발되었다. 이 설문지는 7~12세 아동을 평가하기 위해 부모나 교사를 대상으로 하며, 아동의 청각처리 문제로 나타날 수 있는 듣기, 배경소음속 듣기, 학습능력, 의사소통, 주의집중, 청각 기억, 기타 관련 행동의 7개 영역을 다루며, 각 영역별로 3~7개씩 총 36개 문항으로 구성되어 있다.

(2) 행동선별검사

　설문지와 함께 중추청각처리장애 선별을 위해 다양한 행동검사가 사용되고 있다. 대표적인 중추청각처리장애 행동선별검사들은 SCAN 검사(A Screening Test for Auditory Processing Disorders; Keith, 2000, 2009a, 2009b), 다중청각처리평가도구(Multiple Auditory Processing Assessment, MAPA; Schow et al., 2006), 청각기술평가도구(Auditory Skill Assessment, ASA; Geffner & Goldman, 2010), 처리감별선별검사도구(Differential Screening Test of Processing, DSTP; Richard & Ferre, 2006)이다. 특히 SCAN 검사는 검사 시간과 비용의 효율성, 다른 장애와의 관련성에 따른 과다 의뢰 방지 등의 측면에서 가장 널리 사용되는 행동검사이다. 기존의 SCAN 검사(Keith, 2000)는 소음속어음검사(Auditory-figure Ground), 주파수여과어음검사(Filtered Words), 경쟁단어검사(Competing Words) 및 경쟁문장검사(Competing Sentences)의 네 가지 하위 검사로 구성되었다. 그러나 ASHA(2005)의 다섯 가지 청각처리장애 행동검사 영역 중 편이저잉여성 검사와 이분청취검사의 2개 영역만을 다루어 전 검사 영역에 걸친 다양한 행동검사를 포함하는 선별검사도구 사용의 필요성과 중요성이 제기되었다(Schow et al., 2006). 따라서 이를 보완하여 시간적처리검사 영역인 간격탐지검사(Gap Detection Test)와 시간압축문장인지검사(Time-Compressed Sentence Test)를 추가하고 난이도를 조절하여, 13~50세 성인용의 SCAN-3: A(Keith, 2009a)와 3~12세 아동용인 SCAN-3:C(Keith, 2009b)로 개편되었다. SCAN-3의 모든 하위 검사는 아동 및 성인 모두 동일한 검사 목록을 사용하나 검사 조건의 난이도를 조정하여 성인용 및 아동용으로 구분된다. 또한 하위 검사 목록을 증가하고 난이도 수준을 조정하여 선별검사 이외 진단검사로도 사용하도록 개발되었다.

진단검사로 개발된 검사도구들 중 최소한의 언어적 요소를 가진 검사들은 선별검사로 사용할 수 있다. 이러한 검사들에는 선택적청각집중검사(selective auditory attention test), 이분숫자검사(dichotic digits test), 주파수패턴검사(frequency pattern test) 등이 있다.

2) 진단평가

(1) 개인사 수집

개인사(case history)는 중추청각처리검사의 선정, 결과 해석, 중재 계획 수립에 있어 매우 유용한 정보를 제공한다. 즉, 장애의 본질 및 유형뿐만 아니라 다른 장애의 영향을 파악하도록 하므로 검사 선정과 해석에 도움을 준다. 개인의 연령, 인지, 주의집중, 동기 유발, 기억, 언어능력, 말초청력손실 등과 같은 요인들은 검사의 선정, 해석 및 중재 과정을 거쳐 지대한 영향을 미치기 때문에 진단검사에 앞서 개인사에 대한 정보를 주의 깊게 살펴보아야 한다. 이러한 요인 이외에 ① 청력손실 및 중추청각처리 결함과 관련된 가족력, ② 청각 및 의사소통 어려움, ③ 임신 및 출생 과정, 이과 및 신경학적 병력, 건강 상태, 약물 복용 등의 의료적 정보, ④ 말·언어 능력 및 발달 정보, ⑤ 학업 성취 등의 교육 및 직업 관련 정보, ⑥ 사회성 발달, ⑦ 문화적 및 언어적 배경, ⑧ 인지, 지능, 또는 기타 관련 장애에 대한 정보 등이 개인사에 포함되어야 한다.

(2) 말초청각평가

중추청각처리검사는 말초청각장애의 영향을 받으므로 중추청각 기능평가에 선행하여 순음청력검사, 어음청각검사, 이미턴스검사, 이음향방사검사 등을 실시하여 말초청각의 손실 여부를 평가해야 한다. 말초청각장애를 가진 대상자의 청각처리능력을 평가하는 경우, 그 영향을 최소화하는 검사와 자극 및 검사 방법을 신중하게 선택해야 하며 검사 결과의 해석에서도 주의를 기울여야 한다. 중추청각처리 평가도구 중 이분청취숫

자검사, 이분청취문장확인검사, 주파수패턴검사 및 음길이패턴검사는 경도 및 중도의
말초청각손실로부터 덜 영향을 받는 검사들이다.

(3) 중추청각처리장애 행동검사

중추청각신경계의 병변 및 기능에 대한 전반적인 평가가 이루어지기 위해서는 최소
한 다섯 가지 검사 영역에서의 행동검사를 포함해야 한다(AAA, 2010; ASHA, 2005). 이러
한 행동검사 영역은 청각정보의 시간적처리검사(temporal processing tests), 이분청취검
사(dichotic tests), 편이저잉여성검사(monaural low-redundancy tests) 양이상호작용검사
(binaural interaction tests) 및 청각변별검사(auditory discrimination)이며, 이러한 검사들이
측정하는 특정 처리 기능과 관련 중추청각신경계의 병변 부위를 정리하면 〈표 9-2〉와
같다.

한국어 중추청각처리 평가도구(Korean Central Auditory Processing Assessment, CAPA-K;
장현숙 외, 2011a, 2011b)는 한국인의 중추청각처리장애 진단을 위해 영어권 임상 현장에
서 널리 사용되고 있는 중추청각처리 검사도구를 한국어 버전으로 개발하고 각 검사에
대한 7~12세 아동 및 성인을 대상으로 연령별 규준을 마련하여 표준화한 검사도구이다.
CAPA-K는 5개 행동검사 영역 중 청각변별검사 영역을 제외한 4개 영역, 즉 이분청취검
사 영역의 이분청취숫자검사, 편이저잉여성검사 영역의 저주파수여과어음검사, 소음속
어음검사, 시간압축어음검사, 양이상호작용검사 영역의 양이통합검사를 개발하였고, 청
각정보의 시간적처리검사 영역의 검사들을 포함하여 규준을 마련하였다.

청능사는 개개인의 중추청각처리 능력의 전반적인 특성을 평가하기 위해 각 검사 영
역에서 어떤 검사도구들을 선택하고 구성하며 적용해야 하는지 결정해야 한다. 이러한
검사도구의 구성 및 적용에 대한 원칙(ASHA, 2005)은 다음과 같다. 첫째, 대상자의 주요
불만을 바탕으로 다양한 중추청각처리 과정과 청각신경계의 수준을 평가할 수 있는 비
언어적 및 언어적 자극을 포함한 검사로 구성해야 한다. 이때 민감도, 특이도, 효율성뿐
만 아니라 신뢰도와 타당도가 높은 검사를 선택하는 것이 중요하다. 둘째, 검사도구가
해당 대상자를 평가하기에 적합한지를 판단하기 위해 검사 규준과 배경에 대한 정보를
신중히 검토해야 하며, 검사 조건, 진행 방식, 점수 계산, 분석 및 강화 제공 등은 검사 개
발 시 정의된 절차에 맞춰 이루어져야 한다. 셋째, 대상자의 언어 발달 수준, 동기유발
정도, 피로도, 주의집중력, 인지적 요인, 정신 연령의 영향, 문화 및 사회경제적 요인들
을 포함한 개개인의 특성을 고려해야 하며, 검사 시간은 피검자의 주의집중, 동기 및 에

표 9-2 **중추청각처리 검사 영역별 행동검사**

행동검사		처리과정	병변 부위
시간적처리 **(Temporal processing)**	Random Gap Detection Test (RGDT)*	시간적 분석	뇌간, 대뇌피질, 뇌량
	Gaps-in-Noise (GIN) Test*	시간적 분석	뇌간, 대뇌피질
	Frequency Pattern Test (FPT)*	주파수 변별, 패턴 지각, 시간적 순서, 언어적 명명	대뇌피질, 뇌량
	Duration Pattern Test (DPT)*	길이 변별, 패턴 지각, 시간적 순서, 언어적 명명	대뇌피질, 뇌량
이분청취 **(Dichotic listening)**	Dichotic Digits Test*	양이 통합	뇌간, 대뇌피질, 뇌량
	Dichotic Consonant Vowels Test	양이 통합	대뇌피질
	Dichotic Word Test (DWT)	양이 통합	뇌간, 대뇌피질
	Staggered Spondic Word (SSW) Test*	양이 통합	뇌간, 대뇌피질
	Synthetic Sentence Identification –Contalateral Competing Message (SSI-CCM)	양이 분리	뇌간, 대뇌피질
	Competing Sentences Test	양이 분리	신경 성숙, 언어
편이저잉여성 **(Monaural low-redundancy)**	Filtered Words Test*	청각종결	뇌간, 대뇌피질, 1차청각피질
	Time Compressed Speech Test*	청각종결	뇌간, 대뇌피질, 1차청각피질
	Speech in Noise Test*	청각종결, 배경소음속 듣기	뇌간
양이상호작용 **(Binaural interaction)**	Binaural Fusion Test*	양이 상호작용	뇌간
	Masking Level Difference (MLD)	양이 상호작용 측분별/방향성	뇌간
	Listening in Spatialized Noise–Sentences (LiSN-S) Test	양이 상호작용 공간 분리	뇌간
청각변별 **(Auditory discrimination)**	Frequency Discrimination Test	주파수 변별	대뇌피질
	Minimal Pairs Test (MPT)	주파수 변별	대뇌피질

*한국인 대상 규준 연구가 실시된 검사임.

너지 수준에 적절하도록 하여 다양한 핵심 청각처리 과정이 측정되도록 한다. 이를 위하여 대상자가 검사에 집중하고 있는지 또는 높은 동기 상태를 유지하고 있는지 지속적으로 모니터하는 것이 중요하다. 넷째, 대상자의 불평과 증상은 다각적인 평가의 한 부분으로 검사 결과에 반영해야 한다. 즉, 대상자의 일상 활동에서의 체계적인 관찰, 자가 보고, 다른 전문가들의 형식적 또는 비형식적 평가와 함께, 대상자의 주요 증상 및 불만사항과 관련하여 검사 결과를 해석해야 한다. 마지막으로, 청능사는 중추청각처리검사도구를 적절히 사용하고 결과를 해석하는 데 필요한 전문 지식, 훈련 및 기술을 갖추고 있어야 한다.

① 시간적처리검사

청각정보의 시간적 처리, 즉 시간적 분석력(temporal resolution; 짧은 시간 동안 발생하는 소리의 변화를 구별하는 능력), 시간적 차폐[temporal masking; 특정 소리(예: 소음)가 다른 소리의 인식을 방해하는 현상을 처리하는 능력], 시간적 통합(temporal integration; 소리가 짧게 발생하더라도 여러 정보를 하나로 통합하여 의미를 이해하는 능력) 및 시간적 순서화(temporal ordering; 소리가 발생하는 순서대로 정확히 인식하고 기억하는 능력)는 말소리와 음악 지각을 포함한 일상생활 듣기 과제 수행에 중요한 역할을 한다. 청각정보의 시간적처리검사는 뇌의 좌반구와 우반구의 청각 영역의 기능과 반구 간 통합능력에 대한 정보를 제공한다. 이러한 검사의 대부분이 순음이나 소음과 같은 비언어적 자극을 사용하므로 다문화적 적용이 가능하다는 장점이 있다. 임상적으로 널리 사용되는 검사들은 시간적분석력검사와 시간적순서화검사이다.

시간적분석력검사(temporal resolution tests)는 빠르게 변화하는 음의 간격을 측정하는 검사로, 무작위간격탐지검사(Random Gap Detection Test, RGDT; Keith, 2000)와 소음속간격검사(Gap-In-Noise Test, GIN; Musiek, Chermak, & Weihing, 2007)가 이에 속한다. RGDT는 15 ms의 500, 1,000, 2,000, 4,000 Hz 음이나 1 ms 클릭음 조건에서 각각 9개의 자극간격(0, 2, 5, 10, 15, 20, 25, 30, 35, 40 ms)을 무작위로 양측 귀에 제시하여 간격탐지능력을 측정하는 검사로 영어권 정상 성인의 규준은 6.0~7.8 ms이다(Keith, 2000). GIN 검사는 6초의 백색잡음(white noise) 내에 0~3개 정도로 제시되는 간격을 탐지하는 검사로 10개의 자극 간격(2, 3, 4, 5, 6, 8, 10, 12, 15, 20 ms)을 사용하며, 총 60개의 간격이 제시된다. GIN 검사는 중추청각신경계 병변에 대해 72%의 민감도와 94%의 특이도를 보이며, 뇌간보다는 대뇌에서 더 높은 민감도를 보인다(Musiek, Chermak, & Weihing, 2007). 영어권 정상 성인의 평균 추정 역치(approximated gap detection threshold, A. th.)는 우측 귀 4.9 ms, 좌측 귀 4.8 msec, 백분율은 우측 귀 70.3%, 좌측 귀 70.2%이며, 이에 비해 중추 병변을 가진 환자의 추정 역치는 우측 귀 8.5 ms, 좌측 귀 7.7 ms, 백분율은 우측 귀 59.6%, 좌측 귀 58.1%로 유의미한 차이를 보이는 것으로 나타났다(Musiek, Chermak, & Weihing, 2007). 한국인을 대상으로 실시한 연구에서는 7~12세 아동과 성인의 GIN 수행력 간에 차이가 없으며, 평균 추정 역치는 우측 귀 4.9 ms, 좌측 귀 5.0 ms, 백분율은 우측 귀 72.0%, 좌측 귀 72.1%로 보고되었다(Choi, Kim, & Jang, 2013). 그러나 노화가 진행됨에 따라 GIN 수행력은 감소하는 것으로 나타났다(강용경 외, 2015; 박경민, 이재희, 2016).

시간적순서화검사(temporal ordering tests)는 여러 소리가 빠르게 연속적으로 발생할 때 순서를 혼동하지 않고 정확히 인지하는 능력을 측정하는 검사로, 주로 주파수패턴검사(Frequency Pattern Test; Pinheiro & Ptacek, 1971)와 음길이패턴검사(Duration Pattern Test; Noffsinger, Martinez, & Wilson, 1994)가 사용된다. 이 검사들은 검사의 용이성, 대뇌피질과 반구 간 병변에 대한 높은 민감도와 특이도, 와우 병변에 대한 최소한의 영향으로 미로성 난청이 있는 개인에게도 적용할 수 있기 때문에 임상 환경에서 널리 사용되고 있다. 특히 비언어적 자극을 사용하지만 여전히 언어 제한과 손상을 평가할 수 있는 장점이 있다.

주파수패턴검사는 시간적처리검사 중 임상에서 가장 널리 사용되고 있는 검사로, 저주파수(880 Hz)와 고주파수(1,220 Hz)로 이루어진 150 ms 길이의 연속적인 3개의 순음이 200 ms 간격으로 총 60개의 문항으로 구성되어 있다. 60개의 문항은 6개의 서로 다른 주파수 패턴(고고저, 고저고, 저고고, 저저고, 저고저, 고저저)이 무작위로 반복되어 있다. 각각의 귀에 30개 검사 문항씩 50 dB SL로 제시하고, 대상자에게 들었던 패턴을 구어(labeling)나 허밍(humming)으로 소리의 높고 낮음을 말하도록 한다. 각 귀의 명명 조건과 허밍 조건의 수행력을 비교하므로 대뇌피질과 반구 간 병변 부위를 판별한다.

음길이패턴검사는 음길이가 길고(500 ms) 짧은(200 ms) 3개의 1,000 Hz 음이 300 ms의 간격으로 총 60개의 문항으로 이루어져 있다. 60개의 문항은 6개의 서로 다른 음길이 패턴(장장단, 장단장, 단장장, 단단장, 단장단, 장단단)이 무작위로 반복되어 있다. 각각의 귀에 30개 검사 문항씩 50 dB SL로 제시하고 들었던 패턴을 구어나 허밍으로 소리의 길고, 짧음을 말하도록 한다. 이 검사는 미로성 난청을 가진 피검자에게 사용하기에 비교적 가장 안정적인 검사로 보고되고 있다.

국내 연구들은 선행연구의 패러다임을 기준으로 주파수패턴검사와 음길이패턴검사를 적용하여 아동, 성인 및 노인의 시간적 처리 능력을 측정하였다(장현숙, 이지연, 유수연, 2008; 장현숙 외, 2011b; 한명월, 안중호, 정종우, 2008). 그러나 구어 반응 조건에서 구어 반응 요구(예, '고저고' 또는 '높고-낮고-높고')에 따라 아동의 수행력이 달라질 수 있는 것으로 나타나(Jang et al., 2011), 이를 반영하여 '고/저'나 '장/단'이 아닌 '높고/낮고'나 '길고/짧고'를 사용하여 연령별 규준이 마련되어 있다(장현숙 외, 2011b).

② 이분청취검사

이분청취(dichotic listening)는 양측 귀에 동시에 제공되는 서로 다른 음향 자극을 통합하거나 분리하는 능력을 의미하며, 이분청취검사(dichotic listening tests)는 좌반구와 우반구의 기능, 반구 간 정보 교환, 성숙, 중추청각신경계 발달과 손상 여부에 대한 정보를 제공한다. 사용되는 자극 유형에 따라 숫자(Dichotic Digit Test; Strouse & Wilson, 1999), 자모음(Dichotic CVs Test), 단어(Staggered Spondaic Word Test, SSW; Katz, 1962) 및 문장(Dichotic Sentence Identification Test; Fifer et al., 1983) 등 다양한 검사로 구분된다. 이분청취검사의 수행력은 중추청각신경계의 상태뿐만 아니라 자극의 음향학 특성, 자극의 언어적 내용, 청력의 좌우 대칭성, 피검자의 연령, 기억력, 동기 부여, 인지능력, 손잡이 등 여러 요인에 영향을 받을 수 있다. 따라서 이러한 요인들의 영향을 최소화하려는 노력이 평가과정에서 중요하다. 특히 아동의 경우, 이분청취검사는 좌측 귀보다 우측 귀에서 더 나은 수행력을 보이는 우측 귀 우세(Right Ear Advantage, REA) 현상을 보인다(Strouse & Wilson, 1999). 이 현상은 대뇌의 좌우 반구를 연결하는 뇌량(corpus callosum)의 교련섬유가 완전히 수초화되는 시기인 12~15세까지 지속되며, 이 시기가 지나면 좌측 귀의 수행력이 점차 향상되어 성인과 유사한 수준에 도달하게 된다(Musiek & Chermak, 2007).

국내에서도 다양한 한국어 어음 자극을 사용하는 이분청취검사가 개발되었다. 대표적으로 이분숫자청취검사(장현숙, 전아름, 유현이, 김유경, 2014; 전아름, 장현숙, 2009), 이분자모음청취검사(전아름, 2008), 이음어음검사(한명월, 안중호, 정종우, 2008), 이분어음검사(이지연, 2012), 이분어음배치검사(김유경, 장현숙, 2011) 등이 있다. 이 중 한국어 이분숫자청취검사는 숫자 1부터 10까지 중 음성학적 유사성 오류가 가장 많았던 숫자 '2'를 제외한 9개의 숫자를 사용하여 1, 2, 3개의 숫자 쌍으로 개발되어, 7~12세 아동과 성인을 대상으로 규준이 마련된 표준화 검사이다(장현숙, 전아름, 유현이, 김유경, 2014). 검사 방식은 2개 숫자 쌍을 사용하는 경우, 피검자의 양측 귀에 각각 2개씩 숫자를 동시에 들려주고, 자유회상(free recall) 방식으로 양측 귀에서 들은 숫자 4개를 모두 말하도록 한다. 각

귀에서의 정반응 점수를 산정하여 귀 간 수행력을 비교하는 방식으로 평가가 이루어진
다. 그러나 3개의 숫자 쌍을 사용하는 검사는 성인에게도 도전적인 과제로, 아동에게는
2개 이하의 숫자 쌍 검사가 권장된다.

③ 편이저잉여성검사

편이저잉여성검사(monaural low-redundancy tests)는 편측 귀에 제공되는 어음을 주파
수 여과, 시간의 압축 및 확장, 소음 및 경쟁 자극 제시 등으로 잉여성을 낮추었을 때 어
음인지능력을 측정하는 검사로 뇌간과 대뇌피질의 기능부전에 대한 정보를 제공해 준
다. 이 검사들은 중추청각신경계 병변에 대한 민감도는 보통 정도이나(Bornstein, Wilson,
& Cambron, 1994), 검사와 채점이 용이하고 기능적인 결함과 중재에 관한 실제적인 정보
를 제공하므로 중추청각처리장애의 평가도구들 중 가장 널리 사용되고 있다.

주파수여과어음검사(filtered speech test)는 주로 저주파수 여과(low-Passed filtered,
LPF)된 어음을 사용하여 절단 주파수(cutoff frequency)에 따른 단어 및 문장 인지능력을
평가하는 검사이다. 영어권에서 사용하는 대표적인 검사는 SCAN 검사의 하위 검사인
Filtered Words(Keith, 2009a, 2009b), VA—CD LPFT(Bornstein, Wilson, & Cambron, 1994),
Auditec version LPFT(Wilson & Mueller, 1984)이다. SCAN 검사의 경우, 3~11세 아동에
게는 1,000 Hz에서, 성인에게는 500 Hz에서 절단된 저주파수 여과 어음을 사용하여 평
가한다. VA—CD LPFT는 1500 Hz 절단 주파수를 사용하며, Auditec version은 1,000 Hz
절단한 단음절어를 사용한다. CVC 구조의 한국어 단음절어와 한국어 어음인지도 검사
의 단음절어 및 문장을 저주파수 또는 고주파수로 여과시켜 한국 성인의 인지능력을 측
정한 연구들은 다양한 한국어 어음 자극에 대한 주파수여과어음검사의 절단 주파수 기
준을 제시하였으며, 저주파수여과어음검사에 1,500 Hz 절단 주파수 사용을 권장하고 있
다(황성은, 장현숙, 이지연, 김유경, 2011).

시간압축어음검사(time-compressed speech test)는 신호의 주파수 특성에는 변화를 주
지 않고 특정 압축률에 따라 신호를 시간적으로 압축하여 어음인지능력을 평가하는 검
사이다. 이 검사에서 시간 압축률의 정도는 피검자의 수행력에 큰 영향을 미친다. 대
표적인 예로, NU—6 단음절 목록을 사용한 Time-compressed Speech Test(Wilson et
al., 1994)에서는 45%의 시간 압축률을, 문장을 사용한 Time-Compressed Sentence
Test(TCST; Keith, 2009a)에서는 40%의 시간 압축률을 기준으로 중추청각처리장애 평가
규준이 마련되어 있다. 두 검사 모두 60% 이상의 압축률에서는 정상 청력인도 어음인지

가 어려운 조건으로 나타났다. 국내 연구에서는 박혜미와 장현숙(2012)이 시간 압축된 한국어 단어인지도검사를 아동과 성인을 대상으로 수행한 결과, 시간압축어음검사의 압축률 기준으로 45%를 적용할 것을 제안하였다.

　소음속어음검사(speech-in-noise tests)는 백색잡음, 다화자잡음, 경쟁문장 및 담화 등 다양한 소음 유형을 활용하여 신호음대잡음비(Signal-to-Noise Ratio, SNR)에 따른 단어 및 문장 인지능력을 평가한다. 영어권에서 사용되는 대표적인 검사로는 SCAN 검사의 하위 검사인 Auditory Figure Ground 검사(Keith, 2009a, 2009b)이다. 이 검사는 다화자 잡음 환경에서 단음절어의 인지능력을 평가하며, 어음을 50 dB HL로 제시하고 메시지 경쟁비(Message Competition Ratio, MCR)를 아동용은 +8 dB, 성인용은 +0 dB을 사용한다. 또한 동측에서 경쟁 메시지(유의미 문장)가 제시되는 조건에서 무의미 문장을 확인하는 Synthetic Sentence Identification with Ipsilateral Competing Message(SSI-ICM) 검사(Humes, Coughlin, & Talley, 1996)는 문장을 30 dB HL로 제시하며, MCR을 +10, 0, -10, -20 등 다양한 값으로 설정해 평가를 진행한다. 국내 연구에서는 아동과 성인을 대상으로 다양한 소음 유형과 SNR에 따른 한국어 단음절어음검사를 평가하여, 다화자잡음에서 +10 dB SNR이 적합한 기준으로 제안되었으며(장현숙, 전슬기, 2013), 이를 바탕으로 7~12세 아동과 성인을 대상으로 표준화 연구가 진행되었다(장현숙 외, 2011b).

④ 양이상호작용검사
　양이상호작용검사(binaural interaction tests)는 시간, 주파수, 강도 등 서로 다른 음향학적인 정보를 양측 귀에 제공하여, 양측 귀의 정보를 통합하는 능력을 측정하는 검사로, 주로 뇌간 기능에 대한 정보를 제공한다. 주요 검사로는 귀 간 위상 차이를 이용해 소음 속에서 신호를 추출하는 능력을 측정하는 Masking Level Difference(MLD; Noffsinger, Martinez, & Wilson, 1994), 서로 다른 정보가 양이로 들어와 하나의 정보로 통합되는 양이통합검사(Binaural Fusion Test, BFT), 다양한 방향과 신호대잡음비로 제시되는 문장의 청취역치를 검사하는 Listening in Spatialized Noise-Continuous Discourse Test(LISN-CD; Cameron, Dillon, & Newall, 2006)가 사용되고 있다.
　특히 양이통합검사는 두 가지 패러다임을 사용한다. 첫째는 주기적으로 말소리 신호를 분절시켜 교대로 양측 귀에 제시하는 양이시간적통합(binaural temporal fusion)으로, 대표적인 검사는 Segmented-Alternated CVC Words BF task(Wilson et al., 1994)이다. 이 검사는 초성-중성-종성 구조의 단어를 운반구(carrier phrase)와 함께 한쪽 귀에 모음을, 반대쪽 귀에는 자음을 제시해 피검자가 단어를 완전하게 인식할 수 있는 청각적 통합능력을 평가한다. 둘째는 양이주파수통합(binaural frequency fusion)으로, 서로 다른 여과 대역으로 혹은 절단 주파수로 여과처리한 어음을 양측 귀에 동시에 제시하여 통합능력을 평가한다. 대표적인 예로는 Ivey BFT에서 이음절 강강격 단어를 사용하며, NU-6 BFT에서는 low-pass(1500 Hz cutoff)와 high-pass(2100 Hz cutoff)로 여과된 일음절 단어를 사용한다. 이러한 BFT의 결과는 제시 강도, 단어의 친숙도, 말초 청각손실 등의 변수에 영향을 받는다. 한국어 양이통합검사 개발을 위해 Jang 등(2011)은 남성 화자의 음성으로 녹음된 low-pass(1200 Hz cutoff)와 high-pass(2100 Hz cutoff)로 여과된 일음절 단어 목록을 개발하였고, 35 dB SL의 제시 강도로 아동과 성인을 대상으로 규준 연구를 수행하여 한국어 양이통합검사의 임상적 기준을 마련하였다.

⑤ 청각변별검사

청각변별(auditory discrimination)은 주파수, 강도 및 시간 차이, 음소 차이를 기반으로 유사한 음향 자극을 구별하는 능력을 평가하는 대뇌피질의 기능에 대한 정보를 제공한다. 예를 들어, 주파수변별검사(frequency discrimination test)는 서로 다른 두 음의 주파수를 구별하는 능력을 평가하는 검사로 피검자는 2개의 순음(예: 첫 번째 음이 1000 Hz이고 두 번째 음이 1010 Hz)을 들은 후 두 음이 같거나 다른지를 판단하며, 초기에는 두 음의 주파수 차이가 크지만 점차 그 차이를 줄여 가며 피검자가 인식하지 못할 때까지 주파수를 조정하여 피검자의 주파수 변별 역치를 측정한다. 일반적으로 정상 범위는 약 1~2 Hz의 주파수 차이를 인식할 수 있다. 그러나 이러한 능력이 저하된 경우, 중추청각처리장애, 난청, 또는 언어발달지연과 같은 문제가 있을 가능성을 시사한다. 주파수 변별 능력은 언어처리와 밀접하게 연관되어 있으며, 비슷한 소리(예: /b/와 /d/)를 구별하는 능력에 중요한 영향을 미친다. 따라서 언어지연, 학습장애, 또는 배경소음속에서의 청취 어려움이 있는 경우를 평가하는 데 특히 유용하다.

(4) 전기생리학적 검사

다양한 음향 자극에 반응하여 중추청각신경계에서 동시에 발생되는 활동 전위를 기록하는 검사들은 주관적 절차를 실시할 수 없는 경우, 확실한 신경학적 장애가 의심되는 경우, 주관적 검사 결과의 확인이 필요한 경우, 주관적 검사 결과가 확실하지 않은 경우 등에서 도움이 되는 정보를 제공한다. 전기생리학적 검사들은 언어, 인지 및 다른 잠재적

복합체계와의 연계성이 적고 중추청각신경계의 다양한 수준을 평가할 수 있기 때문에 중
추청각처리장애 진단에서 그 중요성과 적용 범위가 점점 더 확대되고 있다. 또한 신경생
리학적인 변화가 행동 반응에 선행하여 나타나기 때문에 치료 프로그램 제공 후에 효과
를 측정하는 데 행동검사보다 유의한 이점이 있다. 특히 청성중기반응 및 청성후기반응
은 중추청각처리장애 평가에 필수적으로 사용되며, 순음이나 클릭음 자극 외에도 어음
자극 또는 경쟁 자극을 사용하여 중추청각신경계 기능을 더 면밀히 검사할 수 있다.

　또한 전기생리학적 검사뿐만 아니라 뇌영상 기법의 활용에 대한 필요성도 점차 증가
하고 있다. 기능적 자기공명영상(functional Magnetic Resonance Imaging, fMRI)과 양전자
방사단층촬영(Positron Emission Tomography, PET)은 대뇌피질의 특정 기능적 변화를 영
상화하여 중추청각처리장애의 진단에 중요한 역할을 한다. 이러한 영상 기법을 통해 특
정 중추청각처리 행동검사 중 활성화되는 뇌 영역을 시각적으로 확인함으로써, 검사 결
과와 대상자의 수행능력 간의 관계를 더욱 명확하게 이해할 수 있으며, 치료 및 중재 과
정의 모니터링에도 도움이 된다. 더불어 이러한 기술은 청각처리장애와 언어장애, 주의
력 결핍 등 관련된 다른 장애들과의 감별 진단에 중요한 자료를 제공한다. 이처럼 전기
생리학적 검사와 뇌영상 기법의 활용은 CAPD 진단 및 치료에서 필수적인 요소로 자리
잡고 있으며, 앞으로도 더 많은 연구와 발전이 기대된다.

3) 평가 결과 해석

　중추청각처리장애 진단평가 결과를 해석하기 위해서 규준기반(norm-based) 해석법
과 환자 중심(patient-based) 해석법 등 다양한 방법을 사용할 수 있다. 첫째, 규준기반 해
석법은 개인의 수행력을 동일 연령대의 정상 집단의 능력과 비교하여 해석하는 방법으
로, 일반적으로 세 가지 규준기반 진단 기준이 적용된다(AAA, 2010; ASHA, 2005; NZAS,
2019). ① 최소한 두 가지 이상의 평가에서 평균의 −2 표준편차(SD) 이하의 수행력을 보
일 때 이를 결함으로 간주한다. ② 한 가지 평가에서만 −2 SD 이하의 결과가 나타나면,
그 결과와 관련된 유의미한 기능적 결함이 동반될 경우에만 결함으로 판단한다. ③ 한
가지 평가에서 −3 SD 이하의 수행력을 보일 경우, 이를 장애로 판정한다. 단, 1개의 검
사에서만 수행력이 떨어진다면, 재검사를 실시하거나 동일한 기능을 평가하는 다른 검
사를 추가로 실시한 후 이전 검사의 결과를 확진한다(ASHA, 2005). 둘째, 환자 중심 해석
법은 개인의 기초선(baseline)과 비교하여 결과를 해석하는 방법으로, ① 귀 간 점수 차이

또는 반구 간 차이와 같이 한 검사에서 발생하는 변화를 분석하는 검사 내 분석(intratest analysis), ② 진단평가 도구 간의 결과를 비교하여, 문제를 나타내는 특정 결함이 무엇인지 파악하는 검사 간 분석(intertest analysis), ③ 청각처리 평가와 함께 다른 분야의 평가 결과를 비교하여 종합적인 분석을 하는 다학문 간 분석(cross-discipline analysis)을 사용한다.

중추청각처리장애의 해석은 재활 관점에서 기능 중심(functionally driven), 검사 중심(test-driven), 또는 프로파일 중심(profile-driven)의 접근법이 사용되기도 한다(BSA, 2011). ① 기능 중심 접근법은 학교, 가정 및 직장 등 일상생활에서 개인의 어려움을 바탕으로 중재 전략을 계획하는 것이고, ② 검사 중심 접근법은 검사 결과를 기초로 중재 전략을 선택하는 것이다. ③ 프로파일 중심 접근법은 중추청각처리장애는 개개인의 문제가 다양하기 때문에 평가 결과의 프로파일을 통해 중추청각처리 결함을 범주화하여 분류 체계 및 모델을 제시한 접근법으로, 대표되는 모델은 Buffalo 모델(Katz, 1992)과 Bellis/Ferre 모델(Bellis & Ferre, 1999)이다. Buffalo 모델은 중추청각처리 결함을 음소해독력(phonemic decoding), 소음−기억력(tolerance-fading memory), 통합(integration), 조직화(organization)의 네 가지 범주로, Bellis/Ferre 모델은 연합능력결함(associative deficit), 청각적 해독능력결함(auditory decoding deficit), 통합능력결함(integration deficit), 조직화능력결함(output organization deficit), 운율능력결함(prosodic deficit)의 다섯 가지 범주로 구분하고 이와 관련된 진단검사 결과와 중재 방법을 제공하고 있다.

3. 중추청각처리장애 재활

중추청각처리장애의 재활은 중추신경계의 기능 회복과 청각처리능력의 향상을 목표로 하는 다각적인 접근이 필요하다. 이를 위해 세 가지 재활 범주인 환경 및 교수 전략 수정(environmental and instructional modification), 보상 전략(compensatory strategies), 직접적인 치료(direct intervention)의 통합된 접근이 요구된다. 중추청각처리장애는 개개인의 문제가 다양하기 때문에 개별화된 접근을 통해 대상자의 특성에 맞는 재활 계획이 수립되어야 하며, 중추신경계의 가소성을 극대화하고, 성공적 치료 결과를 최대화하며, 기능적 결함을 최소화하기 위해 가능한 진단평가에서의 장애 확인과 동시에 즉각적으로 실시되어야 한다. 또한 듣기, 언어 이해 및 발달, 학습 등과 밀접한 관련이 있고, 장애의 결

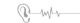

과가 다른 관련 장애에 영향을 미칠 수 있으므로 다학문적 팀과 함께 포괄적인 재활이 이루어지도록 한다.

1) 환경 및 교수 전략 수정

환경 수정법은 교실, 직장, 기타 의사소통 환경에서 청각정보의 접근성을 높이기 위한 전략으로, 음향 신호와 듣기 환경 개선 등의 상향식(bottom-up) 방법과 교수법, 직장, 취미, 가정에서 조정이 이루어지는 하향식(top-down) 방법이 사용될 수 있다. 상향식 방법은 음향 신호의 질과 듣기 환경을 개선하는 데 중점을 두며, 교실, 직장, 가정 내의 소음을 줄이고 신호대잡음비를 향상시키는 다양한 음향적 중재를 포함한다. 이 방법에는 잔향 줄이기, 청각적 신호를 쉽게 받을 수 있는 자리배치 조정하기, 시각적 보조 도구 활용하기, 경쟁 신호나 배경소음을 줄이기, 청각보조기기나 FM 시스템 사용하기 등이 있다. 또한 화자에게 천천히 말하고 중요한 단어를 강조해 줄 것을 요청하기 등도 신호를 명확하게 전달하는 데 효과적이다. 그러나 청각보조기기나 FM 시스템은 모든 중추청각처리장애 대상자에게 적용하기보다는 편이저잉여성검사와 이분청취어음검사에서 결함을 보이는 대상자에게 사용한다.

중추청각처리장애를 가진 아동의 교사나 부모는 아동의 특정 청각적 결함을 인지하고 아동이 의사소통이나 학습 과정에서 청각정보를 잘 처리할 수 있도록 다양한 교수 전략(instructional strategies)을 활용해야 한다. 이러한 전략에는 수업 자료의 제시 방식, 청각정보의 구성, 의사소통 스타일 등에 대한 조정이 포함된다. 구체적으로 수업 내용이나 지시에 대해 이해하였는지 자주 확인하기, 구두로 제시하는 정보에 대해 다른 감각적 단서와 함께 제공하기, 반복하기, 다른 말로 바꾸어 말하기, 새로운 지식 및 어휘를 사전에 미리 알려 주기, 노트 작성을 도와주기, 그림화된 정보를 제시하기, 말하기 전에 아동의 주의 집중을 확인하기, 긍정적 강화 사용하기, 청각적 피로감 피하기 등이 있다.

이러한 환경 수정법과 교수 전략은 학습 및 일상생활에서 청각적 처리의 어려움을 극복하는 데 도움을 줄 수 있으며, 청각적 피로와 같은 부수적인 문제를 완화시키는 데에도 중요한 역할을 한다.

2) 보상 전략

보상 전략은 중추청각처리장애가 청능훈련 등의 직접적인 중재를 사용하여도 치료되지 않고, 언어, 인지 및 학습 영역에 영향을 미치는 경우, 이를 보완하기 위해 사용하는 하향식 방법이다. 이러한 방법은 언어, 인지, 기억, 주의력 등의 중추신경계의 상위 수준의 능력을 강화하여 중추청각처리장애로 인한 결함을 보완하고, 듣기, 의사소통, 사회성, 학습능력을 향상시키는 것을 목표로 한다. 이를 위하여 초인지 전략(metacognitive strategies), 초기억 전략(metamemory strategies), 초언어적 전략(linguistic/metalinguistic strategies)이 사용될 수 있다.

초인지 전략은 개인이 자신의 학습과정과 청각정보를 어떻게 처리하는지 스스로 인식하고 조정하도록 돕는 전략이다. 자기 교수(self-instruction), 인지적 문제해결(cognitive problem-solving), 자기 주장 훈련(self-advocacy training) 등의 기술을 포함한다.

초기억 전략은 기억력을 효율적으로 향상시켜 중요한 청각정보를 더 잘 유지하고 활용할 수 있게 하는 전략이다. 기억을 향상시키기 위한 다양한 방법으로, 암기법(mnemonics), 마인드 매핑(mind mapping), 의미 덩이짓기(chunking), 유추(analogy), 약어(acronyms), 연상(association), 구두 리허설(verbal rehearsal), 재청각화(reauditorization) 등의 기술을 사용한다.

초언어적 전략은 듣기와 언어 이해력을 높여 청각정보를 더 정확하게 처리하도록 돕는다. 문맥을 통해 어휘를 확장하거나, 음운론적 인식(phonological awareness)을 높이고, 도식화 네트워크(schematic networks)를 확장하는 등 언어적 처리능력을 강화하는 전략이다.

이러한 보상 전략이 효과적으로 실행되기 위해서는 동기유발과 자신감이 필수적이다. 따라서 이러한 전략들은 개별화된 종합적 중재 계획에 따라 시행되어야 하며, 아동이나 성인이 자신감 있게 이를 실천할 수 있도록 지속적인 지원과 격려가 필요하다.

3) 직접적 중재법

중추청각처리장애는 다양한 청각처리 결함을 포함할 수 있으므로, 각 개인의 결함 유형에 따라 다른 중재 방식을 적용하는 결함 특이적 중재(deficit-specific intervention)를 실시한다. 이러한 중재법은 진단평가에서 확인된 특정 청각처리 결함을 줄이거나 제거하기 위해 청능훈련과 같은 상향식 방법을 사용한다. 이 방법은 신경과학 원리와 학습 이론에 기반하여, 첫째, 개인의 최대 능력에 가까운 수준에서 집중적인 훈련을 통해 신경가소성과 피질 재조직화를 촉진하고, 둘째, 청각ㆍ인지ㆍ메타인지ㆍ언어 시스템을 통합적으로 활용하여 중추 자원을 포괄적으로 훈련함으로써 일반화와 효과를 극대화하며, 셋째, 강화와 피드백을 적극적으로 제공하여 학습에 대한 동기를 높이고, 훈련에의 적극적인 참여를 유도한다(AAA, 2010).

결함 특이적 중재는 대상자의 특정 결함에 따라 다양한 활동으로 구성할 수 있다. 예를 들어, ① 청각 종결 활동(빠진 단어, 음절 및 음소 찾기, 소음하 어음훈련, 문맥을 통한 어휘 확장 등), ② 양이 분리 및 통합 활동(이분청취훈련[Dichotic Interaural Intensity Difference (DIID; Weihing & Musiek, 2007), Auditory Rehabilitation for Interaural Asymmetry(ARIA; Moncrieff & Wertz, 2008)], 방향성 훈련, 소음하 신호훈련 등), ③ 시간적 패턴 활동(리듬과 강세가 다른 청각 패턴의 확인, 변별, 및 모방 등의 기초 시간적 패턴 기술, 상위 수준의 음운훈련 등), ④ 반구 간 전이 활동(구두지시와 운동 간 변환, 음악 훈련, 청각/시각 통합 및 양손의 협응을 필요로 하는 비디오 게임, 스포츠, 댄스 활동 등)을 실시한다.

치료 활동은 형식적이거나 비형식적인 방식으로 진행하며, 대상자의 연령, 언어 수준, 인지능력에 맞춰 세심하게 조정해야 한다. 청능 훈련의 효과를 극대화하기 위해서는 자극과 과제를 다양하게 하고, 편안한 청취 수준에서 자극을 제공하며, 체계적이고 난이도가 단계적으로 상승하는 과제를 제시하여 도전적이면서도 압도적이지 않도록 해야 한다. 또한 적절한 정확성을 목표로 하고 충분한 피드백과 강화를 제공하며, 더 어려운 작업으로 진행하기 전에 나쁜 귀의 성능이 좋은 귀의 성능과 비교하여 최소한 중간 정도의 정확성을 달성해야 하며, 훈련 회기의 길이, 회기 수, 회기 간의 시간 간격, 훈련 기간 등을 고려하여 집중적인 연습(예: 6주 동안 주 4회씩 회기별 30분씩)을 제공해야 한다(AAA, 2010; BSA, 2011; Musiek, Chermak, & Weihing, 2007; NZAS, 2019).

컴퓨터 기반 청능 훈련(Computer-based auditory training, CBAT)은 게임 형식으로 대상자의 참여를 유도하고, 적응형 알고리즘을 통해 개인 맞춤형 난이도를 조정하는 훈련 방법이다. 가정에서 편리하게 사용할 수 있지만 전문적인 지도하에 진행해야 하며, 진행 상황을 모니터링하는 것이 중요하다. 다수의 CBAT 프로그램이 개발되었지만 중추청각처리 개선 효과에 대한 증거기반(evidence-based) 프로그램을 선정해야 한다. 대표적인 증거기반 프로그램은 Fast ForWord(Tallal & Merzenich, 1997), Earobics(Wasowicz, 1996), The Sound Storm(Cameron & Dillon, 2011, 2016), Acoustic Pioneer(Barker,

2015), Listening and Communication Enhancement(LACE; Sweetow & Sabes, 2006), clEARTM(Tye-Murray, 2016) 등이다.

✎ **요약 및 정리**

　이 장에서는 중추청각처리장애의 정의, 선별 및 진단평가, 재활 방법을 다루었다. 중추청각처리장애는 중추청각신경계의 다양한 기능과 상위 처리 수준의 기능들과 밀접하게 연관되어 있어, 평가, 해석, 재활 방법을 결정하고 실행하는 과정에서 많은 어려움이 따른다. 현재 임상에서는 중추청각처리장애 진단을 위해 다양한 검사 도구가 활용되고 있지만, 대상자의 전반적인 문제들을 이해하기 위해서는 민감도와 특이도가 높은 검사들이 지속적으로 개발되어야 한다. 특히 언어, 인지, 주의 집중에 덜 의존하는 행동검사들의 개발이 요구된다. 또한 중추청각처리장애는 생애 전반에 걸쳐 발생할 수 있지만, 현재 사용되는 행동검사 대부분은 7세 미만의 아동에게 적용하기에는 과제 난이도와 수행력의 차이로 인해 신뢰할 만한 결과를 얻기 어렵다. 따라서 조기 선별 및 진단 검사의 개발이 필요하며, 이를 통해 더 이른 연령에서 중추청각처리장애를 판별하고 빠른 중재가 이루어질 수 있어야 한다. 중추청각처리장애의 중재는 대상자의 특성에 맞춘 맞춤형 재활 계획이 수립되어야 하며, 이를 위해 보조기기 사용, 환경 수정, 보상 전략 및 청능훈련과 같은 다양한 전략이 적용될 수 있다. 이러한 맞춤형 접근 방식은 중추청각처리장애를 가진 대상에게 보다 효율적이고 의미 있는 재활 결과를 제공할 수 있다. 해외에서는 컴퓨터 프로그램과 같은 다양한 청능훈련 프로그램이 개발되어 활용되고 있으나, 국내에서 적용 가능한 프로그램은 제한적이므로 이에 대한 개발이 적극적으로 이루어질 필요가 있다.

　중추청각처리장애의 진단 및 중재에서 핵심적인 역할을 담당하는 청능사는 관련된 지식, 훈련, 기술을 갖추어야 한다. 이 장에서 다룬 내용을 바탕으로 청능사가 중추청각장애를 다루기 위해 요구되는 능력과 역할은 다음과 같다. 먼저, 중추청각신경계의 정상 및 비정상 기능에 대한 이해, 중추청각처리장애와 다른 장애를 변별할 수 있는 능력, 타당한 평가 계획을 세우는 능력, 신뢰성 있는 결과 분석 능력, 그리고 수집된 자료를 통합적으로 분석해 진단할 수 있는 능력이 필요하다. 또한 중재과정에서 발견되는 다양한 문제에 대해 관련 전문가들과 협력하고, 지식과 정보를 공유하며 상호 이해와 협력을 촉진하는 역할도 중요하다. 당사자와 그 가족에게 상담과 안내를 제공하는 역할 또한 청능사의 중요한 임무이다. 따라서 청능사가 중추청각처리장애 진단 및 중재 전문가로서의 역량을 키우기 위한 더 체계적인 교육과 훈련이 요구된다.

참고문헌

강용경, 이은섭, 윤상원, 심현준, 안용휘(2015). 정상 청력인 노인과 젊은 성인에서 고음역 감각 신경성 난청이 청각의 시간적 해상도에 미치는 영향: Gap-In-Noise 검사 수행력. 대한이비인후과학회지 두경부외과학, 58(12), 841-847.

김유경, 장현숙(2011). 한국어 이분어음배치검사 개발. 청능재활, 7(2), 179-189.

박경민, 이재희(2016). 자극제시레벨에 따른 노인의 Gaps-in-Noise 측정에 관한 연구. *Audiology and Speech Research*, 12(1), 30-35.

박혜미, 장현숙(2012). 성인 및 아동의 시간압축 단어인지도. 청능재활, 6(2), 137-145.

이지연(2012). 한국어 중추청각처리장애 선별검사도구(K-SCAP) 개발. 한림대학교 대학원 박사학위논문.

장현숙, 김유경, 이지연, 최정희, 황성은, 손호식 외(2011a). 중추청각처리장애 진단을 위한 평가도구 개발. 한림대학교: 한국청각언어재활학회 학술대회 발표논문집, pp. 15-17.

장현숙, 김유경, 황혜경, 이미숙, 조수진, 탁평곤 외(2011b). 한국어 중추청각처리 평가도구(CAPA-K)의 표준화 연구. 한림대학교: 한국청각언어재활학회 학술대회 발표논문집, pp. 53-57.

장현숙, 이지연, 유수연 (2008). 노화가 주파수 패턴 인지에 미치는 영향. 청능재활, 4(1), 11-15.

장현숙, 이효자, 김유경(2012). 청각행동특성 검사도구 개발 연구. 한국특수교육원.

장현숙, 전슬기(2013). 성인과 아동의 소음유형 및 신호대잡음비에 따른 단어인지도. 청능재활, 12(4), 377-395.

장현숙, 전아름, 유현이, 김유경(2014). 한국어 이분숫자청취검사의 개발 및 표준화 연구. 특수교육저널: 이론과 실천, 15(4), 489-506.

전아름(2008). 이분청취검사에서 자극의 복잡성, 제시방법 및 연령에 따른 수행능력 비교. 한림대학교 대학원 석사학위논문.

전아름, 장현숙(2009). 자극의 복잡성, 주의집중방식 및 연령에 따른 이분청취 능력 비교. 특수교육저널: 이론과 실천, 10(4), 377-395.

한명월, 안중호, 정종우(2008). 한국인에서의 중추청각처리장애 진단을 위한 검사도구의 적용과 나이에 따른 정상 범위. 대한이비인후과학회지 두경부외과학, 51(8), 694-698.

황성은, 장현숙, 이지연, 김유경(2011). 주파수여과에 따른 단어 및 문장인지도. 청능재활, 7(1), 74-84.

American Speech-Language-Hearing Association (ASHA). (2005). *(Central) auditory processing disorders. [Technical Report]*. Retrieved from https://www.asha. org/policy/ TR2005-00043/

American Academy of Audiology (AAA). (2010). *Diagnosis, treatment, and management of children and adults with central auditory processing disorder.* Retrieved from https://www. audiology.org/publicationsresources/document-library/ central-auditoryprocessing-disorder

Anderson, K. L. (1989). *Screening instrument for targeting educational risk.* Interstate.

Anderson, K. L., & Smaldino, J. J. (2000). Children's Home Inventory for Listening Difficulties (CHILD). *Educational Audiology Review, 17*(3 Suppl).

Arora, A., Dessai, T. D., & Bhat, R. J. (2023). Screening for auditory processing difficulties in older adults with hearing impairment using Screening Checklist for Auditory Processing in Adults. *The Journal of International Advanced Otology, 19*(2), 87-92.

Bamiou, D. E., Musiek, F. E., & Luxon, L. M. (2001). Etiology and clinical presentations of auditory processing disorders–A review. *Archives of Disease in Childhood, 85,* 361-365.

Barcroft, J., Sommers, M. S., Tye-Murray, N., Mauze, E., Schroy, C., & Spehar, B. (2011). Tailoring auditory training to patient needs with single and multiple talkers: Transfer-appropriate gains on a four-choice discrimination test. *International Journal of Audiology, 50*(11), 802-808.

Barcroft, J., Spehar, B., Tye-Murray, N., & Sommers, M. (2016). Task-and talker-specific gains in auditory training. *Journal of Speech, Language, and Hearing Research, 59*(4), 862-870.

Barker, M. (2015). *Zoo Caper Skyscraper and Insane Earplane* [Computer software]. Retrieved from http://acousticpioneer.com

Barker, M., & Bellis, T. (2018). Effectiveness of a novel computer/tablet-based auditory training program in improving dichotic listening skills in children. *Journal of Speech Pathology & Therapy, 3*(129), 2.

Bellis, T. J. (2003). *Assessment and management of central auditory processing disorders in the educational setting: From science to practice* (2nd ed.). Delmar Learning.

Bellis, T. J., & Ferre, J. M. (1999). Multidimensional approach to the differential diagnosis of central auditory processing disorders in children. *Journal of the American Academy of Audiology, 10,* 319-328.

Bornstein, S. P., Wilson, R. H., & Cambron, N. K. (1994). Low-and high-pass filtered Northwestern University Auditory Test No. 6 for monaural and binaural evaluation. *Journal of the American Academy of Audiology, 5,* 259-264.

Brewer, C. C., Zalewski, C. K., King, K. A., Zobay, O., Riley, A., Ferguson, M. A., ... & Griffith, A. J. (2016). Heritability of non-speech auditory processing skills. *European Journal of Human Genetics, 24*(8), 1137.

British Society of Audiology (BSA). (2011). *An overview of current management of auditory processing disorder (APD)*. Retrieved from https://www.thebsa.org. uk/wp-content/ uploads/2011/04/Current-APDManagement-2.pdf

Cameron, S., & Dillon, H. (2011). Development and evaluation of the LiSN & Learn auditory training software for deficit-specific remediation of binaural processing deficits in children: Preliminary findings. *Journal of American Academy of Audiology*, *22*, 678-696.

Cameron, S., & Dillon, H. (2016). *Sound Storm auditory training software* (Version 1.0.0) [Computer software]. National Acoustic Laboratories.

Cameron, S., Dillon, H., & Newall, P. (2006). The Listening in Spatialized Noise test: Normative data for children. *International Journal of Audiology*, *45*, 99-108.

Canadian Interorganizational Steering Group for Speech-Language Pathology and Audiology (CISG). (2012). *Canadian guidelines on auditory processing disorder in children and adults: Assessment and intervention*. Retrieved from http://www.ooaq.qc.ca/publications/ doc-documents/Canadian_Guidelines_EN.pdf

Chermak, G. D., Bellis, T., & Musiek, F. E. (2007). Neurobiology, cognitive science, and intervention. In G. D. Chermak & F. E. Musiek (Eds.), *Handbook of (central) auditory processing disorder: Comprehensive intervention* (Vol. 2, pp. 3-28). Plural Publishing.

Chermak, G. D., & Musiek, F. E. (1997). *Central auditory processing disorders: New perspectives*. Singular Publishing Group.

Chermak, G. D., & Musiek, F. E. (Eds.). (2013). *Handbook of central auditory processing disorder: Comprehensive intervention* (Vol. 2, 2nd ed.). Plural Publishing.

Choi, J. H., Kim, Y. K., & Jang, H. S. (2013). Temporal resolution ability in Korean population by gap-in-noise (GIN). *Audiology*, *9*(2), 148-156.

Cooper, J., & Gates, G. (1991). Hearing in the elderly-the Framingham cohort, 1983-1985: part II. Prevalence of central auditory processing disorders. *Ear and Hearing*, *12*, 304-311.

Esplin, J., & Wright, C. (2014). *Auditory processing disorder: New Zealand review*. Retrieved from http://www.health.govt.nz/publication/auditory-processing disorder-new-zealand-review.

Feng, Y., Yin, S., Kiefte, M., & Wang, J. (2010). Temporal resolution in regions of normal hearing and speech perception in noise for adults with sloping high-frequency hearing loss. *Ear and Hearing*, *31*(1), 115-125.

Fifer, R. C., Jerger, J. F., Berlin, C. I., Tobey, E. A., & Campbell, J. C. (1983). Development of a dichotic sentence identification test for hearing-impaired adults. *Ear and Hearing*, *4*(6), 300-305.

Fisher, L. (1976). *Fisher's auditory problems checklist*. Life Products.

Geffner, D., & Goldman, R. (2010). *Auditory skills assessment*. PsychCorp, Pearson.

Golding, M., Carter, N., Mitchell, P., & Hood, L. N. (2004). Prevalence of central auditory processing (CAP) abnormality in an older Australian population: The Blue Mountains Hearing Study. *Journal of the American Academy of Audiology, 15*(9), 633-642.

Humes, L. E., Coughlin, M., & Talley, L. (1996). Evaluation of the use of a new compact disc for auditory perceptual assessment in the elderly. *Journal of American Academy of Audiology, 7*, 419-427.

Jang, H., Kim, Y., Lee, J., Lee, M., Son, H., Choi, J., Park, H., & Espinoza-varas, B. (2011). *Developmental trends in binaural fusion tests with Korean monosyllable words* (p. 136, April 5-9). AudiologyNow.

Jang, H., Choi, J., Son, H., Park, H., & Espinoza-varas, B. (2011). *GIN(Gap-In-Noise) tests in the Korean population* (p. 137, April 5-9). AudiologyNow.

Katz, J. (1962). The use of Staggered Spondaic Words for assessing the integrity of the central auditory nervous system. *Journal of Auditory Research, 2*, 327-337.

Katz, J. (2007). APD evaluation to therapy: The Buffalo Model. *Audiology Online*, http://www.audiologyonline.com/articles/article_detail.asp.

Katz, J., & Zalewski, T. (2011). *Bufflo Model Questionnaire-Revised*. Retrieved from http://www.audiologyisland.com/assets/CAPD-Questionnaire.pdf.

Keith, R. (2000). *SCAN-C: Test for Auditory Processing Disorders in Children-Revised*. The Psychological Corporation.

Keith, R. (2009a). *SCAN-3: A Tests for Auditory Processing Disorders in Adolescents and Adults*. Pearson.

Keith, R. (2009b). *SCAN-3: C Tests for Auditory Processing Disorders for Children*. Pearson.

Loo, J. H. Y., Bamiou, D. E., Campbell, N., & Luxon, L. M. (2010). Computer-based auditory training (CBAT): Benefits for children with language-and reading related learning difficulties. *Developmental Medicine & Child Neurology, 52*(8), 708-717.

Moncrieff, D. W., & Wertz, D. (2008). Auditory rehabilitation for interaural asymmetry: Preliminary evidence of improved dichotic listening performance following intensive training. *International Journal of Audiology, 47*(2), 84-97.

Musiek, F., Shinn, J., Jirsa, R., Bamiou, D., Baran, J., & Zaidan, E. (2005). The GIN (Gaps in Noise) test performance in subjects with and without confirmed central auditory nervous system involvement. *Ear & Hearing, 26*, 608-618.

Musiek, F. E., & Chermak, G. D. (2007). *Handbook of (central) auditory processing disorder: Auditory neuroscience and diagnosis* (Vol. I). Plural Publishing.

Musiek, F. E., Chermak, G. D., & Weihing, J. (2007). Auditory training. In G. D. Chermak & F. E. Musiek (Eds.), *Handbook of (central) auditory processing disorder: Comprehensive Intervention* (Vol. 2, pp. 77–106). Plural Publishing.

New Zealand Audiological Society. (2019). *New Zealand guidelines on auditory processing disorder.* Retrieved from https://audiology.org.nz/assets/Uploads /APD/NZ–APD–GUIDELINES-2019.pdf.

Noffsinger, D., Martinez, C. D., & Wilson, R. H. (1994). Dichotic listening to speech. Background and preliminary data for digits, sentences, and nonsense syllables. *Journal of American Academy Audiology*, 5, 248–254.

O'Hara, B. (2009). *The Listening Questionnaire: A differential screening for auditory processing disorders.* Retrieved from http://www.audiologyisland.com/assets/ APDQ.pdf.

Pinheiro, M. L., & Ptacek, P. H. (1971). Reversals in the perception of noise and tone patterns. *Journal of the Acoustical Society of America*, 49, 1778–1783.

Richard, G. J., & Ferre, J. M. (2006). *Differential screening test for processing.* LinguiSystems, Incorporated.

Schow, R. L., Chermak, G. D., Seikel, J. A., Brockett, J. E., & Witaker, M. M. (2006). *Multiple auditory processing assessment.* Auditec.

Smoski, W. J., Brunt, M. A., & Tannahill, J. C. (1992). Listening characteristics of children with central auditory processing disorders. *Language, Speech, and Hearing Services in Schools*, 23, 145.

Sommers, M. S., Tye-Murray, N., Barcroft, J., & Spehar, B. P. (2015, November). The effects of meaning-based auditory training on behavioral measures of perceptual effort in individuals with impaired hearing. *Seminars in Hearing*, 36(4), 263–272.

Stach, B., Spretnajak, M. L., & Jerger, J. (1990). The prevalence of central presybacusis in a clinical population. *Journal of American Academy of Audiology*, 1, 109–115.

Strouse, A., & Wilson, R. H. (1999). Recognition of one-, two-, and three-pair dichotic digits under free and directed recall. *Journal of the American Academy of Audiology*, 10, 557.

Sweetow, R. W., & Sabes, J. H. (2006). The need for and development of an adaptive Listening and Communication Enhancement (LACE) Program. *Journal of the American Academy of Audiology*, 17, 538–558.

Tallal, P., & Merzenich, M. (1997). *Fast Forword.* Scientific Learning Corporation. Retrieved from http://www.scilearn.com.

Tye-Murray, N. (2016). Better Hearing? Game On!: An auditory training game program can help you customize care for your patients. *The ASHA Leader*, 21(12), 18-19.

Tye-Murray, N., Sommers, M. S., Mauze, E., Schroy, C., Barcroft, J., & Spehar, B. (2012). Using patient perceptions of relative benefit and enjoyment to assess auditory training. *Journal of the American Academy of Audiology*, *23*(8), 623-634.

Vaidyanath, R., & Yathiraj, A. (2014). Screening Checklist for Auditory Processing in Adults (SCAP-A): development and preliminary findings. *Journal of Hearing Science*, *4*(1), 27-37.

Vaidyanath, R., & Yathiraj, A. (2021). Relation between the Screening Checklist for Auditory Processing in Adults and diagnostic auditory processing test performance. *American Journal of Audiology*, *30*(3), 688-702.

VanDyke, J. (1985). Evaluation of classroom listening behaviors. *Rocky Mountain Journal of Communication Disorders*, *1*, 8-13.

Wasowicz, J. (1996). *Cognitive concepts: Earobics.* http://www.earobics.com.

Weihing, J., & Musiek, F. (2007). DIID training. In D. Geffner & D. Ross-Swain (Eds.), *Auditory processing disorders: Assessment, management, and treatment.* Plural Publishing.

Wilson, L., & Mueller, H. G. (1984). Performance on normal hearing individuals on Auditec filtered speech tests. *American Speech and Hearing Association*, *27*, 189.

Wilson, R. H., Preece, J. P., Salamon, D. L., Sperry, J. L., & Bornstein, S. P. (1994). Effects of time compression and time compression plus reverberation on the intelligibility of Northwestern University Auditory Test No. 6. *Journal of the American Academy of Audiology*, *5*(4), 269-277.

World Health Organization (2002). *Towards a common language for functioning, disability and health: ICF.* Author.

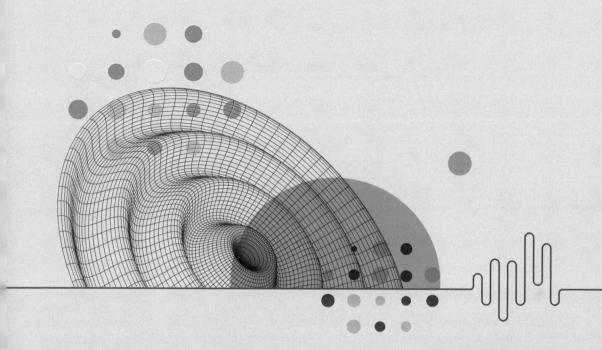

제 **10** 장

이명의 평가 및 재활

진인기(한림대학교 언어청각학부)

이 명(tinnitus)은 라틴어인 'Tinnire(울리다)'에서 유래한 용어로 외부의 소리 자극과 무관하게 의도하지 않는 소리를 지각하는 현상으로 정의한다(Jastreboff, 1990). 여러 전문가는 이명을 현대 사회에 새로 출현한 증상이 아닌 인간이 오래전부터 경험하고 있는 현상으로 추측하고 있는데, 기원전 16세기 에버스 파피루스 기록에서 '귀에서 윙윙거리는 소리'로 이명의 소리 특성을 기술한 문서가 발견된 사례가 있으며(Kraft, 1998), 기원전 17세기 아시리아인의 점토판에서도 이명을 '노래처럼 들리는 형태' '속삭이는 소리와 같은 형태' '말소리와 같은 형태'로 분류하고 들리는 소리에 따라 치료 방법이 다르다고 기술한 기록(Yeo, 2011) 등이 이를 뒷받침해 주는 근거로 볼 수 있다.

이명의 유병률은 조사 방식에 따라 차이는 있지만, 대체적으로 국가마다 성인 인구의 약 10~15% 수준으로 보고하고 있다(Adrian & Refaie, 2000). 한 보고에 따르면, 휴대폰 등의 음향기기 사용 증가로 인한 소음 노출 증가, 고령화에 따른 노인성 난청 인구 증가 등에 의해 이명의 유병률은 점점 증가하고 있는 추세이다(McCormack, Edmondson-Jones, Somerset, & Hall, 2016). 국내의 경우에도 '한국국민건강영양조사' 보고에 따르면, 65세 이상 대상자의 이명 유병률은 약 31.5%에 이른다고 보고하고 있다(Park & Moon, 2014). 이명은 이명 소리에 대한 불쾌감을 포함하여, 수면장애, 집중력 저하 및 우울, 짜증, 스트레스와 연관된 감정적 손상과 같은 영역에 어려움을 동반하여 삶의 질을 저하시킬 수 있다 (Kochkin, Tyler, & Born, 2011; Tyler & Baker, 1983).

이명은 다양한 하위 유형으로 분류할 수 있으며, 하위 유형 중 이명의 원인이 귀나 난청이 아닌 신체의 근골격계와 관련된 경우 '체성 이명(somatic tinnitus)'으로 분류할 수 있으며, 이명의 원인이 귀 또는 감각신경손상에 의한 원인으로 판단될 경우에는 '감각신경성 이명(sensorineural tinnitus)'으로 분류하기도 한다(Lee, Jin, & Jin, 2022). 체성 이명과 연관 있는 신체 영역은 주로 턱관절, 목, 심장(박동) 및 몸근육 등이며, 감각신경성 이명과 연관 있는 영역은 청각피질, 전전두엽, 하구, 배측와우신경핵 및 변연계(limbic system) 등으로 보고하고 있다(Lee et al., 2020).

이명의 원인이 다양한 만큼 이명의 증상을 측정하는 방법과 이명의 재활 및 치료적 접근법은 매우 다양하며, 이명 환자의 특성을 고려한 측정과 재활이 요구된다. 이 장에서는 이명을 측정할 수 있는 평가 방법과 이명의 개선을 목적으로 하는 재활적 접근법들을 살펴보고자 한다.

1. 이명의 평가

이명의 평가는 이명대상자가 호소하는 어려움을 파악하는 것이 주목적이다. 따라서 이명에 대한 평가는 크게 두 가지 관점에서 평가할 수 있다([그림 10-1] 참조).

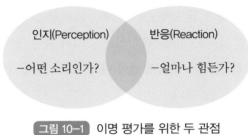

그림 10-1 이명 평가를 위한 두 관점

한 가지 관점은 인지(perception)이며, 또 다른 관점은 반응(reaction)이다(Tyler, Noble, & Coelho, 2006). 이명은 대상자에게 이명 소리 자체로 불편함을 줄 수 있다. 따라서 대상자가 가진 이명의 특징을 파악하는 평가가 이루어질 수 있는데, 이명의 주파수 및 크기 등이 이에 포함되며 이는 이명을 인지하는 특성이라는 관점에서 '인지' 평가로 구분할 수 있다. 또한 이명대상자는 이명 소리에 대한 불편함과 별개로 이명으로 인해 수면장애, 집중력 저하 및 우울감 등의 정서적 고통을 동반할 수 있는데 이러한 어려움은 이명에 대한 부정적인 반응으로 볼 수 있다. 따라서 이명대상자가 경험할 수 있는 이명에 대한 반응을 측정하는 것 또한 이명대상자의 현재 어려움 및 재활치료에 대한 효과 평가에서 중요한 부분이 된다. 이 장에서는 이명의 인지와 반응 영역으로 구별하여 시행할 수 있는 측정법에 대한 측정 프로토콜 및 검사 결과의 해석에 초점을 맞추어 내용을 기술하였다(〈표 10-1〉 참조).

표 10-1 이명의 평가 방법

이명의 인지	이명의 반응
• 주파수 매칭(Frequency matching) • 강도 매칭(Loudness matching) • 최소차폐강도(Minimum masking level, MML) • 잔여억제(Residual inhibition, RI)	• 시각아날로그척도(Visual analog scale, VAS) • 이명장애지수(Tinnitus handicap index, THI) • 이명장애설문지(Tinnitus handicap questionnaire, THQ) • 이명기능지수(Tinnitus functional index, TFI) • 이명주요기능설문지(Tinnitus primary function questionnaire, TPFQ)

1) 이명의 인지 평가

　이명의 인지 평가는 이명의 소리 특성과 연관된 요소를 측정하는 것을 주목적으로 한다. 이 장에서는 임상에서 대표적으로 사용하고 있는 주파수 매칭, 강도 매칭, 최소차폐강도 및 잔여억제에 대해서 설명하고자 한다.

(1) 주파수 매칭(Frequency matching)

　이명 소리는 개인 대상자 내에서도 변할 수 있으며, 인지된 이명은 순음(예: 1 kHz 순음)보다는 광범위한 스펙트럼 형태(예: 귀뚜라미 우는 소리, '쐬~', '쉬~' 등)로 나타날 가능성이 높다. 주파수 매칭 검사는 대상자의 이명 소리와 가장 유사한 주파수 특징을 확인하는 검사로 이명주파수 범위에 따른 하위 유형(subtype)을 분류하는 데 도움을 줄 수 있다(Norena, Micheyl, Chéry-Croze, & Collet, 2002).

　주파수 매칭 검사의 목적은 이명대상자가 경험하고 있는 이명 소리와 가장 가까운 주파수 또는 주파수대역을 확인하는 것이다. 주파수 매칭을 실시하는 다양한 방법이 존재하지만, 주파수 특성이 다른 2개의 제시음을 들려주고 본인의 이명 소리와 유사한 주파수 대역을 선택해 가는 방식인 'two-alternative forced choice(2AFC)' 방식이 측정 결과에 대한 신뢰도를 확보할 수 있는 방식으로 알려져 있다(Tyler & Conrad-Armes, 1983). 2AFC 방식을 활용한 주파수 매칭의 방법 예시를 [그림 10-2]에 제시하였다.

　주파수 매칭 검사는 좌측 및 우측 귀를 나누어 따로 검사를 진행하며, 펄스음(pulsed

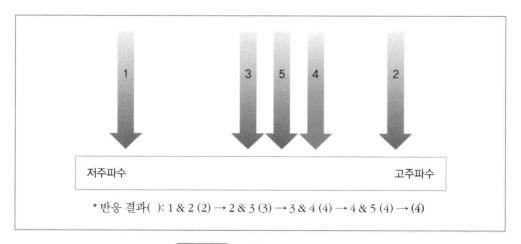

　* 반응 결과(　): 1 & 2 (2) → 2 & 3 (3) → 3 & 4 (4) → 4 & 5 (4) → (4)

그림 10-2　주파수 매칭 검사 예시

tone)을 신호음으로 사용한다. 검사 방법은 주파수 범위가 넓은 두 신호음을 순차적으로 2~3초간 제시 후, 제시된 두 신호음 중 피검자의 이명과 유사한 신호음을 선택하도록 진행한다. 이후 이전 비교에서 선택된 신호음과 주파수 특성이 비슷한 주파수 대역의 신호음을 순차적으로 제시한 후 마찬가지로 피검자의 이명과 유사한 신호음을 선택하도록 계속 진행하여 피검자가 생각하는 가장 유사한 신호음을 찾으면 해당 주파수를 매칭된 주파수로 결정한다. [그림 10-2]의 예시로 설명하면, 처음에는 1번과 2번 주파수 대역의 신호음을 제시했을 때, 피검자가 2번을 선택했다면, 다음 비교는 신호음 2번과 3번이 된다. 여기에서 피검자가 3번 신호음을 선택했다면, 다음 비교에서는 신호음 3번과 4번을 제시한다. 여기에서 4번 신호음을 선택했다면, 다음 비교로 신호음 4번과 5번을 제시한다. 이때 피검자가 4번 신호음을 선택했다면, 더 이상 비교할 저주파수 및 고주파수 신호음이 존재하지 않기 때문에 '4번 신호음'을 최종 주파수 매칭 결과로 정한다. 검사의 신뢰도를 위해 3번 정도 실시 후 평균 주파수로 결정하거나 3번 중 2번 이상 일치하는 주파수를 매칭된 주파수로 결정할 수 있다(Jin et al., 2022).

(2) 강도 매칭(Loudness matching)

이명의 크기는 이명으로 인한 '성가심(annoynance)'과 연관이 있다. 모든 경우에 해당하지는 않지만 대체적으로 개인에게 있어 큰 이명 소리는 큰 성가심으로 인지될 수 있다. 이명 크기 검사는 해당 대상자가 본인의 이명을 얼마만큼 크게 인지하는지에 대한 정보를 얻을 수 있다(Fowler, 1938). 강도 매칭 검사는 이명의 크기를 측정하는 검사 중 하나로 임상에서 중재 전후 대상자의 심리적 이명 음량 변화를 측정하는 데 사용할 수 있다.

강도 매칭 검사는 이명대상자 본인이 인식하는 이명의 크기를 찾는 검사로 일반적으로 주파수 매칭 검사 결과에서 도출된 주파수에서 검사를 실시한다. 하지만 많은 이명대상자는 감각신경성 난청을 동반하는 경우가 많다. 만약 주파수 매칭 영역에 난청이 존재한다면, 대상자가 이명 소리를 크게 인지하고 있더라도 좁아진 역동범위(dynamic range)로 인해 강도 매칭 결과가 작은 강도로 측정될 수 있다. 따라서 이러한 오류를 피하기 위해서는 청력이 상대적으로 좋은 다른 주파수(예: 1 kHz)에서 대안적으로 측정을 실시할 수 있다(Goodwin & Johnson, 1980).

강도 매칭 검사의 측정 방법 또한 주파수 매칭처럼 다양한 방법이 제안되고 있는데, 이 장에서는 일반적인 한 가지 방법을 제시하고자 한다(Henry, 2016). 검사의 절차는 다음과 같다. 펄스음(pulsed tone)을 사용하며, 이명주파수 대역 또는 난청이 없거나 난청의 정도가 작은 주파수 대역에서 검사를 시작한다. 양 귀에 이명이 존재하는 대상자의 경우, 이명이 더 적게 인식되는 귀에서 검사를 진행한다. 검사자는 우선 피검자에게 본인의 이명을 0점(이명을 전혀 인지할 수 없음)~100점(이명이 견딜 수 없을 만큼 큼) 사이 중 어느 정도 점수에 해당하는지 묻는다. 다음에는 작은 강도(해당 주파수 대역의 청력역치보다 약 10 dB 작은 크기)에서부터 신호음을 제시하면서 0~100점 사이로 신호음의 크기를 피검자의 응답을 기반으로 측정한다. 만약 제시음의 강도가 피검자가 사전에 응답한 이명 크기보다 작다면 2 dB(decibel) 간격으로 강도를 높여 제시 후 마찬가지로 0~100점 사이로 신호음의 크기를 묻고 확인한다. 강도 매칭 결과는 피검자가 사전에 자신의 이명 크기라고 응답한 점수와 같은 점수로 측정되는 지점으로 정하며, 신뢰도를 위해 3회 측정 후 평균 값 또는 3회 중 2회 이상 동일 응답한 강도를 강도 매칭 결과값으로 결정할 수 있다.

[그림 10-3]에서 제시한 예시로 설명하면, 해당 피검자는 본인의 이명 크기를 70점으로 평가하였다. 검사에서 신호음 강도를 10 dB SL로 제시했을 때, 20점으로 응답하여 12 dB SL로 신호음 강도가 상승하였고, 피검자의 응답은 25점이었다. 2 dB씩 상승하여 이명 크기를 100점 척도로 물은 결과 30 dB SL에서 70점으로 응답하였다. 따라서 피검자의 강도 매칭 결과는 30 dB SL이 된다.

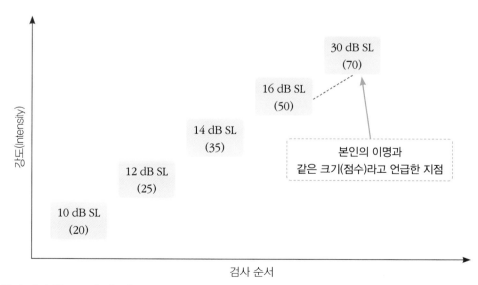

*dB: decibel, SL: sensation level

그림 10-3 강도 매칭 검사 예시

(3) 최소차폐강도(Minumum masking level, MML)

최소차폐강도는 이명대상자가 본인의 이명을 인지할 수 없게 만드는 데 필요한 최소 수준의 신호음(소음) 강도를 의미한다(Mancini et al., 2020). 최소차폐강도 검사는 주로 이 명차폐기(tinnitus maker)의 유용성 확인 및 소리치료(sound therapy)의 신호음 강도를 결 정하는 데 자주 사용되지만, 이명대상자의 차폐 유무 및 크기를 추정하는 데에도 사용할 수 있다(Jastreboff, Hazell, & Graham, 1994).

최소차폐강도검사는 신호음의 강도를 다양하게 제시하면서 피검자의 이명이 차폐 (masking)되기 시작하는 가장 작은 강도를 찾는 방식으로 검사를 진행한다(Mancini et al., 2020). 신호음(광대역소음 또는 옥타브밴드 소음)을 사용하여 이명이 차폐되기 어려운 낮은 강도(예: 20 dB HL)에서 이명이 더 큰 귀에 소리를 제시하고 이명의 차폐 유무를 묻거나 피검자가 이명이 차폐된다고 인지하면 반응하도록 안내하여 검사를 진행한다. 5 dB 간 격으로 오름차순 방법을 사용하여 피검자가 본인의 이명이 차폐된다고 반응하는 강도를 찾으면, 해당 강도에서 5 내지 10 dB 정도 낮은 강도에서 2 dB 간격으로 오름차순 방법 을 사용하여 피검자가 본인의 이명이 차폐되기 시작한다고 반응하는 강도를 찾으면 해 당 강도가 최소차폐강도가 된다. 검사 결과의 신뢰성 확보를 위하여 2~3회 반복 측정하 여 동일하게 2회 이상 측정된 값 또는 5 dB 이내로 측정된 값들의 평균값을 결과로 사용 할 수 있다.

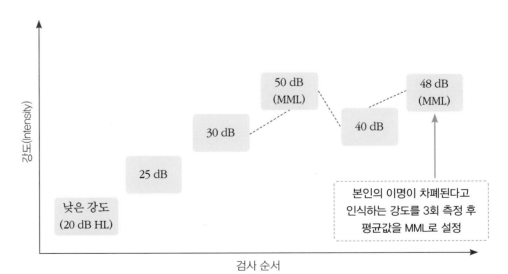

*dB: decibel, HL: hearing level, MML: minimum masking level

그림 10-4 최소차폐강도 검사 예시

[그림 10-4]에서 제시한 예시로 설명하면, 피검자는 20 dB HL부터 45 dB HL까지 제시된 신호음에서는 반응하지 않았으나, 50 dB HL에서 이명이 차폐된다고 응답하였다. 50 dB HL에서 10 dB 낮은 강도에서 2 dB 간격으로 최소차폐강도를 오름차순으로 측정한 결과 48 dB HL에서 이명이 차폐되기 시작했다고 응답했다면, 48 dB HL을 최소차폐강도 값으로 볼 수 있다. 신뢰도를 위해 2회 측정한 결과가 48 dB HL과 50 dB HL이었다면, 평균값인 49 dB HL을 최종 최소차폐강도 결과로 결정할 수 있다.

(4) 잔여억제(Residual inhibition, RI)

큰 신호음(차폐음 등)에 일정시간 동안 노출된 이후 신호음이 사라진 상태에서 일부 이명대상자들은 일시적으로 이명이 사라지는 것을 경험할 수 있는데 이러한 현상을 '포스트매스킹(post masking)' 또는 '잔여억제'라고 한다. 차폐음 제시를 멈춘 후 대상자에 따라 반응은 다양한데, 이명이 즉시 원래대로 돌아올 수도 있으며, 잠시 동안 이명이 사라졌다가 원래대로 돌아올 수도 있고, 이명이 더 커졌다가 원래대로 돌아올 수도 있으며, 때론 이명이 완전히 사라지기도 한다(Tyler, Babin, & Niebuhr, 1984). 잔여억제 검사는 이명대상자의 잔여억제 특성을 파악하여 소리치료의 적용 여부를 결정하는 데 활용하기

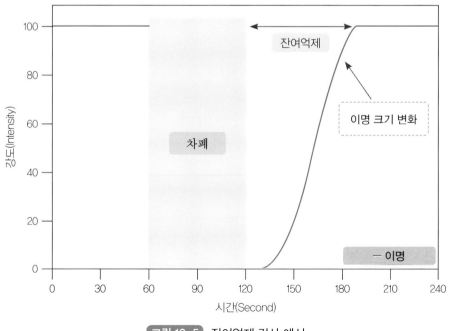

그림 10-5 잔여억제 검사 예시

도 하며, 일시적인 이명 억제 효과를 통해 이명대상자의 심리적 안정을 제공하는 등 다양하게 활용될 수 있으나, 잔여억제의 원리는 아직 완전히 밝혀지지 않았다(Jin & Tyler, 2022).

잔여억제 검사는 이명이 완전히 차폐되는 수준의 강도를 가진 신호음을 일정시간 듣고 난 후 이명의 인지 특성을 확인하는 검사로 시간에 따른 측정 절차 예시를 [그림 10-5]에 제시하였다. 이명대상자의 최소차폐강도보다 약 10 dB 크게 약 60초간 광대역 소음을 양 귀에 제시한다. 이후 신호음 제시를 멈춘 후 이명대상자의 이명이 다시 원래 강도와 유사하게 들리게 될 때까지 시간을 측정한다. [그림 10-5]의 예시에 따르면, 잔여억제 시간은 60초(120~180초 구간)로 볼 수 있다.

2) 이명의 반응 평가

이명의 반응 평가는 이명으로 인해 나타나는 대상자의 부정적인 반응의 정도를 측정하는 것을 주목적으로 한다. 이 장에서는 임상에서 대표적으로 사용하고 있는 시각아날로그척도, 이명장애지수, 이명장애설문지, 이명기능지수 및 이명주요기능설문지에 대해서 설명하고자 한다.

(1) 시각아날로그척도(Visual analog scale, VAS)

크기 추정을 위한 척도 방법은 청각 감각의 주관적인 크기를 포함하여 오래전부터 사용되고 있는 방법 중 하나이다. 척도에는 다양한 분류(예: 간격, 비율 등)가 존재하며, 수치를 활용한 척도는 청각 감각의 분석에 적합한 것으로 알려져 있다(Stevens, 1946). 시각아날로그척도는 통증과 같은 대상자의 심리학적 반응을 측정하기 위해 사용된 평가 척도이나, 이명의 크기(loudness) 또는 이명으로 인한 성가심(annoyance)을 측정하는 척도로도 자주 사용되고 있다(Jin & Tyler, 2022).

시각아날로그와 같은 척도는 선형적인 점수 척도를 제공하는 것이 매우 중요하다. 예를 들어, '예(0점)'와 '아니요(100점)' 사이에 '보통'이라는 중간 지표가 50점 지점(가운데)이 아닌 30점 지점에 있다면 반응하는 대상자가 판단을 하는 데 혼란을 야기할 수 있다(Newman, Jacobson, & Spitzer, 1996). 따라서 [그림 10-6]처럼 측정 단위별 간격을 일정하게 구성해야 한다. [그림 10-6]은 이명 크기에 대한 시각아날로그척도로서, '0점'은 이명이 전혀 들리지 않는 상태를 의미하고, '100점'은 이명이 매우 크게 들려 견딜 수 없는 상

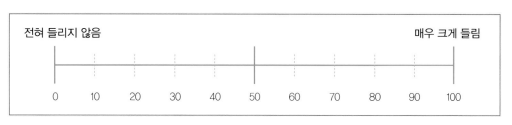

전혀 들리지 않음 　　　　　　　　　　　　　　　　　　　　　　　　　　　　매우 크게 들림

| 0 | 10 | 20 | 30 | 40 | 50 | 60 | 70 | 80 | 90 | 100 |

그림 10-6 시각아날로그척도 예시

태를 의미한다. 이명대상자는 본인의 이명 크기를 주관적으로 판단하여 0~100점 사이로 평가할 수 있다. 만약 이명 중재를 받기 전에 시각아날로그척도 점수가 80점이었는데, 중재 시행 후 40점으로 바뀌었다면, 이명에 대한 심리적인 크기가 40점만큼 감소한 것으로 볼 수 있다. 임상적으로 중요한 최소차이(Minimal clinically important difference, MCID)는 의미 있는 개선 및 효과로 볼 수 있는 주관적 검사도구들의 최소 측정 점수 변화를 의미하는데, 시각아날로그척도의 경우 10~15점으로 제시하고 있다(Adamchic, Langguth, Hauptmann, & Tass, 2012).

(2) 이명장애지수(Tinnitus handicap index, THI)

이명장애지수설문지는 이명으로 인해 동반되는 생활 속 어려움을 측정하고자 1996년 Newman, Jacobson과 Spitzer 등에 의해 개발되었다(Newman, Jacobson, & Spitzer, 1996; Lee et al., 2018). 이명장애지수설문지는 세 가지 하위 항목을 측정하도록 개발되었는데, 기능(functional) 하위척도 11문항, 정서(emotional) 하위척도 9문항, 재앙화(catastrophic) 하위척도 5문항으로 총 25문항으로 구성되어 있다. 기능 하위척도의 경우에는 '이명 때문에 집중하기가 어려웠습니까?' 등의 질문들로 구성되며, 정서 하위척도의 경우에는 '이명으로 인해 화가 날 때가 있습니까?'와 같은 문항들로 구성된다. 마지막으로 재앙화 하위척도의 경우에는 '이명이 절망적인 문제라고 생각되십니까?'와 같은 문항들로 구성이 되어 있다. 현재 신뢰도 및 타당도가 검증된 한국어 번역 버전을 사용할 수 있다(Kim et al., 2002).

이명장애지수설문지는 총 100점 만점으로, 문항당 0~4점으로 평가하며, 25개의 질문으로 구성되어 있다. 질문에 대한 응답으로 '예'는 4점, '가끔 혹은 때때로'는 2점, '아니요'는 0점으로 측정한다. 총합 점수에 따라 이명의 심각도를 측정할 수 있는데, 총점이 78~100점인 경우에는 심도 수준의 장애로 분류하며, 58~76점은 고도 수준의 장애로 분류한다. 또한 38~56점인 경우에는 중도 수준의 장애로 분류하며, 18~36점인 경우에는 경도 수준의 장애로 구분한다. 마지막으로, 0~16점 사이인 경우에는 장애가 없거나 경미한 경우로 분류하도록 제안하고 있다.

(3) 이명장애설문지(Tinnitus handicap questionnaire, THQ)

이명장애설문지는 이명으로 인해 나타나는 부수적인 어려움(감정, 건강, 청력 등)을 측정하고자 Kuk, Tyler, Russell과 Jordan에 의해 개발되었다(1990). 이명장애설문지는 세 가지 하위 항목을 측정하도록 개발되었는데, 첫 번째는 사회, 감정 및 행동적 효과(social, emotional, and behavioral effect) 하위척도로 15문항으로 구성되어 있다. 예를 들어, '이명 때문에 집중할 수 없다.' 또는 '이명 때문에 밤에 잠들기가 어렵다.'와 같은 문항들로 구성되어 있다. 두 번째는 이명과 청력(tinnitus and hearing) 하위척도로 8문항으로 구성되어 있다. 예를 들어, '이명 때문에 소리가 어디서 나는지 분간하기 어렵다.'와 같은 문항들로 구성되어 있다. 세 번째는 이명에 대한 인식(outlook on tinnitus) 하위척도로 4문항으로 구성되어 있다. 예를 들어, '나의 이명은 매년 나빠진다.'와 같은 문항들로 구성되어 있다. 현재 신뢰도 및 타당도가 검증된 한국어 번역 버전을 사용할 수 있다(Jun, Yoo, Hwang, S. J., & Hwang, S. Y., 2015).

이명장애설문지는 총 100점으로 계산하며, 각 문항은 0점(매우 동의하지 않는다)에서 100점(매우 동의한다) 사이로 평가한다. 총 3개의 요인(하위척도)으로 구성되어 있는데, 첫 번째 및 두 번째 하위척도의 경우에는 하위항목별 점수를 총합한 후 문항수로 나누어 백분율로 계산하며, 세 번째 하위척도의 경우에는 2 문항은 원점수를 합산하고, 나머지 2문항(예: '이명에 대해서 나의 친구들은 나를 돕는다.')은 질문의 의도가 점수가 높을수록 긍정적인 의미로 해석 가능하여 100점에서 측정된 점수를 빼는 방식으로 점수를 계산한 후 총점을 합산한 후 백분율로 계산한다. 이명장애설문지의 총점은 하위항목 별 총점수를 더하여 최종 점수를 산출한다. 점수별 기준은 따로 존재하지 않으나 점수가 높을수록 이명으로 인한 어려움이 크다고 판단할 수 있다.

(4) 이명기능지수(Tinnitus functional index, TFI)

이명기능지수는 이명의 정도와 이명으로 인해 나타나는 부가적인 어려움을 종합적으로 평가하기 위한 목적으로 Meikle 등(2012)에 의해 개발되었다. 이명장애지수는 여덟 가지 하위척도로 구성되는데, 통찰력(intrusive), 감지(sense of control), 인지(cognitive), 수면(sleep), 청각(auditory), 이완(relaxation), 삶의 질(quality of life), 그리고 감정(emotion) 영역으로 구성되어 있다. 설문지 작성 시간을 고려하여 총 25개 문항으로 제작되었으며, 타 설문지(100점 척도)와 비교하여 10점 척도를 사용하는 것이 특징이다. 한국어 버전의 신뢰도 및 타당도는 아직 검증되지 않았다(Lee et al., 2018).

이명기능지수는 문항별 응답 결과를 모두 더한 다음 문항 개수만큼 나눈 후 10을 곱해 총점을 계산한다. 총점은 다음의 다섯 가지로 이명의 심각도를 분류하도록 제안하고 있다(Meikle et al., 2012). 0~17점은 '문제없음(not a problem)', 18~31점은 '작은 문제(small problem)', 32~53점은 '보통 문제(moderate problem)', 54~72점은 '큰 문제(big problem)', 73~100점은 '매우 큰 문제(very big problem)'로 분류한다. 결과에 대한 해석은 25~50점 사이는 이명에 대한 중재와 전문가의 개입이 필요하다고 제안하고 있으며, 50점보다 큰 경우에는 적극적인 중재가 필요한 심각한 상태로 평가한다.

(5) 이명주요기능설문지(Tinnitus primary function questionniare, TPFQ)

이명주요기능설문지는 이명으로 인해 발생하는 주요 4대 요인인 감정(emotion), 청각(hearing), 수면(sleep), 그리고 집중(concentration) 영역의 영향을 측정하기 위한 목적으로 Tyler 등(2014)에 의해 개발되었다. 총 20개 문항으로 제작되었으며, 각 하위 항목별로 5개의 문항으로 구성되어 있다. 감정 영역의 경우에는 '나는 이명 때문에 괴롭다.' '이명 때문에 짜증 난다.'와 같은 문항으로 구성되어 있으며, 청각 영역의 경우에는 '이명 때문에 잘 들리지 않는 말소리가 있다.'와 같은 문항들로 구성되어 있다. 수면 영역의 경우에는 '이명 때문에 밤에 잠들기 힘들다.'와 같은 문항들로 구성되어 있으며, 집중 영역의 경우에는 '이명 때문에 내 업무에 집중하는 것이 어렵다고 느낀다.'와 같은 문항들로 구성되어 있다. 현재 한국어 번역 및 신뢰도와 타당도 검증이 완료된 상태로 국내 임상에서 사용이 가능하다(Shin et al., 2019).

이명주요기능설문지는 각 문항별로 0점(전혀 동의하지 않음)에서 100점(매우 동의함)사이로 평가하며 각 하위척도별 문항 점수를 합한 후 문항수로 나누어 각 하위척도별 점수를 계산할 수도 있으며, 전체 점수를 모두 더한 후 전체 문항수(20)로 나누어 점수를 계산할 수도 있다. 설문지 점수가 높을수록 이명에 대한 어려움이 크다고 해석하며, 임상적으로 중요한 최소 차이는 13점으로 알려져 있다(Jin & Tyler, 2022; Tyler et al., 2014).

2. 이명의 재활

일부 기전이 명확한 이명은 약물 및 수술적 요법으로 치료가 가능한 경우도 있지만 대부분의 이명대상자는 원인이 불분명한 감각신경성 이명이며, 이를 완전히 치료할 수 있는 방법은 아직 개발되지 않고 있다(McFerran et al., 2019; Tunkel et al., 2014). 감각신경성 이명은 주로 재활적 접근법들을 통해 이명의 개선을 시도하고 있는데, 자극기반 치료법으로는 소리치료, 미세전류치료 등이 있으며, 심리행동적 접근법으로는 인지행동치료, 이명활동치료 등이 보편적으로 제안되며, 꾸준히 발전을 지속해 오고 있다(Kim, Shin, Lee, & Jin, 2017). 이 장에서는 이명대상자 중 대부분을 차지하는 감각신경성 이명 완화를 위해 임상에서 주로 적용하고 또 지속적으로 새로운 치료법으로 발전하고 있는 자극 기반 및 심리행동적 접근법들을 소개하고 적용 원리와 방법을 소개하고자 한다.

1) 소리치료(Sound therapy)

소리치료는 지속적인 외부 신호음 청취를 통해 이명 소리에 대한 대상자의 주의력을 감소시키고, 소리에 대한 둔감화를 목적으로 고안된 접근법이다(Jastreboff & Hazell, 1993; Tyler, 2006). 소리치료가 제안된 초기에는 이명이 인지되지 않은 정도의 고강도 신호음을 들려주어 이명을 차폐(masking)하는 것이 주목적이었지만, 이명 소리가 들리지 않는 강도인 '완전 차폐(total masking)'보다는 이명과 경쟁적인 관계에서 외부 신호음을 청취하는 '부분 차폐(partial masking)'가 장기적인 이명의 완화를 유도하는 데 더 효과적이라는 연구 결과가 다수 보고됨에 따라, 최근에는 부분 차폐 형식의 소리치료가 주로 활용되고 있다(Tyler, Noble, Coelho, & Ji, 2012). 소리치료를 통한 주 효과는 이명 소리에 대한 인지 저하 및 감정적인 완화(emotional relief)이며, 소리치료를 수행한 대상자의 약 30~50%에서 이명의 유효한 완화 효과를 보고하고 있다(Wang et al., 2020). 소리치료는 사용하는 신호음에 따라 적용하는 방법에 차이가 있는데, 이 장에서는 가장 대표적인 소리치료인 비노치형 소리치료와 노치형 소리치료를 소개하고자 한다.

(1) 비노치형 소리치료(Nonnotched sound therapy)

비노치형 소리치료는 대표적으로 일정 주파수 범위(예: 100~10,000 Hz)에 유사한 강

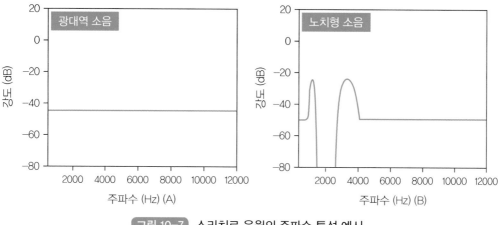

그림 10-7 소리치료 음원의 주파수 특성 예시

도 분포를 가진 광대역 소음(broadband noise, BBN) 또는 백색잡음(white noise)이 신호음으로 주로 사용된다. [그림 10-7]의 좌측(A) 그림에 제시한 것은 음원의 한 예시로 약 100~12,000 Hz 범위의 소리에너지를 가진 광대역소음 음원의 스펙트럼 특성을 보여 준다. 신호음의 강도는 일반적으로 부분 차폐로 제시하는데 소리치료 음원을 작은 강도부터 높여 가면서 이명대상자가 본인의 이명 소리가 외부 신호음에 의해 간섭을 받기 시작하되 본인의 이명과 신호음이 모두 청취 가능한 강도인 '혼합점(mixing point)' 수준의 강도를 효과적인 강도 설정 방법으로 권고한다(Jastreboff & Jastreboff, 2000).

연구에 따라 효과적인 소리치료 수행 방법은 매우 다양하게 제안하고 있으나, 소리치료 수행 기간은 3개월 이상 하루에 최소 3시간 이상 수행했을 때 이명의 완화 효과를 기대할 수 있다(Jeong et al., 2019; Jin et al., 2022).

(2) 노치형 소리치료(Notched sound therapy)

만성 이명(chronic tinnitus)은 부적절한 피질의 재구성에 의해 주로 유발될 수 있다(Eggermont & Roberts, 2004). 하지만 반대로 청각피질의 반응 유형은 재구성이 가능하다. 특히 특정 소리 자극을 통해 재구성을 유도할 수 있는데, 그 방법 중 하나가 노치형 음원이다. 노치형 음원의 특성은 대상자의 이명주파수 영역을 제외한 음원을 사용하는데, [그림 10-7]의 우측(B) 그림의 경우, 대상자의 이명주파수가 2 kHz 영역일 때 2 kHz 주변(약 1/2 옥타브에서 1옥타브 정도)을 제외한 타 주파수 영역만 자극하도록 제작한 스펙트럼 형태를 보이는 것을 확인할 수 있다. 노치형 음원은 특히 이명주파수 영역과 근접한 주파수 범위의 강도를 상대적으로 높여 이명주파수 영역과 비교하여 제시 강도가 차이가 많이 나도록 음원을 제작한다. 이렇게 이명주파수 영역에 대한 신호 자극을 최대한 줄이고 상대적으로 이명주파수 부근의 소리에너지에 많이 노출하도록 하면, 우리 뇌는 이명주파수 영역에 대한 신경 반응이 억제되는데 이를 '측면억제(lateral inhibition)'라고 한다(Pantev et al., 2004). 노치형 소리치료는 이러한 측면억제를 유도하여 이명에 집중된 신경반응을 줄이는 것을 목표로 한다.

　노치형 소리치료는 비노치형 소리치료와 달리 권고하는 강도 설정이 다양한데, 음악을 들을 때와 같은 편안한 강도부터 혼합점까지 임상적으로 이명 완화 효과를 기대할 수 있는 것으로 보고하고 있다(Okamoto, Stracke, Stoll, & Pantev, 2010; Jin, Choi, & Ku, 2021). 노치형 소리치료도 3개월 이상 하루 3시간 이상 지속적으로 중재를 수행했을 때 임상적인 효과를 기대할 수 있다(Jin, Choi, & Ku, 2021).

2) 미세전류치료(Microcurrent stimulation therapy)

　미세전류를 활용한 재활은 주로 신체 부위의 통증을 완화하는 목적으로 주로 적용이 되고 있지만 정중신경(median nerve)의 경피적 전기신경 자극(transcutaneous electrical nerve stimulation, TENS)에 의해 일부 이명대상자에게서 이명의 지각 변화가 입증된 이후 이명 완화를 위한 목적으로 연구가 진행되기 시작하였다(Møller, A. R., Møller, M. B., & Yokota, 1992). 미세전류를 활용한 이명의 완화에 관한 여러 이론 중 한 가지는 다음과 같다. 이명이 신경 쓰일 정도로 인지되는 이유는 중추신경계의 과도한 활성화와 관계가 있으며, 미세전류를 통해 적정 전압으로 중추신경계를 자극하면 과도한 활성화가 억제되어 이명도 억제될 가능성이 높아진다고 설명한다(Kaltenbach, 2007).

　미세전류는 특정 중추신경을 자극하기에는 용이하나 주파수별 특이성을 고려한 자극은 불가능하여 단독으로 적용하기보다는 소리치료와 결합한 형태(bimodal stimulation)로 적용하여 소리치료의 효과를 증가시키기 위한 목적으로 주로 적용한다(Conlon et al., 2020). 아직 최적 미세전류 자극 위치 및 자극 강도에 관한 정보는 밝혀지지 않았지만, 국내의 경우에는 식품의약처의 가이드라인에 따라 최대 전류 밀도는 2 mA/cm^2 이하로, 최대 평균 전력 밀도는 25 W/cm^2 이하로 적용해야 한다(Lee et al., 2024).

　소리치료와 미세전류 자극을 결합한 이명재활의 경우, 다음과 같이 시행할 수 있다(Lee et al., 2024). 우선, 소리치료는 노치형 소리치료를 적용한다. 이명주파수 영역을 제외한 주파수 영역을 자극하는 신호음으로 제작한 후 음원의 강도는 혼합점 또는 편안하게 청취 가능한 수준 사이로 설정한다. 소리치료 신호음을 청취하면서 동시에 미세전류 자극을 제시하는데, 자극 위치는 청각정보의 중추신경 교통로인 미주신경(vagus nerve) 부근을 자극하도록 미세전류 자극기를 부착한다. 미세전류 자극의 세기는 대상자가 미세전류를 인지 가능하나 지속적으로 자극하기에 불편하지 않는 수준으로 설정한다. 명확한 중재 기간 및 일일수행시간에 대한 정보는 명확하지 않지만, 한 연구의 결과를 간략히 소개하자면 다음과 같다(Lee et al., 2024). 만성이명대상자 28명을 대상으로 한 그룹(12명)은 소리치료만 수행하고, 다른 그룹(16명)은 소리치료와 미세전류를 결합한 중재를 3개월간 하루 2시간씩 수행하게 한 후 이명으로 인한 반응 및 인지(이명의 크기) 변화를 측정하였다. 연구 결과, 소리치료 그룹의 경우에는 중도 탈락자 1명을 제외한 11명 중 5명이 이명의 반응 완화를 보고하였으며, 3명이 이명의 인지 감소를 보고하였다. 반면에 결합 자극 그룹의 경우에는 중도탈락자 1명을 제외한 15명 중 6명이 이명의 반응 완화를 보고하였으며, 9명이 이명의 인지 감소를 보고하였다. 연구 결과를 종합하면, 이명의 반응 측면에서는 유사한 효과로 보이지만, 이명의 인지 감소는 소리치료만 수행한 그룹에 비해 결합 자극 그룹에서 높은 비율로 효과가 나타난 것을 확인할 수 있다(Lee et al., 2024). 아직 미세전류의 적정 세기, 자극 위치, 효과적인 일일수행시간 등이 밝혀지진 않았지만, 기존 중재(소리치료)의 효과를 상회할 가능성이 있는 중재 방법으로 지속적인 개발이 요구된다.

3) 심리행동적 접근법

이명대상자의 대부분을 차지하는 감각신경성 이명의 경우, 뇌, 중추신경계 및 청각관련 영역의 손상 및 기능저하가 이명 발생에 있어 주요 원인으로 보고되고 있다(Lee et al., 2020). 특히 지속적인 이명의 인지는 대뇌 및 변연계(limbic system) 등의 영역에서 이명을 더 잘 인식하도록 신경가소성(neuroplasticity)이 활성화될 수 있으며 이는 만성이명화와 연관이 깊다. 또한 이명으로 인해 발생하는 우울 및 짜증과 관련된 감정적 문제 등도 뇌 및 신경계의 반복적 활성화가 동반되면 만성 질환으로 발전할 수 있다. 심리행동적 접근법들은 이명으로 인한 부정적인 반응과 이명으로 인해 발생할 수 있는 2차적인 문제(감정적 문제 등)를 완화하는 상담과 행동적 중재를 의미한다. 이 장에서는 심리행동적 접근법에 기반한 재활법들을 소개하고자 한다.

(1) 이명재훈련치료(Tinnitus retraining therapy, TRT)

이명재훈련치료는 신경생리학적 모델을 기반으로 Jastreboff에 의해 제안된 접근법으로 이명의 반응과 인식의 습관화(habituation)를 통해 이명을 제어하는 것을 목적으로 한다(Jastreboff, 1990). 이명재훈련치료는 이명에 대한 지각을 낮추기 위한 소리치료와 이명으로 인한 부정적인 반응을 개선하기 위한 지시적 상담(directive counseling)을 병행하는 방법으로 진행한다.

이명재훈련치료에서 수행하는 지시적 상담은 이명대상자에게 이명재훈련치료에서 목표로 하는 이명에 대한 습관화의 정의와 목적을 교육하여 이명대상자가 이명의 습관화를 이해하고 이명에 대한 부정적인 반응을 줄이도록 돕는 것에 초점을 둔다(Choi et al., 2021). [그림 10-8]에 제시한 세션별 상담 내용의 예시는 다음과 같다. 첫 번째 세션에서는 인터뷰설문지를 활용하여 대상자의 이명 특성(종류 및 어려움 정도 등)을 확인하고 이명검사 결과를 설명하고, 이명에 대한 오해에 관한 정보를 제공한다. 다음으로 교육 세션에서는 이명으로 인해 발생하는 부정적인 생각이 자율신경계 및 변연계의 활성화를 증가시켜 부정적인 감정 변화를 더욱 촉진하여 이명으로 인한 성가심과 고통이 점차 커지는 신경생리학적 모델에 대해 교육하고, 전반적인 청각 시스템에 대한 이해를 돕기 위해 청각기관에 대한 해부학적 설명을 진행할 수 있다. 또한 이명으로 인해 이명에 대한

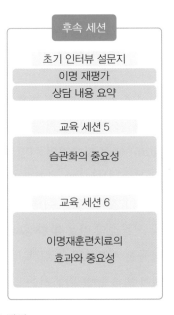

그림 10-8 지시적 상담의 세션별 내용 예시

부정적인 생각이 확장되고 걱정이 커질 수도 있지만, 반대로 이명에 대한 부정적인 인식을 줄일수록 자율신경계 및 변연계의 신경가소성이 재활성화되어 이명에 대한 부정적인 생각과 감정이 덜 생기도록 촉진할 수 있는 신경 시스템의 가소성에 대해 교육한다.

두 번째 세션에서는 인터뷰 설문을 통해 1차 방문 당시 평가 결과의 변화에 대해 설명하고 이명대상자가 궁금해하는 주제에 대해서 개방형 질의응답을 실시할 수 있다. 교육 세션에서는 이명에 대한 인식을 줄이기 위한 '관심사 전환'의 중요성과 방법에 대해 교육한다. 더불어 지시적 상담과 병행하는 소리치료의 역할을 설명하고 소리치료와 지시적 상담을 통해 이명을 무시할 수 있는 '습관화'에 대해 설명한다. 세 번째 세션부터는 후속 세션으로 이명의 평가와 평가 결과(지난번 결과와의 비교 포함)를 설명하고, 습관화의 중요성에 대한 교육 세션을 진행할 수 있다. 더불어 꾸준한 재활 참여 동기를 부여하기 위해 이명재훈련치료의 효과와 중요성을 설명할 수 있다. 소리치료는 주로 '비노치형 소리치료'를 적용하며, 혼합점 강도에서 하루 3시간 이상 수행을 권고할 수 있다.

(2) 인지행동치료(Cognitive behavioral therapy, CBT)

인지행동치료는 1960년대 Aaron Beck에 의해 제안된 접근법으로 부정적인 사고와 행동을 긍정적으로 바꾸는 우울증 등에 적용하는 심리치료로 시행되었으나, 최근에는 만성통증, 불면증 및 이명과 같은 영역에서 광범위하게 적용되고 있으며, 다양한 임상효과가 도출되고 있는 접근법이다(Beck, 1964; Jin, T. J., Sim, & Jin, I. K., 2023). 인지행동치료는 목적에 따라 다양한 구성 요소로 수행할 수 있는데, 이 장에서는 보편적으로 이명중재에서 적용하는 열 가지 내용을 제시하고자 한다(Choi et al., 2021; [그림 10-9] 참조). 내용의 제시 순서는 순차적인 것은 아니며, 이명대상자의 특성 및 상황에 따라 순서 및 내용은 변경될 수 있다.

첫 번째 구성 요소는 '교육(education)'으로, 이명의 발생 원인, 이명의 영향, 해부학적 정보 등 대상자가 이명에 대한 정확한 정보를 이해할 수 있도록 돕는 것이다. 두 번째 구성 요소는 '적용 이완(applied relaxation)'으로, 총 6단계로 진행한다. 1단계는 다양한 신체의 이완과 긴장을 반복하며, 2단계에서는 긴장과정 없이 각 신체 부위를 이완시키는 훈련을 실시한다. 3단계는 2단계보다 빠르게 이완에 이르는 훈련으로 진행한다. 4단계로 발전하면 일상생활에서 이완을 실시하는 훈련을 진행하고, 5단계는 이명으로 인해 고통받는 순간 몸의 이완을 실시할 수 있도록 훈련하는 것이다. 6단계는 이명대상자가 매일 스스로 이완하는 습관을 만드는 것을 목표로 실시할 수 있다. 세 번째 구성 요소는 '긍정적 상상하기(positive imagery)'로, 이명대상자가 이명에 대한 고통과 부정적인 생각을 하는 시간을 줄이고, 긍정적인 생각에 더 많은 시간을 사용하도록 돕는 것이다. 예를 들어, '한적한 바닷가에 잔잔한 파도소리와 갈매기가 날고 있는 곳에 편안한 자세로 휴식을 취하는 자신의 모습을 상상하기' 등이 이에 해당한다. 네 번째 구성 요소는 '인지적 구조조정(cognitive restructuing)'으로, 이명대상자가 부정적인 생각에서 벗어나도록 돕는 과정으로 진행한다. 다양한 방법이 존재하지만 한 가지를 소개하면, 일일 일지를 활용해서 일상생활 중 이명대상자가 스스로 생각하는 부정적인 생각들을 적도록 하고, 상담사는 이를 파악하여 이명대상자가 긍정적인 사고방식으로 전환하고 긍정적인 태도를 갖도록 상담을 진행한다. 예를 들어, '사무실에서 일할 때 이명 때문에 괴롭다.'라고 적었다면, 상담사는 '좋아하는 음악을 작게 틀고 일에 집중하다 보면 이명은 사실 잘 인지되지 않고 별거 아니다.'처럼 생각하도록 상담을 통해 대상자가 스스로 사고방식을 바꾸도록 도울 수 있다. 다섯 번째 구성 요소는 '소리 강화(sound enrichment)'로, 주변 환경을 환경음(창문을 열어 외부 환경음이 들리도록 조정 등)이 존재하도록 일상생활 환경에 변화를 주는 것이다. 이명은 조용한 공간에서 더 잘 인지된다. 따라서 일상생활 속 공간들에서 약간의 환경음이 존재하도록 구성하면, 이명을 덜 인지하게 할 수 있다.

여섯 번째 구성 요소는 '이명 노출(exposure to tinnitus)'로, 이명대상자의 이명에 대한 내성을 증가시키는 것이 주목적이다. 이명을 숨기고픈 대상이 아닌 마주하고, 자주 경험하게 함으로써 이명에 대해 맞설 용기와 자신감을 회복할 수 있다. 일곱 번째 구성 요

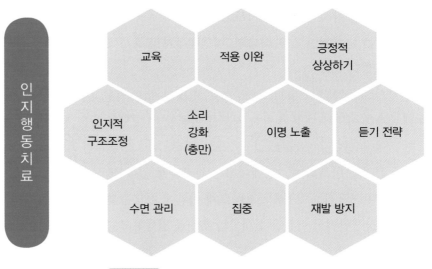

그림 10-9 인지행동치료 세션별 내용 예시

소는 '듣기 전략(hearing tactics)'으로, 이명 때문에 말소리 등 중요한 신호음 청취에 어려움을 겪는 것을 해소하는 데 목적을 둔다. 예를 들어, 대화할 때 상대방의 얼굴을 마주 보면서 대화하고, 놓친 말소리는 되묻는 전략 등이 이에 해당한다. 일반적인 의사소통 전략과도 유사한 부분이 많다고 볼 수 있다. 여덟 번째 구성 요소는 '수면 관리(sleep management)'로, 이명으로 인해 밤에 숙면을 취하지 못하면 피로 및 스트레스가 증가하여 삶의 질이 저하될 수 있다. '잠들기 전 책 읽기' '졸릴 때까지 활동하다 침대에 눕기' 등을 이명대상자가 실천하도록 수면 전략에 대한 상담이 주 내용이다. 아홉 번째 구성 요소는 '집중(concentration)'으로, 이명대상자가 자신의 이명에 대한 집중을 조절할 수 있도록 돕는 것이다. 이명대상자는 이명과 배경음(환경음 등)이 동시에 들리는 상황에 노출되어 이명과 배경음에 대한 집중력을 옮기는 훈련 시행을 통해 이명에 대한 집중력을 통제하는 능력을 향상시킬 수 있다. 마지막 구성 요소는 '재발 방지(Relapse prevention)'로, 앞에서 언급한 아홉 가지 요소를 통한 인지행동치료의 성공적인 결과를 유지하고, 재발하는 문제에 대해 대처할 수 있는 정보와 태도를 확립하는 것이 주목적이다. 따라서 본인이 실시했던 인지행동치료의 개념과 방법을 요약하여 가이드라인으로 제작하는 활동 등이 이에 포함될 수 있다.

(3) 이명활동치료(Tinnitus activities therapy, TAT)

이명활동치료는 이명대상자가 겪는 주요 삶의 질 저하 요인을 사고와 감정, 수면, 듣기와 의사소통 및 집중으로 분류하여 각 영역에 대한 정보상담을 실시하고, 각 영역으로 인해 발생할 수 있는 어려움을 줄이기 위한 활동(activity)을 안내하는 방식으로 진행하는 재활 접근법이다(Tyler, Gogel, & Gehringer, 2007). 이명활동치료를 수행하기 위해서는 네 가지 영역에 대한 대상자의 어려움을 우선 파악해야 한다. 따라서 이명주요기능설문지(TPFQ)를 통해 각 영역별 어려움의 정도를 파악하고 대상자의 설문지 평가 결과를 기반으로 상대적으로 어려움이 더 큰 영역에 대한 재활을 우선 실시하는 방식으로 진행한다.

이명활동치료의 하위 항목별 내용을 [그림 10-10]에 제시하였다. 첫 번째 하위 항목은 사고와 감정으로 상담사는 자연스러운 대화 형식으로 이명대상자가 이명으로 인해 겪는 감정(예: 짜증, 우울, 걱정 등)에 대해 묻고 부정적인 감정들을 긍정적으로 변화시킬 수 있는 방법을 설명하고, 실생활에서 적용할 수 있는 활동에 대해 안내하는 방식으로 진행한다. 다양한 방법이 존재하지만, 한 가지 예시는 '이명 일지(tinnitus diary)'를 작성하는 것이다. 매일 자신이 겪는 감정에 대해 적고, 스스로 '이명은 별거 아닌데 왜 내가 힘들어

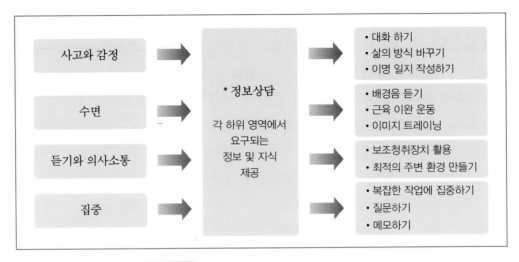

그림 10-10 이명활동치료 하위 항목별 내용 예시

해야 하지?'라는 관점으로 스스로 이명을 어떻게 대처해 나갈지 일지로 적어 보는 것이다. 그리고 평소에 이명 때문에 힘들었던 상황을 극복한 경험이 발생하면 그 내용을 일지로 적는 것이다. 추후에 스스로 과거 기록을 돌이켜보면 본인이 이명을 잘 극복한 많은 사례를 확인하면서 더 자신감을 가질 수 있다.

두 번째 하위 항목은 수면으로 상담사는 숙면에 방해가 되는 요소들을 설명하고, 숙면에 이르기 위한 생활 속 전략들을 안내하는 방식으로 진행한다. 숙면에 방해가 되는 대표적인 요소들은 침실의 조명, 침대의 컨디션, 식습관, 주변 소음 및 온도와 습도 등이 있다. 상담사는 숙면을 잘 취할 수 있는 환경조성 방법에 대해 안내할 수 있으며, 피로를 느끼기 전까지 침대에 눕지 않는 등의 생활 습관도 제안할 수 있다. 또한 몸의 이완을 유도할 수 있는 스트레칭을 수면 전에 실시하도록 안내할 수 있다. 다른 요인보다 이명 소리 자체가 문제라면, 작게 음악 등을 틀고 수면을 취하는 것을 하나의 활동으로 제안할 수 있다.

세 번째 하위 항목은 듣기와 의사소통으로 이명으로 인해 어려움이 발생할 수 있는 대화 및 청취 상황에서 대처할 수 있는 전략들을 안내하는 방식으로 진행한다. 주요 전략 중 하나는 보조청취장치를 활용하는 것이다. 난청이 동반된 이명의 경우에는 보청기가 청각능력 회복을 통해 도움을 줄 수 있으며, 전화 통화 시 이어폰 등의 사용은 대화음의 신호대잡음비 향상에 도움을 주어 이명으로 인한 청취의 어려움을 어느 정도 완화할 수 있다. 또 하나의 방법은 주변 환경을 의사소통에 용이하게 만드는 것이다. 상담사는 상대방과의 대화 시 정면을 바라보도록 하고, 식당처럼 많은 주변 소음이 존재할 경우, 반향음이 적은 곳에 위치하며 상대방의 얼굴을 정확히 보기 좋은 조도의 밝기가 존재하는 곳에서 대화를 하는 등의 의사소통 전략들을 안내할 수 있다.

네 번째 하위 항목은 집중으로 이명으로 인해 집중하기 어려운 경우에 적용할 수 있는 대처 방법들을 안내하는 방식으로 진행한다. 이명대상자가 이명 소리로 인해 상대방과의 대화 내용에 집중하기 어려운 경우, 상담사는 '메모하기'를 통해 중요한 내용을 글로 적어 내용을 기억할 수 있도록 안내할 수 있다. 또한 일상생활에서 이명에 대한 집중력을 낮추는 훈련을 통해 이명을 무시할 수 있도록 도움을 줄 수도 있다. 예를 들어, 여러 과업(task)으로 구성된 복잡한 활동을 계획하고 실행하게 하면 이명에 대한 집중력을 낮추는 데 도움이 될 수 있다.

🖉 요약 및 정리

이명의 평가는 인지와 반응으로 구분할 수 있으며, 인지 평가는 이명 소리의 특징을 파악하는 검사이며, 반응 평가는 이명으로 인해 발생하는 삶의 질 영역을 주로 평가한다. 이명의 심각성 및 재활 치료 후 개선 여부를 확인할 때에는 적용된 재활접근법이 인지와 반응 중 어떤 영역의 개선에 초점을 두는지를 파악하고, 해당 영역을 적절히 측정할 수 있는 평가도구를 사용해야 한다.

이명의 재활적 접근법들은 고유의 재활 목적이 존재한다. 따라서 이명대상자가 어려움을 호소하고 개선이 필요한 영역을 정확히 파악하여 개인에게 최적화된 맞춤형 접근법을 시행하는 것이 이명 재활의 효과를 향상시킬 수 있는 전략이 될 것이다.

📖 참고문헌

Adamchic, I., Langguth, B., Hauptmann, C., & Tass, P. A. (2012). Psychometric evaluation of visual analog scale for the assessment of chronic tinnitus. *American Jouranl of Audiology*, *21*, 215–225.

Adrian, D., & El Refaie, A. (2000). The epidemiology of tinnitus. In *The handbook of tinnitus* (pp. 1–23). Singular.

Beck, A. T. (1964). Thinking and depression: II. Theory and therapy. *Archives of General Psychiatry, 10*(6), 561–571.

Choi, S. J., Ku, M., Lee, T., Sim, Y., Yoo, J., Ab Shukor, N. F., ... & Jin, I. K. (2021). Purpose, Procedure, and Contents of Counseling according to Tinnitus Interventions. *Audiology and Speech Research, 17*(2), 123–133.

Conlon, B., Langguth, B., Hamilton, C., Hughes, S., Meade, E., Connor, C. O., ... & Lim, H. H. (2020). Bimodal neuromodulation combining sound and tongue stimulation reduces tinnitus symptoms in a large randomized clinical study. *Science Translational Medicine, 12*(564), (online publication).

Eggermont, J. J., & Roberts, L. E. (2004). The neuroscience of tinnitus. *Trends in Neurosciences, 27*(11), 676–682.

Fowler, E. P. (1938). The use of threshold and louder sounds in clinical diagnosis and the prescribing of hearing aids. New methods for accurately determining the threshold for bone conduction and for measuring tinnitus and its effects on obstructive and neural deafness. *The Laryngoscope, 48*(8), 572–588.

Goodwin, P. E., & Johnson, R. M. (1980). The loudness of tinnitus. *Acta Oto-Laryngologica, 90*(1–6), 353–359.

Henry, J. A. (2016). "Measurement" of tinnitus. *Otology & Neurotology, 37*(8), e276–e285.

Jastreboff, P. J. (1990). Phantom auditory perception (tinnitus): Mechanisms of generation and perception. *Neuroscience Research, 8*(4), 221–254.

Jastreboff, P. J., & Hazell, J. W. (1993). A neurophysiological approach to tinnitus: Clinical implications. *British Journal of Audiology, 27*(1), 7–17.

Jastreboff, P. J., & Jastreboff, M. M. (2000). Tinnitus retraining therapy (TRT) as a method for treatment of tinnitus and hyperacusis patients. *Journal of the American Academy of Audiology, 11*(3), 162–177.

Jastreboff, P. J., Hazell, J. W., & Graham, R. L. (1994). Neurophysiological model of tinnitus: dependence of the minimal masking level on treatment outcome. *Hearing Research, 80*(2), 216–232.

Jeong, S., Heo, S., Oh, H., Yoo, J., & Jin, I. K. (2019). Methods and application of sound therapy for tinnitus rehabilitation. *Audiology and Speech Research, 15*(1), 1–10.

Jin, I. K., Choi, S. J., & Ku, M. (2021). Notched and nonnotched stimuli are equally effective at the mixing-point level in sound therapy for tinnitus relief. *Journal of the American Academy of Audiology, 32*(7), 420–425.

Jin, I. K., Choi, S. J., Ku, M., Sim, Y., & Lee, T. (2022). The impact of daily hours of sound therapy on tinnitus relief for people with chronic tinnitus: A randomized controlled study. *Journal of Speech, Language, and Hearing Research*, 65(8), 3079-3099.

Jin, I. K., & Tyler, R. S. (2022). Measuring tinnitus in pharmaceutical clinical trials. *The Journal of the Acoustical Society of America, 152*(6), 3843-3849.

Jin, T. J., Sim, Y., & Jin, I. K. (2023). Investigation of tinnitus counseling requirements and derivation of counseling topics through focus group interviews with tinnitus patients. *Audiology and Speech Research, 19*(3), 179-189.

Jun, H. J., Yoo, I. W., Hwang, S. J., & Hwang, S. Y. (2015). Validation of a Korean version of the tinnitus handicap questionnaire. *Clinical and Experimental Otorhinolaryngology, 8*(3), 198.

Kaltenbach, J. A. (2007). The dorsal cochlear nucleus as a contributor to tinnitus: mechanisms underlying the induction of hyperactivity. *Progress in Brain Research, 166*, 89-106.

Kim, D., Shin, J., Lee, K., & Jin, I. K. (2017). Rehabilitation options for subjective tinnitus. *Audiology and Speech Research, 13*(1), 1-8.

Kim, J. H., Lee, S. Y., Kim, C. H., Lim, S. L., Shin, J. N., Chung, W. H., ... & Hong, S. H. (2002). Reliability and validity of a Korean adaptation of the tinnitus handicap inventory. *Korean Journal of Otolaryngology-Head and Neck Surgery*, 328-334.

KochKin, S., Tyler, R., & Born, J. (2011). MarkeTrak VIII: The prevalence of tinnitus in the United States and the self-reported efficacy of various treatments. Hearing Review, 18(12), 10-27.

Kraft, J. R. (1998). Hyperinsulinemia: A merging history with idiopathic tinnitus, vertigo, and hearing loss. *International Tinnitus Journal, 4*(2), 127-130.

Kuk, F. K., Tyler, R. S., Russell, D., & Jordan, H. (1990). The psychometric properties of a tinnitus handicap questionnaire. *Ear and Hearing, 11*(6), 434-445.

Lee, D., Jeong, Y., Lee, S., Jin, T. J., & Jin, I. K. (2024). The effectiveness of microcurrent stimulation combined with sound therapy for tinnitus relief: A preliminary study. *Audiology Research, 14*(1), 139-150.

Lee, J., Lee, K., Oh, H., Jeong, S., & Jin, I. K. (2018). Analytical review of tinnitus questionnaires: Characteristics and understanding. *Audiology and Speech Research, 14*(2), 73-80.

Lee, S., Jin, T. J., & Jin, I. K. (2022). Methods, applications, and limitations of somatic maneuvers for the modulation of tinnitus. *Audiology Research, 12*(6), 644-652.

Lee, Y., Kim, T., Lee, K., Jeon, S., Jo, S., & Jin, I. K. (2020). The pathophysiology of tinnitus: Involvement of the somatosensory, brain, and limbic systems. *Audiology and Speech*

Research, 16(1), 11-18.

Mancini, P. C., Tyler, R. S., Jun, H. J., Wang, T. C., Ji, H., Stocking, C., ... & Witt, S. (2020). Reliability of the minimum masking level as outcome variable in tinnitus clinical research. *American Journal of Audiology, 29*(3), 429-435.

McCormack, A., Edmondson-Jones, M., Somerset, S., & Hall, D. (2016). A systematic review of the reporting of tinnitus prevalence and severity. *Hearing Research, 337*, 70-79.

McFerran, D. J., Stockdale, D., Holme, R., Large, C. H., & Baguley, D. M. (2019). Why is there no cure for tinnitus?. *Frontiers in Neuroscience, 13*, 802(online publication).

Meikle, M. B., Henry, J. A., Griest, S. E., Stewart, B. J., Abrams, H. B., McArdle, R., ... & Vernon, J. A. (2012). The tinnitus functional index: Development of a new clinical measure for chronic, intrusive tinnitus. *Ear and Hearing, 33*(2), 153-176.

Møller, A. R., Møller, M. B., & Yokota, M. (1992). Some forms of tinnitus may involve the extralemniscal auditory pathway. *The Laryngoscope, 102*(10), 1165-1171.

Newman, C. W., Jacobson, G. P., & Spitzer, J. B. (1996). Development of the tinnitus handicap inventory. *Archives of Otolaryngology-Head & Neck Surgery, 122*(2), 143-148.

Norena, A., Micheyl, C., Chéry-Croze, S., & Collet, L. (2002). Psychoacoustic characterization of the tinnitus spectrum: Implications for the underlying mechanisms of tinnitus. *Audiology and Neurotology, 7*(6), 358-369.

Okamoto, H., Stracke, H., Stoll, W., & Pantev, C. (2010). Listening to tailor-made notched music reduces tinnitus loudness and tinnitus-related auditory cortex activity. *Proceedings of the National Academy of Sciences, 107*(3), 1207-1210.

Pantev, C., Okamoto, H., Ross, B., Stoll, W., Ciurlia-Guy, E., Kakigi, R., & Kubo, T. (2004). Lateral inhibition and habituation of the human auditory cortex. *European Journal of Neuroscience, 19*(8), 2337-2344.

Park, R. J., & Moon, J. D. (2014). Prevalence and risk factors of tinnitus: The Korean National Health and Nutrition Examination Survey 2010-2011, a cross-sectional study. *Clinical Otolaryngology, 39*(2), 89-94.

Shin, J., Heo, S., Lee, H. K., Tyler, R., & Jin, I. K. (2019). Reliability and validity of a Korean version of the tinnitus primary function questionnaire. *American Journal of Audiology, 28*(2), 362-368.

Stevens, S. S. (1946). On the theory of scales of measurement. *Science, 103*(2684), 677-680.

Tunkel, D. E., Bauer, C. A., Sun, G. H., Rosenfeld, R. M., Chandrasekhar, S. S., Cunningham Jr, E. R., ... & Whamond, E. J. (2014). Clinical practice guideline: tinnitus. *Otolaryngology-Head and Neck Surgery, 151*(2_suppl), S1-S40.

Tyler, R. S. (2006). Neurophysiological models, psychological models, and treatments for tinnitus. In R. S. Tyler (Ed.), *Tinnitus treatment: Clinical protocols* (pp. 1-22). Thieme.

Tyler, R. S., Babin, R. W., & Niebuhr, D. P. (1984). Some observations on the masking and post-masking effects of tinnitus. *The Journal of Laryngology & Otology, 98*(S9), 150-156.

Tyler, R. S., & Baker, L. J. (1983). Difficulties experienced by tinnitus sufferers. *Journal of Speech and Hearing Disorders, 48*(2), 150-154.

Tyler, R. S., & Conrad-Armes, D. (1983). Tinnitus pitch: A comparison of three measurement methods. *British Journal of Audiology, 17*(2), 101-107.

Tyler, R. S., Gogel, S. A., & Gehringer, A. K. (2007). Tinnitus activities treatment. *Progress in Brain Research, 166*, 425-434.

Tyler, R. S., Noble, W., & Coelho, C. (2006). Considerations for the design of clinical trials for tinnitus. *Acta Oto-Laryngologica, 126*(sup556), 44-49.

Tyler, R. S., Noble, W., Coelho, C. B., & Ji, H. (2012). Tinnitus retraining therapy: Mixing point and total masking are equally effective. *Ear and Hearing, 33*(5), 588-594.

Tyler, R., Ji, H., Perreau, A., Witt, S., Noble, W., & Coelho, C. (2014). Development and validation of the tinnitus primary function questionnaire. *American Journal of Audiology, 23*(3), 260-272.

Wang, H., Tang, D., Wu, Y., Zhou, L., & Sun, S. (2020). The state of the art of sound therapy for subjective tinnitus in adults. *Therapeutic Advances in Chronic Disease, 11*(online publication).

Yeo, S. W. (2011). Introduction and epidemiology. In Korean Otological Society (1st ed.). *Current opinion on tinnitus* (pp. 1-21). Koonja Publishing Inc.

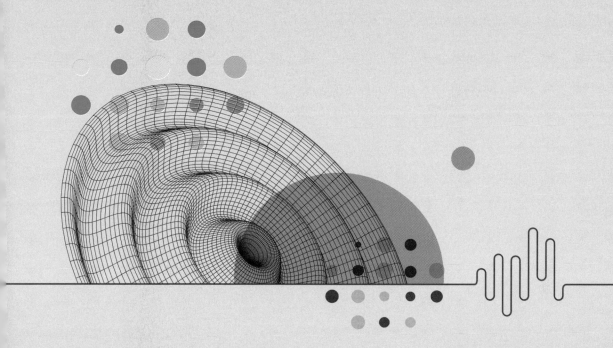

제11장

청능재활

방정화(한림국제대학원대학교 청각언어치료학과)

1. 청력손실과 관련한 용어
2. 청능재활에 관련된 전문가
3. 청능훈련을 위한 평가
4. 청능훈련
5. 의사소통 전략 훈련법
6. 상담 및 설문지

청능재활(aural rehabilitation)은 의사소통을 습득한 이후에 난청으로 인하여 능력을 상실하여 예전에 가졌던 능력을 회복하고자 하는 과정을 뜻하며, 청능자활(aural habilitation)은 선천적 혹은 의사소통을 습득하기 이전의 난청인의 의사소통 증진을 위한 과정이다. 그러나 보통 자활과 재활을 나누어 사용하지 않고 재활의 용어에 자활의 의미를 포함하여 사용하고 있다.

청능재활은 난청인의 적절한 수용적 · 표현적 의사소통을 증진시키기 위한 서비스 및 과정을 일컫는다. 이러한 서비스 및 과정에는 대인관계, 심리사회적, 직업적인 기능 수행 등에서의 난청으로 인한 부정적 영향을 최소화하기 위하여 의사소통을 증진시키기 위한 모든 노력이 포함된다(ASHA, 1984, 2001). 또한 청력의 측정 및 평가, 청력검사 결과의 해석, 상담, 전문기관으로의 의뢰, 그리고 중재(intervention)와 중재 후 평가 및 중재 내용의 수정 등을 모두 포함한다(ASHA, 1984). 이 장에서는 청능재활의 전반적인 과정에 대하여 살펴보고자 한다.

1. 청력손실과 관련한 용어

청각기관의 손실로 인한 청력의 손실을 일컫는 용어에는 크게 청각질환(hearing disorder), 난청/청력손실(hearing impairment), 청각장애(hearing disability), 청각핸디캡(hearing handicap)의 네 가지 용어가 있다. 우리말로는 모두 청각장애로 해석할 수 있지만, 세계보건기구(WHO, 2001)에서 제시한 질환(disorder), 손실(impairment), 장애(disability), 그리고 핸디캡(handicap)의 정의를 청각에 대입하면 다음과 같이 정의할 수 있다. 청각질환(hearing disorder)은 청각 시스템의 질병(disease) 혹은 기형(malformation)으로 인하여 발생하는 결과를 의미한다. 난청/청력손실(hearing impairment)은 심리적 · 생리적, 그리고 해부적인 기능의 이상 혹은 손실로 인한 청력의 비정상을 뜻한다. 청각장애(hearing disability)는 정상적인 삶의 범위에의 활동을 행하는 데 있어서 청력손실로 인해 활동을 수행하지 못하거나 제약받는 것을 말한다. 마지막으로, 청각핸디캡(hearing handicap)은 난청인이 난청 혹은 청각장애로 인하여 사회적으로 정상적인 역할을 수행하지 못하거나 제한을 가지게 되는 불이익을 의미한다. 세계보건기구에서는 핸디캡이라는 용어를 가급적 쓰지 않도록 권고하고 있다(WHO, 2001).

2. 청능재활에 관련된 전문가

청능재활에는 여러 전문가 집단이 참여한다. 청능재활에 참여하는 전문가 집단은 서비스를 제공받는 난청인에 따라 구성원이 다양해질 수 있다. 청능재활에서의 총괄적인 역할 및 여러 전문가의 구심점 역할은 청능사(audiologist)가 담당한다. 청능사자격검정원의 직무 분석에 따르면, 청능사는 청능평가, 인공와우 및 보청기 등의 보장구 적합과 사후관리, 청능훈련, 난청인 및 난청인 가족의 청각 관련 상담 및 지도, 난청 예방 등의 역할을 수행한다. 언어재활사(speech-language pathologist)는 난청인의 말과 언어의 평가와 치료를 담당하여 청능사와 협조적 관계를 유지하며, 난청인의 수용 및 표현적인 의사소통을 증진시키는 역할을 담당한다. 이비인후과 의사는 이과적 치료 및 수술 등을 담당하며, 인공중이(middle ear implant), 인공와우(cochlear implant), 인공뇌간(brainstem implant) 등의 삽입술을 실시한다. 난청인이 아동일 경우 특수학교 교사 등이 청각재활에 참여할 수 있다. 그 외 필요에 따라 심리상담사(psychological counselor), 음악치료사(music therapist) 등이 참여하기도 한다.

3. 청능훈련을 위한 평가

1) 청력평가

효과적인 청능재활을 위해서는 난청인의 정확한 청력 상태를 알아야 한다. 기본적으로 순음청력평가를 통해서 난청의 정도(degree of hearing loss)와 형태(configuration), 그리고 난청의 종류(type of hearing loss)를 파악할 수 있다. 그러나 난청인의 청력 상태를 파악하기 위해서는 순음청력평가 이외에 여러 청력평가가 함께 이루어져야 할 것이다.

2) 의사소통능력 측정

초기의 청각학적 검사와 함께 효과적인 청각재활을 위해서는 의사소통능력의 평가가 필요하다. 의사소통능력은 난청인의 연령을 고려한 평가도구를 사용하도록 하는 것이 중요하며, 다양한 어음 자극 및 어음 제시 환경에 대한 검사를 시행할 수 있다. 예를 들어, 음소(phoneme), 단어(words), 구(phase), 문장(sentence), 이야기(discourse) 등의 어음 자극을 사용할 수 있으며, 다양한 신호대잡음비(signal-to-noise ratio, SNR)와 종류(예: 백색잡음, 어음잡음, 다화자잡음 등)에서의 측정으로 의사소통능력에 대한 정보를 제공받을 수 있다. 또한 청각적 자극만 주는(auditory-only, AO) 상황, 청시각 자극(auditory-visual, AV)을 모두 제시하는 상황, 목적에 따라 시각적 자극(visual-only, VO)을 제시하는 상황에서 평가가 가능하다. 의사소통능력은 보장구 착용 전에도 측정할 수 있지만, 재활의 계획, 효과, 보장구 선택 등을 위해서 보장구를 착용한 상태에서 측정 가능하다. 의사소통능력을 측정할 수 있는 검사도구는 제5장 '어음청각검사'를 참조하도록 한다.

사실 부스 안에서 실시하는 어음청각검사만으로는 난청인의 의사소통능력을 모두 측정하기는 어렵다. 이때 의사소통능력에 대한 설문지, 의사소통 일지, 그룹 토론 등의 방법을 사용하여 난청인이 일상생활에서 직면하는 의사소통의 문제점 혹은 개선점을 파악할 수 있다.

4. 청능훈련

청능훈련(auditory training)은 집중적인 듣기훈련을 행하는 것으로 새로운 소리에 대한 적응과 의사소통 향상을 꾀하는 데 꼭 필요한 과정이다(Ross, 2011). 보청기 혹은 인공와우 등의 보장구는 난청인이 들을 수 있도록 소리를 증폭하는 역할을 한다. 그러나 듣기는 단순한 소리의 증폭만으로 해결되지 않는다. Carhart(1960)는 청능훈련이란 난청인이 이용 가능한 청각적 단서를 효과적으로 잘 이용할 수 있도록 하는 과정이라고 정의하였다. 즉, 청능훈련은 난청인이 보장구 착용 후 남아 있는 잔존청력을 최대한 사용할 수 있도록 하는 훈련과정이다. 이 훈련의 궁극적인 목적은 효과적인 의사소통 방법을 습득하여 사회문화적 · 직업적 · 교육적 측면에서 난청으로 인한 불이익을 최소화하고자 함에 있다. 그러므로 청능훈련을 받을 대상자의 난청 정도, 유형, 특징뿐만 아니라 대상자가 속해 있는 문화, 주변 환경 등을 종합적으로 고려하여 계획하고 수행해야 한다.

1) 청능훈련의 대상자

언어 습득 전 난청 아동의 경우는 언어에 대한 정보가 없기 때문에 언어적 정보를 습득하여 말을 산출하고 이해할 수 있도록 어휘력을 증진시키는 과정이 필수적이다. 청능훈련의 과정 중에는 소리를 듣고 반응할 수 있는 훈련을 통하여 주관적 검사를 시행하고 보장구의 적합을 정확하게 할 수 있도록 한다. 언어 습득 후 난청이 발생한 경우, 난청인은 습득한 언어기억을 잃지 않도록 하는 것이 중요하며, 계속적으로 언어 자극에 집중할 수 있도록 하는 훈련이 필요하다. 또한 보장구를 이용하여 잔존청력을 최대한 이용할 수 있도록 하는 청능훈련이 필요하다. 보통 언어 습득 후 청력손실이 발생한 성인 및 노인의 경우 청능훈련을 생략하는 경우가 많은데, 보장구를 통하여 들리는 소리는 건청일 때 혹은 더 나은 청력일 때 들었던 소리와 다른 종류의 소리이므로 뇌는 보장구를 통한 소리를 새로 익히는 훈련과정이 필요하다.

2) 청능훈련의 계획 수립 시 고려 사항

청능훈련을 실시할 때는 난청인 개개인의 난청 정도, 형태 및 언어 습득 유무, 나이, 생활환경 등을 모두 고려하여 계획을 수립해야 한다. 청능훈련의 단계에서는 소리 듣기 발달단계, 언어 자극 단위, 훈련의 난이도 등을 고려한다(Tye-Murray, 2009).

(1) 청각 기술 발달단계

소리 듣기 발달단계의 가장 기본적인 단계는 탐지(detection) 단계이다. 소리의 탐지는 소리가 있고 없음을 구분하는 것이다. 이때는 단순한 어음, 악기, 환경음 등을 사용하여 소리가 있고 없음을 구분하도록 하는 훈련을 할 수 있다. 아동의 경우, 탐지 단계에서는 정확한 보장구의 처방과 적합을 위하여 순음청력검사(pure-tone audiometry)의 또 다른 방법인 놀이검사를 시행할 수 있도록 소리를 듣고 반응하는 방법을 훈련한다. 성인 및 노인의 경우, 보장구의 처방을 확인하기 위해서 어음을 이용하여 소리의 유무를 확인할 수 있다. 다음 단계는 변별(discrimination) 단계이다. 변별은 2개의 소리가 같고 다름을 구분하는 것이다. 쉬운 단계에서는 두 소리의 성질이 다름을 구분하는 훈련을 시행하며, 어려운 단계로 진행할수록 두 소리의 성질이 비슷한 짝을 구분하는 훈련을 시행할 수 있다. 예를 들어, 쉬운 단계에서는 일음절, 이음절 혹은 삼음절의 단어가 같고 다름을 구분

하는 훈련을 시행할 수 있다(예: 사과 vs. 토마토, 콩 vs. 보리 등). 어려운 단계에서는 달과
발 등 음절수가 같고 초성만 다른 단어들을 훈련 자극으로 이용한다. 패터닝(patterning)
단계는 소리의 리듬을 인지하는 단계다. 예를 들어, 소리의 빠르고 느림, 크고 작음, 높
고 낮음을 변별하는 훈련을 한다. 패터닝 단계에서 어음 자극을 이용할 때는 짧은 구 혹
은 문장을 사용할 수 있다. 변별 단계와 패터닝 단계를 구분하기도 하고(Garber & Nervin,
2012), 변별의 한 단계로 패터닝 단계를 포함시키기도 한다(Tye-Murray, 2009). 다음 단계
는 확인(identification) 단계이다. 주로 변별 단계와 혼동하기 쉬우나, 변별 단계에서 소
리가 같고 다름을 구분하였다면, 확인 단계에서는 소리가 어떠한 소리인지 알 수 있어야
한다. 예를 들어, 단어를 듣고 그것을 그림카드와 짝 지을 수 있어야 하고, 악기를 사용
할 때는 들은 소리가 어떤 악기의 소리인지 알 수 있도록 훈련한다. 마지막 단계는 이해
(comprehension) 단계이다. 이해 단계는 가장 복잡한 단계로, 탐지, 변별(패터닝), 확인 단
계가 모두 가능해야 수행할 수 있다. 이해 단계에서는 대화 혹은 이야기 등의 자극을 이
용하고, 대화 혹은 이야기를 듣고 이해하여 답변이나 질문을 하도록 하는 훈련을 실시한

표 11-1　소리 듣기 발달단계에 따른 청능훈련의 예

단계	훈련의 예
탐지 (detection)	• 소리 나는 장난감 가지고 소리에 대한 흥미 유발하기 • 다양한 악기 소리가 들릴 때마다 블록 넣기(블록을 넣을 수준이 되지 않을 경우 다양하게 반응할 수 있도록 유도한다). • Ling 6(/음/, /아/, /우/, /이/, /쉬/, /스/) 소리 듣고, 블록 넣기
변별 (discrimination)	• 동물 소리 변별하기(음매 vs. 멍멍, 야옹 vs. 꿀꿀) • 음절의 수가 다른 단어를 듣고, 같고 다름을 변별하기(사람 vs. 사과나무, 바나나 vs. 바지 등) • 최소변별 자질을 가진 단어 짝을 듣고, 같고 다름을 변별하기(발 vs. 달, 손 vs. 솔 등)
패터닝 (patterning)	• 빠른 음악과 느린 음악 변별하여 활동하기 • 높은 소리와 낮은 소리 변별하여 활동하기 • 긴 소리와 짧은 소리 변별하여 활동하기 • 작은 소리와 큰 소리 변별하여 활동하기
확인 (identification)	• 들은 단어를 그림카드에서 찾기 • 숫자를 듣고, 알맞은 숫자카드 찾기
이해 (comprehension)	• 이야기 듣고 질문에 답하기 • 명령에 따라 수행하기("빨간 크레용을 집어 꽃을 그리세요.") • 스무고개 • 단어가 빠진 문장을 듣고, 문맥에 맞게 알맞은 단어 채우기

다. 소리 듣기 발달단계에 따른 청능훈련의 예는 〈표 11-1〉에 제시되어 있다.

(2) 청능훈련 접근 방법

청능훈련은 훈련 시 사용하는 언어 자극 단위의 크기에 따라 분석적 훈련 접근법 (analytic training approach)과 종합적 훈련 접근법(synthetic training approach)으로 나눌 수 있다. 분석적 훈련 접근법은 상향식 접근법(bottom-up approach)으로, 언어를 이루는 작은 단위를 훈련하여 난청인이 언어의 다양한 소리를 인식할 수 있게 하는 훈련 방법이다. 난청인은 음소의 최소자질을 구분해 나갈 수 있는 능력을 향상하여 단어, 문장 단위의 이해 향상을 목표로 한다. 예를 들어, 청능훈련에서 모음의 구별과 자음의 구별 등을 목표로 하면, /사/와 /수/ 혹은 /불/과 /물/의 짝을 이용하여 변별과 확인 활동 등을 할 수 있다. 종합적 훈련 접근법은 하향식 접근법(top-down approach)으로, 의미 있는 문장 등을 훈련의 언어 자극으로 이용한다. 이때 실제 의사소통을 하는 상황에 맞추어 소음 속에서 훈련을 실시할 수 있으며, 난청인이 의사소통하기 어려워하는 상황을 재연하여 훈련할 수 있다. 종합적 훈련 접근법에서는 음소 하나하나를 듣고 변별하고 확인하는 훈련이 아닌 전체적인 문장 혹은 이야기의 흐름에서 난청인이 듣지 못하는 음소를 유추할 수 있는 능력을 키우는 것이 목표다. 예를 들어, 소음 속 상황에서 대화를 나눌 때 모든 음소 및 단어를 명확히 듣고 이해하지 못하더라도 난청인이 이해한 단어, 문장을 통하여 전체적인 대화의 흐름을 이해하는 능력의 향상을 목표로 한다. 실제 청능훈련에서는 한 가지의 접근법만을 고수하여 훈련하기보다는 분석적 훈련 접근법과 종합적 훈련 접근법을 모두 적용하는 것이 효과적이다(Ross, 2011).

(3) 훈련의 난이도

청능훈련 계획 시 난청인의 의사소통능력을 고려하여 훈련의 난이도를 조정해야 한다. 훈련은 난청인이 수행하기에 너무 쉬울 경우 자칫 그 필요성을 느끼지 못하게 될 수 있으며 반대로 너무 어려울 경우 의사소통 향상에 대한 자신감을 떨어뜨릴 수 있다. 그러므로 청능사는 청능훈련의 적절한 수준을 찾는 것이 중요하다(Ross, 2011). 보기가 없는 상황(open-set)이 보기가 있는 상황(closed-set)보다 난이도가 높으며, 자극은 비슷한 음소의 성질을 가지고 있는 언어 자극의 짝이 비슷하지 않은 음소의 성질을 가지고 있는 언어 자극의 짝보다 난이도가 높다. 또한 문맥적 단서가 있는 경우보다 문맥적 단서가 없는 경우가 보다 어렵고, 문장 혹은 이야기 단위에서의 듣기 활동이 음소 듣기 활동보다 어렵다. 소음이 없는 경우보다 있는 경우가 신호대잡음비가 작아질수록 난이도는 높아진다. Tye-Murray(2009)는 훈련 자극에 대해 80% 이상 정확성을 가지고 반응할 경우 어려움의 정도를 높이고, 50% 이하의 정확성을 보인다면 낮추는 것이 좋다고 제안하였다. 예를 들어, 6 dB SNR에서 문장 따라 하기 훈련 시 80% 이상 정확도를 보이면 SNR을 낮추어 3 dB SNR 혹은 소음이 없는 상황에서 훈련을 시행할 수 있다. 반대로 30% 정도의 정확도를 보이면 소음을 조금 더 줄여 9 dB SNR 혹은 소음이 없는 상황에서 시행하도록 한다. 또한 난청인이 보기가 있는 상황에서 일음절 확인훈련을 하였을 시 모든 문제에서 정확하게 반응하였다면 보기를 제시하지 않은 상황에서 같은 훈련을 실시할 수 있다.

(4) 훈련 활동의 형태

① 비형식적 청능훈련(informal auditory training)

일상생활 활동 중에 실시할 수 있는 청능훈련을 일컫는다. 청능사 혹은 컴퓨터, 스피커 등의 장비가 없어도 훈련할 수 있다. 게임 혹은 일상생활에서의 듣기 활동 등을 통해 듣기능력의 향상을 꾀하며, 쉬운 게임으로는 '사이먼 가라사대'를 할 수 있다. "사이먼 가라사대, 앉았다 일어났다 3번 하기"라고 하면 들은 대로 수행하면 된다. 이때 입 모양을 가리거나 목소리 크기 혹은 톤을 바꾸는 등 다양하게 듣기 환경을 제시할 수 있다. 이 밖에도 리듬에 맞추어 노래 부르기, 책 따라 읽기 등 여러 활동도 청능훈련으로 유용하다.

② 형식적 청능훈련(formal auditory training)

일정한 시간 동안 소리 자극을 집중적으로 듣는 훈련을 하는 경우 형식적 청능훈련이라고 한다. 보장구를 착용하고 일상생활을 하거나 TV, 라디오 등을 시청·청취하면서 듣기 활동을 할 수 있지만, 피드백 없이 듣기만 한다면 청능훈련이라고 할 수 없다. 정기적으로 청능사를 방문하여 청능훈련을 하는 경우가 이상적이지만, 사정이 여의치 않을 경우 CD, DVD 혹은 인터넷을 이용하여 청능훈련을 할 수 있다. 대표적인 청능훈련 프로그램은 LACE[r](Listening and Communication Enhancement)로, 청능사를 방문할 수 없는 난청인들이 CD, DVD, 인터넷 등을 통하여 청능훈련을 스스로 할 수 있도록 개발한 프로그램이다(Olsen, Preminger, & Shinn, 2013; Sweetow & Sabes, 2006). LACE[r]는 개개인의 수준에 맞게 훈련의 난이도를 조절할 수 있는 것이 특징이며, 한 세션당 약 30분 정도 진행할 수 있다. 이 밖에도 SPATS(Speech Perception Assessment and Training System),

CAST(Computer Assisted Speech Training), Internet Based Open-Set Speech Recognition I-Star 등 가정에서 쉽게 접근하여 청능훈련을 할 수 있는 프로그램 등이 있으며, 제조사에서도 청능훈련 프로그램 CD를 제공하기도 한다(〈표 11-2〉 참조). 그러나 이 프로그램들은 우리말을 기반으로 하지 않아 우리말을 사용하는 사람들이 직접적으로 이용할 수 없다.

최근 국내에서도 많은 청능훈련 프로그램 등이 개발되어 이용 가능하다. 이 프로그램에 대해서는 제15장 '청각 관련 국제 표준과 디지털 치료기기'를 참고할 수 있다.

표 11-2 **청능훈련 프로그램과 개발한 회사명**

청능훈련 프로그램	회사명(웹사이트 주소)
Speech Perception Assessment and Training System (SPATS)	Communication Disorders Technology, Inc. (www.comdistec.com)
Computer Assissted Speech Training (CAST)	Tiger Speech Technology(www.tigerspeech.com)
Internet Based Open-Set Speech Recognition I-Star	Tiger Speech Technology(www.tigerspeech.com)
Listening And Communication Enhancement (LACE®)	Neurotone(www.neurotone.com)
Listening Room	Advanced Bionics(www.bionicear.com)
Seeing and Hearing Speech	Sensimetrics(www.sens.com)
Sound and Beyond	Cochlear(www.cochlearamericas.com)

(5) 음악을 이용한 청능훈련

언어 자극뿐만 아니라 음악을 이용하여 청능훈련을 실시하기도 한다. 언어 자극을 이해하기 위해서는 언어의 고저, 장단, 강도, 음색 등을 변별해야 하는데, 음악을 통하여 이러한 변별능력을 향상할 수 있다(Darrow, 1989). Chermak(2010)는 음악을 이용한 청능훈련을 통해 주파수 변별능력, 작업기억(working memory), 그리고 소음 속 듣기능력이 향상되었고, 이는 중추청각처리장애(central auditory processing disorders, CAPD)에 효과가 있다고 보고하였다. 최근 보장구의 성능 향상으로 가청주파수 범위가 확장되어 언어인지력이 향상될 뿐만 아니라 음악을 즐길 수 있게 되었다. 음악을 이용한 청능훈련을 통하여 즐겁게 훈련에 참여하고 듣기능력의 향상을 꾀할 수 있다면 난청인의 삶의 질이 향상될 수 있을 것이다.

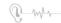

5. 의사소통 전략 훈련법

대화(conversation)가 이루어지기 위해서는 상대방이 이야기하고 있는 주제에 관하여 관심을 표현하여 주제에 관한 상호 말하기가 이루어져야 한다. 그러나 난청인의 말하기 특징은 서로 대화 주고받기가 단절되며 적당하지 않게 주제를 바꾼다든가 피상적 내용을 이야기한다는 것이다. 혹은 이야기에 대하여 잘 파악하지 못하였음에도 불구하고 허세를 부린다거나 대화를 아예 무시하는 행동을 하기도 한다. 대화를 잘 주고받기 위해서는 난청인 스스로가 적절한 의사소통 전략을 사용하도록 훈련해야 할 것이다. 의사소통 전략의 훈련 시 청능사는 난청인 스스로 문제에 직면했을 때 회피하지 않고 적극적으로 대화에 참여하고 상대방을 배려하며 솔직하게 감정을 표현하고 필요한 것을 요구할 수 있도록 훈련해야 한다.

1) 촉진 전략

촉진 전략(facilitative strategy)은 대화를 하는 네 가지 요소, 즉 화자, 메시지, 대화 환경, 그리고 난청인 자신을 구조적으로 수정하여 의사소통을 효과적으로 증진하는 전략이다. 첫째, 지시 전략(instructional strategy)은 난청인이 화자의 메시지 전달 방식을 바꾸도록 요구하는 전략이다. 예를 들어, "천천히 말씀해 주시겠어요?" "저를 보고 말씀해 주시겠어요?" 하는 등의 요청을 할 수 있다. 둘째, 구조 전략(constructive strategy)은 대화를 하고 있는 환경이 난청인에게 불리할 경우 상대방에게 요구를 하여 환경을 바꾸는 전략이다. 예를 들어, "좀 더 조용한 곳에 가서 이야기를 나누면 어떨까요?" "좀 더 밝은 곳에 나가서 이야기를 나눕시다." 등의 요구를 통해서 난청인이 유리한 환경에서 대화를 이끌어 나가는 전략이다. 셋째, 메시지 구성 전략(message tailoring strategy)은 메시지에 영향을 주는 전략이다. 상대방에게 질문을 할 경우 답을 통제할 수 있는 질문을 한다. 예를 들어, "지난 주말에 낚시 갔나요, 아님 등산을 갔나요?" 등 상대방이 둘 중 하나로 대답하게끔 하는 질문을 통제할 경우 난청인은 상대방의 답에 대하여 예상을 하고 대화를 준비할 수 있다. 혹은 고개를 끄덕이거나 흔드는 몸짓을 사용하여 상대방으로 하여금 이야기를 잘 알아들었다거나, 잘 알아듣지 못했다는 신호를 주어 다시 말하게 한다든가 다음으로 넘어갈 수 있도록 단서를 줄 수 있다. 마지막으로, 적응 전략(adaptive strategy)은 난청인 자신의 행동을 수정하는 전략이다. 난청인은 청력손실로 인하여 대화를 못 알아들을 경우 부적절한 행동을 할 수 있다. 이때 깊게 숨을 들이마신다든가, 잠시 이야기를 끊고 다시금 긴장하지 않고 화자에게 집중할 수 있도록 스스로 통제하는 전략을 사용할 수 있다.

2) 수정 전략

수정 전략(repair strategy)은 의사소통 단절이 일어났을 때 사용하는 전략으로, 수용적(receptive) 수정 전략과 표현적(expressive) 수정 전략이 있다. 수용적 수정 전략은 난청인이 상대방의 말을 알아듣지 못할 경우 사용하는 전략이고, 표현적 수정 전략은 난청인이 말한 것을 상대방이 알아듣지 못하는 경우 난청인에 의해 사용되는 전략이다. 수용적 수정 전략에서는 상대방이 이야기한 부분을 반복하여 자신이 알아들은 내용과 일치하는지 확인하고, 혹은 이야기한 내용의 요지를 적어 상대방에게 확인시킨다. "뭐라고 말씀하셨죠? 제가 잘 못 알아들었습니다." "죄송한데요, 다시 말씀해 주시겠어요?"라고 상대방에게 요구하여 메시지를 다시 한 번 전달하게끔 할 수 있다. 표현적 수정 전략은 반복적으로 메시지를 전달하는 전략으로, 정확하게 이야기하려고 노력하되 길고 복잡한 구조의 문장 대신 중요 단어 위주로 이야기하여 상대방의 이해를 돕도록 한다. 또한 계속 상대방이 못 알아들을 경우 손짓, 수화, 필담 등의 다른 의사소통 수단을 이용할 수 있다.

6. 상담 및 설문지

1) 상담

청각재활에서의 상담(counseling)은 난청인뿐만 아니라 그 가족에게 모두 이루어져야 한다. 상담을 통해서 난청인과 그 가족은 청력손실의 이해와 함께 청력손실이 의사소통에 끼치는 영향에 대한 정보를 제공받아야 한다. 또한 청력손실을 받아들이고, 의사소통의 어려움에 대해서 알고 대처할 수 있는 방안을 도모하도록 해야 한다. 아울러 청능훈련 참여에 대한 동기를 부여하고 난청으로 인한 스트레스 감소와 훈련을 통하여 보다 나은 의사소통을 할 수 있다는 자신감을 가질 수 있도록 한다(Erdman, 2000). 청능사가 난청인 혹은 난청인 가족과 상담 시 잊지 말아야 할 요소 중 하나는 청능훈련, 보장구, 의사

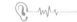

소통과 관련한 주제에 대한 상담만을 진행하여야 하며, 가족 문제, 부부 문제, 학업 문제, 질병 문제 등 청력손실로 인하여 야기된 다른 문제에 관하여는 각각의 전문가에게 의뢰해야 한다는 것이다.

2) 정보전달 상담

(1) 청각적인 정보 제공

대부분의 난청인 혹은 그 가족은 난청에 대한 정보를 가지고 있지 못하다. 따라서 초기의 상담은 청력도(audiogram)의 해석에서부터 시작해야 한다. 청력도 해석을 통하여 난청의 정도를 이해하고 선택할 수 있는 보장구의 옵션을 제시한다. 청능사는 보장구 선택 이후, 상담 시 청능훈련, 언어훈련, 의사소통 접근법과 그 외 난청과 관련한 여러 가지 사회적 제도 등에 관해서도 정보를 제공한다. 이때 청능사는 가족이 적절한 선택을 할 수 있도록 충분한 정보를 정확히 전달하며, 빠른 시기에 가족들이 필요한 중재를 받을 수 있도록 하는 것이 중요하다.

(2) 보장구 착용/관리 및 청능훈련의 중요성에 대한 이해

청능사는 난청인과 난청인의 가족에게 보장구 착용에 대한 중요성을 인식시켜야 한다. 또한 관리의 중요성을 설명하고 정기적으로 청능사를 방문하여 보장구의 상태를 점검받고 재적합받을 필요성을 강조해야 한다. 그리고 의사소통능력 검사 결과에 따라 청능훈련의 필요성을 강조하고 훈련을 꾸준히 받을 수 있도록 동기를 부여해야 한다. 다만, 더 나은 의사소통을 할 수 있다는 자신감을 주는 것은 좋지만 도달할 수 없는 목표에 대한 희망을 주는 발언은 삼가야 한다.

(3) 사회적 서비스에 대한 정보 제공

난청으로 인하여 사회적으로 제공받는 여러 서비스에 대하여 난청인과 그의 가족에게 정보를 제공해야 한다. 예를 들어, 청능훈련을 받을 수 있는 바우처(voucher) 제도, 보장구 처방전, 청각장애 등급을 받을 수 있는 기관 등의 정보를 제공하는 것이다.

3) 사회심리적 상담

자신의 아이 혹은 자신에게 청력손실이 있다는 것이 밝혀지면 아동의 부모/가족 혹은 당사자는 청력손실의 존재를 부정하게 된다(부정의 단계). 부정의 단계에서는 영구적인 청력손실임에도 불구하고 좋아질 것이라는 기대감을 갖거나 검사를 신뢰하지 않게 되어 다른 기관에서 다시 검사를 받아 보는 등의 행동이 나타난다. 그럼에도 더 이상 청력이 회복되지 않을 것을 알게 되면 다음은 청력손실이라는 큰 짐이 자신 혹은 자신의 아이에게 있다는 사실에 대하여 화가 나기 시작한다(분노의 단계). 분노의 단계를 넘어서면 청력손실이 있는 것에 대하여 자책하게 되고, 과거 자신이 행했던 여러 잘못된 행동을 청력손실과 연관시키는 단계에 이른다(흥정의 단계). 그러다가 더 이상 자신이 어떻게 할 수 없다는 것을 깨닫고 난 후 우울감에 빠진다(우울의 단계). 우울의 단계가 지나면 난청을 받아들이는 단계에 이른다(수용의 단계). 그러나 모든 난청인 혹은 난청인 가족이 이 단계를 순서대로 겪는 것은 아니다. 청능사는 난청인과 그 가족들의 상태를 이해하고, 청력손실을 잘 수용하고 긍정적인 행동을 보일 수 있도록 도와주는 역할을 담당해야 한다.

4) 설문지

청능사는 난청인과의 상담 및 인터뷰를 통하여 난청인에 대한 정보를 얻을 수 있다. 그러나 설문지(questionnaires)를 사용한다면 좀 더 체계적이고 객관적으로 난청인의 상태를 파악할 수 있다. 설문지로는 장애지수 측정, 보장구 만족도 혹은 난청 아동의 부모가 아동의 듣기능력 상태에 관하여 응답하는 설문지 등이 있다. 이러한 설문지는 청능훈련의 전과 후의 주관적 만족도를 객관적으로 비교할 수 있는 장점이 있다. 〈표 11-3〉에는 대표적인 설문지가 간략하게 정리되어 있다.

표 11-3   난청과 관련한 대표적 설문지 목록

설문지	설명 및 목적	비고
ALHQ(Attitudes toward Loss of Hearing Questionnaire)	• 24문항, 6개 척도 평가 • 청력손실에 대한 태도에 관한 질문으로 성격, 태도, 동기 부여, 주변인들과의 관계, 보청기에 대한 부정적 견해 등에 관한 질문으로 이루어짐	한국어 번역: 조병해, 신은영, 김진숙(2011) 원문: Brooks (1989)

APHAB(Abbreviated Profile of Hearing Aid Benefits)	• 보청기 착용 전후의 의사소통능력, 심리음향적 이득 등의 변화를 평가할 수 있음 • 보청기 착용 후의 점수가 보청기 착용 전의 점수보다 낮을수록 보청기를 통한 이득이 크다고 해석할 수 있음	Cox & Alexander (1995)
COSI(Client Oriented Scale of Improvement)	• 제시되어 있는 열여섯 가지 의사소통 상황 중 개인이 느끼는 어려운 상황 다섯 가지를 선정하여 어려움의 정도를 답함 • 스스로 상황을 설정하고 답하는 것이 특징임	Dillon et al. (1999)
PEACH(Parents' Evaluation of Aural/Oral Performance of Children)	• 13문항 • 아동의 보청기, 그리고/또는 인공와우 착용 후 일상생활에서의 듣기능력의 변화에 관하여 아동 부모가 작성함	Ching & Hill (2007)
TEACH(Teachers' Evaluation of Aural/Oral Performance of Children)	• 11문항 • 아동의 보청기, 그리고/또는 인공와우 착용 후 일상생활에서의 듣기능력의 변화에 관하여 교사가 작성함	Ching & Hill (2007)
LIFE(Listening Inventories for Education)	• 18문항(질문과 상황에 맞는 그림과 함께 제시되어 있음) • 학생 혹은 교사가 작성하게 되어 있으며, 교실 내 듣기 환경에서의 학생의 행동에 대한 평가임	Anderson & Smaldino (1998)
SADL(Satisfaction with Amplification in Daily Life)	• 15문항 • 과거 사용했던 보청기와 현재 사용 중인 혹은 시범 착용하고 있는 보청기를 비교하여 만족도를 측정함 • 새로운 보청기의 긍정적 측면과 부정적 측면, 서비스 및 비용과 자아상에 관한 질문으로 이루어짐	한국어 번역: 김훈(2004) 원문: Cox & Alexander (1999)
SSQ (Speech, Spatial, Quality)	• 50문항, 3개 척도 평가 • 보장구의 양이 청취 혜택을 언어적(speech), 공간적(spatial), 그리고 소리의 질적(quality) 영역에서 평가함	한국어 번역: 허지혜, 이재희(2009) 원문: Gatehouse & Noble (2004)
청각장애평가지수 (Korean Evaluation Scale for Hearing Handicap, KESHH)	• 24문항, 4개 척도 평가 • 청각장애로 인한 사회적 영향, 심리·정서적 영향, 대인관계의 영향, 보청기에 관한 견해를 평가함	구호림, 김진숙(2010)
한국어 고령자 청력 장애 검사(Korean Hearing Handicap Inventory for the Elderly, KHHIE)	• 25문항 • HHIE를 번역함 • 난청 노인을 대상으로 하며 일상생활에서의 장애 정도를 사회적·상황적 영역, 감정적 영역으로 구분하여 측정	한국어판: 구호림, 김진숙(2000); 박시내 외(2011) 원문: Ventry & Weinstein (1982)

IOI-HA(International Outcome Inventory for Hearing Aids)	• 7문항 • IOI-HA를 번역함 • 보청기 착용 후 보청기에 대한 만족도와 일상생활에서의 변화 등에 대한 질문으로 이루어짐 • 24개국의 언어로 번역되어 사용되고 있으며, 국가별 보청기 효과 지수를 국제적으로 분석하고 비교할 수 있음	한국어판: 이민아, 김진숙, 안중호 (2005) (김진숙 번역: http://www.icra.nu/papers/Korean.pdf) 원문: Cox & Alexander(2002)
한국어판 보청기이득평가 (Korean Profile of Hearing Aid Benefit, K-PHAB)	• 20문항 • APHAB(Cox & Alexander, 1995)를 재구성하였으며, LC(Localization) 항목을 추가함 • 보청기 착용 전후의 심리음향학적 이득과 의사소통능력의 변화를 평가	김태화, 심송용, 이경원(2016)

요약 및 정리

청능재활은 청각평가, 보장구 선택 및 적합, 청능 및 의사소통 전략 훈련, 난청과 관련된 심리사회적 상담 등을 아우르는 개념이다. 이 장에서는 청능훈련 및 상담과 관련한 개념들을 중심으로 다루었다. 이 장에서 다룬 개념을 기반으로 좀 더 깊고 넓은 지식을 습득하고 실제 임상에서 지식을 응용하여 난청인 개개인에 맞는 재활 계획을 세워야 할 것이다.

참고문헌

구호림, 김진숙(2000). 한국 노인성 난청의 청각장애지수(KHHIE)에 관한 검사-재검사 신뢰도. 언어청각장애연구, 5, 133-154.

구호림, 김진숙(2010). 노인성 난청을 위한 청각장애평가지수(KESHH)의 개발. 한국노년학회지, 30, 973-992.

김태화, 심송용, 이경원(2016). 한국어판 보청기이득평가 설문지 개발. Audiology and Speech Research, 12(4), 209-220.

김훈(2004). 한국인 보청기 착용환자에서 satisfaction with amplification in daily life 설문지를 이용하여 평가한 만족도 조사. 경희대학교 대학원 석사학위논문.

박시내, 한규철, 조양선, 변재용, 신정은, 추호석 외(2011). 한국어판 고령자 청력 장애 검사

(KHHIE)설문지의 표준화: 타당도 및 신뢰도 검증. 한국이비인후과학회지, 54, 828-834.

이민아, 김진숙, 안중호(2005). 한국의 국제 표준 보청기 효과 지수 연구. *Korean Journal of Audiology, 9*(1), 65-76.

조병해, 신은영, 김진숙(2011). Attitudes toward loss of hearing questionnaire(ALHQ)를 이용한 난청인의 심리적 평가의 타당성 연구. 청능재활, 7, 19-27.

허지혜, 이재희(2009). 인공와우와 보청기 양이착용이 K-HINT 수행도에 미치는 혜택. **청능재활**, 5, 60-70.

American Speech-Language-Hearing Association (ASHA). (1984). Definition of and competencies for aural rehabilitation. *ASHA, 26*, 37-41.

American Speech-Language-Hearing Association (ASHA). (2001). Knowledge and skills required for the practice of audiologic/aural rehabilitation. *ASHA Desk References, 4*, 393-404.

Anderson, K. L., & Smaldino, J. (1998). *Listening Inventory for Education (L.I.F.E.).* Educational Audiology Association.

Beck, P. H. (2006). Cued speech across cultures. *Volta Voices, 13*(5), 26-28.

Brooks, D. N. (1989). The effect of attitude on benefit obtained from hearing aids. *British Journal of Audiology, 23*, 3-11.

Carhart, R. (1960). Auditory training. In R. L. Schow, & M. A Nerbonne (Eds.), *Introduction to audiologic rehabilitation* (5th ed., p. 127). Pearson.

Chermak, G. D. (2010). Music and auditory training. *Hearing Journal, 63*, 57-58.

Ching, T. Y. C., & Hill, M. (2007). The parents' evaluation of aural/oral performance of children (PEACH) scale: Normative data. *Journal of the American Academy of Audiology, 18*, 220-235.

Conner, C. M., Hieber, S., Arts, H. A., & Zwolan, T. A. (2000). Speech, vocabulary, and the education of children using cochlear implants oral or total communication? *Journal of Speech, Language, and Hearing Research, 43*, 1185-1204.

Cornett, R. O. (1967). Cued speech. *American Annals of the Deaf, 112*, 113.

Cox, R. M., & Alexander, G. C. (1995). The abbreviated profile of hearing aid benefit. *Ear and Hearing, 16*, 176-183.

Cox, R. M., & Alexander, G. C. (1999). Measuring satisfaction with amplification in daily life: The SALD scale. *Ear and Hearing, 20*, 306-320.

Cox, R. M., & Alexander, G. C. (2002). The International Outcome Inventory for Hearing Aids (IOI-HA): Psychometric properties of the English version. *International Journal of*

Audiology, 41, 30–35.

Darrow, A. (1989). Music therapy in the treatment of the hearing-impaired. *Music Therapy Perspective, 6*, 61–70.

Dillon, H., Birtles, G., & Lovegrove, R. (1999). Measuring the outcomes of a national rehabilitation program: normative data for the Client Oriented Scale of Improvement (COSI) and the Hearing Aid Users'Questionnaire (HAUQ). *Journal of the American Academy of Audiology, 10*, 67–79.

Erdman, S. A. (2000). Counseling hearing impaired adults. In J. Alpiner & R. McCarthy (Eds.), *Rehabilitative audiology: Children and adults* (3rd ed., pp. 435–437). Williams & Wilkins.

Garber, A., & Nervin, M. E. (2012). *Getting started with auditory skills*. Retrieved from http://www.audiologyonline.com/articles/getting-started-with-auditory-skills-7034

Gatehouse, S., & Noble, W. (2004). The speech, spatial and qualities of hearing scale (SSQ). *International Journal of Audiology, 43*, 85–99.

Hayes, H., Geers, A. E., Treiman, R., & Moog, J. S. (2009). Receptive vocabulary development in deaf children with cochlear implants: Achievement in an intensive auditory-oral educational setting. *Ear and Hearing, 30*, 128–135.

Kochkin, S. (2000). Marke Trak V: Consumer satisfaction revisited. *Hearing Journal, 53*, 38–55.

Lim, S. Y. C., & Simser, J. (2005). Auditory-verbal therapy for children with hearing impairment. *Annals Academy of Medicine, 34*, 307–312.

Olsen, A. D., Preminger, J. E., & Shinn, J. B. (2013). The effect of LACE DVD training in new and experienced hearing aid users. *Journal of American Academy of Audiology, 24*, 214–230.

Ross, M. (2011). *Is auditory training effective in improving listening skills?*. Retrieved from http://www.hearingresearch.org/ross/aural_rehabilitation/is_auditory_training_effective_in_improving_listening_skills.php

Sweetow, R. W., & Sabes, J. H. (2006). The need for and development of an adaptive listening and communication enhancement (LACE) program. *Journal of American Academy of Audiology, 17*, 538–558.

Tye-Murray, N. (2009). *Foundation of aural rehabilitation: Children, adults, and their family members*. Delmar.

Ventry, I. M., & Weinstein, B. E. (1982). The hearing handicap inventory for the elderly: A new tool. *Ear and Hearing, 3*, 128–134.

World Health Organization (WHO). (2001). *International classification of functioning, disability and health*. World Health Organization.

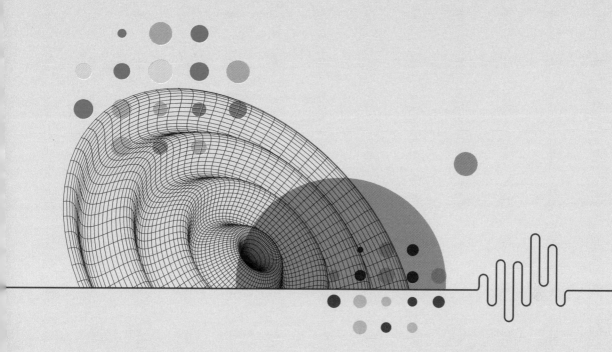

$((($ 제 **12** 장 $)))$

아동청각학

김진숙(한림대학교 언어청각학부)

아동청각학(pediatric audiology)은 다소 생소한 분야로 느껴질 수 있다. 그러나 청각장애의 조기 발견과 조기 재활이 중요시되고 있는 현 시점에서 청각기관의 발생과 발달, 영유아 및 아동의 주관적 청각검사, 유전성 난청, 청각선별검사와 조기 발견, 의사소통능력의 발달과 청능재활 등의 영역을 중심으로 영유아 및 아동의 청각장애를 이해하고 재활 방법을 모색하는 아동청각학은 필수 지식이다. 또한 청각장애 아동의 의사소통능력, 학습능력, 정서 및 사회성을 정상화하는 데 큰 기여를 하는 아동청각학은 청각전문가(audiologist)로서 반드시 숙지해야 하는 분야이다.

1. 청각기관의 발생과 발달

청각기관은 임신 후 첫 8주까지의 시기를 뜻하는 배아(胚芽)기의 초기 발생 단계에서 형성을 시작하여, 8주 이후 인간의 형상을 나타내기 시작하는 태아(胎兒)기를 거쳐 완성된다. 내이의 감각기관인 코르티 기관을 포함한 와우관은 태아기 20주에 가장 먼저 성인의 형태를 갖춘다. 이 시기에는 형태뿐 아니라 초기 기능도 완성되는데, 이는 와우관과 청신경 기능까지도 발달이 완성되기 때문이다(Sánchez Del Rey, Sánchez Fernández, Matinez Ibarquen, & Santaolalla Montoya, 1995). 양수에 둘러싸인 태아는 액체의 진동을 골도로 듣게 되므로 저주파수 소리를 더 잘 듣는다. 또한 액체를 통해 소리가 전달되므로 외부의 자극 소리는 태아에게 20~50 dB 정도 감쇄되어 전달된다(Sohmer et al., 2001).

태아기 20주에 형성된 청각기관으로 소리를 들은 태생 전 청각 경험은 태생 후 행동이나 발달에 영향을 미친다. 태생 후 약 한 달 사이에 신생아는 모국어의 운율, 특정 자음이나 모음, 그리고 언어와 관련된 특정 주파수에 선택적인 반응을 한다. 예를 들어, 신생아는 태생 전 자주 들었던 부모의 목소리를 들으면 심장 박동 수가 달라지며 입을 오물거리는 동작이 강해지고 빨라지는 반응을 보인다(Decasper & Fifer, 1980).

1) 배엽

　수정란은 약 3주쯤 후 배아 발생 단계에서 원시조직인 배엽을 형성한다. 배엽은 분화를 거쳐 기관을 형성하는 3개 층으로 구성되어 있는데, 바깥세포층이 외배엽(ectoderm), 안쪽세포층이 내배엽(endoderm), 가운데층이 중배엽(mesoderm)이다. 분화를 통해 외배엽은 표피조직, 감각기, 신경계를 형성하고, 중배엽은 골격계, 순환계, 생식기, 연결조직 등을 형성하며, 내배엽은 소화기와 호흡기를 형성한다. 이 3개의 배엽에서 청각기관의 외이, 중이, 내이 및 중추신경계는 서로 다른 시기에 서로 다른 독특한 구조로 발달되며, 특히 서로 다른 배엽에서 분화된다. 예를 들어, 외이의 피부조직과 내이의 감각기관과 신경계는 외배엽에서, 같은 중이라도 중이의 이소골은 중배엽에서, 중이강과 유스타키오관은 호흡기의 특성이므로 내배엽에서 분화하여 형성된다.

2) 내이의 형성

　여러 기관 중 가장 먼저 진행되는 청각기관의 분화는 외배엽에서 청각신경계를 형성하는 신경판(neural plate)에서 신경주름(neural fold)이 두꺼워지면서 시작된다. 이렇게 두꺼워진 신경고랑(neural groove)의 측면에 청판(auditory placode) 굴곡이 배아기 약 22일째에 형성된다. 약 23일째에는 이 청판이 청와(auditory pits)가 되고, 약 30일째에는 청와가 이소포(auditory vesicle)로 발달된다([그림 12-1] 참조). 약 35일인 5주에서 8주까지 이소포가 막미로로 발달되면서 와우의 막미로 부위와 평형기관에 해당하는 세반고리관의 막미로 부위인 난원낭과 구형낭 등이 완성된다. 세반고리관은 약 17~19주쯤에 성인의 크기로 형성이 완성된다. 와우는 8주에서 20주까지 형성 기간을 거쳐 골미로인 중간계(scala media)도 완성되어 성인의 크기에 도달한다. 8~11주쯤에는 2½ 의 와우관이 형성되고, 7~12주쯤에는 감각세포가 형성되며, 약 20주까지는 감각세포는 물론 지주세포 등도 형성되어 청각의 초기 기능을 수행할 수 있게 된다([그림 12-2] 참조).

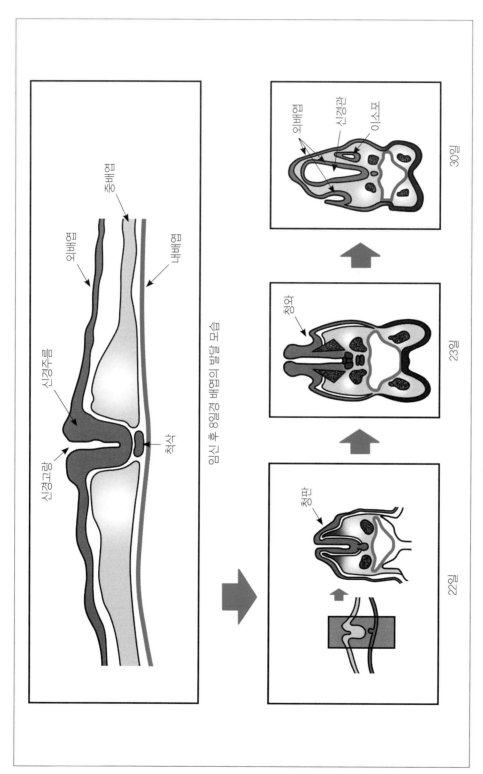

그림 12-1 배아기의 청각기관 형성과정

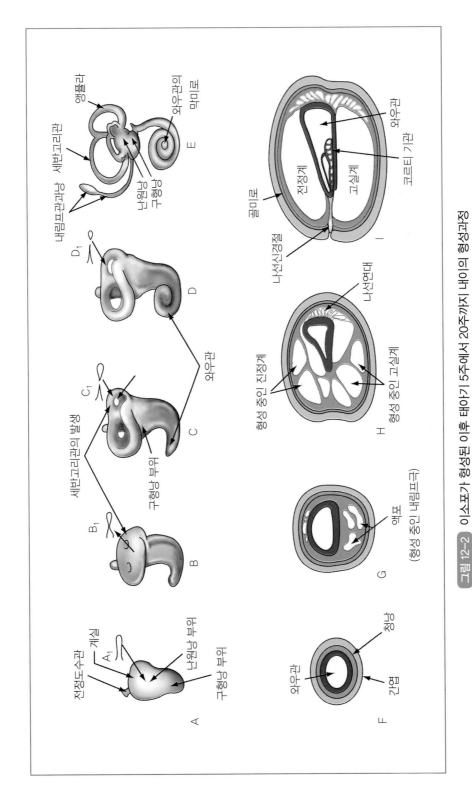

그림 12-2 이소포가 형성된 이후 태아기 5주에서 20주까지 내이의 형성과정

* A~E는 5주에서 8주까지 이소포에서 막미로로 발달되는 과정, F~I는 8주에서 20주까지 와우와 코르티 기관의 형성과정, A1~D1은 세반고리관의 형성과정을 설명하는 도형

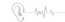

3) 외이와 중이의 형성

이개(auricle)와 외이도(external auditory meatus, EAM)로 구성된 외이는 배아기에 형성을 시작하지만, 태아기를 거쳐 성장기까지도 계속 발달이 진행되어 만 9세쯤 성인의 크기에 도달한다(Wright, 1997). EAM은 태생기에는 전체가 연골조직이다가 7세쯤 되어 골부의 형성이 완성되며, 성장은 9세까지 계속된다. 이개는 성장기에도 조금씩 성장을 지속하여 성인이 되어 최종 크기에 도달한다. 중이(middle ear, ME)의 일부는 태내에서 약 3주쯤 형성이 시작된다. 이때 이소골은 약 $4\frac{1}{2}$쯤 모습을 나타내고, 약 11주쯤이면 형태를 갖추게 되며, 유스타키오관은 태아기 16주에서 28주까지 형성이 지속된다([그림 12-3] 참조). 이소골의 골화는 태아에서 성장기까지 진행된다. 고막은 생후 9주쯤 3개 층 — ① 표피층(outer cutaneous layer, continuous of EAM), ② 섬유층(middle fibrous layer), ③ 점막층(inner mucous layer, continuous of ME cavity) — 이 형성된다. 고막은 특히 3개의 배엽이 모두 형성에 참여하는데, 표피층은 외배엽에서, 섬유층은 연결조직으로 중배엽에서, 점막층은 내배엽에서 분화된다(Hill, 2011).

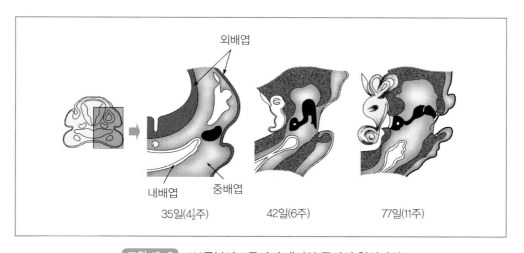

그림 12-3 $4\frac{1}{2}$주부터 11주까지 내이와 중이의 형성과정

2. 영유아 및 아동의 주관적 청력검사

영유아와 아동의 행동 반응에 따라 평가하는 주관적 검사는 객관적 검사보다 청각

기관의 기능에 대하여 더 완성된 정보를 제공한다. 그러므로 어린 시기에 객관적 검사를 시행했더라도 발육 정도에 따라 적절한 시기가 되면 신속히 주관적 청력검사를 실시해야 한다. 태생 이후에서 5개월 미만까지는 행동관찰청력검사(behavioral observation audiometry, BOA), 5개월부터 만 2세까지는 시각강화청력검사(visual reinforcement audiometry, VRA), 만 2세 이후부터 만 5세까지는 놀이청력검사(play audiometry, PA)를 사용한다. 그러나 생물학적 연령보다는 발달적 연령에 근거하여 검사를 선택해야 한다. 즉, 5세 아동이 발달 및 언어 지체를 보여 2세 이하의 인지도를 보인다면 2세 이하에 맞는 검사법을 적용해야 한다. 모든 검사의 마지막 순서로는 놀라거나 울어도 검사에 지장이 없는 놀람반사(startle reflex) 반응을 관찰한다. 정상 귀는 보통 65 dB HL 이상에서 놀람 반응을 보이므로 추정되는 역치의 65 dB SL 이상에서 소리 자극을 주어 역치를 추정한다. 서로 다른 주관적 청력검사를 활용하며 함께 사용하거나 강화를 보완하여 아동의 검사를 효율적으로 진행하는 데 사용할 수 있다(Northern & Downs, 2002).

1) 행동관찰청력검사(behavioral observation audiometry, BOA)

BOA는 신생아부터 4개월까지 적절한 강화를 사용하지 않고 체계적 소리 자극 조건에 따른 행동 반응을 관찰하는 방법이다. 이 방법은 청성뇌간반응(auditory brainstem response, ABR)검사나 이음향방사(otoacoustic emission, OAE)검사 등의 객관적 검사법이 발전하면서 예전처럼 많이 사용되지는 않는다. 그러나 조용한 사무실이나 방에서 간단히 검사가 가능하고 전문가가 아니더라도 부모들도 가정에서 검사를 할 수 있어 보완적으로 사용할 수 있다. 최근에는 정량화된 방법, 예를 들면 DIAL(Developmental Index of Audition and Listening)이나 IT-MAIS(Infant-Toddler Meaningful Integration Scale) 등으로 효율적으로 검사할 수도 있다(Widen, 2011).

(1) 소리에 대한 신생아와 영아의 반사적 행동

신생아는 순음보다는 협대역잡음(narrow band noise), 주파수 변조(frequency modulated, FM) 소리, 저주파수 소리, 그리고 배경소음보다는 사람의 말소리를 더 잘 듣는다. 신생아나 영아가 소리를 듣고 반응하는 대표적 반응은 다음 세 가지이다.

① 눈 주변 근육의 반사 행동(auro-palpebral reflex, APR)

소리를 듣고 반사적으로 나타나는 눈과 눈 주변 근육 등의 움직임을 포함한다. 예를 들어, 눈 깜빡임, 눈을 더 크게 뜨는 것, 눈 위의 들썩거리는 근육의 움직임, 눈썹의 움직임, 안면 근육의 찡그림이나 변화, 보호자나 관찰자를 빤히 쳐다보는 것 등이다. 이러한 반사적 반응은 신생아 이후 아동기까지도 나타날 수 있어, 아동기 검사에서도 이러한 반응은 소리를 들은 반응으로 인정할 수 있다.

② 젖을 빨아 먹기 위해 입을 오물거리는 반사 행동(sucking reflex)

이 반응은 배고픔과 연결될 수 있는 반사적 행동이므로 소리에 대한 반사적 반응만으로 해석하기에 어려운 점이 있다. 또한 미숙아에게는 이 반응이 약하므로 해석에 어려움이 있을 수 있다. 그러나 매우 기본적인 반사반응이고, APR이나 몸의 다른 동작 등과 연계되었을 때 소리에 대한 반응으로 인정할 수 있어 유용한 반응이다.

③ 동작 반사 행동(motor reflex)

큰 소리를 듣고 놀라서 반사적으로 울거나 손을 꼭 쥐는 행동, 팔다리를 흔들거나 몸을 흔들거나 움직이는 행동, 소리 자극에 갑자기 모든 동작을 멈추고 조용해지는 행동 등은 소리에 대한 반응으로 인정할 수 있다.

소리 자극에 대한 청각계의 인지 후 반사 행동이나 반응은 약 2초 이내에 나타날 수 있다. 그러므로 소리 자극에 대한 반응으로 인정하는 기준은 자극 후 2초 이내에 보이는 반응 행동이다. 또한 청각계에 다른 반향을 일으키지 않고 인지를 일으키기 충분한 자극 지속시간도 2초 정도이다. 그러나 영아기에는 자극 지속시간이나 반응시간이 조금 늦어질 수 있으므로, 일관적으로 지연된 반응은 반응으로 인정할 수도 있다.

(2) 검사 방법

BOA는 가정이나 사무실, 혹은 방음실을 갖춘 검사실에서도 검사할 수 있고, 신생아나 영유아에게 여러 가지 복합음을 생성하는 장난감을 이용하여 소리를 제시하고 반응을 관찰할 수도 있다. 검사에 사용하는 장난감 소리의 주파수와 강도를 미리 평가해 두면 검사 결과의 신뢰도를 높일 수 있다. 장난감 소리 외에 검사자나 보호자가 아기의 이름이나 '까꿍' 등 아기가 선호하는 용어를 사용하여 검사자의 목소리를 사용하여 직접 검사할 수도 있다. 그럴 경우, 방음실 내에 장치되어 있는 스피커로 제시 강도를 조정하며 검사할 수 있다. 가정에서는 아기가 자고 있거나 깨어 있을 때 검사 귀의 약 8~10 cm 거리에서 장난감이나 말소리를 들려주고, 앞의 세 가지 반사 행동 중 1개 혹은 2개 이상의 반응이 나타나면 소리에 대한 정반응으로 판단한다. 검사의 신뢰도를 높이려면 2명의 관찰자가 정반응으로 평가하였을 때 아기가 반복적으로 반응한 것과 동일하게 인정하는 방법을 사용할 수 있다.

2) 시각강화청력검사(visual reinforcement audiometry, VRA)

(1) 조건반사 학습과 검사 방법

반복적인 학습이나 훈련에 의해 학습된 반응을 유도하는 조건반사(conditioned reflex, CR)로서, 자극에 대한 반응을 자연적으로 발생시키는 방법이다. 먼저, 듣기에 적절한 강도의 소리인 60~100 dB HL 정도의 소리 자극과 시각 강화를 유발할 수 있는 움직이는 인형이나 컴퓨터 화면의 만화를 동시에 세 번 정도 제시하여, 소리 자극이 나는 쪽으로 고개를 돌리면 흥미로운 인형이나 만화를 볼 수 있다는 CR 학습을 시킨다. 이후 CR이 형성되면 소리 자극 후 아기가 고개를 돌렸을 때 시각 강화를 제시하여 소리 자극에 대한 반응을 유도한다. 따라서 이 검사법은 스스로 고개를 돌릴 수 있을 정도로 발육이 된 약 5개월 이후부터 가능하다. 자극음의 크기를 조절하여 주파수별로 청력역치를 평가할 수 있고 보청기 착용 후 기능이득(functional gain)검사로도 적용이 가능하지만, 오른쪽과 왼쪽 귀를 완전히 구분하여 측정할 수 없다는 단점이 있다. 따라서 검사 결과는 양쪽 혹은 적어도 좋은 한쪽 귀의 역치로 인정한다(Northern & Downs, 2002).

(2) 검사 준비

자극음을 제시하는 스피커는 아기의 귀와 수평적 위치에 있어야 하며, 스피커 주변 강화제가 활성화되지 않을 때는 장난감이나 화면이 보이지 않도록 정지 상태를 유지하고, 검은색 화면으로 숨겨 둔다. 제1 검사자는 아기가 강화제와 검사 소리에 집중하도록 검사실 너머 본 검사자의 모습이 보이지 않게 검사자가 있는 검사실(control booth)의 불을 끄고 청력검사기를 조작한다. 제2 검사자는 피검사자가 있는 검사실(testing booth)에서 아기의 머리와 눈의 위치를 가운데로 고정시키기 위하여 아기의 흥미를 겨우 유발시킬 수 있는 장난감, 즉 강화제보다는 덜 흥미로운 퍼핏 같은 장난감을 준비하여 검사 시작

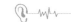

전 아기의 시선을 스피커 가운데로 유도한다. 또한 아기와 보호자가 검사를 잘 수행하도록 관리하고 보호자에게 검사에 협조할 수 있도록 안내한다. 제1과 제2 검사자가 각각의 검사실에서 의견을 교류하며 검사를 진행시키고 아기의 반응에 대한 동의를 하면 아기가 반복적으로 반응한 것과 동일하게 인정하여 검사 결과의 신뢰도를 높일 수 있다. 보호자에게 다음과 같은 내용을 설명하면 검사를 더 잘 진행할 수 있다([그림 12-4] 참조).

아기를 안고 양 스피커의 가운데에 앉으세요. 그리고 아기를 무릎 위에 앉히고 느슨히 잡아 주어 아기가 보호자에게 의존하는 정도를 약화시키세요. 소리가 나면 다른 행동, 즉 말, 손짓, 눈짓, 몸의 움직임 등으로 먼저 반응하시지 말고 아기가 스스로 반응하도록 도와 주세요.

제2 검사자는 퍼핏 같은 장난감으로 아기의 머리와 눈의 위치를 가운데로 고정시키면서 소리 자극에 효율적으로 반응할 수 있도록 준비한다. 검사실에는 검사에 사용하는 장난감 이외의 장난감은 보이지 않도록 치워 두어 아동이 검사에 집중할 수 있도록 한다.

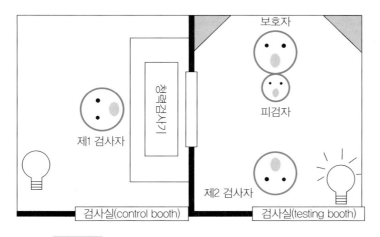

그림 12-4 시각강화청력검사를 위한 검사실의 준비 모형

(3) 반응 유도음과 어구

반응을 유도하기 위하여 FM이나 NBN 소리를 사용한다. '까꿍, 까까, 빠이빠이, 엄마, 아빠'와 같은 익숙한 말소리로 자극음을 대신할 수도 있다. 또한 강도를 변화시키며 '빠이빠이, 짝짜꿍, 도리도리, 곤지곤지' 등의 행동을 따라 하게 하거나 눈, 코, 입 등 신체 부

위를 짚도록 하여 역치평가를 할 수도 있다. 검사에 사용한 어음이나 행동을 유도한 단어와 어구는 기록하여 두었다가 다음 검사 시 참조하도록 한다.

3) 놀이청력검사(play audiometry, PA)

(1) 검사 방법

만 2세부터 5세까지 일반적인 순음검사를 시행하기 전 단계에서 재미난 놀이로 호기심을 끌고 유지하면서 아동의 짧은 집중 시간을 늘려 가며 검사를 하는 방법이다. 검사용 헤드폰을 착용시키고 일반 순음검사와 동일한 방법으로 검사하여 오른쪽과 왼쪽 귀를 구분하여 검사할 수 있고, 기도와 골도 청력검사를 시행할 수 있어 청력손실의 정도와 유형을 평가할 수 있다. 기도검사부터 시작하여 어음인지에 가장 중요한 주파수인 500, 1,000, 2,000 Hz를 중심으로 양쪽 귀를 신속히 검사하여 청력의 정도를 먼저 평가한 후 골도검사도 실시하여 청력손실의 유형을 평가한다. 3개의 주파수 검사 후 아동의 집중력이 아직 남아 있다면 250, 4,000, 8,000 Hz도 실시하여 순음청력검사를 완성한다. 아동이 헤드폰 착용을 거부하면 스피커로 검사를 실시하고, 결과는 양쪽 혹은 적어도 좋은 한쪽 귀의 반응으로 간주한다. 검사를 수행하지 못하면 집이나 재활실에서 간단한 훈련을 받은 후 검사할 수 있도록 유도한다. 검사할 때 주의할 점은 자극 지속시간이 2초를 넘기지 말아야 하고, 자극 후 2초 이내의 반응을 정반응으로 인정해야 한다는 것이다. 영유아에게 실시하는 BOA나 VRA는 청각계의 발달이 미숙하여 자극 지속시간이나 자극인정 기준시간보다 조금 길어질 수는 있으나, 특히 PA는 청성뇌간유발반응 기준으로 청각계의 발달이 완성된 상태이므로 청각계에 반향을 일으키지 않도록 한 번의 자극 지속시간을 2초보다 길게 제시하지 말아야 한다.

(2) 놀이 및 강화 방법

검사자와의 라포(rapport) 형성이 중요하므로 아동이 검사를 거부하거나 두려워하면 훈련이나 놀이로 먼저 좋은 라포를 형성하여 검사를 할 수 있도록 유도한다. 소리를 들은 후 작은 플라스틱 볼이나 모형들을 소리가 들릴 때마다 바구니에 집어넣도록 하는 놀이로 소리에 대한 반응을 하도록 한다. 장난감은 여러 번 같은 반응으로 사용할 수 있도록 같은 모양이 많고 부딪혀도 소리가 나지 않는 것으로 준비한다. 방음실과 헤드폰 착용을 두려워할 수 있으므로 전화놀이나 비행기 조종사놀이 등으로 설명하고, 순음은 종

소리나 새소리 등 동물의 소리로 표현하여 아동이 검사에 흥미를 잃지 않도록 한다. 예를 들어, 작은 소리는 작은 종소리나 새소리로 표현하고, 저주파수 소리는 할아버지나 아빠 새소리 등으로 표현한다. 그 외 "잘하네, 멋지다, 하이파이브! 최고!"라는 말로 아동이 검사를 잘 따라 할 수 있도록 격려한다. 아동이 놀이로 소리에 반응하기를 거부하면, 우선 검사자와 보호자가 헤드폰을 착용하고 소리가 들릴 때마다 바구니에 플라스틱 볼을 넣으며 즐거워하는 모습을 보여 주어서 아동에게 재미있는 놀이로 인식시키고 흥미를 유발한다. 성숙 정도에 따라서 장난감의 종류를 구슬 꿰기나 더 복잡한 종류로 선정하여 아동이 흥미를 잃지 않도록 한다.

(3) BOA, VRA, PA의 활용

복합장애나 발달장애의 경우 청각장애가 있으면 증폭기 착용과 청능재활에 따라 의사소통이 활성화되어 아동 발달에 긍정적 효과를 나타낼 수 있다. 이 경우 검사하기가 쉽지 않지만 포기하지 말고 객관적·주관적 청각평가를 다각적으로 시도하여 아동의 청력 상태를 측정한다. Stein 등(1987)에 의하면, 한 장애인 시설기관에 4년 반 이상 거주했던 7세부터 18세까지의 심도발달장애아 122명을 대상으로 청력검사를 실시했을 때 약 32%(12%는 전음성 난청, 20%는 감각신경성 난청)가 청력손실을 보였으며, 이 중 8%는 양측성 고심도 난청으로 밝혀졌다. 발달장애에 난청이 있을 경우 보청기와 청능재활 효과도 우수한 것으로 나타났다. 아동이 반복적인 검사로 인해 지루해하는 경우와 청력이 고심도 이상이거나, 자폐아, 지적장애아, 중복장애아 등과 같이 특수한 경우는 PA 검사 시 VRA의 움직이는 인형이나 컴퓨터의 만화 화면 등의 강화제를 복합적으로 사용하여 아동의 흥미를 고취시킨다. 스피커를 통해 이름을 부르거나, '앉아, 일어서' 등의 간단한 지시를 따라 하는 것으로써 소리를 듣는 능력을 점검할 수도 있다. 장애가 심하면 BOA 방법도 함께 사용한다. 그 외 아동에게 실시할 수 있는 기타 검사들도 활용하여 복합장애 아동을 효율적으로 평가한다.

4) 기타 아동의 주관적 청력검사

(1) 그림을 이용한 어음검사

만 3세에서 5세 어음인지역치검사를 위한 한국표준 학령전기용 이음절어표(Korean Standard Bisyllabic Word Lists for Preschoolers, KS-BWL-P), 단음절 인지검사를 위한 한국표준 학령전기용 단음절어표(Korean Standard Monosyllabic Word Lists for Preschoolers, KS-MWL-P), 문장인지검사를 위한 한국표준 학령전기용 문장표(Korean Standard Sentence Lists for Preschoolers, KS-SL-P) 등은 모두 그림을 이용한 어음검사이므로 순음검사를 어려워하거나 거부하는 아동의 청력검사나 재활에 사용될 수 있다(김진숙 외, 2008; 신현욱, 홍하나, 이기도, 김진숙, 2009; 이정학 외, 2010; 장현숙 외, 2008; 조수진 외, 2008).

(2) 시각강화조작조건청력검사

시각강화조작조건청력검사(visual reinforcement operant conditioning audiometry, VROCA)는 자극음에 대한 반응으로 아동이 직접 단추나 마우스를 누르면 장난감이나 모형이 움직이거나 컴퓨터 화면을 통해 직접 조작할 수 있는 시각강화를 제시하는 방법을 사용한다. 검사기나 강화기구를 조작할 수 있는 나이인 만 3세에서 7세까지 사용 가능하다([그림 12-5] 참조). 그러나 기구 조작이 미숙하거나 기구 조작에 너무 집중하여 거짓 반응이 있을 수 있으므로 주의해야 한다. 기도, 골도, 음장검사가 가능하여 PA나 VRA의 보조검사 방법으로 가능하다. 특히 VROCA 기기는 방음실이 갖추어지지 않은 곳에서도 청력검사와 보청기 이득검사 등을 간단히 수행할 수 있다는 장점이 있다.

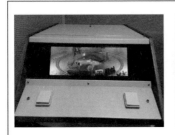 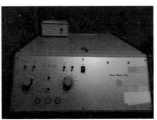 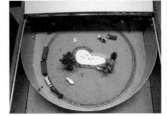

반응단추 2개와 강화 장난감기차의 불이 켜진 모습 / 주파수와 강도를 조절하는 다이얼과 자극음 제시단추 모습 / 강화 장난감기차의 내부 모습

그림 12-5 시각강화조작조건청력검사 기구의 모습

(3) 물질강화조작조건청력검사

물질강화조작조건청력검사(tangible reinforcement operant conditioning audiometry, TROCA)는 자극음에 대한 반응으로 특별히 제작된 기구의 단추를 누르면 음식이나 물질 등의 강화제가 제공되는 방법을 응용한 검사이다. 주로 정신 혹은 발달 지체를 가진 아

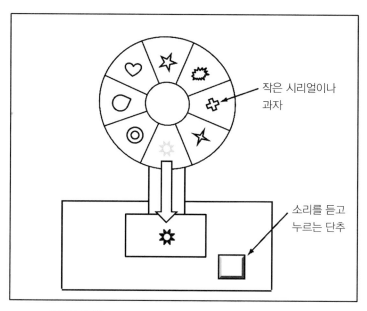

작은 시리얼이나
과자

소리를 듣고
누르는 단추

그림 12-6 물질강화조작조건청력검사 기구의 모형도

동에게 사용할 수 있다. 음식으로는 입에서 재빨리 녹는 아주 작은 시리얼이나 사탕 등을 사용한다([그림 12-6] 참조).

3. 유전성 난청

1) 우성과 열성 유전

청각장애 부모의 자녀들이 모두 난청으로 태어나지는 않는다. 유전성 난청이라도 양 부모의 난청 원인이나 원인 유전자가 서로 다르면 정상 청력을 가진 아이가 태어날 수도 있다. 그러나 양 부모가 건청인데도 특별한 원인을 알 수 없는 청각장애인 자녀가 있으면 유전성 난청을 생각할 수 있다. 인간유전자 해독(human genome project, HGP)의 성과로 유전성 질환에 대한 이해와 예방은 빠른 속도로 이루어지고 있고, 특히 유전성 난청의 경우 단 하나의 유전자가 변형을 일으켜서 난청이 되는 경우가 많아 원인 규명이 필요한 부분이다.

모든 염색체는 쌍을 이루며 양측 부모로부터 1개씩 받아서 구성된다. 우성(dominant)유

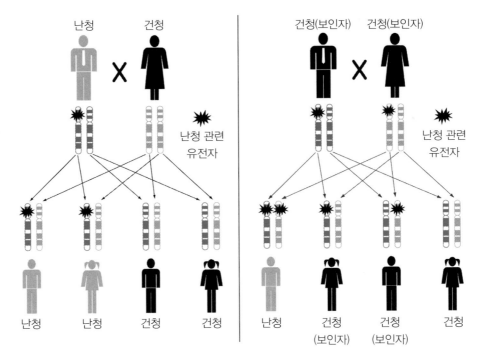

그림 12-7 자식의 50%가 난청을 보인 우성유전(왼쪽)과 25%가 난청을 보인 열성유전(오른쪽)

전은 이 중 1개의 유전자만이라도 병이 있으면 난청이 나타나게 되고, 열성(recessive)유전은 양쪽 모두 병이 있어야 나타난다. 그러므로 우성유전성 난청은 부모 중 한쪽에게만 난청이 있어도 자식에게 난청이 나타날 수 있으며, 난청이 자식에게 발현될 확률은 50%이다. 또한 수직적 전파로 모든 세대에 걸쳐 가족 중에 몇 명씩은 나타난다. 청력손실은

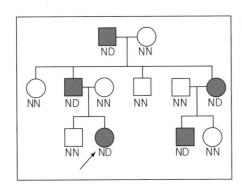
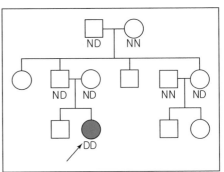

그림 12-8 3대에 걸쳐 난청이 나타난 우성유전의 예(왼쪽), 보인자인 조부와 부모의 결합으로 난청이 나타난 열성유전의 예(오른쪽)

* □는 남성, ○는 여성, ■과 ●는 질병(난청)이 나타난 경우를 뜻한다. N은 정상, D는 난청유전자를 뜻한다.

후천성으로 나타나며, 시간이 지날수록 점점 더 청력이 악화되는 경우가 많다. 열성유전성 난청은 부모가 모두 정상 청력을 갖고 있어도 자식에게 난청이 나타날 수 있기 때문에 예측하기 어렵다. 자식에게 난청이 발현될 확률은 25%이고, 수평적 전파로 형제자매 사이에 난청이 발현되고 대를 걸러서 나타날 수도 있다. 청력손실은 선천성으로 출생 시부터 난청이 나타나며, 그 정도가 심하여 조기 진단 및 재활이 필요하다([그림 12-7] [그림 12-8] 참조; Rehm & Madore, 2007).

고심도 이상의 심한 난청이 나타나는 원인을 살펴보면 50%는 환경적 요인이고, 50%는 유전적 요인이다. 환경적 요인으로는 약물중독, 큰 소리의 충격, 감염 등이 있다. 유전성 난청은 동반 증상에 따라 난청 외에 다른 신체적 이상이 있는 증후군(syndromic)으로 나타나는 경우는 약 30%, 난청 외에 다른 신체적 이상이 없는 비증후군(non-syndromic)으로 나타나는 경우가 약 70%이다. 일반적으로 난청을 포함하는 증후군으로는 안과 질환이 동반되는 Usher 증후군, 내분비계 질환이 동반되는 Pendred 증후군, 심장질환이 동반되는 Jervell과 Lange-Nielsen 증후군, 색소 관련 질환이 동반되는 Waardenburg 증후군, 신장질환이 동반되는 Alport 증후군과 Branchio-Oto-Renal (BOR) 증후군, 근골계 질환이 동반되는 Stickler 증후군 등이 있다. 비증후군적 요인 중 우성유전자로 인한 난청이 약 22%, 열성유전자로 인한 난청은 약 77%, 반성유전 (X-linked)을 일으키는 유전자와 모계유전을 일으키는 미토콘드리아성 유전자에 의한 난청은 각각 약 1% 이내인 것으로 알려져 있다([그림 12-9] 참조).

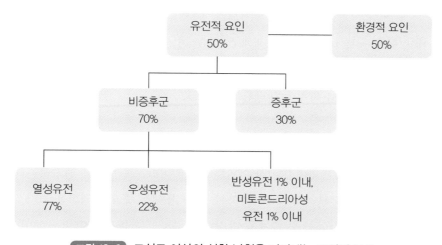

그림 12-9 고심도 이상의 심한 난청을 나타내는 요인별 분류

유전성 난청 중 가장 많은 비율을 차지하는 비증후군적 열성난청(non-syndromic recessive deafness, NSRD) 유전자는 특히 농(deafness)을 발생시킨다는 의미의 'DFN'에 열성이라는 뜻의 'B'를 결합하여 'DFNB'의 위치에 있는 유전자라고 부른다. 또한 'DFN'에 우성이라는 뜻의 'A'를 결합하여 'DFNA'라 표기하면 우성유전자를 의미한다. 그러므로 난청을 일으키는 열성유전자들은 발견되는 순서대로 번호를 붙여 'DFNB1~125'로, 우성유전자들은 'DFNA1~90'로 나타낸다(http://hereditaryhearingloss.org).

2) 우리나라의 유전성 난청

유전성 질환은 인종 간의 차이가 매우 크므로 외국에서 발견된 난청유전자라 할지라도 우리나라에서는 해당되지 않는 경우가 많다. 그러므로 우리나라에서 발견된 유전인자를 중심으로 살펴보면 다음과 같다(박홍준, 2004).

(1) GJB2 돌연변이의 열성유전자

처음 지중해 연안에서 발견되어, 현재 백인의 유전성 난청 중 거의 50% 원인이 되는 유전자이다. 무척 작은 크기의 유전자인 GJB2는 와우관 속의 세포와 세포 사이의 막에서 통로를 구성하여 신경전기를 전달하도록 하는 단백질인 'connexin26, Cx26'을 생성하도록 하는 유전자이다. 그러므로 이 유전자의 이상은 내림프액의 칼륨 이온을 부족하게 하여 와우관 내의 전기 흐름을 방해한다. 우리나라에서 원인을 알 수 없는 청각장애인의 약 5%는 이 유전자의 결함으로 추정된다. 열성유전으로 전파되며, 우리나라에서도 총인구 대비 약 1%, 즉 100명 중 1명에게 GJB2 유전자 결함의 보인자가 있는 것으로 확인되었다. 그리하여 양 부모가 보인자일 경우 자식의 25% 비율로 난청이 나타날 가능성이 있다. NSRD 중 DFNB1 위치에 해당한다.

(2) PDS(SLC26A4) 돌연변이의 열성유전자

인간 유전자 중 7번 염색체에 위치한 PDS는 펜드린이라는 단백질을 생성하는데, 이 단백질은 음이온의 이동을 관리하며 귀, 갑상선, 콩팥 등에서 중요한 역할을 한다. 1869년 갑상선이 커지고 난청이 있는 두 형제를 발견한 발견자의 이름을 붙여 'Pendred'라고 명명하였으며, 난청 외에 다른 질환도 동반되는 증후군을 발현시키는 유전자이다. 비증후군으로 난청이 나타날 수도 있으며, 그럴 경우 NSRD의 DFNB4 위치에 해당한다. 청각

기관의 음이온 이동의 이상은 와우관 내의 전위의 안정과 신경전기 흐름을 방해하여 난청을 발생하게 한다. 또한 태생기의 PDS 유전자의 이상은 전정도수관 확장증(enlarged vestibular aqueduct, EVA 혹은 large vestibular aqueduct syndrome, LVAS)을 발생하게 하고, 그에 따른 난청은 선천성 혹은 후천성으로도 나타나며, 때로는 돌발성 난청의 형태로도 나타날 수 있다. 그러나 대부분 궁극적으로 고도 이상의 난청으로 진행된다. PDS 유전자의 돌연변이는 난청 외에 갑상선 비대증이 나타나는 증후군으로 발생한다. 갑상선은 요오드의 흡수와 분비에 관여하는데, 요오드를 흡수하지 못하고 갑상선 호르몬의 형성장애를 유발하여 2차적으로 갑상선 비대가 나타난다. 그러나 우리나라에서 발견되는 PDS 유전자 돌연변이의 형태는 서양과 매우 다르다. 왜냐하면 식생활 습관에서 김이나 미역 등 해조류의 풍부한 섭취로 요오드를 보충하는 우리나라에서는 갑상선 비대의 발현율이 서양보다 저조하기 때문이다. 우리나라에서는 2003년에 처음으로 Pendred 증후군 난청 가족과 PDS 유전자 돌연변이에 대한 보고가 있었다. PDS 유전자의 돌연변이는 영국이나 유럽에서는 0.01%, 10,000명당 1명의 발현율로 나타나지만 우리나라에서는 총인구 대비 1.67%, 즉 60명 중 1명에서 보인자를 확인할 수 있으며, 이 유전자는 현재까지 알려진 한국인의 유전성 난청 중 가장 많이 나타나는 유전자로 알려져 있다. 또 원인이 확실치 않은 난청인 10명 중 1명은 이 유전자의 돌연변이로 인한 청각장애인으로 생각된다.

(3) 우성유전과 기타

현재까지 알려진 우성유전자는 전 세계적으로 DFNA67까지 밝혀져 있으나 우리나라에서는 아직 뚜렷하게 밝혀진 우성난청 유전자가 없다. 단지 DFNA5 유전자와 상관이 있는 청각장애의 가계도가 일부 밝혀져 있을 뿐이다. 열성과 우성 난청 외에 성염색체의 이상에 의한 반성유전은 아직 우리나라에서 보고된 바가 없으나 미토콘드리아 돌연변이에 의한 모계유전은 간혹 나타난다.

4. 청각선별검사와 조기 발견

1) 미국영아청각통합위원회(JCIH)의 제안

미국영아청각통합위원회[Joint Committee on Infant Hearing(JCIH, 2007)]에서는 신생아

의 청각선별검사와 청각장애의 진단 및 재활에 대하여 다학문적 접근의 효율적인 방법을 제안하고 있다. 그 내용을 요약하면, 생후 1개월 이내에 청력에 대한 청각선별검사를 받고, 선별검사를 통과하지 못하였을 경우 3개월 이내에 청각장애에 대한 정밀한 진단검사로 난청을 확인하고, 청각장애가 확인될 경우 늦어도 6개월 이내에 재활을 시작하도록 권장하고 있다. JCIH는 25년간 시행해 온 프로그램을 종합하여 2007년에 요약문을 발표하며 그간의 프로그램 운영을 통하여 나타난 성과와 문제점을 분석하여 미래 방향을 논하고 있다. 그 내용은 JCIH의 승인으로 운영한 청력손실의 조기 발견과 재활을 담당하는 조기 청력손실 탐지 및 중재(early hearing detection and intervention, EHDI) 프로그램에서 모든 신생아에 대한 청력선별검사를 실시하는 목표로 운영된 전체 신생아 청각선별검사(universal newborn hearing screening, UNHS)의 성과로 미국에서 청각선별검사를 받는 아동이 38%에서 92%까지 증가한 점을 보고하고 있다. 그러나 EHDI 중 조기 재활의 성과는 부족한 것으로 평가하였다. 특히 청각장애의 조기 발견 후 영유아와 아동의 재활을 담당할 교육받은 아동청각전문가가 없는 점을 강조하고, 이러한 전문가들을 양성할 필요성이 있다고 강조하였다. 더욱이 JCIH 프로그램의 실행으로 6개월 이전에 조기 재활을 받은 아동들은 그 이후 재활을 받은 아동들보다 어휘 발달, 어음 산출, 사회정서적 발달 등에서 20~40퍼센타일 정도의 증가를 보인다는 좋은 결과를 보고하고 있다(Northern & Downs, 2002; Yoshinaga-Itano, Coulter, & Thomson, 2000). 이러한 내용을 근거로 JCIH의 제안은 청각장애 영유아를 조기 발견하고 재활하는 모범적인 시스템으로 전 세계적인 기준이 되고 있다.

2) 우리나라의 신생아 청각선별검사

우리나라도 저출산 시대를 맞아 영유아 건강에 대한 관심이 증가하고 있고 그에 따른 보건복지부의 건강증진사업 중 하나로 2007년에 신생아 청각선별검사 시범사업을 16개 지역에서 시작하였고, 2008년에는 32개 지역으로 시험 사업을 확대 시행하였으며, 이후부터 전국 저소득층 신생아 난청 조기 진단사업 선천성 난청 검사비 및 영유아 보청기 지원 사업으로 국내 청각장애 영유아의 조기 발견과 재활 지원을 확대하고 있다(https://www.hearingscreening.or.kr). 이러한 청각선별검사를 통해 우리나라도 미국 국립보건원[National Institute of Health(NIH), 1993]의 보도와 마찬가지로 중고도 선천성 난청은 신생아 1,000명당 1~3명에게서 발생하고 있는 것으로 확인되었다. 선천성 난청을 보인 신생아는 청각장애인으로 성장하고 언어장애도 동반하게 된다. 그러나 출생 직후 청각장애를 발견하고 보청기나 인공와우 등 청각보조기기를 사용하면서 청각재활치료를 시작하면 언어 및 학습 장애가 최소화되어 정상에 가깝게 성장할 수 있으므로 조기 발견과 재활이 중요하다(보건복지부, 2008. 3. 5.).

3) 검사 방법

신생아 청각선별검사의 결과는 난청이 없다고 판정하는 통과(pass)와 난청이 있는 것 같으니 확인을 위하여 다시 검사하라는 재검(refer)으로 분류된다. 이런 검사 결과의 효율성은 2×2(two-by-two) 행렬 매트릭스를 이용한 사분면 차트로 민감도(sensitivity)와 특이도(specificity)를 분석하여 검증한다([그림 12-10] 참조). 민감도는 검사 방법이 질병이 있을 때 질병이 있다고 맞게 검사하는 확률이고, 특이도는 질병이 없을 때 질병이 없다고 맞게 검사하는 확률이다. 민감도와 특이도가 모두 높을수록 우수한 검사 방법이다. 이러한 분석으로 현재 신생아와 영유아에게 사용되는 선별검사로는 다음 두 가지가 있다.

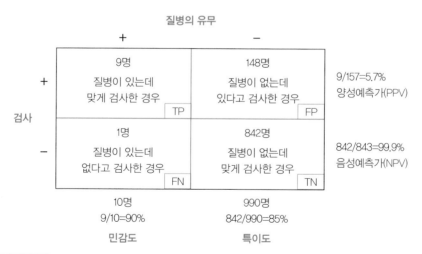

[그림 12-10] 2×2 행렬 매트릭스를 이용한 민감도가 90%이고 특이도가 85%인 분석의 예

* TP: 참양성(true positive), FP: 위양성(false positive), FN: 위음성(false negative), TN: 참음성(true negative)

(1) 자동청성뇌간반응(automated auditory brainstem response, AABR)검사

소리 자극을 주고 와우 및 청신경과 그 이후 중추청각계의 반응을 측정하는 검사로, 저장된 정상 신생아의 뇌파와 자동으로 비교하여 대개 35~40 dB 이상의 난청 유무를 선별한다. 검사를 위해 아기 머리에 전극을 붙이고 아기가 수면 상태를 유지해야 하는 등 약간의 준비과정이 필요하다. 검사 시간은 대개 20~40분이 소요되는데, 아기가 수면 중인 경우는 10분 정도면 충분하다. 이 검사의 장점은 민감도도 높지만 특이도가 특히 높으므로 통과된 신생아는 청력에 큰 이상이 없다고 생각할 수 있는 것이다. 그러나 저주파수 대역과 아주 높은 주파수의 난청을 평가하기 어렵고, 청력의 이상이 와우 내의 신경세포 이상인지 혹은 중추신경계 이상인지를 확인하기 위해서는 이음향방사검사와 함께 분석해야 하는 단점이 있다.

(2) 자동이음향방사(automated otoacoustic emission, AOAE)검사

소리 자극을 주고 와우의 외유모세포에서 발생하는 아주 작은 음향 진동파를 측정하여 와우의 이상 유무를 확인하는 검사로, 대개 30~35 dB 이상의 난청 유무를 선별한다. 이 검사는 검사 시간이 매우 짧고 전극을 붙일 필요 없이 중이검사를 하는 것처럼 귀에 프로브 팁만 착용시키면 간단히 검사할 수 있다. 검사 시간은 대략 10~20분 정도 소요되며, 아기가 수면 중인 경우는 3~5분이면 충분하다. 그러나 와우 이후의 중추신경계를 검사할 수 없는 단점이 있다.

앞서 제시된 두 검사 모두 외이나 중이 상태가 비정상일 경우 검사 결과가 재검으로 나올 수 있고, 40 dB 미만의 경도난청이나 특정 주파수 영역의 청력손실을 놓칠 수 있으므로 주의해야 한다. 또한 더 정확한 선별검사를 위하여 1회 재검 결과가 나오면 2회 반복검사를 하여 판정하는데, AABR이 검사하는 범위가 더 크므로 결과를 종합적으로 판정하는 데 주의해야 한다([그림 12-11] 참조). 청성뇌간반응검사 결과가 비정상이고 이음향방사검사가 정상이면 와우 이후의 중추신경계 이상을 생각해 볼 수 있기 때문이다. 여러 번 반복적으로 검사를 하면 통과의 비율이 높아져서 검사의 민감도를 떨어뜨릴 수 있으므로 선별검사는 두 번 반복검사로 검사를 종료하여야 한다. 또한 재검으로 판정되어 난청의 정도를 진단하기 위해서는 발달연령에 근거한 주관적 청력검사와 객관적인 검사인 청성뇌간반응검사로 청력손실의 유형과 정도를 추정한다. 이러한 과정을 거쳐 청력손실을 확인하는 작업이 적어도 생후 3개월 이내에 완료되어야 한다. 청력손실이 확인

> AOAE: 재검 → AABR: 통과 ⇒ 종합적 판단: 통과
>
> AABR: 재검 → AOAE: 통과 ⇒ 종합적 판단: 재검

그림 12-11 청각선별검사의 반복검사 시 검사 방법의 결과에 따른 판정 방법

되면 가능한 한 빨리 조기 재활을 실시해야 한다.

5. 의사소통능력의 발달과 청능재활

1) 청각 및 언어 능력의 발달

우리나라에서 청각장애의 조기 발견은 평균 5.2개월이나, 재활은 일반적으로 24개월로 지연되고 있다(최윤희, 윤미선, 2007). 이러한 지연은 언어를 발달시킬 수 있는 중요한 시기를 모두 놓칠 뿐 아니라 JCIH가 제시한 조기 재활 시작 시기인 6개월보다도 1년 이상 늦어져 아동 발달에 지장을 초래할 수 있다. 더욱이 정상 신생아가 태아기 20주에 완성된 청각 시스템으로 태생 전에 20주 동안 청각 경험을 한 후 태어난 점을 생각하면 신생아가 태어나자마자 청각장애를 발견하고 바로 재활을 시작해도 정상 신생아보다 청각 경험이 20주가 늦어진 셈이다. 그러므로 재활을 시작하는 공식적인 시기로 제시한 '6개월'까지 기다리지 말고 바로 신생아나 영아의 청각적 행동과 발성 패턴에 따른 적절한 재활 프로그램을 가정이나 재활실에서 시작할 수 있어야 한다. 그래서 JCIH는 청력손실 확인 후 '2일 이내에 청능재활 프로그램을 시작'하고 '1개월 이내에 증폭기를 선택하고 적합'하도록 권장하고 있다(JCIH, 2007). 개인용 보청기나 인공와우가 여의치 않으면 우선 대여용이나 상자형 보청기로 아기가 노는 시간에 주변 소리와 말소리를 듣도록 해 주어야 한다. 이렇게 어린 시기의 재활 목표는 청각 경험을 통하여 정상 발달에 가까운 청각적 행동 발달과 그에 따른 발성 및 언어적 발달을 이끌어 내는 것이다. 최근에는 국내 영유아의 청각 및 의사소통 행동을 간편히 점검할 수 있는 영유아 청각 및 의사소통 행동 체크리스트(Infant-Toddler Auditory & Communicative Behavioral Checklist, IT-ACBC; 박경연, 김진숙, 2016)가 개발되어 조기 청능재활이 필요한 영유아를 쉽게 선별할 수 있고, 해당 영유아의 청각 및 의사소통 행동의 발달 상태를 확인할 수 있게 되었다(〈표 12-1〉 참조).

표 12-1 영유아 청각 및 의사소통 행동 체크리스트(IT-ACBC)

월령 구간	문항
1~3개월	갑작스러운 큰 소리에 놀라거나 깬다.
	큰 소리에 젖이나 우유병을 빠는 동작을 멈춘다.
	울다가 엄마 목소리(친숙한 목소리)를 듣고 조용해지는 등의 반응을 한다.
4~5개월	소리가 나는 곳을 찾으려는 행동(고개를 돌리는 등)을 한다.
	이상한 소리(자음이나 모음으로 표현할 수 없는)를 내며 놀기 시작한다.
	반복적인 모음 소리(/아~/, /오~/)를 내기 시작한다.
6~7개월	자기 이름에 반응하기 시작한다.
	다양한 소리('껄껄' '끼끼' '걸걸' 비명 소리, '흐-읍' 하며 들이마시는 소리 등)를 낼 수 있다.
	음악 소리를 좋아하고, 반응하기 시작한다.
8~9개월	자기 이름에 작은 소리로 불러도 확실히 반응한다.
	'까꿍'이나 '짝짝꿍' 놀이 등을 따라 하고 즐긴다.
	익숙한 물건의 이름(혹은 단어; 컵, 신발, 우유, 까까 등)을 안다.
10~11개월	말소리와 같은 옹알이로 의사 표현을 하고 대화하듯 응답할 수 있다.
	간단한 말소리를 따라 내거나 흉내 낼 수 있다.
	지시어("가져와." "이리 와." "더 줄까?" 등)의 의미를 알고 행동한다.
12~13개월	어른들이 사용하는 어구("이거 지지." "아빠, 빠이빠이." 등)의 억양을 흉내 낼 수 있다.
	지시어("가져와." "이리 와." "더 줄까?" 등)뿐만 아니라, "네 신발 어디 있어?"와 같은 간단한 질문도 이해한다.
	'엄마' '아빠' 이외에 적어도 한 단어 이상을 알고 사용한다.
14~15개월	책 속의 그림을 가리키는 말('멍멍'-강아지, '빵빵'-차, '음메'-소 등)을 하면서 해당 그림을 가리킬 수 있다.
	'엄마' '아빠' 이외에 2~3개 정도의 단어를 알고 사용한다.
	간단한 질문을 이해하고 한 단어("응." "아니." 등)나 몸동작으로 답한다.
16~17개월	간단한 심부름(기저귀, 신발, 컵 등을 가져오기)을 한다.
	10~20개의 단어를 알고 말한다.
	매일 새로운 단어를 배우고 사용한다.
18~19개월	20개 이상의 단어를 알고 사용한다.
	'나' '이거' '저거'와 같은 대명사를 사용할 줄 안다.
	"배고파?" "쉬 마려워?"와 같은 단순한 예-아니요 식의 질문을 이해한다.
20~21개월	"이게 뭐야?"와 같은 간단한 질문에 답한다.
	말로 하는 간단한 지시사항에 따라 행동한다.
	집에서 사용하는 다양한 일상적 어휘를 사용한다.

22~23개월	단어의 끝 억양을 높여 질문의 형태로 묻는다.
	세 단어 이상을 사용하여 문장을 말한다("아가 코 자." "나 우유 시러." 등).
	'컵 안에' '책상 밑에' '의자 위에' 등의 부사구를 이해한다.
24~26개월	사물의 크기를 구분한다(큰/작은 공).
	배설 욕구를 말이나 행동으로 표현한다.
	"어디?"나 "언제?"와 같은 질문에 답한다.

영유아기의 의사소통능력은 6개월쯤에 나타나는 모음이나 자음의 반복, 자음과 모음을 혼합한 /dadada/, /bababa/ 등의 음절 반복인 옹알이(babbling)를 거쳐 8~10개월쯤에는 처음 단어를 인식하고 단어의 의미를 이해하기 시작한다. 옹알이는 모국어의 음운적 특성을 따르며 영아의 환경에 따라 양의 차이가 날 수 있으므로 난청일 경우 이 시기에 청각적 경험 환경을 확대해 주어야 한다. 영아는 의사소통을 위해 자신의 신호를 전하기 위한 특징적 발성 패턴을 사용한다. 이러한 패턴이 자음과 모음을 병합하는 구성으로 진행되면 이를 말하려는 노력으로 생각할 수 있으므로 영아기의 발성 패턴을 모방할 수 있도록 난청아에게 자주 들려주어야 한다.

최초의 말 산출과 관련이 깊은 소리를 의도적 발성이라 한다. 의도적 발성은 옹알이나 발성놀이(vocal play)와는 뚜렷한 차이가 있고, '짜내는 목소리'를 하거나 '부르는 소리'와 '짧게 끊어지는 발성'을 한다. 또한 목 깊은 데서 나오는 발성인 그런트(grunt)는 침팬지나 원숭이에게서 기본적인 요구와 의사소통의 기능으로 사용되는데, 인간의 경우에도 그런트는 첫 단어와 상관이 있고 말을 빨리하는 영아에게서 특히 관찰되는 소리로 보고되고 있다(McCune et al., 1996). 인공와우 아동들을 대상으로 한 발성의 발달과정과 재활과 관련된 연구에서도 언어 이전기 발성의 패턴 중 짧게 끊어지는 발성이 실질적 언어와 연결되는 점을 강조하고 있다(Ertmer & Mellon, 2001).

2) 영유아의 청능재활

성공적인 영아의 청능재활을 위하여 가족 중심으로 가정이나 재활실에서 재활이 이루어져야 한다. 발성 조사 연구를 통하여 영유아 발성의 유형과 패턴을 분석하는 구조적인 평가 방법을 바탕으로 영유아의 단계별 말 산출에 대한 기준에 따른 초기 청능재활 모델(http://www.vocaldevelopment.com)이 제시된 것과 같이, 우리나라에서도 영아의 특성을 이해하고 발달단계를 고려한 개별화된 모델링을 제시할 수 있는 연구 자료가 제시되어야 한다. 우리말은 영어나 다른 외국어와 초기 발성 및 조음 발달과정에 차이가 있다. 더욱이 육아법과 놀이는 고유한 민족의 문화와 정서에 맞는 방법으로 오랫동안 내려온 독특한 방법이 있을 수 있다. 이 점을 고려하여 우리나라의 전통적인 육아법과 놀이를 바탕으로 한국어 특성을 반영한 한국형 영아 청각언어인지재활(Korean Auditory, language, and cognitive Rehabilitation for Infants, KARI) 프로그램이 최근에 개발되었다(김진숙, 윤지은, 2016). '국내 영아의 발성 및 조음발달(Korean Infant Vocal and Articulation Development, KIVAD) 목록' '단동십훈(檀童十訓)' '애착육아법' '짧고 재미있게 받아들이는 모델링(Short Fun Infant for Modeling, SFIM)' '청각구어법(Auditoty Verbal Therapy, AVT)' '부모 · 상담 및 교육 자료' 등을 중심으로 개발되어 현재 난청 영유아에게 적용되고 있다. 특히 이 시기에 강조되는 부모교육 자료가 체계적으로 제시되고 있는데 '우리아이와 매일매일 어떻게 말할까요?'는 일상생활에서 영아에게 청각언어 자극을 제시하는 열여섯 가지 방법을 상황별—아침에 일어날 때, 기저귀 갈 때, 목욕 전후, 마사지할 때, 젖 먹일 때, 옷 입고 벗을 때, 아이에게 밥 먹일 때, 책 읽기, 공 가지고 놀기, 아기인형이나 곰 인형 가지고 놀기, 퍼즐 가지고 놀기, 소꿉놀이, 놀이터(미끄럼틀, 그네)에서 놀기, 색깔찰흙 놀이, 빨래하기, 산책하기—로 제시하고 있다. 이를 반영한 사례 보고도 제시되어 있어 참고할 만하다(윤지은, 김진숙, 박혜진, 2016; 유희순, 김도균, 김진숙, 2019, 문채경, 유채연, 김진숙, 2024). 그 외 아기의 듣기 발달을 촉진하기 위한 '우리아이의 청각/언어 발달 촉진 방법'도 다음과 같이 세 가지 상황별로 제시하고 있다.

⊙ 아기에게 말할 때

- 아기와 눈 맞춤을 하고 모든 행동과 발성에 미소를 띠고 긍정적으로 코멘트하세요.
- 단순하고 짧은 행동과 말로 아기에게 이야기해 주세요.
- 아기가 집중하는 동안 목표 행동과 말을 반복적으로 하세요. 반복적인 행동과 말에 먼저 지루해지는 사람은 어른입니다. 재미있는 행동과 말을 계속 반복해도 아기들은 집중할 수 있습니다.
- 장난감을 가지고 놀 때, 장난감의 위치는 얼굴 주변으로 하여 부모가 말하는 동안 아기가 집중할 수 있도록 하세요.
- 사물을 제시하기 전에 그 이름을 먼저 말하여 듣기 연습을 할 기회를 제공하세요. 예를 들어, "우유 먹을까?"라고 먼저 말한 후 우유를 주면 아기가 우유를 보기 전에

'우유'라는 단어를 듣고 생각할 기회를 갖습니다.

◉ 아기가 말하도록 할 때
- 아기의 발성과 행동을 관찰하고 발성하면 즉각적으로 따라 하세요.
- 차례차례하기(turn-taking) 놀이를 해 보세요. 예를 들어, 아기가 /아~아/ 하면 동일한 억양으로 부모가 /아~아/ 하고 대답합니다. 그리고 다음은 아기가 말할 차례임을 아기의 눈을 보고 기다리는 행동으로 알려 줍니다.
- 새로운 자발적 발성이나 조음이 나타나면 따라 하고, 그 발성이나 조음에 관련된 놀이를 이용하여 더 말해 주세요.
- 발성이나 조음이 맞건 틀리건 발성을 이용하여 의사를 표현하면 칭찬해 주세요. 이러한 과정이 말이나 발성 이용의 중요성을 알게 합니다.

◉ 소리 및 언어가 풍부한 환경을 조성할 때
- 아기가 집중하는 소리(예: 차 지나가는 소리, 문 여닫는 소리, 노크 소리, 초인종 소리, 전화기 소리)를 관련된 놀이와 말로 연결해 보세요.
- 청각/언어재활 시간이 재미없으면 더 이상 아기는 집중하지 않습니다. 특정 행동이나 발성을 너무 강요하지 말고 재미있는 시간을 만들어 보세요. 부모와 아기 모두 청각/언어재활 시간이 즐거워야 합니다.
- 책은 매일매일 읽어 주세요.

3) 영유아와 함께하는 놀이

영유아의 청능재활에 사용할 수 있는 놀이는 특정 상황이나 아기의 흥미에 따라 달라질 수 있다. 다음은 아동의 연령에 맞춘 구조적 놀이의 예이다.

- 0~2개월까지: 아기와 조용한 곳에 누워 눈을 마주 보며 아기의 이름을 불러 준다. 소리가 나는 장난감을 들려준다. 소리에 반응을 보이면 기다렸다가 아기와 똑같은 소리를 낸다. 몸을 이용한 놀이로 제스처와 함께 소리를 제시하여 아기를 자극한다.
- 3개월: 깨지지 않는 거울을 준비하여 함께 거울을 보며 아기의 이름을 불러 준다. 빠이빠이, 까꿍놀이를 거울을 보며 시행하고, 아기의 응답에 즉각적 칭찬으로 긍정적

발성 모델을 유도한다.

- 4개월: 아기의 발성을 모방하고 다른 환경 소리를 들려주며 발성을 유도한다.
- 5개월: '주세요' 동작으로 아기가 좋아하는 장난감을 주고받으며 차례차례 하기의 의사소통 규칙을 익힌다.
- 6개월: 악기나 종 같은 소리 나는 장난감을 이용하여 귀와 수평 레벨에서 소리 찾기 놀이를 한다. 그룹을 이용하여 다른 아기와의 교류 속에서 발성을 유도한다.
- 7개월: 두드려서 소리가 나는 장난감이나 도구로 아기의 듣기능력과 발성능력을 향상시킨다. 아기가 하는 소리를 모방하고 아기의 발성을 기다린다.
- 8개월: 소리가 나는 공을 굴려 가며 의사소통을 유도한다.
- 9개월: 아기를 식탁 의자에 앉히고 던지기 놀이로 흥미와 언어 자극을 유발한다.
- 10개월: 까꿍놀이, 찾기놀이, 노래와 율동 등으로 언어 자극을 확대한다.
- 11개월: 동물 장난감을 이용하여 동물의 의성어나 의태어를 모방하도록 한다.
- 12개월: 동작과 간단한 문장을 연결시키고 짧은 문장을 완성하여 반복적으로 동작과 함께 들려준다.

4) 효과적인 부모상담

효과적인 부모상담을 위해서는 우선 부모와 함께 느끼는 것이 중요하다. 청각장애 때문에 생기는 슬픔과 고통의 시간을 함께 느낄 수 있는 시간을 할애하고 청각장애의 극복을 위해 함께하는 전문적 지식을 갖춘 동반자로서 어떠한 질문도 성실하게 답해 주어야 한다. 청각장애는 단지 일부의 장애일 뿐이라는 개념을 설명하고, 그 외 아동의 건강한 신체에 대한 감사와 함께 건강한 신체와 아동이 주는 기쁨을 즐기고 아동과 함께 긍정적으로 노는 시간을 늘리도록 상담한다. 상담할 때 아동에 대한 태도, 표정, 사소한 말 등에 선입견이 배지 않도록 유의한다. 어떠한 경우에도 항상 중심은 아동이고, 최대의 관심사는 아동의 청각장애의 이해와 재활을 통한 의사소통능력의 극대화라는 것을 명심하며 상담에 임하도록 한다. 또한 다음 내용을 포함한 전문적 내용을 부모에게 알기 쉽게 설명한다.

- 청력도에 대한 설명과 아동이 들을 수 있는 소리와 없는 소리에 대해 설명한다.
- 전음성 난청과 감각신경성 난청의 형태와 그에 따른 의과적 치료의 가능성에 대하

여 설명한다.

- 보청기, 인공와우, 보조장치 등 사용 가능한 증폭기와 재활을 제공하는 기관 등 모든 방법을 설명한다.
- 조기 재활과 가족의 역할에 대한 중요성을 설명한다.
- 재활의 진행에 따라 시기에 맞는 정보와 자료를 제공한다.

요약 및 정리

이 장에서는 생소한 아동청각학 분야에 대하여 청각장애의 조기 발견과 조기 재활 중심으로 기초적 부분을 소개하였다. 각 분야별로 더 자세한 내용과 다양한 분야, 예를 들면 영유아와 아동의 청각보조기기 평가, 적합, 재활 등도 아동청각학의 한 분야로 연구되고 있다. 특히 아동의 청각장애 연구와 적용은 언어청각장애인으로 성장할 수 있는 청각장애 아동을 효율적으로 도울 수 있으므로 청각장애인의 복지 구현과 연결될 수 있다. 이에 따라 아동청각학 분야가 더욱 발전할 수 있기를 기대한다.

참고문헌

김진숙, 윤지은(2016). 영아의 조기 청능재활 프로그램 개발. *Audiology and Speech Research*, *12*(Suppl 1), S41-S46.

김진숙, 임덕환, 홍하나, 신현욱, 이기도, 홍빛나 외(2008). 한국표준 학령기용 및 학령전기용 단음절어표 개발. **청능재활**, 4, 141-160.

김진숙, 지연숙, 신현욱(2012). 조기청능재활프로그램 개발을 위한 영아의 발성 패턴 연구. **청능재활**, 8, 61-77.

문채경, 유채연, 김진숙(2024). 청각언어인지재활도구(KARI)를 이용한 영아 청각재활 사례 연구. *Audiology and Speech Research*, *20*(3), 183-193.

박경연, 김진숙(2016). 영유아 청각 및 의사소통 행동 체크리스트 개발 연구. *Audiology and Speech Research*, *12*(2), 65-73.

박홍준(2004). **청음정보-유전성난청**. 청음. 청음회관.

보건복지부(2008. 3. 5.). 신생아 1,000명당 1.7명이 선청성 난청으로 확진.

신현욱, 홍하나, 이기도, 김진숙(2009). 한국표준 학령전기용 단음절표의 재정렬. **청능재활**, 5,

1-12.

유희순, 김도균, 김진숙(2019). 청각장애 영유아의 청각언어인지재활(KARI)을 이용한 조기 중재 효과 연구. *Audiology and Speech Research*, *15*(2), 119-134.

윤지은, 김진숙, 박혜진(2016). 일측성 고심도 난청 영아의 조기청능재활 사례 보고. *Audiology and Speech Research*, *12*(2), 115-125.

이정학, 조수진, 김진숙, 임덕환, 이경원, 김형종(2010). **어음청각검사(KSA)-전문가지침서**. 학지사 심리검사연구소.

장현숙, 이정학, 임덕환, 전아름, 현재환(2008). 문장인지검사를 위한 한국표준 학령전기용 문장표개발. **청능재활**, 4, 178-187.

조수진, 이정학, 임덕환, 이경원, 한희경(2008). 어음인지역치검사를 위한 학령기용 및 학령전기용 이음절표 개발. **청능재활**, 4, 37-47.

최윤희, 윤미선(2007). 청각장애 영유아의 조기중재에 관한 실태 조사. 언어치료연구, 16, 103-124.

DeCasper, A. J., & Fifer, W. P. (1980). Of human bonding: newborns prefer their mothers' voices. *Science*, *208*, 1174-1176.

Ertmer, D. J., & Mellon, J. A. (2001). Beginning to talk at 20 months: Early vocal development in a young cochlear implant recipient. *Journal of Speech, Language, and Hearing Research*, *44*, 192-206.

Hill, M. (2011). Hearing Development: Embryology of the Ear. In R. Seewald & A. M. Tharpe (Eds.), *Comprehensive handbook of pediatric audiology* (pp. 3-21). Plural publishing.

Joint Committee on Infant Hearing (JCIH). (2007). *Year 2007 position statement: Principles and guidelines for early hearing detection and intervention programs*. A supplement to Audiology today November/December.

McCune, L., Vihman, M. M., Roug-Hellichius, L., Delery, D. B., & Gogate, L. (1996). Grunt communication in human infants. *Journal of Child Language*, *8*, 15-36.

National Institutes of Health. (1993). Early identification of hearing impairment in infants and young children. NIH Consensus Development Conference. *International Journal of Pediatric Otorhinolaryngology*, *27*, 201-202.

Northern, J. L., & Downs, M. P. (2002). *Hearing in children* (5th ed.). Williams & Wilkins.

Rehm, H. L., & Madore, R. (2007). Genetics of Hearing Loss. In J. R. Madell & C. Flexer (Eds.), *Pediatric audiology diagosis, technology, and management* (pp. 13-24). Thieme.

Sánchez Del Rey, A., Sánchez Fernández, J. M., Martinez Ibarquen, A., & Santaolalla Montoya, F. (1995). Morphologic and morphometric study of human spiral ganglion development. *Acta Otolaryngologica*, *115*, 211-217.

Sohmer, H., Perez, R., Sichel, J. Y., Priner, R., & Freeman, S. (2001). The pathway enabling external sounds to reach and excite the fetal inner ear. *Audiology and Neuro-Otology, 6,* 109–116.

Stein, L. K., Kraus, N., Ozdamar, O., Cartee, C., Jabaley, T., Jeantet, C., & Reed, N. (1987). Hearing loss in an institutionalized mentally retarded population. *Otolaryngology-Head and neck Surgery, 113,* 32–35.

Widen, J. E. (2011). Behavioral Audiometry With Infants. In R. Seewald & A. N. Tharpe (Eds.), *Comprehensive handbook of pediatric audiology* (pp. 483–496). Plural publishing.

Wright, C. G. (1997). Development of the human external ear. *Journal of the American Academy of Audiology, 8,* 379–382.

Yoshinaga-Itano, C., Coulter, D., & Thomson, V. (2000). The Colorado Newborn Hearing Screening Project: Effect on speech and language development for children with hearing loss. *Journal of Perinatology, 20,* 132–137.

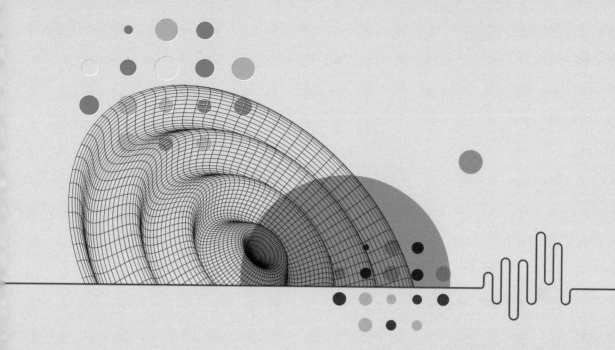

(((제**13**장)))

소음성 난청의 이해

한우재(한림대학교 언어청각학부)

산업화로 인해 현대인들은 원치 않는 소음 노출로부터 스트레스뿐 아니라 여러 가지 질환으로 고통을 받는다. 특히 큰 소음 노출에 의해 유발된 청력손실은 직업적 기계 소리의 노출뿐 아니라 취미를 위한 유희적 (혹은 비직업적) 소음 노출(예: 콘서트 및 스포츠 경기 관람, 휴대용 음향기기 사용으로 인한 큰 음악 소리, 다양한 가전제품 사용 등)에 기인한다. 그러나 무엇보다도 소음으로 인한 손상은 예방 가능한 후천성 난청이라는 공통점이 있다.

대상자의 청력도가 '노치(notch)'의 형태를 보이고 과거 소음에 노출 경험이 있다고 보고한다면 이는 일반적으로 소음 노출로 인한 것으로 판단된다. 그러나 청력도에 노치를 갖는 모든 사람이 과거 소음 노출의 이력을 가지지는 않으며, 소음 노출의 과거 기록을 보고하는 사람들만이 청각학적 노치를 가진다(Hong, 2005; Nondahl et al., 2009, Osei-Lah & Yeoh, 2010). 즉, 청각학적 노치의 존재와 소음 노출의 기록 사이의 명확한 인과 관계 부족에도 불구하고, 소음 노출 기록과 함께 '노치형'의 청력도는 소음성 난청의 예측을 평가하는 데 임상적으로 사용된다. 이 장에서는 소음성 난청과 관련된 직업성 및 청력보존프로그램, 비직업성, 그리고 노화와 더불어 고려해야 할 문제들을 고찰하고자 한다.

1. 소음성 난청의 발생기전

소음으로 유발된 와우 손상은 두 가지 손상 요소로부터 근본적으로 발생된다. 먼저 직접적인 기계적 스트레스는 음향적 자극의 물리적 압력의 결과이며 소음 노출 과정 동안에 발생한다. 강한 소음 노출을 받은 와우의 직접적인 기계적 영향에 대한 징후는 소음 노출 후 즉시 발견될 수 있다. 한편, 2차적 대사분열은 소음 노출 과정에서 시작되며, 소음 노출 후에도 수일 혹은 수주 동안 계속 지속된다. 대사분열의 기전은 국소성 빈혈, 흥부성 손상, 대사 소모, 와우 림프액의 혼합과 같은 수많은 병리학적 질환과 관련되어 있다(Harding & Bohne, 2009).

와우의 구조적 변화들은 가역적 혹은 비가역적으로 손상에 따라 다르다. 경미한 구조적 결함은 일시적 역치변동(temporal threshold shift)의 결과만 가져오나, 심각한 구조적 손상은 영구적 결함, 심지어 영구적 청력손실을 만드는 모세포사를 유발한다(Yang, Henderson, Hu, & Nicotera, 2004). 또한 강력한 소음 노출 후 와우 형태학상 가장 확연한 변화는 코르티기관의 모세포 퇴화이다. 모세포 퇴화는 흔히 다발로 발생되며, 소수의 혹은 많은 세포를 포함하는 모세포 병변을 형성하면서 음향적 과노출의 정도와 기간에 근거하여 발생한다(Bohne & Clark, 1982).

와우 병변의 진화과정에 따르면, 모세포 병변은 활성화되거나 혹은 비활성화된다. 병리학적 부분에서 활성화된 괴사과정은 지속해서 발생하되, 병변은 약간의 중복성을 띄며 몇 가지 뚜렷한 특징을 보인다. 병변의 중심부의 모세포는 완전히 퇴화되고, 모세포 손실도 확연하다. 반면, 병변 중심과 근접한 부분은 모세포의 분열이 계속 일어나는 전환 지역이다. 이때 모세포 표피판의 액틴필라멘트가 분해된다(Saunders, Bock, James, & Chen, 1972). 세포의 원형질막은 막 투과성이 증가하면서 제대로 반응을 하지 못하게 되고 막의 큰 틈의 형성은 세포 외의 공간으로 세포를 구성하는 내용물을 방출시킨다. 따라서 세포핵은 위치를 벗어나서 부풀거나 응축된다. 병변의 중심을 벗어난 곳에서도 모세포의 병변 진화가 초기단계에 있다. 이 단계에서 세포체의 모양은 불규칙적으로 변하며 종종 세포핵의 위치는 상승한다. 그러나 표피판과 원형질막의 구조적인 온전함은 보존된다. 병변의 중심으로부터 벗어나 비록 세포의 규칙적인 정렬이 약간 흐트러졌을지라도, 대부분의 모세포는 생존 가능하다(Pickles, 2008). 즉, 일부 세포만 죽고, 나머지는 생존 가능한 것이다. 소음 노출 후의 시간이 경과함에 따라 와우의 병변 진화는 점차 감소하고 모세포 병변은 안정된다. 비활성화된 병변은 죽은 세포가 분해된 부분의 반흔조직에 의해서 특징지어진다(Pickles, 2008). 생존한 세포들은 정상적이거나 혹은 영구적인 구조적 결함을 드러낼 수 있다. 와우의 비가역적인 변화들은 영구적 청력손실에 대한 병리학적 근거를 보여 준다.

소음성 난청 혹은 음향성외상과 같은 청력손실은 와우 내 모세포와 나선신경절 뉴런에 영향을 준다. 비록 혈관조가 음향성외상에 의하여 손상받았을지라도, 때때로 손상이 심각하지 않을지라도 와우 감각 기능을 저하시킨다(Bohne & Clark, 1982). 모세포 손상은 아급성이며, 주로 부동섬모가 손상되고 변환의 민감도를 감소시키나 세포를 파괴시키지 않으며 종종 회복될 수 있다. 더 심각한 소음 강도의 노출은 모세포를 파괴할 수 있으며 포유류에서는 모세포가 재생되지 않기 때문에 영구적인 손상으로 이어진다(Ruel et al., 2007). 외유모세포 손상은 소리에 대한 기저막의 반응조율의 날카로움과 민감도를 감소시킨다. 아급성의 내유모세포 손상은 기저막 움직임 변환의 민감도를 감소시키고 나선신경절의 활성 민감도 또한 순차적으로 감소시킨다. 물론, 내유모세포의 파괴는 사역 구역을 만들면서 와우의 tonotopic frequency mapping으로 손상을 보인다. 따라서 모세포

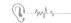

의 손상은 가청역치의 변화, 청각 여과기의 확장, 강도 누가현상에 의해 임상적으로 진단한다.

2. 직업적 소음성 난청

1) 소음 노출 수준

국내의 소음 노출 기준은 소음 강도 90 dB(A)의 일일 8시간 노출로 규정하고 있으며, 5 dB씩 증가할 때마다 8시간 기준 노출 시간은 1/2씩 감소하는, '5 dB 교환율(exchange rate)'을 적용하고 있다. 또한 소음 노출 수준은 최대 115 dB(A)을 초과해서는 안 된다.

일반적인 청력 건강 감시를 수행하는 85 dB(A) 이상의 소음에 노출되는 주요 업종은 제조업 이외에도 광업, 건설업 및 운수업 등 다양하다(Miyakita & Ueda, 1997). 우리나라는 작업 환경 측정 대상 유해 인자 중 전체 노출 기준 초과사업장에 대해 소음이 90% 이상을 차지하고 있고, 작업 환경 중 소음의 노출 기준 초과율은 1995년의 39.7%에서 2008년의 12.2%로 감소 추세에 있으나, 유해 인자 중 가장 높은 초과율을 보이고 있다. 2002~2005년의 작업 환경의 소음 측정 결과, 100 dB(A)을 초과하는 건수는 1.3% 존재하며, 80 dB(A) 미만의 소음은 11.1%를 차지하였다(장재길, 정광재, 2007).

김규상 등(2010)의 연구에서는 2008년도 국내 사업장 전체의 소음 노출 기준 초과율은 12.19%였으며, 소음 노출 수준은 8시간 가중 노출 평균 84.68 dB(A)이었다. 초과 사업장[사업장별 소음 작업 환경 측정 결과 8시간 노출량(TWA)이 측정 건수 중 하나 이상이라도 초과한 사업장 수]은 4,723개 사업장(26.3%)이었으며, 측정 건수 중 초과한 건수가 50% 이상의 초과율을 보인 사업장은 2,045개(11.4%)였고, 1/4~3/4분위 값인 25~75% 범위의 소음 수준은 81.51~87.90 dB(A)이었다.

2) 소음성 난청의 실태

소음성 난청의 진단과 관리는 현재 근로자 건강진단을 통해 이루어지고 있다. 「산업안전보건법」에 의한 소음 특수건강진단은, ① 직업력 및 노출력 조사, ② 과거 병력 조사, ③ 자각 증상 조사, ④ 임상 진찰과 기도 순음청력검사(양쪽 귀에서 2,000, 3,000, 4,000 Hz)

가 1차 검사 항목으로 포함되어 있다. 1차 검사의 기도 순음청력검사 중 2,000 Hz에서 30 dB HL, 3,000 Hz에서 40 dB HL, 4,000 Hz에서 40 dB HL 이상의 청력손실을 어느 하나라도 보이는 경우에 2차 검사로 순음청력검사(양측 귀의 기도 및 골도; 500, 1,000, 2,000, 3,000, 4,000, 6,000 Hz 순음검사)와 중이검사(고막운동성검사)를 한다. 건강진단 결과, ① 기도 순음청력검사상 4,000 Hz의 고음 영역에서 50 dB 이상의 청력손실이 인정되고, 삼분법[500(a), 1,000(b), 2,000(c)]에 의한 청력손실 정도로서 (a+b+c)/3 평균 30 dB 이상의 청력손실이 있고, ② 직업상 소음 노출에 의한 것으로 추정되는 경우, 소음성 난청 유소견자(D 1)로 판정하도록 하고 있다. 건강진단 결과에 따라 업무 수행 적합 여부를 평가하고, 건강상담, 보호구 착용, 추적검사, 근무 중 치료, 근로시간 단축, 작업 전환, 근로 금지 및 제한, 직업병 확진 의뢰 안내 등의 사후 조치를 시행한다(한국산업안전보건공단 산업안전보건연구원, 2016).

「산업재해보상보험법」에 의한 업무상 질병으로서 소음성 난청은 연속음으로 85 dB(A) 이상의 소음에 노출되는 작업장에서 3년 이상 종사하거나 종사한 경력이 있는 근로자로서, 한 귀의 청력손실이 6분법으로 40 dB 이상이 되는 감각신경성 난청의 증상 또는 소견이 있으며, 고막 혹은 중이에 병변이 없고, 순음청력검사 결과 기도청력역치와 골도청력역치 사이에 유의미한 차이가 없어야 하며, 청력손실이 저음역보다 고음역에서 크고, 내이염, 약물중독, 열성질환, 메니에르병, 매독, 두부 외상, 돌발성 난청, 유전성 난청, 가족성 난청, 노인성 난청 또는 재해성 폭발음 등에 의한 난청이 아닌 것으로 규정하고 있다.

소음성 난청은 「산업안전보건법」에 의해 시행되는 특수건강진단에서 1991년 이후 발견되는 직업병 유소견자 중 가장 많은 비율을 차지하고 있고, 피검자의 20% 이상이 요관찰자(C)로 추정되고 있다(김규상, 2006). 근로자 건강진단(일반, 특수, 진폐 및 임시건강진단)에서 소음성 난청은 1991년 3,990명을 최고로 1998년에는 849명으로 감소하였으나, 2002년 이후 2,000~10,000여 명으로 증가 추세를 보이며, 전체 직업병 중 차지하고 있는 유소견자 비율이 80~95%로 소음성 난청이 대부분을 차지하고 있다.

또한 소음성 난청은 「산업재해보상보험법」에 의한 업무상 질병 중 근골격계 질환과 뇌심혈관계 질환 등의 작업 관련성 질환을 제외하고 가장 많이 발생하는 직업병이다. 「산업재해보상보험법」에 의해 직업성 사고에 의한 상해나 업무상 질병에 대해 요양과 보상을 하고 있는데, 소음성 난청에 의한 직업병자는 매년 200~300명으로 10~20%에 이른다.

3. 청력보존 프로그램

1) 기본 구성 및 지침

청력보존 프로그램의 기본 내용은 다음의 일곱 가지로 구성되고([그림 13-1] 참조), 각 단계는 서로 밀접하게 연관되어 있다.

① 소음성 난청의 예방과 청력 보호를 위한 교육의 제공
② 작업장 소음 수준의 정기적인 측정과 평가

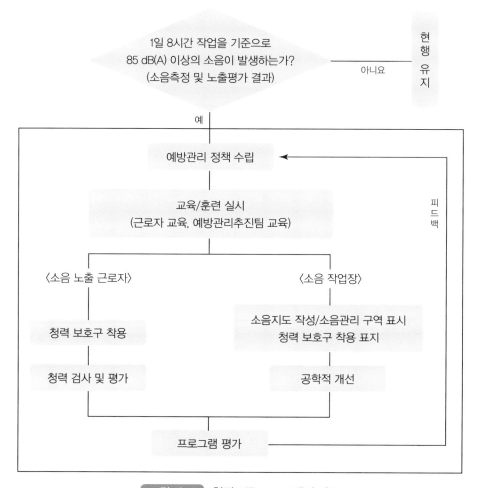

그림 13-1 청력보존 프로그램의 개요

③ 소음을 제어하기 위한 공학적인 관리와 소음 노출을 줄이기 위한 작업 관리

④ 청력 보호구의 제공과 착용 지도

⑤ 소음작업 근로자에 대한 배치 시 및 정기적 청력검사 · 평가와 사후 관리

⑥ 청력보존 프로그램의 수립 · 시행의 문서 및 기록 · 관리

⑦ 청력보존 프로그램의 수립 · 시행 결과에 대한 정기적인 평가와 보완

(1) 교육

소음의 유해성 등에 관한 근로자 교육에는, ① 소음의 유해성과 인체에 미치는 영향, ② 소음측정과 평가, 소음의 노출 초과 정도 및 소음 노출 저감 방법, ③ 청력 보호구의 착용 목적, 장단점, 형태별 차음 효과, 보호구 선정 · 착용 방법 및 주의 사항, ④ 청력검사의 목적, 방법, 결과의 이해와 사후관리, ⑤ 현재 시행되고 있는 당해 사업장의 청력보존 프로그램의 내용 및 향후 대책, ⑥ 소음성 난청의 예방과 청력 보호를 위하여 근로자가 취하여야 할 조치 등의 내용을 포함한다.

(2) 소음 측정

소음 측정을 위한 점검에는, ① 모든 소음 노출 작업 분류에 대해 노출 또는 관리 기준이 있어야 하고, ② 청력보존 프로그램 수행 구역 또는 보호구 사용이 필요한 지역 등의 소음 지도(noise map)가 있어야 하며, ③ 청력보존 프로그램 조직 구성원들과 부서 관리감독자가 소음측정 결과 요약을 갖고 있는지, ④ 근로자의 소음 노출 정도가 개인적 청력 측정표에 기재되어 있는지, ⑤ 소음측정 결과를 열람할 수 있는지를 확인한다.

소음 측정 결과는, ① 유해한 소음 수준이 존재하는 공장의 지역 설계, ② 청력보존 프로그램에 포함되어야 할 근로자의 판별, ③ 청력 보호구 정책 수립과 소음의 공학적/관리적 조절 지역의 우선순위 결정, ④ 소음 수준이 의사교환과 위험 신호 감지와 관련한 관점에서 적절한 수준에 있는지 파악, ⑤ 소음 관리를 위한 소음원 조사, ⑥ 소음 수준과 근로자의 노출을 근로자의 산재 보상과 같은 법적 목적을 위해 이용한다.

(3) 공학적/관리적 소음 조절

소음의 공학적/관리적 조절을 위한 점검으로, ① 공학적 소음 조절 조사 · 연구는 완벽하게 보고서 형태로 준비되어야 하고, ② 소음을 발생시키는 장소 및 기구를 알고 있어야 하며, ③ 소음 기계 · 기구 구입 명세서가 있어야 하고, ④ 소음 조절 · 유지 프로그램

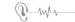

이 있어야 하며, ⑤ 이때 공학적 조절이 포함되어 있어야 하고, ⑥ 새로운 공장 계획에는 소음 조절이 포함되어 있어야 하며, ⑦ 간단한 소음 문제에 대한 해결책이 제시되어 있어야 한다.

(4) 청력 보호구

사업주는 소음작업 근로자에게 다양한 청력 보호구를 제공하여 선택하도록 하고, 해당 근로자는 반드시 청력 보호구를 착용한다. 소음측정 평가 결과 노출 기준을 초과하는 작업장에는 청력 보호구 착용에 관한 안전·보건 표지를 설치하거나 부착한다.

청력 보호구 착용을 위한 점검으로, ① 필요한 지역에서 청력 보호구 사용은 엄격하고 지속적으로 강화하여야 하고, ② 실용성과 소음 감음 효과가 있는 보호구를 선택하고, ③ 각 근로자들은 개개인에게 맞는 보호구를 착용하며 올바른 사용과 관리에 대해 훈련받아야 하고, ④ 귀마개와 귀덮개를 포함한 모든 유형의 보호구가 맞는지 검토하고, ⑤ 최소한 2개의 귀마개(하나는 다양한 크기로)와 하나의 귀덮개를 선택하여 사용하고, ⑥ 보호구는 정기적으로 교체하여야 하고, ⑦ 보호구는 각 근로자에게 유일한 유형이 있어 모양과 크기를 변형시키려면 전문가의 검토를 거치며, ⑧ 각 근로자의 보호구는 청력측정 시에 재검사하여야 하고, ⑨ 근로자들은 보호구를 집에서도 소음 노출이 가능한 작업 시 사용할 수 있도록 갖고 가는 것을 허용한다.

2) 청력 검사 및 평가

청력보존 프로그램을 시행하여야 하는 사업장, 즉 소음의 작업 환경 측정 결과 소음 수준이 90 dB(A)을 초과하는 사업장이나 소음으로 인하여 근로자에게 건강장해(소음성 난청 유소견자)가 발생한 사업장에서 소음작업을 하는 근로자는 매년 청력검사를 한다.

청력검사 평가를 위한 점검을 위해, ① 청력검사기는 작동 상태가 정확해야 하고, ② 기기의 보정과 기능 점검은 적어도 주당 1회의 규칙적인 주기로 실행하며, ③ 검사자는 전문가의 지도 아래 일관된 검사법을 이용하고, ④ 근로자의 귀에 관한 문진 정보는 해마다 보완하여 청력도를 평가하는 사람에게 제공하여야 하며, ⑤ 근로자는 보호구와 관련한 청력도 결과를 검사자로부터 즉시 듣고, ⑥ 청력도 평가자로부터 정보, 즉 나이에 따른 정상 청력 상태와의 비교, 시간 경과에 따른 청력의 변화 및 작업 유무에 따른 차별적 보호법 적용, 필요시 의학적 검사와 치료에 대한 조언을 제공받아야 하고, ⑦ 청력도 평가자는 절대적인 청력역치(청력손실)만이 아닌 상대적인 역치변동, 즉 어떤 주파수의 의미 있는 변동으로서 표준역치변동(standard threshold shift, STS)을 찾으며, ⑧ 청력도 평가자는 지속적인 악화뿐만 아니라 역치의 개선을 평가하기 위한 근로자의 참고 기초 역치를 교정하며, ⑨ 청력보존 프로그램의 인력은 청력 변화를 보이는 근로자의 보호구 착용 재교육이나 상담을 통해서 추적한다.

청력평가는 절대적인 청력역치 기준의 평가와 더불어 이미 청력이 손실된 근로자보다는 직업적으로 손실이 진행되고 있는 근로자를 우선적으로 보호하고, 직업병의 예방을 효과적으로 수행하기 위하여 동일 사업장에서 근무하고 있는 근로자의 연령을 고려한 상대적인 역치변동, 즉 연령보정 표준역치변동을 적용 · 평가하여 관리한다. 기초 청력보다 이후 정기적인 청력검사 결과가 좋을 때는 그 청력역치를 기준 청력으로 취하고 현재의 청력역치와 비교하여 표준역치변동량을 구한 다음, 연령 변화에 의한 청력손실량을 뺀 값이 연령 보정을 고려한 표준역치변동값이다. 연령을 보정한 상태에서 2,000, 3,000, 4,000 Hz의 기도청력의 평균 표준역치변동이 10 dB 이상인 근로자에 대해서는 소음성 난청을 예방하기 위한 적절한 건강 관리를 실시한다(한국산업안전보건공단 산업안전보건연구원, 2001).

소음성 난청 유소견자나 유의미한 표준역치변동이 있는 근로자에 대해서는 적극적인 관리 조치를 취한다. 또한 청력 보호구를 사용하고 있지 않은 근로자에게는 적절한 청력 보호구를 지급하고, 그 사용과 관리에 대해 교육 · 훈련시키며 사용하게 한다. 이미 청력 보호구를 사용하고 있는 근로자에게는 청력 보호구 사용에 관한 재훈련 및 필요할 경우 더 큰 차음력을 가지는 청력 보호구를 제공한다. 표준역치변동이 있는 근로자에 대해서는 청력 보호구를 착용한 상태의 소음 노출량을 85 dB 이하의 8시간 시간가중평균치까지 감음시킨다. 추가 검사가 필요한 경우, 산업의학적인 청력평가나 이과적 검사를 실시한다. 작업과 무관한 청각장애라면 사업주는 해당 근로자에게 이과적 검사, 치료 및 청각적 재활의 필요가 있음을 통보한다.

3) 청력보존 프로그램의 평가

청력보존 프로그램의 평가는 청력보존 프로그램을 시행하여야 하는 사업장에서 프로그램의 구성 내용과 수행의 적정성을 평가하는 질적 평가와 청력검사를 통해 청력보존의 효과를 평가하는 양적 평가로 구분한다.

청력보존 프로그램의 질적 평가는, ① 소음 노출 평가 방법 및 결과의 적정성, ② 공학적·작업 관리적 대책 수립의 적합성, ③ 작업 특성에 따른 청력 보호구의 선정, 사용 및 유지 관리의 적정성, ④ 청력평가 시스템의 적정성, ⑤ 근로자에 대한 교육·훈련의 적정성 등 프로그램 수행 결과에 대하여 적정성을 주기적으로 평가하고, 필요시 적절한 조치를 취하는 것이다. 각 항목 점검에서 부적정으로 평가된 부분은 시정 조치되어야 한다.

　청력보존의 효과 평가는 근로자 개인의 현재 청력과 기준청력의 비교나 주기적으로 측정된 청력의 비교를 통한 개인평가, 그리고 사업장 전체 근로자의 청력을 일반 인구집단 또는 사업장 내 대조군이나 소음으로 인한 청력역치변동 국제 표준과 비교하는 집단평가로 구분한다 (〈표 13-1〉 참조). 따라서 ① 기준 청력 또는 연속적인 청력의 비교를 통한 청력보존 프로그램의 효과 확인, ② 초기의 연속된 청력평가에서의 학습 효과 확인, ③ 소음 노출 여부와 수준 또는 작업장의 특성(공장, 부서 등)에 따른 청력보존 프로그램의 효과 평가, ④ 청력 보호구 유형에 따른 청력보존 프로그램의 효과 평가, ⑤ 청력검사(청력검사기관 또는 청능사)의 신뢰도 평가, ⑥ 관리적/공학적 개선에 따른 청력보존 프

표 13-1 **역치변동 기준에 따른 청력검사 주파수와 변동량**

역치변동 기준	변화량	주파수(Hz)						적용 주파수	적용기간
		500	1000	2000	3000	4000	6000		
OSHA STS	+10 dB			×	×	×		평균역치	추적검사 기간
NIOSH	+10 dB	×	×	×	×			어느 한 주파수	추적검사 기간
	+15 dB					×	×		추적검사 기간
AAO-HNS	+10 dB	×	×	×				평균역치	추적검사 기간
	+15 dB				×	×	×		추적검사 기간
OSHA STS twice	+10 dB			×	×	×		평균역치	추적검사 기간 2년 연속(동일 귀)
15 dB once	+15 dB	×	×	×	×	×	×	어느 한 주파수	추적검사 기간
10 dB average, 3~4 kHz	+10 dB				×	×		평균역치	추적검사 기간
15 dB twice	+15 dB	×	×	×	×	×	×	어느 한 주파수	추적검사 기간 2년 연속(동일 귀, 동일 주파수)
15 dB twice, 1~4 kHz	+15 dB		×	×	×	×		어느 한 주파수	추적검사 기간 2년 연속(동일 귀, 동일 주파수)

로그램의 효과 평가에 적용할 수 있다. 또한 앞서 기술한 학습 효과, 청력 보호구의 효과, 청력검사의 신뢰도, 청력보존 프로그램의 개입 효과 등을 평가하는 데 청력보존 프로그램의 평가 대상 집단의 기준청력 또는 연속적인 청력역치의 비교를 통해 적용할 수 있다.

4) 국내 프로그램의 현황

청력보존 프로그램은 소음측정, 공학적 소음 제어와 행정적 관리, 청력 보호구 착용, 청력검사 및 의학적 판정, 보건 교육 및 훈련, 기록 보관 및 프로그램 효과 평가의 7개 구성 요소로 되어 있다. 소음측정은 과노출되는 근로자와 과노출에 기여하는 기계, 즉 소음 발생원을 파악하기 위해 필요하며, 공학적 대책은 장기간 소음 노출과 관련한 가장 근본적인 대책이라고 볼 수 있다. 소음 문제는 발생원, 경로, 근로자와 같은 세 가지 요소에 따라 구분되며, 발생원을 조절하는 것이 가장 바람직하다. 청력 보호구 착용은 소음성 난청을 예방하는 또 다른 중요한 방법이다. 청력검사 자체는 실제적으로 근로자를 보호하지는 못하지만 청력보존 프로그램이 효과적으로 진행 중인지를 알려 주는 유일한 방법이다. 근로자가 청력보존 프로그램을 제대로 교육받고 잘 이해한다면 이 프로그램의 성공률은 매우 클 것이다. 그리고 마지막 요소로서 기록 보존은 프로그램이 성공적인 기능을 하는 데 문헌적 지표가 될 수 있다.

우리나라는 「산업안전보건법」 제24조 제1항2호의 규정에 따라 소음에 의한 건강장해를 예방하기 위한 필요한 조치 의무를 사업주에게 부과하고 있는데, 제42조에 따른 소음의 작업 환경 측정 결과, 소음 수준이 90 dB(A)을 초과하는 사업장과 소음으로 인하여 근로자에게 건강장해가 발생한 사업장의 청력보존 프로그램 시행을 「산업안전보건기준에 관한 규칙」 제517조에서 정하고 있다.

「산업안전보건기준에 관한 규칙」 제3편 보건기준의 제4장 '소음 및 진동에 의한 건강장해의 예방'에서는 소음 노출 평가, 노출 기준 초과에 따른 공학적 대책, 청력 보호구의 지급 및 착용, 소음의 유해성과 예방에 관한 교육, 정기적 청력검사, 기록·관리 등이 포함된 소음성 난청을 예방·관리하기 위한 종합적인 계획으로서 청력보존 프로그램 시행을 규정하고 있다.

사업주는 강렬한 소음작업 또는 충격소음작업 장소에 대하여 기계·기구 등의 대체, 시설의 밀폐·흡음 또는 격리 등 소음 감소를 위한 조치를 하여야 하며(제513조), 소음작업, 강렬한 소음작업 또는 충격소음 작업자에게, ① 해당 작업 장소의 소음 수준, ② 인체에 미치는 영향과 증상, ③ 보호구의 선정과 착용 방법, ④ 그 밖에 소음으로 인한 건강장해 방지에 필요한 사항을 알려야 하고(제514조), 소음으로 인하여 건강장해가 발생하였거나 발생할 우려가 있는 경우에는 소음성 난청 발생 원인 조사, 청력손실 감소 및 재발방지 대책 마련, 작업 전환 조치 등을 하여야 한다(제515조). 건강장해자는 「산업재해보상보험법」에 의한 업무상 질병 인정자로, 우려가 있는 경우는 근로자 건강진단 결과 질병 유소견자(D 1)가 발생한 경우로 해석한다. 사업주는 근로자에게 개인 전용의 청력 보호구를 지급·착용하도록 하고, 근로자는 지급된 보호구를 사업주의 지시에 따라 착용하여야 한다(제516조).

현재 청력보존 프로그램과 관련한 산업안전보건공단의 지침으로 청력보존 프로그램의 수립·시행 지침(KOSHA GUIDE, H-61-2012), 청력보존 프로그램의 시행을 위한 청력평가지침(KOSHA GUIDE, H-55-2012), 청력보존 프로그램의 효과 평가지침(KOSHA GUIDE, H-7-2012), 청력평가와 관련한 청력검사로서 순음청력검사에 관한 지침(KOSHA GUIDE, H-56-2014)이 있다.

4. 비직업적 소음성 난청

소음성 난청의 공중보건의 영향에 대해 지금까지 평가된 선행 연구들은 주로 직업적 환경에 초점을 맞추었기에 일반 대중에서 소음 영향의 정확한 범위는 잘 알려져 있지 않다. Niskar 등(2001)은 미국 국립보건영양조사 설문에 응답한 소아 및 청소년들의 청력도를 분석하였고, 6~19세의 아동들 중 12.5%(~5,200,000명)는 소음성 난청의 소견을 보이는 청력도상 노치를 가졌다. 또한 산업체에 입사한 17~25세의 젊은 성인의 청력도의 분석에서도 비슷한 결과를 보였다. 16%가 가장 소음에 민감한 주파수들에서 고주파수 청력손실을 보였고, 심지어 젊은 성인임에도 불구하고 연령이 높아질수록 위험도가 증가하였다. 비록 소음성 난청이 널리 알려진 문제이지만, 이전 세대와 비교하여 오늘날 젊은이들에서 증가한 것은 아니며 고주파수 손실률은 24년 동안 우려할 만큼 증가하지는 않았다(Rabinowitz et al., 2006). 그럼에도 소음 노출로 인해 청소년기에 예측되는 난청은 앞으로 후속 연구를 통하여 추적되어야 하고 향후 이들의 노화와 연결하여 국민건강 및 의료지원적 차원에서 고민할 필요가 있다. 예를 들면, 1988~1994년과 2005~2006년의 국립보건영양평가조사에서 청소년의 청력역치를 비교하였을 때 난청의 발병률은 특히 고주파수(소음에 민감한 주파수)와 연관되어 14.9%에서 19.5%로 증가됨을 관찰하였다 (Shargorodsky, Curhan, & Eavey, 2010).

5. 소음과 노화

비록 축적된 소음 노출이 노화와 관련되어 노인들의 청력손실에 기여하는 것처럼 보이지만, 청력손실의 의학-법적 평가에 관한 질문에 청소년 시절 혹은 성인 시절 발생한 소음성 난청이 노화와 관련하여 청력손실에 어떻게 영향을 주고 노화의 궤도를 어떻게 바꾸었는지 답을 하기가 어렵다. 즉, 소음성 난청의 의학-법적 평가에 있어서 가장 큰 도전 중 하나는 환자의 청력도를 평가하고 청력손실에 소음의 영향을 분석하는 일이다. 이것은 소음이 아닌 다른 요소들의 상대적인 기여를 결정하는 것이다. 그중 연령이 가장 일반적이며 중요하다(Dobie, 1993). 가장 기본적인 형태에서 소음성 난청과 노화와 관련된 청력손실은 첨가, 시너지, 마이너스시너지의 세 가지 상호작용관계 중 하나를 따른다.

1) 소음-노화 상호작용의 유형

- 첨가: 첨가의 상호작용은 단순히 하나의 요소로부터 기여하고, 두 번째 요소로부터의 기여를 첫 번째 요소에 더한다. 이러한 접근에 근본이 되는 가정은 소음과 노화는 서로 독립적이다. 만약 환자가 3,000 Hz에서 40 dB 역치변동을 보여 주고 그 청력손실 중 20 dB은 소음 노출의 결과라면, 환자가 노화 하나만(소음 노출이 전혀 발생되지 않은)으로는 3,000 Hz에서 20 dB의 청력손실을 갖는다.

- 시너지: 합쳐진 2개의 변수는 2개의 변수가 독립적으로 합해진 것보다 더 큰 영향을 만들어 낸다. 이 경우에, 만약 환자가 3,000 Hz에서 40 dB의 청력손실을 가진다면 손실의 20 dB은 소음으로 유도된 영구적 역치변동에 직접적으로 기여할 것이고, 20 dB의 소음성 난청은 그렇지 않았을 때보다 더 큰 노화와 관련된 청력손실을 이끈다는 가정이 전제된다. 노화와 관련된 청력손실의 20 dB은 첨가 방법을 사용하여 계산되었고, 따라서 노화와 관련된 청력손실의 기여는 너무 높게 된다. 이러한 경우에 가정은, 만약 소음 노출이 발생되지 않는다면 환자의 노화와 관련된 청력손실은 20 dB보다 적으며, 그로 인해 환자의 전체 청력손실은 3,000 Hz에서 20 dB보다 적게 된다.

- 마이너스시너지: 마이너스시너지 상호작용에서, 2개의 변수는 독립적으로 각각의 변수의 기여를 합한 것보다 덜 영향을 준다. 만약 환자가 3,000 Hz에서 40 dB의 청력손실을 보여 주고 그 손실의 20 dB은 소음으로 발생된 영구적 역치변동과 직접적으로 연관된다면, 20 dB의 소음성 난청은 소음 없이 발생된 것과 비교하여 감소된 노화와 관련된 청력손실을 이끈다. 노화와 관련된 청력손실의 20 dB은 첨가 방법으로 계산되었고, 따라서 노화로 인한 기여는 매우 작아진다. 이 경우 만약 소음 노출이 발생되지 않으면, 환자의 노화로 인한 청력손실은 20 dB보다 크며 이로 인해 소음손상 없는 환자의 전체 청력손실은 3,000 Hz 주파수에서 20 dB보다 크다는 가정이 전제된다.

인간의 소음과 노화의 상호작용의 특성을 결정하는 것에 대한 임상적 어려움은 적은 환자들을 대상으로 소음 조건이 통제되고, 어떤 노화와 관련된 청력손실의 잠재적인 발생 이전에 그들의 삶에서 초기에 한정된 소음 노출을 갖는 것이다. 따라서 대부분의 환자들에서, 소음성 난청과 노화와 관련된 청력손실은 동시에 발생되고, 소음에 대한 청력손실의 부분 혹은 노화에 대한 청력손실의 부분에 대한 정확한 확인 방법이 없다. 이러한 문제는 의학-법적 환경에서 청력손실의 할당(몫)에 대해 중요한 관심이 된다. 일생에서 일정 시간 동안 통제된 소음 노출을 사용한 실험들은 동물 모델에서만 수행 가능하기 때문이다.

ISO-1999는 청력손실의 의학-법적인 평가에서의 사용을 위해 노화와 관련된 청력손실에 소음의 기여를 합하는 첨가 공식을 지지한다. 이 공식은 고강도의 역치변동을 위한 보정 요소를 포함한다. 노화와 관련된 청력손실은 데이터베이스 A 혹은 B에 기준을 둔 고정된 양이며, 환자 개인별 연령과 성별에 따라 달라진다. 이러한 접근이 가진 잠재적 취약성은 소음 노출이 노화와 관련된 청력손실의 궤도를 바꾸지 않는다는 가정을 전제로 한다. 만약 소음과 노화 사이에 시너지 상호작용이 있다면, 첨가적 접근은 개개인별 환자의 청력손실에 소음성 난청의 기여를 저평가하게 된다. 혹은 소음과 노화 사이에 마이너스시너지 상호작용이 있다면, 첨가적 접근은 소음성 난청의 기여를 과대평가함을 잘 이해할 필요가 있다.

2) 임상연구의 실제

국제 표준협회 ISO는 소음과 노화 사이에 첨가관계를 지지하지만, 반대에 대한 명확한 증거도 없다. 그러나 실제 임상연구는 소음 노출과 추후 노화와 관련된 청력손실 사이에 단순히 첨가의 상호작용 이상의 복잡한 상호작용이 있음을 지적한다.

Gates 등(2000)은 소음 노출의 과거 기록이 관여하는 3,000~6,000 Hz의 주파수 영역을 포함하는 청력검사상 노치를 보여 준 프라밍햄 심장 연구의 연구대상자에서 노화와 관련된 청력손실의 진전을 확인하였다. 연구자들은 그들의 연구대상자들을 3개의 그룹으로 구분하였다: 심각한 소음 노치가 없는 대상자(3,000~6,000 Hz 영역에서 15 dB보다 작은 역치변동), 작은 소음 노치를 가진 대상자(3,000~6,000 Hz 영역에서 15~34 dB의 역치변동), 큰 소음 노치를 가진 대상자(3,000~6,000 Hz 영역에서 35 dB보다 큰 역치변동). 15년 동안 연구대상자들을 추적검사한 결과, 2개의 주요한 결과가 나타났다. 먼저, 소음 노치를 포함한 4,000~6,000 Hz 주파수에서 노화와 관련된 청력손실은 노치가 없는 그룹에서보다 큰 소음 노치를 가진 그룹에서 더 작게 나타났다. 그러나 2,000 Hz에서는 반대의 결과를 보여 주었다. 즉, 소음 노치가 없는 연구대상자와 비교하여 청력도상 큰 노치를 가진 연구대상자에서 노화와 관련된 청력손실은 더 저조하였다(Gates et al., 2000). 따라서 소음 노치 내에서 소음과 노화 간의 마이너스시너지 상호작용이 있었고, 소음성 난청을 가지는 것은 노화로부터 역치변동의 양에서 감소를 이끈다. 소음 노치와 인접한 주변의 주파수인 2,000 Hz에서 소음과 노화 사이의 상호작용은 시너지이다. 3,000~6,000 Hz에서 소음 노치를 가지는 것은 2,000 Hz에서 노화와 관련된 청력손실을 악화시킨다. 결론적으로 이 연구의 결과는 소음과 노화 사이의 상호작용은 복합성을 가질 뿐만 아니라 주파수에 대한 의존성도 있었다. 비록 남부 캘리포니아에서 수집된 연구대상자 인구 집단의 연구는 소음성 난청과 노화와 관련된 청력손실의 궤도 간에 어떤 관계가 나타나지 않았지만(Lee, Matthews, Dubno, & Mills, 2005), Gates 등(2000)의 연구 결과들은 스웨덴의 예테보리에서의 연구대상자 집단으로 실험을 반복하였다. 소음 노출에 대한 과거 기록을 가진 연구대상자들은 그들의 연령이 70세에서 75세가 됨에 따라 소음 노출에 인접한 주변 주파수들에서 노화와 관련된 청력손실이 더 두드러졌다(Rosenhall, 2003).

6. 소음성 난청의 상역치에서의 청각처리

소음성 난청을 가진 환자들은 일반적으로 발병 초기에 고주파수 감각신경성 난청을 가지며, 소음 노출이 지속될수록 이웃하는 옆 주파수들까지 널리 손상을 입는다. 다양한 동물 모델 연구에서는 강도, 주파수, 노출시간에 근거하여 청력손실과 추후의 회복의 형태를 보여 주었다(Clark, 1991; Salvi & Boettcher, 2008). 간략히 말해, 소음 노출로 야기된 감각신경성 난청은 83 dB SPL의 저강도 소음의 노출(Salvi, Hamernik, & Henderson, 1978)에서는 제한되는 반면, 95 dB SPL 혹은 그 이상의 고강도 소음 노출에서는 자극 주파수의 반옥타브 위 주파수에서 청력손실을 나타낸다. Davis 등(1950)의 연구에서는 긴 노출시간 동안, 일시적 역치변동량은 노출 후 처음 24시간 동안 선형적으로 증가하며 점근적 역치변동이라 여겨지는 강도에서는 평평한 상태를 유지되었고 노출 소음의 주파수 특성에 상관없이 4,000 Hz 주위의 주파수에서 회복이 가장 느렸다(Davis et al., 1950). 일반적으로 저강도 노출로 인한 점근적 역치변동의 양은 더 빠른 회복을 보이는 반면, 약 55 dB 보다 더 큰 고강도 노출로 인한 점근적 역치변동량은 더 느린 회복을 나타내며 종종 영구적 역치변동을 이끈다(Clark, 1991). 결과적으로 청각기관은 몇 주 혹은 몇 달 동안 점근적 역치변동을 유지함에 따라, 궁극적인 노출의 중단으로 회복이 감소하는 노출에 대한 영구적 역치변동의 좋은 예측변수가 된다.

소음성 난청을 가진 환자들의 청력 상태는 잘 기록되었지만, 이 환자들에 대한 상역치 청각처리 결함에 대한 특성들의 보고는 매우 부족하다. 감각신경성 난청에서 상역치 처리 결함의 특성, 특히 와우의 기전에 대한 많은 양의 문헌이 있지만, 청력손실의 구체적인 원인에 대해 언급을 하지 못하거나 다른 원인으로 청력손실을 가진 환자들과 소음성 난청 환자들을 구분하지 못하여 결론을 이끌어 내지 못하였다. 그럼에도 불구하고, 감각신경성 난청에 대한 수많은 문헌은 소음성 난청에 대한 모델을 제시하고 있다. 이러한 연구들은 단지 상승된 청력역치로 야기된 가청력의 손실보다 고주파수 감각신경성 난청을 가진 사람들에게 직면한 듣기의 어려움이 더 두드러졌다. 일반적으로 가장 중요한 것은 말소리와 같은 일상 소리를 듣는 등 생활에서의 어려움이며, 이러한 어려움은 배경소음 혹은 반향이 존재하는 것과 같은 듣기 환경에서 약화된다.

소음성 난청의 상역치 청각처리능력에서의 변화와 관련된 연구는 다음과 같은 이유들로 중요하다. 첫째, 노화로 인한 청력손실에 관한 문헌은 잘 기록되어 있으며, 고주파수 감각신경성 난청을 가진 환자들은 그들의 청력손실과 일치하지 않는 어음이해의 어려움을 경험한다. 이러한 환자들은 종종 자음과 같은 고주파수 신호에서 낮은 가청력을 경험한다. 그러나 적절한 증폭기를 통하여 감소된 가청력의 보상은 특히 소음 상황에서 증가된 단순한 가청력의 감소로 설명될 수 있다. 흔히 이러한 환자들은 "나는 들을 수는 있지만 이해할 수가 없다."라고 불평한다. 다시 말해, 이 환자들의 처리에서의 어려움은 가청력의 단순한 감소에 의해 설명될 수 없다. 이러한 현상과 관련하여 근본적인 요소에 대해 이해하기 위한 노력들과 이러한 환자들의 청력에 상역치 변화에 대한 수많은 연구가 수십 년간 행해져 왔다(Fitzgibbons & Gordon-Salant, 2010). 이러한 연구들은 다양한 주파수 채널을 포함하는 복잡한 처리능력에 근거하여 단순 주파수에서 시간적 처리를 다룬다. 그 결과 넓어진 청각 여과기와 그로 인한 이후의 저조한 시간 분별도 능력(Patterson, Nimmo-Smith, Weber, & Milroy, 1982; Peters & Moore, 1992), 증가된 간격 탐지 역치의 측정된 시간적 분별도(Schneider, Pichora-Fuller, Kowalchuk, & Lamb, 1994), 저조한 지속시간 변별을 포함한다(Abel, Krever, & Alberti, 1990; Fitzgibbons & Gordon-Salant, 1994). 그러나 이러한 변화들은 노화보다 감소된 가청력과 관련이 있을지도 모르며(Sommers & Humes 1993), 나이와 관련된 결함은 단순한 자극보다는 복잡한 자극을 포함하는 시간적 처리 수행에서 더 분명하게 나타날 수 있다(Fitzgibbons & Gordon-Salant, 1995; Humes & Christopherson, 1991).

✎ 요약 및 정리

난청은 성인에게서 가장 일반적인 만성 질환 중 하나이지만(Cruickshanks et al., 1998), 공중보건적 측면에서 그만큼 인식되거나 가치를 평가받지는 못하고 있고 의료전문가에게도 과소평가되어 적극적으로 치료되지 않고 있다(Bogardus, Yueh, & Shekelle, 2003). 난청의 하위 분류 중 하나인 소음성 난청 또한 간과된다. 다시 말해, 소음성 난청은 높은 발병률을 갖지만 심각성에서는 종종 경도 정도로 보인다. 그러나 소음성 난청은 예방이 가능하다는 측면에서 관리의 중요성이 매우 중요하다.

소음성 난청의 공중보건 영향을 평가하는 시도는 그동안 주로 직업적 소음 노출 근로자에 초점을 맞춰 왔고, 일반 인구에서 질병의 실제적 부담을 잡아내지 못하는 청각장애 측정법이 사용되어 왔다. 미국 전체 인구 집단은 이전 세대보다 노화와 관련된 청력손실은 덜 경험하고 있고, 이러한 증거는 노인성 난청과 견주어 소음성 난청이 상대적으로 중요하다고 해석할 수 있다. 많은 연구자는 연령 효과를 위한 청력도 보정을 위해 50년 전에 정상 인구를 바탕으로 만들어진 표준화된 기준표의 사용이 앞으로 적절하지 못하다고 제안한다. 새로운 연구 결과들은 소음 노출이 이전에 생각했던 것보다 와우의 손상에 더 장기간 영향을 미칠 것이고, 젊은 성인에서 사고의 위험과 부가적 기능상 능력이 고려된다면 소음성 난청의 영향은 더 중요할 것으로 보인다. 좀 더 의미 있는 결과들이 후속 연구에서 확대 · 확인된다면, 소음성 난청의 공중보건의 중요성이 재평가될 수 있을 것으로 기대한다.

참고문헌

김규상(2006). 소음 노출 근로자의 청력역치와 청력손실 정도. 언어청각장애연구, 11, 106-121.

김규상, 김은아, 김건형, 김대성(2010). 특수건강진단 대상자의 유해인자 노출과 질병과의 관련성 연구(I)-소음 작업환경측정과 특수건강진단 결과를 중심으로. 산업안전보건연구원.

장재길, 정광재(2007). 소음노출 저감을 위한 작업환경관리 및 측정방안. 산업안전보건연구원.

한국산업안전보건공단(2012a). 청력보존 프로그램의 수립 · 시행 지침. KOSHA GUIDE H-61-2012.

한국산업안전보건공단(2012b). 청력보존 프로그램의 시행을 위한 청력평가 지침. KOSHA GUIDE H-55-2012.

한국산업안전보건공단(2012c). 청력보존 프로그램의 효과 평가지침. KOSHA GUIDE H-7-2012.

한국산업안전보건공단(2014). 순음청력검사에 관한 지침. KOSHA GUIDE H-56-2014.

한국산업안전보건공단 산업안전보건연구원(2001). 근로자의 표준역치이동과 연령보정의 근거 및 적용을 위한 기초연구.

한국산업안전보건공단 산업안전보건연구원(2016). 근로자 건강진단 실무지침: 제2권 유해인자별 특수건강진단방법, 소음. 2016-연구원-277. 산업안전보건연구원.

Abel, S. M., Krever, E. M., & Alberti, P. W. (1990). Auditory detection, discrimination and speech processing in ageing, noise-sensitive and hearing-impaired listeners. *Scandinavian Audiology, 19*(1), 43-54.

Bohne, B. A., & Clark, W. W. (1982). Growth of hearing loss and cochlear lesion with increasing duration of noise exposure. In R. Hamernik, D. Henderson, & R. Salvi (Eds.), *New perspectives on noise-induced hearing loss* (pp. 283-302). Raven Press.

Bogardus, S. T., Jr., Yueh, B., & Shekelle, P. G. (2003). Screening and management of adult hearing loss in primary care: Clinical applications. *JAMA, 289*(15), 1986-1990.

Clark, W. W. (1991). Recent studies of temporary threshold shift (TTS) and permanent threshold shift (PTS) in animals. *Journal of the Acoustical Society of America, 90*(1), 155-163.

Cruickshanks, K. J., Wiley, T. L., Tweed, T. S., Klein, B. E., Klein, R., Mares-Perlman, J. A., & Nondahl, D. M. (1998). *Prevalence of hearing loss in older adults in Beaver Dam, Wisconsin.*

Davis, H., Morgan, C. T., Hawkins, J. E., Galambos, R. & Smith, F. W. (1950). Final report on temporary deafness following exposure to loud tones and noise. *Acta Oto-Laryngologica, 88*(Supplement), 1-57.

Dobie, R. (1993). *Medical-legal evaluation of hearing loss* (2nd ed.). Singular.

Fitzgibbons, P. J., & Gordon-Salant, S. (1994). Age effects on measures of auditory duration discrimination. *Journal of Speech and Hearing Research, 37*(3), 662-670.

Fitzgibbons, P. J., & Gordon-Salant, S. (1995). Age effects on duration discrimination with simple and complex stimuli. *Journal of the Acoustical Society of America, 98*(6), 3140-3145.

Fitzgibbons, P. J., & Gordon-Salant, S. (2010). Behavioral studies with aging humans: Hearing sensitivity and psychoacoustics. In S. Gordon-Salant, R. D. Frisina, A. N. Popper, & R. R. Fay (Eds.), *The aging auditory system* (pp. 111-134). Springer.

Gates, G. A., Schmid, P., Kujawa, S. G., Nam, B., & D'Agostino, R. (2000). Longitudinal threshold changes in older men with audiometric notches. *Hearing Research, 141*(1-2), 220-228.

Harding, G. W., & Bohne, B. A. (2009). Relation of focal lesions to noise-exposure parameters from a 4- or a 0.5-kHz octave band of noise. *Hearing Research, 254*(1-2), 54-63.

Hong, O. (2005). Hearing loss among operating engineers in American construction industry. *International Archives of Occupational and Environmental Health, 78*(7), 565-574.

Humes, L. E., & Christopherson, L. (1991). Speech identification difficulties of hearing-impaired elderly persons: The contributions of auditory processing deficits. *Journal of Speech and Hearing Research, 34*(3), 686-693.

Lee, F. S., Matthews, L. J., Dubno, J. R., & Mills, J. H. (2005). Longitudinal study of pure-tone thresholds in older persons. *Ear and Hearing, 26*, 1-11.

Miyakita, T., & Ueda, A. (1997). Estimates of workers with noise-induced hearing loss and population at risk. *Journal of Sound and Vibration, 205*, 441-449.

Nondahl, D. M., Shi, X., Cruickshanks, K. J., Dalton, D. S., Tweed, T. S., Wiley, T. L., &

Carmichael, L. L. (2009). Notched audiograms and noise exposure history in older adults. *Ear and Hearing*, *30*(6), 696-703.

Niskar, A. S., Kieszak, S. M., Holmes, A. E., Esteban, E., Rubin, C., & Brody, D. J. (2001). Estimated prevalence of noise-induced hearing threshold shifts among children 6 to 19 years of age: The Third National Health and Nutrition Examination Survey, 1988-1994, United States. *Pediatrics*, *108*(1), 40-43.

Osei-Lah, V., & Yeoh, L. H. (2010). High frequency audiometric notch: An outpatient clinic survey. *International Journal of Audiology*, *49*(2), 95-98.

Patterson, R. D., Nimmo-Smith, I., Weber, D. L., & Milroy, R. (1982). The deterioration of hearing with age: Frequency selectivity, the critical ratio, the audiogram, and speech threshold. *Journal of the Acoustical Society of America*, *72*(6), 1788-1803.

Peters, R. W., & Moore, B. C. (1992). Auditory filter shapes at low center frequencies in young and elderly hearing-impaired subjects. *Journal of the Acoustical Society of America*, *91*(1), 256-266.

Pickles, J. O. (2008). *An introduction to the physiology of hearing* (3rd ed.). Academic Press.

Ruel, J., Wang, J., Rebillard, G., Eybalin, M., Lloyd, R., Pujol, R., & Puel, J. L. (2007). Physiology, pharmacology and plasticity at the inner hair cell synaptic complex. *Hearing Research*, *227*, 19-27.

Rabinowitz, P. M., Slade, M. D., Galusha, D., Dixon-Ernst, C., & Cullen, M. R. (2006). Trends in the prevalence of hearing loss among young adults entering an industrial workforce 1985 to 2004. *Ear and Hearing*, *27*(4), 369-375.

Rosenhall, U. (2003). The influence of ageing on noise-induced hearing loss. *Noise and Health*, *5*(2), 47-53.

Salvi, R., & Boettcher, F. A. (2008). Animal models of noise-induced hearing loss. In P. M. Conn (Ed.), *Sourcebook of models for biomedical research* (pp. 289-301). Humana Press.

Salvi, R. J., Hamernik, R. P., & Henderson, D. (1978). Discharge patterns in the cochlear nucleus of the chinchilla following noise-induced asymptotic threshold shift. *Experimental Brain Research*, *32*(3), 301-320.

Saunders, J. C., Bock, G. R., James, R., & Chen, C. S. (1972). Effects of priming for audiogenic seizure on auditory evoked responses in the cochlear nucleus and inferior colliculus of BALB-c mice. *Experimental Neurology*, *37*, 388-394.

Saunders, J. C., Dear, S. P., & Schneider, M. E. (1985). The anatomical consequences of acoustic injury: A review and tutorial. *Journal of the Acoustical Society of America*, *78*(3), 883-860.

Schneider, B. A., Pichora-Fuller, M. K., Kowalchuk, D., & Lamb, M. (1994). Gap detection and the precedence effect in young and old adults. *Journal of the Acoustical Society of America*, *95*(2), 980-991.

Shargorodsky, J., Curhan, S. G. C., & Eavey, R. (2010). Change in prevalence of hearing loss in US adolescents. *JAMA*, *304*(7), 772-778.

Sommers, M. S., & Humes, L. E. (1993). Auditory filter shapes in normal-hearing, noise-masked normal, and elderly listeners. *Journal of the Acoustical Society of America*, *93*(5), 2903-2914.

Yang, W. P., Henderson, D., Hu, B. H., & Nicotera, T. M. (2004). Quantitative analysis of apoptotic and necrotic outer hair cells after exposure to different levels of continuous noise. *Hearing Research*, *196*(1-2), 69-76.

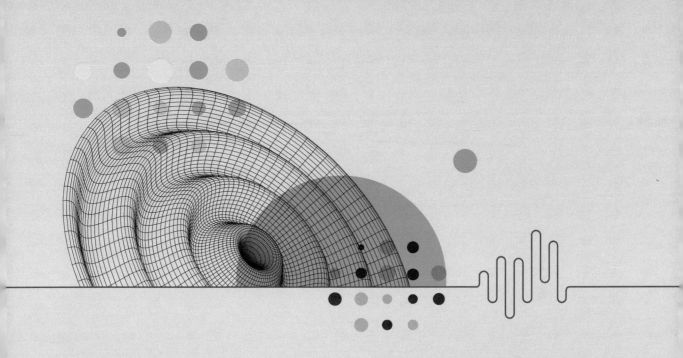

제**14**장

전정 기능의 평가

김진동(부산가톨릭대학교 언어청각치료학과)

1. 전정계의 해부 및 생리

2. 전정 기능의 평가

균형을 유지하고 환경을 안전하게 탐색하는 인간의 능력은 전정계, 시각계, 체성감각계(고유 감각) 수용체에서 수집된 감각 정보에 달려 있다. 이 중 전정계(vestibular system)의 기본 기능은 머리의 움직임을 전기 신호로 변환하는 것이다. 전정계는 머리의 움직임을 감지하고 보상성 반사적 안구운동과 자세 조절로 반응하여 선명한 시야를 유지하고 넘어지지 않도록 한다. 공간적 방향 감각은 시력과 균형을 안정화하는 반사 작용을 일으키는 전정계의 복잡한 역할로 인해 유지된다. 청각, 시각 등의 다른 감각계와 달리 대부분의 사람은 일상적인 활동 중, 즉 전정계가 정상적으로 작동하지 않을 때까지 이를 인식하지 못한다. 말단 전정기관 중 하나의 기능이 갑자기 손실되면 현훈, 불균형, 메스꺼움, 구토로 인해 심각한 장애가 발생할 수 있다.

임상 의학에서 전정 증상은 많은 어려움을 초래한다. 첫째, 전정 증상을 겪고 있는 환자는 증상을 설명하는 데 어려움을 겪는 경우가 많다. 전정기능장애를 동반하고 있는 대부분의 환자는 심장장애, 심리적 장애, 약물 부작용, 그 외 다양한 장애에서 기인하는 증상을 지칭할 수 있는 비특이적 용어인 "어지럽다"고 단순히 호소한다. 둘째, 전정 질환의 증상과 징후는 서로 겹치는 부분이 많으며, 전정 병변의 구별은 안구가 움직이는 방식의 다소 미묘한 차이를 이해하는 데 달려 있다. 사실상, 전정기관은 외래 진료실에서 시각화할 수 없고 가장 잘 알려진 전정계의 기능은 전정안반사로 나타나기 때문에 전정계에 대한 대부분의 검사에는 안구운동 관찰이 포함되어 있다.

전정계의 반사적 특성은 전정병리생리학을 이해하는 데 중요하다. 뇌간은 생리적 자극의 결과로 발생되는 불균형을 해석하는 방식과 동일한 방식으로 병리학적 과정의 결과로 발생되는 전정 입력의 불균형을 해석한다. 따라서 전정장애의 주요 징후는 반사적 안구운동과 자세 변화로 나타난다. 이러한 반사성 징후는 머리를 정지하고 있고 똑바로 들고 있는 상태에서조차 특정 축을 중심으로 감지된 회전이나 머리의 기울임 또는 평행이동에 대한 뇌간의 반응으로 이해할 수 있다. 각 말단 전정기관에 대한 효과적인 자극을 알고 있다면 관찰된 운동 출력을 생성하기 위해 어떤 말단 전정기관 또는 말단 전정기관의 조합이 자극을 받아야 하는지 판단할 수 있다. 이러한 방식을 역으로 생각하는 경우, 일반적으로 병변에 영향을 받은 말단 전정기관을 추정할 수 있다.

전정기능검사의 주요 목적은 장애 부위를 진단하고, 장애 정도를 파악하여 효과적인 치료/재활을 위한 정보를 제공하는 것이다. 그러나 인간의 전정 기능은 직접 평가하기 어럽다. 현재 전정 기능에 대한 임상검사는 움직임 동안 안구 위치나 자세 조절을 유지하는 데 사용되는 2차 운동반응(즉, 반사)을 평가한다. 전정기능검사를 정확하게 해석하기 위해서는 말초 전정계와 그 중추 연결의 해부 및 생리에 대한 이해가 필요하다. 이 장에서는 전정계의 해부 및 생리, 전정기능평가에 대하여 기초적인 정보를 제공하고자 한다.

1. 전정계의 해부 및 생리

1) 말초 전정계

말단 전정기관은 측두골 추체부에 위치한 골미로에 수용되어 있으며, 그 내부에는 막미로가 존재한다. 막미로에는 5개의 전정 감각 기관[3개의 반고리관과 2개의 말단 이석기관(구형낭, 난형낭)]이 내장되어 있다([그림 14-1] 참조).

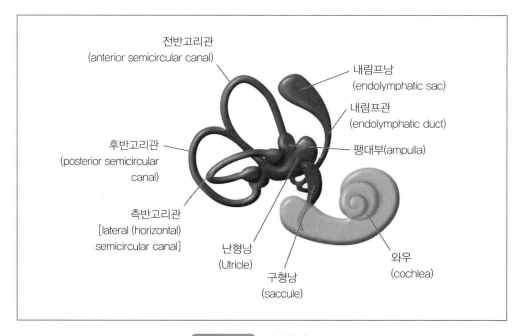

그림 14-1　전정계의 구조

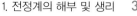

(1) 반고리관(Semicircular canals, SCCs)

반고리관은 각 가속도와 감속도를 전기 신호로 변환하여 전정 신경을 통해 전정핵 (vestibular nucleus, VN)으로 전달한다. 한쪽 내이에는 난형낭에서 확장되어 있는 총 3개의 반고리관(수평 반고리관 1개, 수직 반고리관 2개)가 존재한다([그림 14-1] 참조). 이들 반고리관은 외측/수평 반고리관(lateral/horizontal SCCs), 전/상반고리관(anterior/superior SCCs), 후/하반고리관(posterior/inferior SCCs)으로 알려져 있다. 각 반고리관은 단일 평면에서의 각 운동에 가장 잘 반응하며, 서로 대략 직교하고 있으므로 3차원 공간에서의 모든 회전을 감지할 수 있다. 또한 오른쪽과 왼쪽 내이의 반고리관은 상호보완적인 동일 평면상에 배열되어 있다. 오른쪽과 왼쪽 내이의 외측 반고리관은 동일 평면상에 위치하고 있는 반면, 각 전반고리관 평면은 반대쪽 후반고리관 평면과 거의 동일 평면상에 위치한다.

각 반고리관은 내림프액으로 채워져 있으며, 난형낭과 함께 폐쇄형 고리를 형성한다. 외측 반고리관은 양쪽 끝부분이 난형낭(utricle)과 소통한다. 수직 반고리관(전반고리관 및 후반고리관)은 한쪽 끝부분이 난형낭과 소통하고 다른 쪽 끝부분은 서로 함께 합쳐진다. 각 반고리관은 난형낭에 가장 가까운 한쪽 부분이 확장되어 팽대부(ampulla)를 형성한다. 팽대부는 균형 감각 기관인 팽대부릉(crista)이 위치한 곳이다.

(2) 이석기관(Otolith Organs)

반고리관은 특정 방향의 각 가속도(angular acceleration)에 반응하는 반면, 구형낭 (saccule)과 난형낭의 유모세포는 선형 가속도 및 감속도에 반응한다. 구형낭은 수직으로 배치되어 있어 선형적인 수직(위/아래) 평형이동(translation)에 반응하는 반면, 난형낭은 머리 기울임(tilt)과 선형적인 수평 평형이동(측면/측면, 앞/뒤)을 감지한다. 난형낭은 구형낭 위에 위치하며, 외측 반고리관 평면과 거의 평행하게 위치해 있다. 구형낭은 전정(vestibule)의 내측 벽에 위치하며, 낭형낭 평면과 거의 수직이다(Baloh & Kerber, 2011). 구형낭과 난형낭은 내림프액으로 채워져 있으며, 각각 평형반(macula)이라는 감각 기관을 포함하고 있다.

(3) 유모세포의 구조(Structure of Hair Cells)

반고리관과 이석기관은 모두 청각계와 매우 유사한 특수한 유모세포를 활용한다. 이 유모세포는 기계적 힘을 신경 활동 전위로 변환하는 역할을 한다. 각 유모세포는 다수의 짧은 부동모(stereocilia)와 세포의 한쪽 가장자리 부분에 하나의 긴 운동모(kinocilium)를 가지고 있다. 섬모가 운동모 방향으로 편위되는 경우, 기계적 감각 채널이 개방되어 칼륨이 유입되고, 이로 인해 세포는 효과적으로 탈분극(즉, 흥분)된다(Hudspeth, 2005). 이 경우 유모세포에서 신경전달물질을 방출하므로 유모세포와 관련된 전정신경의 발화율(firing rate)이 증가한다. 섬모가 운동모 반대 방향으로 편위되는 경우에는 세포의 과분극(즉, 억제)이 발생하여 신경 발화율은 감소한다. 유모세포는 자극을 받지 않는 경우에도 신경전달물질을 방출한다(Baloh & Honrubia, 1995). 즉, 전정신경의 축삭은 항상 기준 발화율로 발화하고 있지만, 머리 움직임 방향에 따라 발화율을 더 많이 또는 더 작게 발화하도록 조정할 수 있다.

(4) 팽대부릉 및 평형반(Cristae and Macules)

각 반고리관 내에는 팽대부라고 불리는 확장부가 존재한다. 각 팽대부는 반고리관의 수용체 기관인 팽대부릉을 포함하고 있다. 팽대부릉의 위쪽 표면에는 팽대부릉정(cupula)이라고 불리는 아교 물질에 묻혀 있는 섬모 감각 유모세포를 포함하고 있다(Dohlman, 1971). 팽대부릉정은 팽대부 상단까지 뻗어 있어 반고리관의 내림프액과 난형낭의 내림프액을 분리한다. 팽대부릉 내 유모세포의 운동모는 모두 같은 방향으로 배향되어 있다. 부동모가 운동모 방향으로 편위되는 경우 유모세포와 관련된 전정 섬유의 발화율은 증가하는 반면, 운동모 반대 방향으로 편위되는 경우 전정 섬유의 발화율은 감소한다. 외측 반고리관의 운동모는 팽대부의 난형낭 방향으로 향해 있으므로, 내림프액이 난형낭과 팽대부 방향으로 움직이는 경우 발화율이 증가한다(팽대부 방향의 내림프액 흐름). 반면, 후반고리관 및 상반고리관의 운동모는 팽대부의 반고리관 방향(팽대부 반대 방향)으로 향해 있으므로 내림프액 흐름이 난형낭과 팽대부 반대 방향일 경우 발화율이 증가한다(반팽대부 방향의 내림프액 흐름).

팽대부릉정의 비중은 주변 내림프액의 비중과 동일하다(Money et al., 1971). 이로 인해 팽대부릉정은 중력에 의해 변위되지 않는다. 머리의 각 가속도와 관련된 힘은 팽대부릉정을 변위시키고 각 반고리관 내 팽대부릉의 유모세포를 구부린다. 특정 반고리관 평면에서 머리 가속도는 자연스럽게 해당 평면상의 골미로를 움직이게 한다. 관성으로 인해, 해당 반고리관의 막미로 내 내림프액은 팽대부 내 구조물보다 뒤처져 머리 반대 방향으로 움직이게 된다. 팽대부 내부에서 내림프액이 가하는 압력은 팽대부를 편위시켜 부동모에 전단력을 가하게 되어 유모세포는 흥분되거나 억제된다. 반고리관의 자극은 해당 반고리관 평면상에서의 안구 움직임을 생성한다.

난형낭과 구형낭은 평형반이라고 불리는 감각 유모세포를 포함하는 구조물이다. 반고리관의 팽대부릉 내 유모세포와 유사한 이석기관의 평형반 내 유모세포는 이석(otoconia)이라고 불리는 육각형 형태의 탄산칼슘을 다량 함유한 이석막(otolith membrane)에 박혀 있다(Lundberg, Zhao, & Yamoah, 2006). 평형반 내 유모세포의 분포는 말단 기관을 양분하는 선을 따라 분극되게 한다. 이러한 양분된 곡선 영역을 백선(striola)이라고 한다. 유모세포와 이들의 부동모는 각 평형반 내 유모세포의 운동모가 가능한 모든 방향으로 배향되도록 백선 양측에서 반대 방향으로 배향되어 있다.

반고리관의 팽대부릉정과 달리, 이석의 밀도는 주변 내림프액보다 훨씬 크다(Money et al., 1971). 이로 인해 이석막은 중력이나 선형 가속도에 의해 변위된다. 이러한 변위는 부동모를 구부리고 세포의 극성에 따라 관련 전정신경의 자극 수를 증가 또는 감소시킨다. 난형낭의 백선은 평형반을 내측 2/3와 외측 1/3로 나눈다. 양쪽의 유모세포는 극성을 가지게 되며, 백선 방향으로의 부동모 편위는 흥분성이다. 구형낭의 백선은 평형반을 거의 절반으로 나누고 부동모는 반대 방향으로 분극된다(예: 백선 반대 방향).

(5) 제8 뇌신경(Cranial Nerve VIII)

전정와우 신경(제8 뇌신경)의 전정 분지는 전정 신경절(Scarpa's ganglion)에서 발생하며, 하부 및 상부 분지로 구성된 양극성 신경 세포로 구성되어 있다. 이 섬유는 막미로에서 내이도를 통과하여 교뇌−연수 접합부의 전정핵에서 종지한다(Baloh and Honrubia, 1995). 전정 신경은 고도로 조직화되어 있다. 전정 신경절의 아래쪽 부분은 후반고리관의 팽대부릉과 구형낭의 평형반에서 기인한 신경 섬유로 구성된다. 전정 신경절의 위쪽 부분은 전반고리관, 외측 반고리관, 난형낭에서 기인한 신경 섬유로 구성된다. 신경 섬유는 작은 다발로 조직되어 함께 이동하여 전정 신경에서 감각 상피 조직이 유지되도록 하는데, 이는 청각계의 음조 체계 조직과 매우 유사하다.

전정 신경은 초당 10~100개의 스파이크를 자발적으로 방출하는 약 15,000개의 단일 신경 섬유로 구성되어 있다(Barin & Durrant, 2000). 즉, 이는 언제든지 중추 전정계를 통과하는 초당 스파이크의 개수가 1,000,000개 이상일 수 있다는 의미이다. 자발 발화율은 범위가 존재하며, 1차 구심성 전정 신경은 규칙적 또는 불규칙적 자발 방전율을 가진 신경으로 분류한다.

2) 중추전정계(Central Vestibular System)

(1) 전정핵(Vestibular Nuclei, VN)

뇌간에는 4개의 주요 전정핵(상, 외측, 내측, 하 VN)이 존재한다(Straka et al., 2005). 전정핵은 제8 뇌신경의 전정 분지에서 주요 입력을 받지만, 직접적인 전정 연결뿐만 아니라 다양한 신경 섬유와 연접되어 있다. 예를 들어, VN은 1차 전정 신호 외에도 시각계 및 고유 감각계의 구심성 정보를 수신한다(Angelaki & Cullen, 2008). 전정핵에서 투사된 출력은 대측 전정핵, 동측 및 대측 외전신경핵, 활차신경핵, 동안신경핵, 그리고 내측 전정척수로(medial vestibulospinal tract, MVST), 외측 전정척수로(lateral vestibulospinal tract, LVST), 망상척수 경로(reticulospinal pathway)를 통해 운동 척수로 전달된다(Baloh & Kerber, 2011). 또한 전정핵은 움직임의 지각을 위해 대뇌피질로, 보상적 안구운동과 머리 움직임, 자세 변화를 조정하기 위해 소뇌 경로로도 투사된다.

(2) 소뇌(Cerebellum)

내측 및 하 전정핵의 구심성 신경은 소뇌의 편엽(flocculus), 결절(nodulus), 충부수(uvula), 꼭지핵(fastigial nucleus)으로 투사된다(Baloh & Kerber, 2011). 이러한 소뇌 영역을 통칭하여 전정소뇌(vestibulocerebellum)라고 한다. 원심성 전정소뇌경로는 충부(vermis), 편엽, 꼭지핵에서 연장되어 외측 전정핵에 종지한다. 이 경로의 자극은 전정핵의 활동성을 억제시킨다(Ito, 1993). 이 경로는 전정안반사의 억제[vestibulo-ocular reflex(VOR) suppression]와 중추성 전정 보상과 관련이 있다.

3) 전정계의 역할

말단 전정기관은 머리 회전과 선형 가속도를 감지하여 이 정보를 전정핵에 존재하는 2차 전정 뉴런으로 전송한다. 2차 전정 뉴런의 신호는 다양한 영역의 중추신경계로 분기되어 최소 두 종류의 중요한 전정 반사[전정안반사(VOR)와 전정척수반사(vestibulospinal reflex, VSR)] 작용에서 핵심 중계 역할을 한다. 뉴런은 머리 움직임을 부호화하고 시선을 안정화시키는 역할을 하는 VOR을 작동시키기 위해 필요한 외안근의 수축 및 이완을 생성하는 안구운동핵과 시냅스를 형성한다. 이 뉴런들은 또한 자세를 안정화시키고 보행을 조정하는 역할을 하는 VSR을 작동시키는 척수운동뉴런과도 시냅스된다. 이 입력은,

① 자율신경중추(중력에 관한 자세 정보를 수신하여 뇌 관류를 유지하기 위한 혈류역학 반사를 조절함), ② 소뇌(전정계의 손상과 같은 비정상적인 변화가 발생한 경우 전정반사의 조정과 적응에 필수적인 역할을 함), ③ 대뇌피질(움직임 및 방향 지각을 중재하는 역할)을 포함하는 추가적인 중추신경계 영역에도 전달된다. 10개의 전정감각기관(한쪽에 각 5개)은 다양한 중추신경계 영역에 입력을 제공하여 균형을 유지하기 위해 사용되는 복잡한 네트워크를 형성한다.

(1) 외안근 및 안구운동(Extraocular muscles and Ocular Motility)

VOR를 이해하기 위해서는 우선 안구운동을 조절하는 6개의 외안근과 말초 전정계에서 안구운동 뉴런까지의 연결에 대한 해부를 이해해야 한다. 외직근(lateral rectus)과 내직근(medial rectus)은 수평면상의 운동을 제어하고, 상직근(superior rectus)과 하직근(inferior rectus)은 수직면상의 운동을 제어하며, 상사근(superior oblique)과 하사근(inferior oblique)은 회전 운동을 제어한다. 이들 외안근은 한 근육이 수축하는 경우 이와 쌍을 이루는 근육은 이완되는 주동근(agonist)과 길항근(antagonist)이라는 대응 쌍으로 주로 묘사된다(예: 외직근의 수축은 내직근의 이완을 초래함). 반고리관의 방향은 한 쌍의 안구 근육에 의해 제어되는 운동 평면과 일치한다. 예를 들어, 외측 반고리관은 동측 내직근과 대측 외직근과의 흥분성 연결뿐 아니라 대측 내직근과 동측 외직근과의 억제성 연결도 이루고 있다. 안구 근육은 3개의 안구운동핵과 연접되어 있다. 외직근으로 향하는 신호는 외전신경핵, 상사근으로 향하는 신호는 활차신경핵을 통해 전달된다. 나머지 외안근은 동안신경핵과 연결되어 있다.

VOR의 목적은 머리를 움직이는 동안 시선을 안정시키는 것이다. 마찬가지로, 안구운동계의 주요 목적도 관심 있는 대상을 바라볼 수 있도록 안구를 움직여 시선을 안정시키는 것이다. 물체는 망막 중심부인 망막 중심와(fovea)에서 가장 선명하게 보이는데, 그 이유는 해당 영역에 감각 세포가 더 많이 집중되어 있기 때문이다.

급속/단속안구운동(saccade)은 관심 있는 물체의 상(image)을 망막 중심와에 배치하는 기능을 하는 빠른 안구운동이다. 급속안구운동은 매우 빠른 속도로 움직이고, 움직이는 동안 시력이 손상되기 때문에 다른 안구운동과는 다르다. 수평 급속안구운동의 생성에는 중추신경계 내의 여러 부위뿐만 아니라 방정중교뇌망상체(paramedian pontine reticular formation, PPRF)도 관여한다. 급속안구운동의 장애는 뇌간이나 소뇌의 병변에 국한된 경우가 많다(Leigh & Zee, 2006). 급속안구운동계는 머리 움직임 동안 전정계와 상호작용한다. 머리를 회전시킬 경우 VOR은 머리 움직임의 반대 방향으로 느린 안구운동(즉, 안진의 '느린 위상')을 시작한다. 급속안구운동계는 전정계가 안구를 제 1위치에서 벗어나게 한 후 안구를 다시 중앙선으로 되돌리는 역할(즉, 안진의 '빠른 위상')을 한다.

평활 추적안구운동(smooth pursuit)은 표적의 속도와 안구 속도를 일치시켜 관심 대상을 망막 중심와에 유지시키도록 의도된 운동이다. 평활 추적안구운동계가 활성화되기 위해서는 일반적으로 움직이는 표적이 필요하지만, 높은 속도에 도달할 수 없으므로 평활 추적안구운동계는 표적이 어디에 있을지 예측하고 그에 따라 수행한다(Leigh & Zee, 2006). 이것이 실패하거나 물체가 너무 빨리 움직이는 경우, 표적을 망막 중심와에 초점을 다시 맞추기 위해 급속안구운동계를 사용한다. 평활 추적안구운동계는 교뇌(pons)와 소뇌를 포함한 중추신경계 내의 다양한 부위와 관련이 있다.

시운동성 안진(optokinetic nystagmus, OKN)은 시각적 주변이 움직이는 동안 안정적인 시력을 유지하는 연속적이고 반복적인 빠르고 느린 안구운동이다. OKN과 추적안구운동은 모두 모두 추적 반응으로, 동시에 활성화되는 경우가 많다. OKN은 다른 안구운동과 경로를 공유하지만, 시각 경로의 핵이 중요한 역할을 한다(Leigh & Zee, 2006). OKN 시스템은 물체의 상이 망막을 가로질러 움직일 때 주시 안정화(gaze stabilization)에 기여한다. 말초 전정계는 매우 낮은 주파수의 지속적 움직임 동안 정확한 정보를 제공하지 못하기 때문에 OKN 시스템이 중요하다. 이러한 유형의 움직임에서 OKN 시스템은 활성화되어 안구를 움직이고 있는 물체와 같은 방향으로 움직여 움직이는 물체의 상을 안정화하려고 시도한다. 시운동성 안진과 전정 안진이 결합되어 광범위한 주파수 범위의 움직임에 걸쳐 안정적인 시야를 제공한다.

(2) 전정안반사(Vestibulo-ocular Reflex, VOR)

전정안반사(VOR)는 머리가 움직일 때 안구의 안정성에 기여한다. 전정계에 의해 유도된 안구운동(예: VOR)은 보상성 안구운동이다(Leigh & Zee, 2006). 즉, 전정안반사는 머리 움직임이나 머리 위치 변화의 반대 방향이며, 관심 대상을 망막 중심와에 유지시키는 역할을 한다. 쉽게 설명하자면, 머리를 왼쪽으로 빠르게 회전시키는 경우 여러 개의 안구운동핵을 통해 입력이 전달되어 양쪽 안구를 오른쪽으로 끌어당기는 보상성 반사가 발생한다. 대부분의 임상 전정기능검사는 수평 전정안반사(hVOR)를 이용하므로 좀 더 자세히 설명할 것이다.

hVOR 경로에 대한 간략한 설명을 〈표 14-1〉에 제시하였다. 머리를 왼쪽으로 회전하

표 14-1	수평 전정안반사(hVOR)

1. 수용체(수평반고리관의 팽대부릉)
2. 구심성 경로(상전정신경 내 전정 신경절의 1차 신경세포)
3. 중추 연결(전정핵의 2차 신경세포)
4. 원심성 경로(내측종속)
5. 동안신경, 외전신경 운동핵의 3차 신경세포
6. 효과기 근육(내직근 및 외직근)

는 경우, 관성으로 인해 내림프액은 머리 움직임보다 뒤처지게 되고, 좌측 수평반고리관 내 팽대부릉정은 운동모 방향으로 편위되는 반면, 우측 수평반고리관 내 팽대부릉정은 운동모 반대 방향으로 편위된다. 따라서 왼쪽 수평반고리관의 방전율은 증가하고, 오른쪽 수평반고리관의 방전율은 감소한다. 좌측 수평반고리관의 활동성 증가는 왼쪽 전정핵의 활동성을 증가시켜 오른쪽 외직근과 왼쪽 내직근에 흥분성 출력을 발생시키고(즉, 안구를 오른쪽으로 당김), 오른쪽 내직근과 왼쪽 외직근을 억제한다. 오른쪽 팽대부릉정은 운동모 반대 방향으로 편위되기 때문에 오른쪽 수평 반고리관은 오른쪽 전정핵의 활동성을 감소시키는 신호를 보내 왼쪽 외직근과 오른쪽 내직근으로의 흥분성 출력을 감소시킨다. 그 결과 머리가 왼쪽으로 회전하는 것을 보상하기 위해 양쪽 안구는 오른쪽으로 움직이면서 동시에 왼쪽으로 되돌아오는 빠른 급속안구운동이 발생한다(즉, 왼쪽으로 뛰는 안진).

안진(nystagmus)은 느린 위상과 빠른 위상으로 잘 정의할 수 있는 이상성(biphasic)이며, 리듬감 있는 반복적인 안구운동이다(Markham, 1996). 전통적으로, 안진의 방향은 빠른 위상 동안 안구의 이동 방향에 따라 명명한다(즉, 오른쪽 또는 왼쪽). 전정계는 안진의 느린 위상을 중재하므로, 전정 안진(예: 머리 움직임에 의해 유발되는 안진)은 일반적으로 느린 위상의 최대 속도(slow-phase velocity, SPV)로 정량화된다. 안진의 느린 위상에 이어 PPRF 뉴런은 안구를 중앙으로 되돌리는 급속안구운동(즉, 안진의 빠른 위상)을 생성한다.

(3) 신경적분체 및 속도 저장(Neural Integrator and Velocity Storage)

전정계는 0.003~5 Hz 사이의 입력 주파수에 반응한다(예: 0.01 Hz는 매우 느린 자세 흔들림이고, 5 Hz는 걷는 동안 머리를 능동적으로 돌리는 것과 유사하다). 팽대부릉정의 기계적 특성으로 인해 전정계는 0.8 Hz 미만과 5 Hz 이상의 입력 주파수에 민감도가 낮다. 그러나 전정계에는 저주파수에 대한 민감도를 향상시켜 주는 뇌간–중재 과정으로 소뇌의 제어를 받는 신경적분체(neural integrator)가 존재한다.

속도검사 자극이 시작된 후 느린 위상의 안구 속도가 초기 값의 37%로 감소하는 데 걸리는 시간을 시간 상수(time constant, TC)라고 한다. 지속적인 지구 축 회전에 대한 반응으로 제8 뇌신경은 외측 반고리관의 팽대부릉정이 중립 위치로 돌아올 때까지 신경 활동을 생성한다(TC = 6초). VOR의 안진 강도는 제8 뇌신경과 유사하게 상승하지만, 안진의 지속시간은 상당히 길다(TC=16초). 즉, VOR의 안구 반응은 말단 말초기관에서 유도된 시간보다 더 오랜 기간 동안 지속된다. 말초성 구동의 지속시간보다 안진이 더 연장되는 현상은 신경적분체에서 기인한다. 신경적분체는 VOR의 저주파수 반응을 한 단계 확장하는 역할을 하는데, 이 기능을 속도 저장(velocity storage)이라고 한다(Raphan, Matsuo, & Cohen, 1979). 속도 저장 기능의 손실은 전정계의 저주파수 민감도에 영향을 미치며, 임상적 평가에서는 VOR의 시간적 특성 변화(예: TC 감소 또는 위상 증가)를 통해 확인된다.

(4) 전정척수반사(Vestibulospinal Reflex, VSR)

전정척수반사는 자세 유지를 위한 일시적인 근육 수축, 움직임 중 평형(equilibrium), 근육 긴장도(muscular tone)를 생성하는 데 사용된다. 전정안반사의 효과기 기관은 외안근인 반면, 전정척수반사의 효과기 기관은 목, 몸통 및 사지의 신근(extensor)이다. 반고리관과 이석 수용체의 자극은 목과 신체 근육의 다양한 활성화 패턴으로 이어진다. 신근(예: 삼두근)과 굴곡근(예: 이두근) 사이에는 밀고 당기는 기전(push-pull)이 존재한다. 전정척수반사는 자세 장애에 대응하기 위해 신근과 굴곡근 모두의 협응 작용이 필요하다.

전정핵에서 척수까지의 신경 연결은 세 가지 주요 경로[MVST, LVST, 망상척수로(reticulospinal tract)]를 통해 이루어진다. MVST와 LVST는 목 운동 뉴런에 직접 연결되며, 척추 중간 뉴런을 통해 간접적으로 연결된다. 망상척수로는 망상체(reticular formation)를 통해 VN과 간접적으로 연결되어 있다.

전정척수반사의 일부인 전정경부반사(vestibulocollic reflex, VCR)는 경부 전정유발근전위(cVEMP) 검사로 평가할 수 있다. 전정경부반사의 기본 경로는 다음과 같다. 구형낭은 하전정신경을 통해 내측 전정핵으로 전기 신호를 전달한다. 이후 이 신호는 MVST를 통해 척수 운동 뉴런으로 전달되어 동측 신근 운동 뉴런의 활성화는 증가하고 목과 경부의 굴곡근 운동 뉴런은 억제된다. 임상적으로 cVEMP는 흉쇄유돌근(sternocleidomastoid muscle, SCM) 위의 피부 전극을 통해 굴곡근 운동 뉴런의 억제를 측정한다.

4) 전정계의 병변(Lesions of the Vestibular System)

(1) 일측 전정 기능손실에서 전정안반사(VOR in Unilateral Impairment)

전정기능장애의 징후와 증상의 중증도는 손상 정도, 발병 속도, 일측 또는 양측 손상 인지 여부에 따라 예측 가능하다. 급성 일측 전정장애에서 현훈 증상은 일반적으로 심각하다. 점진적인 일측 전정 기능 손실에서 전정 기능의 점진적인 변화는 중추신경계의 점진적인 보상으로 상쇄되기 때문에 급성 증상은 전혀 발생하지 않을 수 있다. 마찬가지로, 점진적인 양측 전정 기능 손실 환자도 현훈을 경험하지 않을 수도 있지만, 대신 동적 조건에서는 동요시(oscillopsia)와 운동 실조(ataxia)를 보고할 수 있다.

예를 들어, 일측(오른쪽) 말단 전정기관이 손상된 경우, 오른쪽 말단 전정기관에서 신경과 오른쪽 전정핵으로 가는 전기적 구동을 감소시킨다. 그 결과 왼쪽으로 회전(반시계 방향)하는 머리 움직임 동안 생성되는 것과 유사한 전기 신호가 생성되고, 이로 인해 오른쪽 방향으로의 느린 위상 안구 움직임이 발생한 후 왼쪽으로 빠른 위상 안구 움직임이 발생한다. 급성 장애의 경우, 안진은 계속 발생할 것이지만 양쪽의 비대칭은 그대로 유지된다. 이 예에서 오른쪽 전정신경의 병변은 지속적인 왼쪽 박동성 안진을 발생시켜 주변이 움직이는 것처럼 보이는 착각을 일으키며, 환자는 대부분 이를 현훈으로 인식한다. 급성기에는 안진의 방향은 고정되어 있으며, 주시 방향에 관계없이 모두 발생하며 Alexander's law(즉, 안진의 빠른 위상 방향으로 주시할 경우 안진의 진폭이 증가한다는 법칙; Jacobson, McCaslin, & Kaylie, 2008)를 따를 것이다. 시각을 차단한 경우 안진은 증가한다.

(2) 중추성 보상(Central Compensation)

급성 일측 말초 전정 기능 손상은 신경 발화율의 비대칭을 초래하여 지속적인 안진과 망막상 이탈을 유발하여 중추성 보상과정을 촉발시킨다(Zee, 1994). 양측 전정핵의 긴장성 전기적 활동성이 회복된 경우 정적 보상(static compensation)은 완료된다. 계속해서 오른쪽 말초 전정 기능 손상의 예를 들어 보면, 보상과정은 오른쪽 병변이 처음 발병된 시점에서 수 시간 이내에 시작된다. 보상과정의 첫 번째 단계는 전정신경 세포의 발화율에서 긴장성 비대칭을 제거하는 것이다. 신경 발화율의 비대칭성과 자발 안진은 소뇌가 왼쪽(정상측) 전정핵의 전기적 활동성을 하향 조절할 경우 감소한다[즉, '소뇌 클램핑(cerebellar clamping)']. 일반적으로, 발병 후 1주일 이내에 오른쪽 전정핵의 신경 활동성은 회복된다. 이 활동성은 오른쪽 말단 전정기관이나 신경에서 기인되지 않으며, 중추기

관(예: 전정소뇌)에서 기인한다. 이후 소뇌의 하향 조절이 중단(즉, 소뇌 클램핑이 해제)됨
에 따라, 왼쪽 VN의 활동성은 증가하기 시작한다. 3주 후에는 정적 보상이 완료되어야
한다. 왼쪽의 전기적 발화율은 발병 전 수준으로 되돌아오고 오른쪽 VN의 신경 긴장도는
회복된다. 중추신경계는 왼쪽에서 기인한 전기적 입력을 바탕으로 오른쪽 말초 전정계가
손상되지 않았다면 어느 정도의 활동성을 받았을지 추측한다. 정적 보상이 완료되면 환
자의 현훈은 멈추고, 자발 안진이 사라지며, 자세 조절도 회복된다. 빠른 머리 움직임 동
안에는 망막상 이탈이 여전히 발생하므로 환자는 약간의 동요시를 보고할 수 있다.

동적 보상(dynamic compensation)은 머리 움직임 동안 일측 입력 손실을 수용하기 위
해 전정 경로의 이득을 수정할 때 발생한다. 이전 예를 계속해서 들어 보면, 정적 보상이
발생한 후 오른쪽과 왼쪽 VN 수준에서의 긴장성 휴지기 발화율은 동일하다. 머리 회전
은 회전 인식에 필요한 VN 수준에서 신경 비대칭성을 생성한다. 그러나 비대칭의 크기
는 정상적으로 기능하는 양측 내이에서 생성되는 양의 절반 수준이므로(이 예에서는 왼쪽
말단 전정기관만 정상적으로 기능하기 때문에) 안진의 느린 위상의 속도는 머리 움직임 속도
를 따라가기에 너무 낮기 때문에 망막상 이탈이 발생한다. 동적 보상 동안 중추 전정 경
로는 재보정된다(Zee, 1994). 즉, 발병 전에 생성된 정도와 동일한 보상적 안구운동을 생
성하기 위해서는 본질적으로 VOR 경로의 이득을 두 배로 늘려야 한다. 빠른 머리 움직
임으로 발생하는 망막상 이탈로 인해 신경적분체는 속도 저장을 감소시킨다. 속도 저장
기전의 유출 증가는 신경적분체의 이득(전기 출력)을 증가시키고, 이로 인해 VOR 이득
이 증가되어 동적 머리 움직임 동안 보상적 안구운동이 발생한다. 결과적으로, 신경적분
체의 저장 용량이 감소하게 되면 저주파수 VOR 성능이 저하된다(즉, 신경적분체의 목적은
저주파수에 대한 전정계의 민감도를 높이는 것임). 동적 보상이 완전하게 이루어지게 되면
VOR 비대칭성과 동요시(망막상 이탈)가 없어진다. 그러나 저주파수 VOR 성능 저하는 남
아 있는 경우가 많다(Leigh & Zee, 2006).

역설적이게도, 중추 보상 기간 동안 자발 안진은 병변 귀 방향으로 박동할 수 있다. 이
를 회복 안진(recovery nystagmus) 또는 'Bechterew's nystagmus'라고 하며 일반적으로 변
동성 전정기능장애(예: 메니에르병; Leigh & Zee, 2006) 환자에서 발생한다. '소뇌 클램핑'
동안에는 양측 귀 사이의 비대칭을 줄이기 위해 정상측 전정핵의 발화율이 감소한다는
점을 기억해야 한다. 일반적으로 이 보상 단계에서는 양측 전정핵의 신경 활동성이 모두
감소한다. 안정적인 손상의 경우에는 위에서 설명한 대로 정적 보상이 계속된다. 변동
성 병변의 경우, 손상된 쪽의 기능은 자발적으로 회복할 수 있다. 이러한 현상이 보상과

정 중에 발생하게 되면 양측 사이의 비대칭은 다시 발생하며, 이 시점에 한해 손상된 귀의 전정핵은 손상되지 않은 귀에 비해 더 큰 신경 활동성을 보인다. 그 결과 임상가는 회복 안진을 관찰할 수 있다. 이러한 이유로 자발 안진은 병변 부위를 국소화하는 목적으로 단독으로 사용할 수 없다.

5) 전정기능장애의 개요

어지럼과 균형장애는 전정계, 중추 또는 말초신경계, 심혈관계, 뇌혈관계를 포함한 다양한 기관계의 이상으로 인해 발병될 수 있다. 어지럼이나 균형 이상을 겪는 환자들은 불안정감(unsteadiness), 어찔함(light-headedness), 현훈(vertigo), 균형 상실(dysequilibrium), 실신 전조 증상(fainting/pre-syncope) 등을 호소할 수 있다. 이러한 상태는 독립성 상실, 고립, 낙상으로 인한 부상 등 심각한 의학적·신체적·정서적·사회적 결과를 초래할 수 있다. 또한 환자가 복용하는 약물도 어지럼 증상을 유발할 수 있다. 환자가 균형 클리닉에 내원한 경우 의료 서비스 제공자의 주요 목표는 증상을 조사하고 평가를 수행하여 감별 진단을 좁히는 것이다. 대부분의 어지럼 환자는 양성(benign) 질환을 동반하고 있지만, 일부 환자는 뇌, 심장 또는 혈액 순환과 관련된 잠재적으로 생명을 위협할 수 있는 근본 원인을 가지고 있어 보다 즉각적인 의학적 관리가 필요할 수 있다. 대부분의 경우, 급성 균형장애 환자는 자발적으로 회복되므로 증상에 대한 단기 치료로 충분할 것이다. 그러나 보다 만성적인 증상을 보이는 환자의 경우 어지럼을 평가하고 관리하기 위해 의료 서비스 제공자의 상당한 중재가 필요할 수 있다. 어떤 환자가 불균형이나 균형 상실을 호소할 때, 청각전문가의 첫 번째 임무는 환자에게 증상을 자세히 설명하는 것이다. 이러한 정보는 어떤 감각 입력 시스템 또는 어떤 감각 입력 시스템의 조합이 환자의 불만에 기여하고 있는지 파악하는 데 근간이 된다. 그 이유는 대부분의 전정 질환은 전정기능검사/균형기능검사만으로는 감별할 수 없기 때문이다. 또한 전정기능검사/균형기능검사는 특정 환자의 질환으로 인한 기능장애에 대한 정보는 거의 제공하지 않기 때문에 심층적인 이신경학적 사례 병력과 조합하여야 제대로 해석할 수 있다. 이신경학적 사례 병력은 환자가 자신의 증상을 완전하게 묘사하는 것으로 시작된다. 증상에 의해 생성된 느낌, 촉발 사건, 발병(onset)(예: 언제 시작되었는지), 빈도(예: 증상이 발생하는 빈도), 지속 기간을 포함하되 이에 국한하지 않고 여러 측면을 조사해야 한다.

2. 전정 기능의 평가

1) 침상선별검사('Bedside' Screening Procedures)

어지럼/균형장애 환자를 평가하는 데는 시간이 많이 소요된다. 평가를 위해 환자가 의뢰될 경우, 전체 전정기능검사 배터리를 수행하는 것이 타당하지 않거나 적절하지 않을 수 있다. 다행스럽게도, 간단한 '침상(bedside)' 선별도구를 활용할 수 있으며, 대부분의 환자에서는 실험실 검사와 일치하는 결과를 얻을 수 있다. 침상선별검사를 적절하게 적용하면 임상가는 병변 부위를 확인하고 기능장애를 한정하는 데 도움을 받을 수 있으며, 경우에 따라 환자에게 유용한 상담도구가 될 수 있다. 그러나 선별검사는 타당성과 신뢰성이 제한적이다. 침상선별검사의 결과가 음성이라 하더라도 반드시 환자가 평가될 수 있는 장애가 없다는 의미는 아니라는 사실을 명심해야 한다. 여기에서는 몇 가지 일반적인 침상 선별검사를 설명할 것이다.

(1) 안구운동(Ocular Motility)

안구운동계와 전정계는 많은 해부학적 및 생리학적 연결을 밀접하게 공유하고 있다. 이러한 이유로 안구운동은 예비 평가에 도움이 되는 상당한 정보를 제공할 수 있다. 특정 패턴의 안진은 중추성 신경학적 질환 또는 말초성 미로 장애와 관련될 수 있다. 검사에 앞서 임상가는 안구운동 조절에 대한 평가를 신속하게 수행해야 한다. 안구운동 조절 평가는 손가락 또는 탐침(probe)을 사용하여 침대 옆에서 신속하게 수행할 수 있다. 임상가는 환자가 중앙을 주시(center gaze)하는 동안 안와 내 양측 안구의 상대적 위치를 검사하고, 안구운동 범위를 설정하고, 추적 안구운동 및 급속안구운동 기전을 평가하여 환자의 자발적 안구운동 조절능력을 평가해야 한다. 중추신경계 질환 또는 기타 안구마비장애(ophthalmoparetic disorders)는 전정계에 대한 해석을 왜곡시킬 가능성이 있으므로 이를 미리 확인하는 것이 좋다. 눈에 띄는 이상은 중추신경계 침범 가능성을 나타낼 수도 있으므로 추가적인 의뢰가 필요하다.

(2) 두부충동검사(Head Impulse/Head Thrust)

두부충동검사[head impulse test(HIT) 또는 head thrust test]는 고글을 착용하지 않고도 반

고리관 기능을 평가할 수 있는 검사로 환자의 기능적 동적 전정안반사를 평가하고 일측 또는 양측 말초성 전정 기능 손실의 병변 부위를 확인하기 위해 빠른 수동적 머리 움직임을 활용한다(Halmagyi & Curthoys, 1988). 환자를 검사자 앞에 머리를 30° 정도 앞으로 기울인 상태로 위치시켜 외측 반고리관이 지면과 동일한 평면이 되도록 배치한다. 이후 환자에게 시선을 목표물(일반적으로 임상가의 코 또는 이마)에 고정하고 검사 동안 항상 해당 목표물에 시선을 계속 고정해서 유지하도록 지시한다. 검사자는 두 손으로 환자의 머리 양쪽을 부드럽게 잡은 후 한 방향(우측 또는 좌측)으로 빠르고 짧은 가속도의 추력을 통해 환자의 머리를 수동적으로 움직인다. 이러한 움직임은 환자가 예상하지 못한 속도로 빠르게($>3,000°/s^2$) 이루어져야 하며, 변위는 $20～30°$를 넘지 않아야 한다. 임상가는 환자의 안구운동을 감시하여 전체 움직임 동안 시고정이 유지되는지 또는 환자가 시각적 접촉을 잃고 목표물을 다시 획득하기 위해 빠른 교정성 안구운동(corrective eye movement; 'catch-up saccades'라고 함)을 수행하는지 여부를 확인한다. 일측 또는 양측 전정 기능 손실이 심한 환자는 머리를 손상된 미로 방향으로 빠르게 돌릴 때 환자의 안구가 목표물에서 미끄러져 나가게 되어 두부충동 중 또는 후에 교정성 급속안구운동(corrective saccade)이 발생한다. 예를 들어, 좌측에 상당한 일측 전정 기능 손실이 있는 환자는 좌측으로 머리를 빠르게 돌릴 경우, 시고정 손실을 경험하게 되며, 따라서 목표물을 다시 획득하기 위해 우측 방향의 교정성 급속안구운동이 발생한다. 이 과정은 동측 귀의 전정안반사에 대한 신경 기여도가 감소하였고, 반대쪽 귀의 억제 신호가 회전하는 동안 시선을 안정시키기에 충분하지 않기 때문에 발생한다. 따라서 처음에 안구는 머리와 함께 움직이며, 목표물을 다시 포착하려면 재고정 급속안구운동(refixation saccade)이 필요하다. 말초성 전정 기능 손실이 심하지 않거나 이동 방향의 VOR이 정상이거나 거의 정상인 경우 안구는 관심 지점에 고정된 상태로 유지되므로 교정성 급속안구운동은 필요하지 않을 것이다. 즉, 고정점에 안구를 유지할 수 없고 급속안구운동이 한 번 이상 관찰된다면 말초성 전정질환으로 의심할 수 있다. 이러한 방식으로 머리를 수평면 상으로 움직이면 외측 반고리관을 평가할 수 있는 반면, 전반고리관과 후반고리관은 각각의 평면 내에서 머리를 대각선으로 회전시켜 평가할 수 있다(Aw et al., 1996). HIT 검사는 일반적으로 적절한 평가가 이루어질 때까지 관심 평면 내에서 양방향으로 예측할 수 없는 방식으로 여러 차례 반복해서 수행한다. HIT의 임상적 유용성은 현재 시장에 출시된 새로운 컴퓨터 진단 시스템인 비디오 두부충동검사(vHIT)를 통해 더욱 강화될 수 있다.

(3) 동적시력검사(Dynamic Visual Acuity)

동적시력(dynamic visual acuity, DVA)검사는 환자가 머리를 능동적으로 움직이는 동안 물체를 올바르게 인식하는 능력을 평가한다. 일반적으로, VOR은 머리를 회전하는 동안 머리 움직임과 동일하지만 반대 방향으로 안구를 구동하여 고정된 목표물에 시선을 유지하는 데 도움을 주므로 머리 움직임 동안 시력손실을 최소화한다. 양측 전정 기능 저하 및 다양한 중추성 질환 환자에서 흔히 볼 수 있는 것처럼 전정안반사가 손상된 경우 머리 움직임 동안 시력이 저하되어 결과적으로 동요시(oscillopsia)가 발생한다. 이 검사는 환자의 정적 시력과 머리 회전 동안 측정된 동적 시력을 비교한다. 환자의 기준 정적 시력(baseline static visual acuity)을 설정하기 위해 환자를 Snellen 시력표 앞에 적절한 거리를 두고 앉힌 후 문자나 그림을 가능한 한 가장 낮은 선까지 읽도록 요청한다. 그런 다음 검사자는 뒤쪽에서 환자의 머리 양쪽을 부드럽게 잡고 수평(yaw) 평면에서 2~7 Hz의 주파수와 20~30° 미만의 변위로 수동적으로 좌우 수평 방향으로 움직인다. 환자에게 머리를 움직이는 동안 가능한 한 시력표의 가장 낮은 선까지 읽도록 다시 요청한다. 환자가 문자나 숫자의 절반 이상을 정확하게 확인할 수 없는 가장 낮은 선을 기록한다. 동적 시력이 정상인 대상자는 머리 회전 동안 시력에 변화가 없거나 기준선에서 한 줄만 변화된다. 동적 시력이 비정상인 대상자는 심각한 시야 흐름을 경험하게 되므로, 머리를 움직이는 동안 두 줄 이상의 변화가 나타날 것이다(Longridge & Mallinson, 1984). 이 검사에서 주의할 점으로 임상가는 환자의 머리를 움직이는 동안 회전 전환 지점에서 환자의 머리가 일시 중지하지 않도록 신경을 써야 하며, 환자가 문자나 그림을 암기하지 못하도록 시력표의 줄 읽기 방향을 번갈아 바꿔야 한다.

(4) 두진후안진검사(Head-Shake or Post-Headshaking)

두진후안진검사(headshake test)는 환자의 중추성 속도저장 기전을 평가한다. 중추성 및 말초성 전정계 장애 환자에게 머리를 좌우 방향으로 20~30초 동안 격렬하게 흔든 후 멈추면 일시적인 전정안진이 나타날 수 있다. 이러한 안진을 두진후안진(headshake nystagmus, HSN)이라 하며, 전정안반사의 동적 비대칭성을 반영하는 것으로 여겨진다. 환자를 검사자 앞에 위치시킨 후 Frenzel 렌즈 또는 VNG 검사용 고글(VOR 억제를 방지하기 위해 시력을 차단하기 위함)을 장착하고 머리를 약 30° 앞으로 기울여 외측 반고리관이 지면과 동일 평면상에 위치하도록 배치한다. 그런 다음 환자에게 20~30초 동안 최소 2 Hz의 주파수로 중심에서 약 30~45°까지 머리를 좌우로 능동적으로 흔들도록 지시한다. 또는 검사자가 환자의 머리를 수동적으로 움직일 수도 있다. 머리 흔들기가 중단된 직후, 임상가는 환자에게 눈을 뜨도록 지시하고, 안진이 관찰된 경우 이를 기록한다. 전정 기능이 정상인 대상자의 경우 안진이 출현하지 않을 것이고, 이 경우 검사 결과를 음성으로 간주한다. 일측 전정 기능 손실 환자의 경우 짧은 기간 동안 수평 안진이 나타날 수 있으며, 이 경우 검사 결과는 양성으로 간주한다. 일반적으로, 두진후(post-headshake) 20초 이내에 안진 박동이 최소 5회 이상 관찰될 경우, 검사 결과를 양성이라고 한다(Guidetti, Monzani, & Rovatti, 2006).

일반적으로, 안진은 보다 활동적인 신경 방향을 향해 박동한다. 양측 전정 기능 손상을 동반하고 있는 환자는 일반적으로 중추 뉴런이 비대칭적 입력을 받지 않기 때문에 두진후안진(post-HSN)이 전혀 나타나지 않는다. 두진후안진검사는 선별 도구로 실시하거나 일반적인 전기안진검사/비디오안진검사 배터리에 추가하여 실시할 수 있다.

2) 균형계 기능에 대한 실험실 검사
(Laboratory Studies of Balance System Function)

임상가는 일반적으로 환자의 병력, 신체검사 및 '침상'선별검사에서 수집한 정보를 실험실 검사를 실시하기 위한 기초로 활용한다. 대부분의 전정 실험실 검사의 역할은 말초 또는 중추 전정계 내 병변의 정도 및/또는 부위를 확인하고 기능장애의 특성을 파악할 수 있도록 도움을 주는 것이다. 따라서 어지럼 및 균형장애 환자에 대해 철저하게 평가하기 위해서는 다음 유형의 절차 중 하나 이상을 실시해야 한다. 어지럼/균형 클리닉을 방문한 환자들이 모두 완전한 모든 검사 배터리를 받는 것은 아니다. 실시할 검사는 관리에 관한 의사결정을 내리는 데 필요한 최소의 검사로 제한해야 한다. 여기에서는 주요 실험실 검사인 전기안진검사/비디오안진검사(ENG/VNG), 비디오 두부충동검사(video head impulse test, vHIT), 회전의자검사(rotational chair testing), 이석기능검사(otolith function testing), 전산화 동적자세검사(computerized dynamic posturography, CDP)에 대해 설명할 것이다.

(1) 전기안진검사/비디오안진검사(Electronystagmography and Videonystagmography)
안진검사(nystagmography)(ENG/VNG)는 가장 일반적으로 사용되는 전정 평가 방법이다. 전정기관과 시각계는 생리학적으로 서로 밀접하게 연결되어 있으므로 전통적으로 안구운동은 말초 전정기관과 이와 관련된 중추성 VOR 경로의 기능 상태를 추론하기 위해 사용되었다. 전기안진검사(ENG)는 시간의 함수로서 안구운동을 간접적으로 추적하는 수단으로 전기안구촬영술을 활용한다. 안구 위치의 변화는 안구 주위에 배치시킨 표면 전극에 대한 각막–망막 전위(corneo-retinal potential)의 극성으로 표시된다. 각막–망막 전위는 각막(양전하를 띤 눈의 앞부분)과 망막(음전하를 띤 눈의 뒤쪽 부분) 사이의 전기적 활동성의 차이이다. 일반적인 ENG 설정은 최소 5개의 전극으로 구성되는데, 수평 안구운동을 기록하기 위해 양측 안구의 외측 눈구석에 전극을 하나씩 배치하고, 수직 안구운동을 기록하기 위해 적어도 한쪽 안구의 위와 아래에 전극을 배치하며, 공통 또는 기준 전극은 이마에 배치한다. 안구가 안와 내에서 움직일 때 전위는 안구가 움직이는 방향으로 이에 상응하게 증가하며, 반대 방향으로 이에 상응하게 감소한다. 이는 양전하를 띤 각막이 이제 이동 방향의 전극과 더 가까워지기 때문에 발생한다. ENG 기록은 개안 또는 폐안 상태, 밝거나 어두운 환경에서 수행할 수 있다.

비디오안진검사(VNG)는 보다 현대적이고 널리 사용되는 전정 평가 방법이다. VNG는 시간의 함수로 안구운동을 직접 기록하는 수단으로 적외선 비디오 안구촬영법을 활용한다. VNG를 이용할 경우, 적외선으로 안구를 비추고, 고글에 내장된 카메라는 동공 중심을 기준(guide)으로 안구의 위치와 움직임을 추적한다.

ENG와 VNG 시스템 간에는 교정, 잡파, 검사 환경, 회전성 안진의 기록 및 검사 비용과 관련된 차이가 상당히 존재한다. 여기서는 이러한 모든 영역을 자세히 설명하지 않을 것이지만, 몇 가지 중요한 차이점을 알아 두는 것이 중요하다. ENG와 VNG 시스템은 모두 2차원 기록 기법을 활용하여 수평(yaw) 및 수직(pitch) 평면상에서 안구운동을 추적한다. 그러나 VNG 시스템의 비디오 장치는 검사자가 모든 평면 내에서 동시에 안구운동을 직접 모니터링할 수 있도록 함으로써 3차원 공간에서 안구운동을 관찰할 수 있게 해준다. 이는 회전성 안진을 확인하는 데 유리할 수 있다. VNG의 또 다른 주요 장점은 기록 과정 동안 잡파가 적다는 것이다. VNG 시스템은 ENG 시스템의 일반적인 단점인 근육 활동 및 눈 깜박임으로 인한 오염에 훨씬 민감하지 않다. 대다수의 환자에게 VNG를 사용할 수 있지만, ENG가 더 적합한 상황도 있다. ① 폐쇄공포증이 있거나 시력을 차단한 상태에 검사 받기 어려운 환자, ② 종종 고글 착용을 용인하지 못하거나 고글이 적절하게 맞지 않는 어린 아동, ③ 눈동자 또는 눈 주위에 어두운 부분이 있어 적외선 촬영이 어려운 환자의 경우에는 ENG가 더 적합할 수 있다.

ENG와 VNG 시스템은 모두 안진과 다른 유형의 안구운동을 기록하고 측정하도록 설계되었다. 안진은 안구운동의 한 유형으로, 진동, 즉 한 방향(예: 우측 또는 좌측 방향)으로 움직인 다음 반대 방향으로 움직인다. 대부분의 환자에서, 안진은 일반적으로 한 방향으로는 느리게 이동하고 다른 방향으로는 빠르게 되돌아온다고 정의된 시간적 패턴을 따른다. 관례적으로, 안진의 방향은 더 빠른 성분의 방향으로 명명하지만, 안진의 강도는 더 느린 성분의 속도(초당 각도)로 측정한다. 따라서 느린 위상이 우측 방향이고, 빠른 위상이 좌측 방향인 안진은 '좌향 또는 좌측(left-beating, LN)' 안진이라고 한다. 이와는 반대로, 느린 위상이 좌측 방향이고, 빠른 위상이 우측 방향인 안진은 '우향 또는 우측(right-beating, RN)' 안진이라고 한다.

일반적으로 안진 파형의 상향 편향은 우측 방향(수평 추적) 또는 상향(수직 추적) 안구운동을 의미하는 반면, 하향 편향은 좌측 방향(수평 추적) 또는 하향(수직 추적) 안구운동을 나타낸다. 회전성 안구운동의 경우, 이 활동성은 수평 및 수직 추적에 동시에 반영될 가능성이 높지만, ENG/VNG 추적의 2차원 특성을 고려할 때 회전성 안진은 직접 관찰을 통해 가장 잘 확인할 수 있다. 회전성 안구운동은 일반적으로 수평면상에서의 안진의 방향으로 지칭한다[예: 우측 회전성 안진은 빠른 성분이 수평면상에서 환자의 우측으로 박동하는 동시에 롤평면상(roll plane)에서 양측 안구가 환자의 우측으로 박동하는 안구운동을 의미한다]. 또한 회전성 안진은 전체적인 회전 방향을 기준으로 시계 방향 또는 반시계 방향으로 언급할 수도 있지만, 이 규칙은 다소 혼란스러울 수 있다. 기술 방법에 관계없이, 대부분 안진 유형의 분석에서 측정되는 주요 매개변수는 경사도(slope) 또는 느린 위상 성분의 안구 속도이다.

일반적인 ENG/VNG 검사는 중추 및 말초 전정계의 일부를 평가하도록 설계된 일련의 하위 검사로 구성된다. ENG/VNG는 수직 반고리관 또는 이석기관에 대한 정보를 최소한으로 제공하며, 주로 수평 반고리관 기능의 측정을 기반으로 한다는 점에서 말초 시스템과 관련된 정보는 제한적이다. 따라서 ENG/VNG 단독 결과로만 기반한 전정 기능에 대한 광범위한 일반화는 별도로 권장하지 않는다. 일반적인 ENG/VNG 검사는 안구운동평가(ocular-motor evaluation), 동적 자세변환검사(dynamic positioning tests), 온도검사(caloric irrigations)와 같은 하위 검사로 구성된다.

(2) 안구운동검사(Ocular Motility Tests)

ENG/VNG 검사의 첫 번째 하위 검사는 안구운동평가이다. 안구운동검사는 VOR 기능에 필요한 중추 경로를 조사하는 데 유용하다. 이 검사에서 이상은 일반적으로 중추성 병변이나 신경학적 질환을 나타낸다. 이 검사는 기존 안진의 영향을 받을 수도 있으며, 심한 피로, 약물 효과 또는 일반적인 주의력 저하 환자에서도 비정상으로 나타날 수 있다. 일반적인 안구운동검사 배터리에는 주시 안정성(gaze stability), 평활 추적안구운동(smooth pursuit tracking), 급속(또는 단속)안구운동(saccades), 시운동성 자극(optokinetic stimulation) 검사 등이 포함된다. 이러한 각 하위 검사는 검사 동안 생성된 안구운동에 따라 기록되고 정량화된 후 확립된 규준 자료와 비교한다.

① 주시 안정성 검사(Gaze stability)

주시 안정성 검사는 환자가 목표물에서 벗어나지 않고 고정한 시선 방향으로 눈을 고정할 수 있는 능력을 측정하는 것이다. 주시는 일반적으로 중앙(중립) 위치나 중앙에서 20~30° 벗어난 수평 및 수직 편위 지점에 고정된다. 주시유지(gaze-holding) 과제는 시고정에 관계 없이 수행되며 일반적으로 각 위치에서 최소 30초 동안 유지한다. 피험자의 머리는 항상 가만히 있고 시선의 각도는 30°를 넘지 않도록 주의해야 한다. 환자의 시선이 중앙을 벗어나 30°를 초과하는 경우 정상적인 생리적 종점 안진(endpoint nystagmus)이 기록되어 잘못 해석될 수 있다. 주시 고정의 이상은 일반적으로 뇌간이나 소뇌기능장애를 시사한다.

② 평활 추적안구운동검사(Smooth pursuit)

평활 추적안구운동검사는 움직이는 표적을 추적하고 지속적인 유체 안구운동을 통해 관심 표적을 망막 중심와(fovea)에 유지하는 환자의 능력을 측정한다. 이러한 안구운동은 갑자기 움직이거나 '교정성 급속안구운동'이 발생하지 않고 매끄러운 정현파 형태를 따라야 한다. 평활 추적안구운동 동안 표적은 일반적으로 0.2~0.8 Hz 범위의 다양한 속도로 우측 및 좌측 방향 또는 위아래로 이동한다. 자극 주파수가 증가함에 따라 과제의 난이도도 증가한다. 평활 추적안구운동은 일반적으로 세 가지 매개변수[속도 이득(velocity gain), 대칭성(symmetry), 위상(phase)]를 분석한다. 평활 추적안구운동은 안구운동검사 중 가장 민감하지만, 반응 생성에 여러 경로가 관련되어 있기 때문에 병변 부위의 국소화 목적으로는 좋지 않다. 평활 추적안구운동의 이상은 일반적으로 전정소뇌기능장애를 나타낸다. 이 영역은 모든 추적 안구운동 경로에 공통적이기 때문이다.

③ 급속안구운동검사(Saccades Testing)

급속안구운동은 관심 대상을 안구의 망막 중심와로 가져오도록 설계된 빠른 안구운동이다. 이는 인간이 생성하는 가장 빠른 안구운동으로 반사적이거나 자발적일 수 있다. 따라서 급속안구운동 검사는 움직이는 표적에 반응하여 빠르게 안구를 움직일 수 있고 시력을 최대화하기 위해 해당 목표물을 망막 중심와에 유지하는 환자의 능력을 평가한다. 일반적으로, 급속안구운동검사는 두 가지 유형[고정형(fixed) 및 무작위 위치(random position)]이 있다. 급속안구운동 사이의 시간 간격은 고정하거나 무작위로 설정할 수도 있다. 평가 동안 환자에게 목표물이 한 위치에서 다음 위치로 이동하자마자 목표물을 바라보도록 지시한다. 환자는 머리를 움직이지 않은 채 위치를 예상하지 않고 가능한 한 빨리 이 과제를 수행해야 한다. 급속안구운동검사에서 분석하는 매개변수는 세 가지[잠복기(latency; 눈이 반응하는 데 걸리는 시간), 속도(velocity; 눈이 표적을 향해 움직이는 속도), 정확도(accuracy; 눈이 목표물의 위치를 얼마나 잘 획득하는지)]이다. 급속안구운동검사는 추적 검사만큼 민감하지는 않지만, 뇌간 대 후소뇌 충부 침범의 관련성을 확인하는 데 도움이 되는 정보를 제공할 수 있다.

④ 시운동성 안진검사(Optokinetic Testing)

시운동성 안진(optokinetic nystagmus, OKN)검사는 환자의 시야를 가로질러 수평 또는 수직으로 움직이는 물체를 반복적으로 시각화하여 생성되는 반사성 충동성 안진(jerk nystagmus)을 측정한다. OKN 반응을 생성하는 데 사용되는 검사용 자극은 일반적으로 조명 막대 또는 수직 줄무늬로 시야의 최소 80% 이상 차지해야 한다. 이 검사는 일반적으로 자극 속도(20°/s 및 60°/s)를 증가시키면서 반복하며, 이때 피험자에게는 일반적으로 자극이 정면을 지나갈 때 자극을 지켜보거나 헤아리도록 지시한다. 속도 이득은 자극 속도를 안구 기록의 느린 위상 속도와 비교하여 측정한다. 시운동성검사는 안구운동검사 중 민감도가 가장 낮다. 현재 OKN은 추적안구운동검사 또는 급속안구운동검사에서 이상이 발견된 경우 교차 점검 역할을 하는 데 가장 적합하다. 조명 막대 자극 방식은 충분한 시야 자극을 제공하지 않는다는 점도 유의해야 한다. 따라서 이러한 검사 조건에서 생성된 반응은 진정한 시운동성검사가 아닌 다른 형태의 평활 추적안구운동검사에 불과하다.

(3) 동적체위변환검사(Dynamic Positioning)

동적체위변환검사를 실시하기 위해서는 환자를 한 자세에서 다른 자세로 적극적으로 전환해야 한다. 이 검사는 성인에서 현훈의 가장 흔한 원인인 양성돌발성체위성현훈 (benign paroxysmal positional vertigo, BPPV)을 평가하는 데 가장 일반적으로 활용된다. 체위변환검사에는 Dix-Hallpike maneuver, horizontal head roll maneuver 또는 그 외 유사한 변형이 포함된다. BPPV 변종이 다양하게 존재하기 때문에 동적체위변환 동안 출현하는 유발 안진에 대한 정확한 기술은 적절한 확인이 매우 중요하다. 각 반고리관은 질환의 위치를 국소화하는 데 도움이 되는 특징을 가진 독특한 안구운동을 생성한다.

Dix-Hallpike maneuver는 후반고리관 또는 전반고리관 BPPV를 확인하는 데 사용되는 가장 일반적인 체위변환검사이다. 환자를 검사대 위에 앉게 한 후 등을 대고 반듯이 누운 자세로 위치시키므로, 환자는 검사대 전체를 차지하게 된다. 검사자는 검사할 방향에 따라 환자의 머리를 우측 또는 좌측으로 45° 회전시킨다. 검사자는 환자의 뒤 또는 앞에 서서 환자의 머리를 검사할 방향으로 향하게 하여 반듯이 누운 자세로 빠르게 끌어내리면서 머리를 어깨보다 약간 낮게 한다. Dix-Hallpike 양성 반응은 회전성 및 수직 안구운동을 동반하는 복합 안진을 생성한다. 또한 대부분의 전반고리관-후반고리관 BPPV 사례의 경우 안진에 약간의 수평 성분(yaw plane)도 있다. 회전성 안진의 빠른 구성성분은 일반적으로 병측 귀를 향한다. 병측 귀는 일반적으로 아래쪽에 위치한 귀가 대부분이지만 항상 그런 것은 아니다. 안진의 회전성 성분은 표준 전기안구운동검사 또는 비디오 안구운동검사로 기록할 수 없으므로 이러한 유형의 안진을 적절하게 감지하기 위해서는 검사자가 안구운동을 시각화하거나 비디오 장비로 기록해야 한다. 이러한 방식으로 유발된 회전성 안진은 일반적으로 중추신경계에서 억제할 수 없으므로 시력이 허용된 상태에서도 Dix-Hallpike maneuver를 실시할 수 있다.

horizontal head roll maneuver는 수평 반고리관 BPPV를 확인하는 데 사용된다. 환자를 반듯이 눕히고 머리를 중앙에 둔 후 검사자는 환자의 머리를 지지하여 약간 들어 올린 위치에서 시작한다. 이후 검사자는 환자의 머리를 우측 및 좌측 방향으로 90° 회전시킨 후 30초 이상 그 자세를 유지시키거나 또는 안진이 관찰된 경우 안진이 완화되거나 또는 적절하게 확인될 때까지 유지한다. 그런 다음 환자의 머리를 다시 중앙으로 돌리고 잠시 멈췄다가 반대 방향으로 회전한다. 양성 반응은 수평 지향성(geotropic; 지면을 향해 뛰는 안진) 또는 반지향성(ageotropic; 지면에서 멀어지는 또는 하늘로 향하는 안진) 반응을 생성한다. 양측 수평 반고리관은 동일 평면상에 위치하기 때문에, 양측 방향의 머리 회전시 모두 안진이 출현해야 한다는 점을 유의해야 한다. 반고리관 내에서 이석이 흩어져 떠다니는 반고리관 결석(canalithiasis)의 경우 반응이 더 강하게 출현하는 머리 위치가 병측 방향을 반영하는 반면, 이석 파편이 반고리관 중 하나의 팽대부릉정에 부착되어 있는 팽대부릉정결석(cupulolithiasis)의 경우 그 반대인 반응이 더 약하게 출현하는 머리 위치가 병측 방향을 반영한다는 것이 일반적인 통념이다. 임산부, 요통, 관절염이 있는 사람처럼 반듯이 누운 자세에서 움직이기 어려운 사람들을 위한 Dix-Hallpike maneuver와 horizontal head roll maneuver의 다양한 변형이 존재한다.

(4) 온도검사(Caloric Irrigation)

온도검사는 양측 미로 사이의 안진 반응을 교차 비교하여 말초성 병변의 좌우 방향을 돕는 데 사용된다. 일반적으로 개방형 루프 급수 방식(open-loop water; 물을 외이도 내부 및 외부로 지속적으로 순환시키는 방식)이 선호되지만, 고막 천공이 있거나 환기관 삽입 환자에게는 금기일 수 있다. 이러한 환자의 경우 폐쇄형 루프 급수 방식(closed-loop water; 외이도 내부의 삽입한 얇은 라텍스 풍선 내부의 물을 순환하는 방식) 또는 공기 주입 방법(공기를 외이도 내부 및 외부로 지속적으로 순환시키는 방식)이 적합한 대안이다. 이러한 모든 전달 방식에서 관개 매질(물 또는 공기)은 체온보다 높거나 낮은 특정 온도로 설정된다. 급수 방식의 경우 일반적으로 따뜻한 물의 온도는 44℃, 차가운 물의 온도는 30℃가 사용되며, 공기 주입 방식의 경우 따뜻한 공기의 온도는 50℃, 차가운 공기의 온도는 24℃를 사용한다. 이러한 방식으로 귀를 관개하는 경우 측정 및 분석 가능한 전정안진이 생성된다. 온도반응의 생리학적 기원에 대해 가장 널리 받아들여지고 있는 이론은 온도 변화의 결과로 수평 반고리관의 내림프 내에서 발생하는 중력 및 밀도 변화와 관련이 있다.

온도검사를 수행하기 위해서는 환자를 반듯이 눕힌 후 머리를 수평면에서 30° 들어 올린 자세로 배치해야 한다. '온도검사 자세'라고 하는 이 자세는 수평 반고리관을 지면에 거의 수직 방향으로 배치하여 내림프액이 가장 잘 이동할 수 있도록 만들어 준다. 그런 다음 공기나 물을 외이도에 전달하면 검사측 미로의 온도는 증가하거나 감소한다. 따뜻한 관개 동안, 수평 반고리관의 내림프관 내 액체는 밀도가 낮아서 위로 상승하려고 한다. 이 액체는 팽대부릉정을 가로질러 반고리관 주위로 흐를 수 없으므로 액체의 밀도 변화는 팽대부릉정 건너편에 압력 차이를 발생시켜 난형낭 방향으로 팽대부릉정을 편향시키게 되고, 따라서 수평 반고리관을 자극하게 된다. 밀도가 더 높은 영역인 냉각된 액체의 경우 역작용이 발생하여 억제를 유발한다. 이러한 반응 패턴은 'COWS'로 알려진 방향성 기억법으로 이어지는데, 이는 차가운 관개(Cool irrigations)는 관개한 귀의 반대 방향(Opposite direction)으로 안진을 생성하고, 따뜻한 관개(Warm irrigations)는 관개한 귀와 동일한 방향(Same direction)으로 안진을 생성한다는 것을 나타낸다. 따라서 좌측 귀에 차가운 관개를 시행한 경우 우향 안진(right-beating nystagmus)이 생성되고, 좌측 귀에 따뜻한 관개를 시행한 경우 좌향 안진(left-beating nystagmus)이 생성된다.

온도반응은 우측 및 좌측 관개에서의 느린 위상의 최대 안구 속도(maximum slow-phase eye velocity)를 상대적으로 비교하는 방법을 이용하여 해석한다. 이러한 값은 반응 크기[일측 약화(unilateral weakness, UW) 또는 전정반응 감소(reduced vestibular response, RVR)라고 함]와 안구운동 방향 편향[방향 우위도(directional preponderance, DP)]의 백분율 비교 값을 제공하는 데 사용된다. 시고정 상태에서의 최대 SPV 반응과 시고정을 하지 않은 상태에서의 최대 SPV 반응을 비교하여 온도유발 안진의 시고정 지수(fixation index) 또는 시고정 억제(fixation suppression)도 포함할 수 있다. 또한 계산을 위해서는 일반적으로 4회의 관개를 시행하지만, '얼음물'(4℃)을 활용해야 하는 상황과 단 2회의 단일 온도 관개만으로 충분한 상황도 있다는 점에 유의해야 한다(Shepard & Telian, 1996).

① 일측 약화(전정반응 감소)[Unilateral Weakness(Reduced Vestibular Response)]
UW는 개별 귀 반응의 상대적인 강도를 양쪽 귀에 대한 반응의 합과 비교함으로써 Jongkees의 공식을 사용하여 결정될 수 있다.

$$\text{Unilateral Weakness(UW)} = \frac{(RW+RC)-(LW+LC)}{RW+RC+LW+LC} \times 100$$

여기서 RW는 우측 온자극(right warm), RC는 우측 냉자극(right cool), LW는 좌측 온자극(left warm), LC는 좌측 냉자극(left cool)이다. 이 공식의 결과는 양측 수평 반고리관의 상대적인 기능을 나타내므로, 한쪽 수평 반고리관이 다른 쪽 수평 반고리관보다 '기능이 더 저하되어 있는지(weaker)' 추론할 수 있다. 각 반응의 SPV 값은 온도 안진 파형에서 안진의 강도가 가장 큰 영역(예: 관개 후 반응을 가장 강하게 나타내는 10초 구간)에서 선택해야 한다. UW 분류 방법에 대해 보편적으로 인정되는 기준은 없다. 각 검사실은 자체적인 규준 자료를 확립해야 한다. 일부 검사실에서는 정상 기준치로 20%를 사용한다. 한쪽 귀의 반응이 다른 쪽 귀의 반응보다 20% 더 강한 경우, 반응이 더 약하게 나타난 귀에

UW가 존재한다고 언급한다. 일부 검사실에서는 20~30%까지 다양한 값을 사용한다. 이는 무엇이 정상이고 무엇이 비정상인지 판단하는 데 있어 통계적 약점을 가지고 있음을 의미한다. 그러나 대부분의 경우 UW 계산 결과를 말초 전정 장애의 가장 강력한 지표로 사용한다. 다만, 주시 안정성 검사에서 자발 안진이 관찰된 경우, 부정확한 해석으로 이어질 수 있는 인위적인 오류를 방지하기 위해 온도검사 결과를 해석할 때 자발 안진의 방향과 정도를 보정해야 한다는 점을 기억하는 것이 중요하다.

② 방향 우위도(Directional Preponderance)

DP는 아마도 세 가지 종류의 온도검사 결과 중 가장 약한 매개변수일 것이다. DP 계산은 UW 매개변수에서 수행한 것처럼 양측 귀 각각의 전체 반응 강도를 보는 대신 온도 유발 안진의 방향 편향 여부를 탐지하기 위해 사용한다. 두 번의 관개는 우향 안진을 생성하고, 나머지 두 번의 관개는 좌향 안진을 생성할 것으로 예상되므로, 양측 수평 반고리관의 기능이 동일하다면 생성된 우향 및 좌향 안진의 값은 동일해야 한다. 한 방향의 반응이 다른 방향보다 더 강한 경우 DP가 존재하며, 이는 한 방향의 안진이 다른 방향보다 더 쉽게 생성될 수 있도록 하는 시스템 내의 편향이 존재함을 의미한다. DP가 존재하는지 여부를 결정하기 위해 다음 방정식을 사용한다.

$$\text{Directional Preponderance(DP)} = \frac{(RW+LC)-(LW+RC)}{RW+RC+LW+LC} \times 100$$

여기서 RW는 우측 온자극(right warm), RC는 우측 냉자극(right cool), LW는 좌측 온자극(left warm), LC는 좌측 냉자극(left cool)이다. UW와 마찬가지로 DP의 존재 여부를 판단하는 데 받아들여지고 있는 정상 범위는 없으므로 각 검사실은 자체적인 규준 자료를 생성해야 한다. 비교 대상은 모든 우향 안진의 강도와 모든 좌향 안진의 강도라는 점에 유의해야 한다. 일반적으로 30% 이상의 차이는 더 큰 값의 방향의 DP를 나타내는 것으로 받아들이고 있다. DP의 존재는 중추성 및 말초성 질환에서 모두 나타날 수 있다는 점에서 비국소적 소견으로 간주되지만, 자발 안진을 보정하지 못했음을 나타낼 수도 있다.

③ 시고정 지수/시고정 억제(Fixation Index/Fixation Suppression)

온도 유발 안진 특징 중 하나는 중추 기능이 정상인 사람의 경우 유발된 안진의 SPV가

시고정을 통해 유의하게 감소한다는 것이다. 일반적으로 온도반응이 최대로 확인된 경우, 환자에게 작고 고정된 목표에 시각적으로 시선을 고정하도록 지시하므로 환자는 눈을 계속 뜨고 있어야 한다. 이러한 시고정 동안 안진의 SPV를 다시 측정한다. 이 값은 시고정 직전에 측정한 안진의 최대 SPV 강도와 비교한다(이 값을 측정하는 구간은 UW 및 DP에서 측정한 영역과 동일해야 한다). 일반적으로, 가장 강한 안진은 관개 시작 후 60~90초경에 발생한다. 네 가지 온도 관개 모두에서 시고정 억제(fixation suppression)를 구해야 하며, 또한 환자가 실제로 시고정을 시도하고 있는지 여부를 확인하는 것이 좋다. 일부 환자는 시고정 과제를 수행할 수 없거나 시도하지 못할 정도로 현훈을 경험한다. 환자는 최소한 15초 동안 시고정을 해야 한다. 온도반응이 최고조에 달했을 때의 SPV와 시고정 동안의 SPV을 비교한다. 온도 유발 안진의 다른 매개변수와 마찬가지로, 비정상 값에 대한 일반적인 합의는 없지만 대부분의 임상가는 정상의 징후로 온도 유발 안진의 50~60% 감소를 사용한다. 시고정으로 온도 유발 안진이 적절하게 억제되지 않는 경우는 중추성 전정 병변의 징후이다(Baloh and Kerber, 2011). 다시 언급하지만, 이러한 결과의 적절한 해석을 위해서는 검사실마다 개별 임상 규준을 확립할 것을 강력히 권고한다.

대부분의 검사와 마찬가지로, 온도검사에도 몇 가지 고유한 한계가 있다는 점에 유의해야 한다. 온도 자극은 진정한 생리적 반응이 아니다. 정상적인 전정계는 동일 평면상의 양측 반고리관이 상호 보완적인 배열로 작동하므로 한쪽이 자극되면 반대쪽은 동시에 억제된다. 그러므로 온도반응은 정상적인 자극과 유사하지 않다. 온도검사의 또 다른 한계는 수평 반고리관 기능에 대한 정보만 제공하고, VOR의 정상 작동 범위보다 훨씬 낮은 매우 낮은 주파수(0.002~0.004 Hz)를 반영한다는 점이다. 따라서 따뜻한 관개, 차가운 관개 또는 얼음물 관개 시 온도반응이 출현하지 않았다고 해서 전정 기능이 완전히 손실되었다는 징후로 간주할 수 없다. 이러한 경우 실제 양측 말초성 전정 기능 손실 정도를 보다 정확히 정의하려면 회전의자평가를 실시해야 한다. 이러한 부적절함에도 불구하고 온도검사는 여전히 전통적인 ENG/VNG 배터리의 중요한 부분으로 남아 있다.

(5) 비디오 두부충동검사(video head impulse test, vHIT)

비디오 두부충동검사는 자연스러운 머리 가속도 값을 사용하므로 임상적 가치가 높은 정보를 신속하게 제공하고, 매우 무해한 검사이기 때문에 전 세계 대부분 진료실에서 어지럼이나 현훈 증상을 보고하는 환자에게 실시하는 첫 번째 검사이다. 그러나 장비가 아닌 임상가가 직접 검사용 자극을 제공한다는 점은 이례적이다. 임상적으로 허용 가능한 각 가속도 값을 생성하기 위해서는 수동적이며 예측할 수 없게 갑자기 회전시키고 갑자기 멈추는 방법으로 머리를 회전시켜야 한다. 이러한 두부충동은 짧은 시간 동안 최대 머리 속도까지 도달하는 각 가속도 직후 바로 정지 상태로 돌아가는 각 감속도로 구성된다. 내이의 반고리관은 각 가속도에 의해 활성화되며, 이러한 반고리관의 활성화는 반고리관 수용체에서 안구 근육까지의 짧고 빠른 경로를 통해 안구를 움직인다. 건강인의 경우 수동적 머리 회전을 보상하기 위해 전정안반사를 유발하므로 양측 안구는 공액으로 움직인다.

일측전정기능장애(UVL) 환자에서 머리를 병측 방향으로 회전시킬 경우, 병측 반고리관의 기능은 저하되어 있으므로 병측 반고리관에서 안구 근육으로 향하는 신경 구동이 불충분하게 된다. 따라서 병측 방향으로의 머리 회전 동안 환자의 눈은 머리 회전을 보상하지 못하므로 지구 고정 표적에 머물지 못하고 머리와 함께 움직여 표적에서 벗어나게 된다. 그 결과, 머리 회전이 종료되는 시점에 환자의 시선은 고정 표적에서 벗어나게 되며, 검사 지침에 따라 환자는 시선을 표적으로 되돌리기 위해 교정성 급속안구운동을 생성해야 한다. 대부분의 반고리관 기능 손실 환자의 경우, 환자의 안구운동을 관찰하는 임상가에게 교정성 단속안구운동이 명확하게 보이는 경우가 많다. 따라서 이를 머리회전후 급속안구운동('overt' saccade, OS)이라 하며, 두부충동 후 OS의 발생은 머리 회전 방향의 반고리관 기능저하를 나타내는 징후이다. 좌측 UVL은 좌측 방향으로 머리를 회전시켰을 때 적절하게 보상하지 못하는 경우로, 안구운동 속도가 너무 느려 좌측 머리 회전 후 (우측 방향으로) 교정성 급속안구운동이 발생하는 경우를 의미한다. 급속안구운동은 안구운동 속도의 감소를 확증하는 지표로, 급속안구운동의 출현은 좌측 수평반고리관의 기능 손실을 나타낸다. 마찬가지로, 우측 방향으로의 머리 회전 후의 교정성 급속안구운동은 우측 수평반고리관의 기능 손실을 나타낸다. 양측전정기능장애(BVL) 환자는 양측 방향으로의 머리 회전에서 모두 교정성 급속안구운동이 생성된다.

일부 전정 기능 손실 환자에서는 머리 회전 동안 교정성 급속안구운동이 생성될 수 있으므로 환자의 안구운동을 관찰하는 임상가는 머리 회전이 중지되는 시점에 overt saccade를 보지 못하여 환자의 반고리관 기능이 정상이라고 잘못 결론 내릴 수 있다 (Weber et al., 2008). 머리 회전이 중지된 시점에 발생하는 overt saccade와 대조적으로 두부충동 동안 발생하는 교정성 급속안구운동은 단순 시각적 관찰(육안 관찰)만으로는 감지할 수 없으므로, 이를 머리회전중 급속안구운동(covert saccade, CS)이라고 한다. 이러한 covert saccade는 두부충동검사가 전정 기능의 유효한 지표로 활용되기 위해 머리

움직임 동안 안구운동을 객관적으로 측정해야 할 필요가 있다는 것을 의미한다. vHIT
는 짧고 갑작스러운 머리 움직임 동안 안구운동을 객관적이고 정확하며 고속으로 측정
하여 이러한 증거를 제공한다. 즉, vHIT는 소형 초고속 비디오카메라와 머리 속도 센서
가 내장된 가볍고 꼭 맞는 고글을 환자의 머리에 단단히 고정하여 검사를 실시하므로 두
부충동 동안 안구운동 속도를 측정할 수 있다(MacDougall et al., 2009). vHIT는 VOR을 간
단하고 빠르고 정확하게 정량화하며, 녹화는 covert 또는 overt corrective saccades의 출
현 여부에 대한 객관적 증거를 제공한다. 특히 covert saccade는 vHIT 시스템으로 쉽게
감지할 수 있다. 수평 반고리관뿐 아니라 수직 반고리관 평면으로 머리를 회전시킨 경우
수직 반고리관에 대한 VOR도 정량화하므로, 모든 6개 반고리관의 기능 상태에 대한 객
관적인 증거를 제공한다.

건강한 피험자의 검사 결과는 양측 모든 반고리관에서 안구 속도와 머리 속도가 일치
하게 나타날 것이다. 수평 반고리관뿐 아니라 수직 반고리관도 검사하는 경우의 이점은
일측 전정신경염 환자에서 전정신경염이 전체적으로 영향을 미쳤는지 아니면 상전정신
경 분지에만 영향을 미쳐 후반고리관(하전정신경 분지와 관련) 기능은 온전하게 유지되고
있는지 여부를 임상가가 확인할 수 있게 해 준다는 점이다. 드물지만, 일부 환자는 하전
정신경만 영향을 받는다. 완전 UVL 환자는 우측 반고리관 기능을 검사하는 모든 자극에
대한 안구 속도 반응이 감소되어 나타날 것이다.

(6) 회전의자검사(Rotational Chair)
회전의자검사는 환자를 지구의 수직축을 중심으로 수평 회전시켜 전정계를 자극하는
검사이다. 이는 일반적으로 시각 자극의 포함 여부와는 무관하게 정현파형 또는 등속 패
러다임을 사용하여 수행한다. 회전의자검사는 생리학적 자극을 사용하고, 다양한 주파
수에서 실시할 수 있기 때문에 말초 전정계에 대한 평가를 확장하는 데 자주 사용되고 있
다. 회전의자검사는 병변 부위의 결정, 진단에 대한 임상적 의심의 확인, 환자와의 상담,
재활 가능성 평가에 유용할 수 있다. 또한 전통적인 온도검사를 받을 수 없는 특별한 환
자나 신뢰할 수 있는 비교가 불가능한 양 귀 간(interaural) 온도반응을 나타내는 환자들
(예: 어린 아동, 외이 또는 중이 질환 환자, 고막천공 환자)에게도 유용할 수 있다. 그러나 회
전의자검사는 안진검사(ENG/VNG)에 비해 몇 가지 뚜렷한 이점을 제공하지만, 일반적으
로 양측 전정 기능 손실 환자를 제외하고는 크게 도움을 주지 않는 것으로 간주되며, 대
부분의 경우 환자 관리에 큰 변화를 미치지 않을 가능성이 높다.

　　말초 전정계는 상호보완적인 '밀고 당기는' 배열로 되어 있기 때문에, 회전 자극 방식을 활용할 경우 한쪽이 각 가속도 또는 선형 가속도로 자극을 받으면 반대쪽의 신경 활동성은 억제된다는 점을 기억해야 한다. 따라서 회전의자검사의 가장 큰 단점은 병변 측 방향(좌측 vs. 우측)에 관한 정보를 상대적으로 많이 얻을 수 없다는 것이다. 또한 회전식 장비는 고가이며, 검사실 공간을 많이 차지하므로 항상 쉽게 접근할 수 있는 검사는 아니다.

　　일반적인 회전의자 프로토콜에는 다양한 주파수에서 실시하는 정현파 조화 가속(sinusoidal harmonic acceleration, SHA) 검사, 계단형 속도검사(step velocity test), 경우에 따라 시각-전정 상호반응(visual-vestibular interaction) 검사 등이 포함될 수 있다. 회전의자검사를 실시하기 전에 모든 장비를 교정해야 하며, 검사 결과를 편향시킬 수 있는 자발 또는 주시유발 안진의 존재 여부를 확인하기 위해 환자를 평가해야 한다. 의자회전으로 인한 각 가속도 자극에 대한 반응으로 생성되는 모든 종류의 충동성 안진을 감시하고 기록하기 위해 전기안진기록법 또는 비디오안진기록법을 사용한다. 유발 안진의 느린 성분인 VOR은 안구운동의 일부분으로, 속도를 계산하여 분석한다.

① 정현파 조화 가속 검사(Sinusoidal Harmonic Acceleration)

　　SHA 검사는 다양한 주파수 범위(일반적으로 0.01~1.28 Hz 사이의 고조파)에서 VOR을 평가한다. 이 검사는 수평 반고리관을 최대로 자극하기 위해 환자를 똑바로 앉힌 후 머리를 약 30° 앞으로 기울인 자세에서 완전한 암시야(시력 차단) 상태로 실시한다. 의자를 회전시키기 전에 환자의 머리, 몸통, 다리를 단단히 고정해야 한다. 회전 자극은 전신의 회전을 통해 전정계에 전달되기 때문에, 의자 회전과 전신의 움직임을 일치시키기 위해서는 머리와 몸을 모두 고정하므로 환자의 머리와 몸을 적절하게 제한하는 것이 중요하다.

　　피험자는 일정한 속도(일반적으로 50~60°/s)에서 다양한 속도로 움직이며, 각 주파수에서 여러 주기 동안 정현파로 회전한다. 각 회전 자극 주기 동안 안구운동의 SPV를 포착하기 위해 비디오 또는 전극 기록 기법을 사용한다. 각 회전 자극 주기의 SPV 반응을 합산한 후 검사한 총 주기로 나누어 검사 주파수에 대한 평균 반응을 도출한다. 이후 검사 주파수를 변경하고, 이와 같은 전체 과정을 반복한다.

　　SHA 검사에서는 세 가지 매개변수인 이득, 대칭성, 위상을 측정한다. 이득은 머리 움직임에 대한 안구 움직임의 크기를 나타내며, 대칭성은 우측 방향으로의 회전과 좌측 방향으로의 회전의 비교 척도이며, 위상은 머리 움직임에 대한 반응으로 생성된 안구의 반응 시간으로 생각할 수 있다. SHA 매개변수의 결과는 주파수별로 표시한 후 제조업체 또는 임상 규준 자료와 비교한다.

이득은 의자/머리 속도에 대한 안구운동 속도의 비율을 의미하는 매개변수로 말초 전정계의 전반적인 반응성에 대한 정보를 알려 준다. 일측 전정 기능 손실 환자는 저주파수에서의 이득은 감소되어 있지만, 고주파수에서의 이득은 정상으로 나타나는 경우가 많다. 그러나 이득 측정의 주요 목적은 양측 말초 전정 기능의 감소 정도를 확인하고 정량화하는 것이다. 양측 부분적 전정 기능 약화 환자는 일측 전정 기능 손실 환자와 유사한 이득 패턴으로 나타날 수 있는 반면, 양측 완전 전정 기능 저하 환자는 모든 주파수에 걸쳐 이득이 감소된 패턴으로 나타날 것이다. 이득 값과 위상 성분은 온도반응이 심하게 감소된 경우 또는 출현하지 않는 경우 진정한 양쪽 전정 기능 약화를 정확하게 반영하며, 잡파나 기타 기술적 오류의 결과가 아님을 확인하는 데 도움이 된다. 또한 이득 측정은 재활과정이나 치료 성공에 대한 예후를 결정하는 데 중요한 역할을 할 수 있다. 이득 측정은 환자의 주의력, 교정 또는 부스 조명과 같은 기술적 오류에 의해 부정적인 영향을 받을 수 있다는 점에 유의해야 한다.

대칭성은 최대 우향 느린 위상 안구 속도와 최대 좌향 느린 위상 안구 속도 간의 차이를 전체 최대 SPV로 나눈 값을 나타낸다. 대칭성 값은 우측 방향 회전 동안(안구는 좌측으로 이동)의 안구 속도와 좌측 방향 회전 동안(안구는 우측으로 움직임)의 안구 속도를 비교하여 계산한다. 이는 모순적으로 보일 수도 있지만, 대칭 값은 느린 구성성분인 VOR에 의해 생성된 안구운동의 방향에 따라 계산하고 명명한다는 점을 기억해야 한다.

위상은 자극(의자/머리 속도)과 반응(안구운동 속도) 사이의 시간 관계를 나타낸다. 이는 보상적 안구운동이 머리의 움직임보다 선행(lead)하거나 지연(lag)된 정도를 나타낸 값이다. 이 매개변수가 말초 시스템의 기능장애를 정확하게 확인할 수 있게 해 주므로 임상적 가치가 가장 크지만, 세 가지 VOR 측정 항목 중 가장 직관적이지는 않다. 안구운동이 머리 움직임을 완벽하게 보상하는 경우, 안구는 머리와 180° 위상차가 발생하여 위상 선행(phase lead)은 0이 된다. 그러나 VOR는 비선형 기전이므로 이러한 현상은 제한된 범위의 주파수에서만 발생한다. 느린 주파수(<0.16Hz)에서의 보상적 안구운동은 일반적으로 머리 움직임보다 선행하며(lead), 빠른 주파수에서의 보상적 안구운동은 머리 움직임보다 지연되어 뒤처져 발생한다(lag). 특히 VOR 이득 감소와 함께 위상 선행(phase leads)이 비정상적으로 증가된 경우는 말초성 전정기능장애 환자에서 흔히 발생한다.

② 계단형 속도 검사(Velocity Step Testing)

일반적인 임상 실무에서 두 번째 유형의 회전 방법은 계단형 속도(velocity step) 검사 또는 충동 가속도(impulse acceleration) 검사이다. 이 검사의 경우 환자를 완전한 암실(시력 차단)에 앉힌 상태에서 머리를 앞으로 30° 기울인 후 SHA 프로토콜과 동일한 방식으로 고정한다. 환자는 약 100°/s²의 충동 가속도로 60~240°/s 사이의 일정한 등속도까지 빠르게 가속된다. 의자가 원하는 속도에 도달하면 해당 속도로 45~60초 동안 계속 회전한다. 초기 가속도에 대한 VOR 반응은 회전중 안진(per-rotary nystagmus)으로 알려져 있으며, 느린 성분의 최대 안구 속도(이득)가 기록된다. 시간이 지남에 따라 회전중 안진은 쇠퇴하기 시작하고 환자는 의자의 속도가 느려지는 것을 잘못 인식하게 된다. 안진의 SPV 성분이 원래 최대 속도의 37%로 감소하는 시간(초)인 전정 시상수도 기록한다. 시상수는 머리 움직임과 그에 따른 안구운동 사이의 시간 관계를 특징짓는 매개변수이다. 45~60초의 등속 회전이 완료된 이후 초기 가속도 충격과 동일한 크기로 급속으로 감속시켜 의자는 정지한다. 이때 의자는 정지해 있지만, 환자는 의자가 반대 방향으로 움직이는 것처럼 인식할 가능성이 높다. 회전후 VOR 반응은 초기 가속도 방향과 반대 방향으로 박동하는 안진을 유발하며, 이를 회전후 안진(post-rotary nystagmus)이라고 한다. 회전 후 기간의 이득과 시상수는 회전 중 기간과 동일한 방식으로 측정된다. 따라서 한 번의 회전으로 2개의 이득과 2개의 시상수가 측정된다. 회복 시간을 충분히 제공한 이후 이와 같은 전체 과정을 반대 방향으로 반복 시행한다. 즉, 한 번은 시계 방향 또는 우측 방향으로, 다른 한 번은 반시계 방향 또는 좌측 방향으로 시행한다. 시계 방향으로의 가속의 경우 회전 중 동안에는 우측 수평반고리관을 자극하고 좌측 수평반고리관은 억제하며, 회전 후 동안에는 좌측 수평반고리관을 자극하고, 우측 수평반고리관은 억제한다. 반시계 방향으로의 회전 가속은 이와 반대이다.

계단형 속도검사에서 구한 이득과 시상수 값을 분석한 후 임상 또는 제조업체 정상치와 비교한다. 정상 이득 값은 일반적으로 0.4~0.7 범위이며, 정상 시상수는 일반적으로 10초보다 크다. 특히 60°/s 자극에서 시상수가 비정상적으로 감소된 경우는 일측, 양측 또는 중추성 전정 기능 결손을 시사할 수 있다. 특히 240°/s 자극에서 이득이 비대칭적이거나 또는 감소된 경우는 일측 말초성 전정 기능 결손을 시사할 수 있다. 보상되지 않은 (uncompensated) 말초성 병변의 경우, 저속 및 고속 계단형 속도 검사에서 모두 비대칭적 이득이 나타날 수 있다. 이러한 회전 패러다임에서는 평균 가산을 이용하지 않기 때문에 회전형 계단형 속도검사는 기록 또는 생리적 시스템에서 발생하는 잡음과 의자 회전 가속 전 환자의 각성 상태에 영향을 크게 받는다는 점도 유의해야 한다.

③ 시각-전정 상호반응 검사(Visual-Vestibular Interaction)

지금까지 설명한 모든 회전의자검사는 시각계의 간섭과 중추성 VOR 억제 가능성 없이 VOR만 평가되도록 완전 암시야(예: 시력 차단)에서 실시한다. 표준 회전의자검사에 시각 자극을 도입하는 경우 임상가는 중추성 전정안구 관계에 대한 판단을 내릴 수 있으며, 편두통 관련 어지럼, 외상성 뇌 손상 및 다양한 중추성 전정 병변 환자를 확인하는 데 유용할 수 있다. 균형 검사실에서 일반적으로 수행하는 시각-전정 상호반응 검사는 두 종류로, 시고정(visual fixation, VFX) 검사와 시각 강화 전정안반사(visually enhanced vestibulo-ocular reflex, VVOR) 검사이다.

VFX[또는 전정안반사 억제검사(VOR suppression test)]는 시고정을 통해 전정유발 안진을 억제하는 환자의 능력을 평가한다. 이는 온도 유발 안진의 최대 SPV를 측정한 후 온도 관개 동안 평가하는 시고정 억제(fixation suppression)[시고정 지수(fixation index)]와 다소 유사하다. 환자를 회전의자에 앉힌 후 머리를 전방 30° 아래로 숙인 상태에서 이전과 같은 방식으로 고정하지만, 이번에는 고글을 닫지 않고 열어 둔다(시력 허용). 또한 일반적으로 환자의 앞쪽 벽에는 의자에서 투사되는 시각적 목표물(일반적으로 레이저 선 또는 점)도 제시한다. 환자에게 의자가 정현파로 회전하는 동안 목표물에 시고정하도록 요청한다. 이러한 시각적 목표물은 의자와 같은 속도로 움직이므로 항상 환자 전방에 있어야 한다. 전정 기능이 정상인 환자는 조명이 있는 목표물에 시고정을 유지할 수 있으므로 전정유발 안진을 감소시키거나 없앨 수 있어야 한다. 정상 점수는 일반적으로 VOR 이득을 최소 90% 이상 억제하는 경우이다. 전정 기능이 비정상적인 환자는 전정유발 안진을 억제할 수 없으므로 강한 안진이 지속된다. 억제(시고정) 실패는 일반적으로 소뇌기능장애와 관련된 중추성 징후이다.

VVOR 검사는 환자가 시추적계와 VOR 시스템을 효과적으로 통합할 수 있는지 여부를 평가한다. 이 검사는 전정계가 일반적으로 작동하는 방식인 시각 입력과 말초성 감각 입력을 결합하는 방식이므로 가장 '실제적인' 회전의자검사이다. 환자는 VFX 검사와 같은 방식으로 고정하지만, 이번에는 환자 주변의 인클로저나 전방의 벽에 OPK 자극을 투사한다. 일상적인 ENG/VNG 동안 실시하는 시운동성검사와 달리 VVOR에서 시운동성 자극은 고정되어 있다(움직이지 않음). 시운동성 자극의 움직임은 일반적으로 0.16~0.64 Hz 범위에서 정현파로 회전하는 의자로 제공된다. VVOR 검사의 목표는 시운동성 자극을 바라보는 동안 안구 속도를 의자의 회전 속도에 효과적으로 맞추고 있는지 여부를 확인하는 것이다. 정상인은 이득이 1에 가까운 안구 속도를 가지므로 이를 수행할 수 있다. 비정상 인 환자는 병변에 따라 다양한 패턴을 나타낼 수 있다. SHA 검사의 이득은 비정상적으 로 낮지만, VVOR의 이득은 정상인 환자의 경우 자발적인 추적안구운동을 통해 VOR 결 함을 보상할 수 있으므로 중추 전정계는 온전할 가능성이 높으며, 말초성 기능저하일 수 있음을 의미한다. 그러나 동일 주파수에서 SHA 검사와 VVOR 검사의 이득이 모두 낮은 경우, 이는 소뇌나 뇌간에 영향을 미칠 가능성이 가장 높은 중추성 기능장애를 시사한다 (Furman & Cass, 1996).

(7) 이석기능검사(Otolith Function Testing)

현재 임상에서 가장 일반적으로 사용되는 실험실 검사인 온도검사, 회전의자검사, 두 부충동검사는 주로 외측 반고리관의 기능을 기반으로 한다. 지난 30년 동안의 이석 반응 에 대한 연구는 탈수직축 회전(off-vertical axis rotations, OVAR), 선형 트랙(linear track) 및 평행 스윙 장치(parallel swing devices)를 포함한 다양한 자극 방법을 사용하였다. 최근에 서야 비로소 난형낭과 구형낭을 조사하는 도구가 임상적으로 더 자주 사용되기 시작하 였다. 일상적인 임상적 적용에 있어 이 분야의 연구는 여전히 부상 중이므로 전체 범위 와 임상적 활용성은 아직 완전히 확립되지 않았다.

① 구형낭 검사(Saccular Evaluation)

전정유발근전위(vestibular-evoked myogenic potential, VEMP)는 구형낭과 하전정신경 기 능을 평가하는 주요 방법이다. VEMP는 고강도 음향 자극을 제시하는 동안 생성되는 잠 복기가 짧은 근전도로, 수축된 근육 위에 부착시킨 표면 전극을 통해 기록한다. 구형낭 신경 세포는 선형 가속도뿐만 아니라 음파에도 반응한다. 음파에 반응하는 이러한 현상 은 전정경부경로(vestibulocollic pathway)를 통해 구형낭을 임상적으로 조사할 수 있게 한 다. 귀에 고강도 음향 자극을 제시할 경우, 자극 방향과 동일한 방향의 긴장성 근육 활 동이 일시적으로 억제된다. 이러한 근 수축의 일시적 해제는 상업용 유발전위장비에서 EMG를 통해 측정할 수 있으므로, 양측 구형낭을 독립적으로 평가할 수 있다. 다양한 근 육 그룹에서 반응을 유발시킬 수 있지만, 일반적으로 목의 흉쇄유돌근(sternocleidomastoid muscle, SCM)에서 기록하며, 이러한 방식으로 실시할 경우 경부 전정유발근전위[cervical VEMPs(cVEMP)]라 한다. 현재 VEMP를 기록하는 표준 프로토콜은 없다(Cheng, Huang, &

Young, 2003; Li, Houlden, & Tomlinson, 1999). 일반적으로, VEMP는 2채널 기록법으로 측정하는데, 비반전 전극은 SCM 근육의 중간 지점, 반전 전극은 흉쇄골 접합부(sternocla-vicular junction), 턱 또는 손등, 접지 전극은 이마에 배치한다. 음향 자극은 단일 극성의 클릭음 또는 저주파수 톤 버스트를 일측 귀에 90 dB nHL 이상 제시한다. VEMP 반응을 유발시키기 위해서는 SCM의 지속적인 수축이 필요하므로 환자의 신체적 기여가 필요하다. 자극한 구형낭과 동측의 SCM을 강제로 수축시키기 위해 자극 제시 동안 환자에게 머리를 들어 올리거나 또는 돌리게 해야 한다. 환자는 검사 동안 항상 SCM의 근전도 활동을 충분하게 유지하는 것이 중요하다. VEMP 반응은 자극 강도와 SCM 활동성 강도에 비례하므로 VEMP 반응 강도의 목표를 30~50 mV 범위로 설정하여 근전도 모니터링을 하는 방법을 권장한다(Akin et al., 2004).

　　cVEMP 파형은 음향 자극 제시와 시간적으로 동기화된 근육 수축에서 방출되는 이상성(biphasic) 전기 반응이다. 파형을 설명하는 데 사용되는 반응 표지자에는 반응의 첫 번째 피크와 두 번째 피크, 그리고 해당 피크의 잠복기를 나타내는 peak P13(P1으로 명명)과 N23(N1으로 명명)이 포함된다. 파형을 해석하는 데 사용되는 반응 특성에는 P1-N1 잠복기, P1-N1 진폭, 역치, 양이간 비대칭성 비율(interaural asymmetry ratio)이 포함된다. cVEMP 반응은 구형낭과 전정신경 기능의 완전성에 따라 달라진다. cVEMP는 전정신경 절단 환자에서는 출현하지 않는 것으로 밝혀졌지만, 고심도 감각성/신경성 청력손실 환자의 경우에는 보존되므로 와우 기능과는 무관하다(Colebatch & Halmagyi, 1992). VEMP 반응에 참여하는 부위는 와우가 아니라 소리에 민감한 구형낭 뉴런이므로 VEMP 반응은 와우 기능과는 무관하다. 전음성 병변은 궁극적으로 내이에 도달하는 자극 음압을 감소시켜 VEMP 반응을 유의하게 감소시키거나 사라지게 할 수 있으므로, 이는 감각성/신경성 청력손실의 경우에만 적용된다는 점에 유의해야 한다.

　　음향 또는 진동 자극으로 이석기관을 활성화하여 눈의 외안근에서 기록한 VEMP 반응을 안구 전정유발근전위(ocular VEMP, oVEMP)라고 하며, 환자는 얌전히 앉은 상태에서 정지하고 있는 시각적 목표물을 향해 시선을 위쪽으로 고정해야 한다. 동측 억제성 반응인 cVEMP와 대조적으로, oVEMP는 주로 대측 근육 활동의 흥분성을 반영하는 것으로 보인다. oVEMP 반응 특성은 여러 면에서 cVEMP의 반응 특성과 유사하지만, 정확한 해부학적 기원은 여전히 다소 논쟁의 여지가 있다. 많은 연구가 진행됨에 따라, oVEMP는 실제로 난형낭의 활동성을 반영하는 것으로 밝혀졌으므로 cVEMP와 oVEMP 검사를 통해 두 이석기관을 임상적으로 각각 평가할 수 있는 수단을 제공할 수 있다.

② 난형낭 검사(Utricular Evaluation)

현재 난형낭의 기능을 평가하는 주요 임상 방법은 주관적 시수직감(subjective visual vertical, SVV) 검사이다. SVV는 환자가 수직선 또는 수직 조명을 완벽하게 수직이라고 인식하는 지점으로 조정하도록 함으로써 결정하는 정신물리학적 측정법이다(Bohmer & Mast, 1999; Friedmann, 1970). SVV는 환자가 똑바로 앉은 상태에서 움직이지 않거나 또는 회전 가속도 자극(회전중 또는 동적 SVV)에 노출된 상황에서 측정할 수 있다. SVV의 기본 원리는 수직성에 대한 개인의 인식과 시각적 목표를 진정한 수직으로 조정하는 능력은 주로 난형낭을 통해 중력의 당김을 감지하기 때문이라는 것이다. 병적 상해가 난형낭의 말초 기능 또는 중추성 난형낭 경로를 방해한 경우 정적 안구역회선(ocular counter roll, OCR)과 함께 실제 수평과 관련한 안구 위치의 변화가 발생한다. 급성 상해 동안 환자는 SVV 검사용 선을 실제 수직에서 21°까지 벗어나게 조정할 수 있으며, 병변측 및 OCR과 동일한 방향으로 기울인다(Bohmer & Rickenmann, 1995). 그러나 병변의 급성기가 진정되고 만성화됨에 따라 환자의 수행력은 빠르게 정상으로 회복된다(Vibert, Hausler, & Safran, 1999).

(8) 동적자세검사(Computerized Dynamic Posturography)

균형 검사실에 내원하는 상당수의 환자는 일부 자세 조절 평가가 필요하다. 자세 안정성은 다양한 방법으로 평가할 수 있으며, 각각 고유한 방법과 장비가 있다. 이 주제의 범위는 광범위하기 때문에 여기에서는 현재 균형 클리닉에서 가장 일반적으로 사용되는 공식 평가 도구 중 하나인 전산화 동적자세검사(computerized dynamic posturography, CDP)만으로 제한할 것이다. 일반적으로, CDP는 동적 힘판(dynamic force-plates)을 이용하여 피험자가 서 있는 발판(foot support surface)에서 피험자의 발이 가하는 수평력 및 수직력을 감지한다. 힘판은 피험자의 무게 중심에서 움직임을 유발하기 위해 위 또는 아래로 회전하거나 앞 또는 뒤로 이동할 수 있다. 회전은 피험자의 전·후방 신체 동요(sway)에 의해 시작될 수도 있다. 힘판은 독립적 또는 피험자의 움직임과 유사하게 움직이는 이동 가능한 시각적 배경으로 보완된다. CDP 시스템은 신체의 무게 중심과 동요 반응을 수집하고 분석하여 수치 자료를 제공하므로 확립된 규준과 비교할 수 있다. 자세 검사는 병변 부위 진단 검사는 아니지만 기능적 능력을 평가하는 데 유용하므로 주로 전정 및 균형 재활 프로그램의 설계 및 모니터링에 보조적으로 사용한다. CDP는 기능적 능력을 과장하는 환자를 확인하는 데에도 도움이 될 수 있다. 일반적으로, CDP는 다음과 같은 세 가지 평가 프로토콜, 즉 지각조절검사(sensory organization test, SOT), 운동조절검사(motor control test, MCT), 적응검사(adaptation test, ADT)로 구성되어 있다.

① 자각조절검사(Sensory Organization Test)

SOT는 환자가 유발한 발판 및 시각적 배경 움직임을 통해 다양한 시각, 전정 및 체성 감각 변화 조건에 대한 피험자의 자세 반응을 측정한다. 검사는 균형을 유지하는 데 사용되는 정보를 줄이거나 왜곡시켜 달성되는 점점 더 어려운 시나리오 패턴을 따르는 여섯 가지 특정 조건으로 구성되어 있다. 처음 세 가지 조건은 정확한 발판 정보를 지속적으로 제공하지만, 시각적 입력이 다르다. 조건 1은 개안 상태에서 수행되는 반면, 조건 2에서는 폐안 상태에서 실시한다. 조건 3에서 개안 상태에서 실시하지만, 환자의 전·후 동요 움직임에 따라 동시에 시각적 배경이 움직인다. 따라서 조건 3은 시각 정보가 자세 조절을 유지하는 데 큰 도움이 되지 않는 시각적 혼란 상황을 제시한다. 조건 4, 5, 6은 동일한 시각적 조건 순서를 활용하지만, 이제부터 발판은 오해의 소지가 있는 정보를 제시한다. 조건 3의 시각적 배경의 움직임과 마찬가지로, 조건 4, 5, 6에서 검사할 경우 환자의 전·후 방향 동요 움직임이 발판의 움직임을 유도한다. 이러한 방식으로 인해 체성 감각 정보는 균형을 유지하는 데 제한적으로 사용된다. 일반적으로, 각 조건에서 세 번 시행하며, 평균 수행력은 해당 감각 조건에서 환자의 자세 조절 능력을 나타내는 것으로 간주한다. 모든 조건에서 시행한 모든 검사에 대한 복합 평형 점수(composite equilibrium score)도 제공한다.

CDP 검사는 정량적 평형 점수 외에도 패턴 인식(pattern recognition)을 사용하여 해석할 수 있다. 여섯 가지 조건 중 하나에서의 비정상적인 점수는 기능적으로 해석할 수 있는 불안정성 패턴을 정의하기 위해 그룹화한다. 현재까지 가장 흔한 패턴은 전정 기능저하(vestibular dysfunction) 패턴이다. 그러나 SOT는 환자가 자세 조절을 유지하기 위해 활용할 수 없는 감각계 단서 정보만 제공한다는 점을 인식하는 것이 중요하다. 즉, 균형을 유지하기 위해 시각, 전정, 체성감각의 감각 입력 단서를 활용하는 환자의 능력에 대한 상대적인 척도를 제공하지만, 어떤 감각계의 병변이 자세 조절 이상을 유발하였는지에 대한 상대적인 정보는 제공하지 않는다. 따라서 SOT 정보는 환자가 해당 과제에서 활용할 수 있거나 반대로 활용할 수 없는 입력 정보가 무엇인지를 반영하는 목적으로만 해석해야 한다.

② 운동조절검사(Motor Control Test)

운동조절검사(MCT)는 예상치 못한 신체 무게 중심의 변위에 반응하는 환자의 능력에 대한 정보를 제공한다. 예상치 못한 변위는 환자가 서 있는 발판의 갑작스러운 수평 이동으로 생성한다. 일반적으로, 전방 및 후방 방향 모두에서 작은, 중간, 큰 이동 순서로 세 가지 이동의 크기가 증가하도록 제시한다. 발판이 이런 방식으로 예상치 못하게 이동되면, 신체 무게 중심은 거의 고정된 상태로 유지되어 발판과 어긋나게 된다(off-set). 이 경우 신체를 재안정화하여 낙상을 방지하기 위해 신속한 자동 자세 교정(automatic postural correction)이 필요하다. 자세 반응은 능동적 회복으로 이동하기 시작하는 잠복기를 기준으로 정량화하고 분석한다. 운동조절 프로토콜에서 일반적으로 수집되는 다른 정보에는 비정상적인 체중지지(weight bearing)와 자극의 증가 크기에 맞게 자세 반응의 강도를 적절하게 조정할 수 있는 능력이 부족한지 여부가 포함된다.

MCT 프로토콜은 주로 신체의 긴고리 경로(long-loop pathways)를 평가하는 데 사용한다. 긴고리 경로는 하지의 근육 및 힘줄이나 골격의 관절을 의도적으로 구부리거나 늘려 근육을 이완시키는 스트레칭 수용체에서 시작하여 운동 피질로 투사된 후 균형 유지에 관여하는 상체와 하체 근육으로 전달된다. 예상치 못한 흔들림에서 잠복기가 비정상적인 경우, 긴고리 경로의 문제를 고려해야 한다. 그러나 장기 잠복기는 구심성 또는 원심성 신경경로의 이상을 나타낼 수 있지만, 다양한 체성감각장애와 근골격계 질환 환자에서도 관찰될 수 있는 비교적 비특이적인 소견이다(Shepard et al., 1993).

③ 적응검사(Adaptation Test)

ADT는 익숙한 자극, 특히 발목을 중심으로 예상치 못한 회전에 적응하는 환자의 능력을 평가한다. 대상자에게 발 앞쪽을 빠르게 위로 들어 올리거나(toes-up) 또는 아래로 내리는(toes-down) 다섯 가지 이동(translation)을 제시하며, 반응 점수(reaction score)는 연속 시도에서 향상될 것으로 기대한다. 이 프로토콜의 경우 SOT 프로토콜과 마찬가지로 발판의 힘판에서 감지한 반응력(reaction forces)을 측정한다. 검사의 주요 매개변수는 예상치 못한 이동의 시작에서 능동적 회복까지의 잠복기이다. 적응력이 부족한 사람은 연속 시도에서 낙상 위험이 증가할 가능성이 높다.

요약 및 정리

어지럼과 균형장애는 전정계, 중추 또는 말초 신경계, 심혈관계, 뇌혈관계를 포함한 다양한 기관계의 이상으로 인해 발병될 수 있다. 환자가 어지럼/균형장애로 내원한 경우 의료 서비스 제공자의 주요 목표는 증상을 조사하고 평가를 수행하여 감별 진단을 좁히는 것이다. 특히 청각전문가의 첫 번째 임무는 환자에게 증상을 자세히 설명하도록 하는 것이다. 이러한 정보는 특정 감각 입력 시스템 또는 이들의 조합이 환자의 불만에 기여하고 있는지 파악하는 데 근간이 된다. 전정기능검사/균형기능검사는 특정 환자의 질환으로 인한 기능장애에 대한 정보는 거의 제공하지 않기 때문에 심층적인 이신경학적 사례 병력과 조합하여야 제대로 해석할 수 있다. 증상에 의해 생성된 느낌, 촉발 사건, 발병(onset)(예: 언제 시작되었는지), 빈도(예: 증상이 발생하는 빈도), 지속 기간을 포함하되 이에 국한하지 않고 여러 측면을 조사해야 한다.

참고문헌

Akin, F. W., Murnane, O. D., Panus, P. C., Caruthers, S. K., Wilkinson, A. E., & Proffit, T. M. (2004). The influence of voluntary tonic EMG level on the vestibular evoked myogenic potential. *Journal of Rehabilitation Research and Development*, 41(3B), 473–480.

Angelaki, D. E., & Cullen, K. E. (2008) Vestibular system: The many facets of a multimodal sense. *Annual Review of Neuroscience*, *31*, 125–150.

Aw, S. T., Haslwanter, T., Halmagyi, G. M., Curthoys, I. S., Yavor, R. A., & Todd, M. J. (1996). Three-dimensional vector analysis of the human vestibuloocular reflex in response to high-acceleration head rotations. I. Responses in normal subjects. *Journal of Neurophysiology*, *76*, 4009–4020.

Baloh, R. W., & Kerber, K. A. (2011). *Clinical neurophysiology of the vestibular system*. Oxford University Press.

Baloh, R. W., & Honrubia, V. (1995). *Physiology of the vestibular system* (2nd ed.). Mosby.

Barin, K., & Durrant, J. D. (2000). *Applied physiology of the vestibular system*. Lippincott Williams and Wilkins.

Bohmer, A., & Mast, F. (1999). Chronic unilateral loss of otolith function revealed by the subjective visual vertical during off center yaw rotation. *Journal of Vestibular Research*, *9*, 413–422.

Bohmer, A., & Rickenmann, J. (1995). The subjective visual vertical as a clinical parameter of vestibular function in peripheral vestibular diseases. *Journal of Vestibular Research*, 5, 35-45.

Cheng, P. W., Huang, T. W., & Young, Y. H. (2003) The influence of clicks versus short tone bursts on the vestibular evoked myogenic potentials. *Ear Hear*, 24, 195-197.

Colebatch, J. G., & Halmagyi, G. M. (1992). Vestibular evoked potentials in human neck muscles before and after unilateral vestibular deafferentation. *Neurology*, 42, 1635-1636.

Curthoys, I. S., MacDougall, H. G., McGarvie, L. A., Weber, K. P., Szmulewicz, D., Manzari, L., ... & Halmagyi, G. M. (2021). The video head impulse test (vHIT). In G. P. Jacobson, N. T. Shepard, K. Barin, R. F. Burkard, K. Janky, & D. L. McCaslin (Eds.), *Balance function assessment and management* (3rd ed., pp. 333-361). Plural Publishing.

Dohlman, G. F. (1971). The attachment of the cupulae, otolith and tectorial membranes to the sensory cell areas. *Acta Oto-Laryngologica*, 71(2), 89-105.

Friedmann, G. (1970). The judgment of the visual vertical and horizontal with peripheral and central vestibular lesions. *Brain*, 93, 313-328.

Furman, J. M., & Cass, S. P. (1996). *Balance disorders: A case-study approach*. FA Davis Co.

Guidetti, G., Monzani, D., & Rovatti, V. (2006). Clinical examination of labyrinthine-defective patients out of the vertigo attack: sensitivity and specificity of three low-cost methods. *ACTA Otorhinolaryngologica Italica*, 26(2), 96-101.

Hale, T., Trahan, H., & Parent-Buck, T. (2015). Evaluation of the patient with dizziness and balance disorders. In J. Katz, M. Chasin, K. M. English, L. J. Hood, & K. L. Tillery (Eds.), *Handbook of clinical audiology* (7th ed., pp. 399-424). Wolters Kluwer Health.

Halmagyi, G. M., & Curthoys, I. S. (1988). A clinical sign of canal paresis. *Archives of neurology*, 45, 737-739.

Hudspeth, A. J. (2005). How the ear's works work: Mechanoelectrical transduction and amplification by hair cells. *Comptes Rendus Biologies*, 328(2), 155-162.

Ito, M. (1993). Neurophysiology of the nodulofloccular system. *Revue Neurologique*(Paris), 149(11), 692-697.

Jacobson, G. P., McCaslin, D. L., & Kaylie, D. M. (2008). Alexander's law revisited. [Case Reports]. *Journal of the American Academy of Audiology*, 19(8), 630-638.

Leigh, R. J., & Zee, D. S. (2006). *The neurology of eye movement*. F.A. Davis.

Li, M. W., Houlden, D., & Tomlinson, R. D. (1999). Click evoked EMG responses in sternocleidomastoid muscles: Characteristics in normal subjects. *Journal of Vestibular Research*, 9, 327-334.

Longridge, N. S., & Mallinson, A. I. (1984). A discussion of the dynamic illegible E test: a new method of screening for aminoglycoside vestibulotoxicity. *Otolaryngology–Head and Neck Surgery*, *92*, 671–676.

Lundberg, Y. W., Zhao, X., & Yamoah, E. N. (2006). Assembly of the otoconia complex to the macular sensory epithelium of the vestibule. *Brain Research*, *1091*(1), 47–57.

MacDougall, H. G., Weber, K. P., McGarvie, L. A., Halmagyi, G. M., & Curthoys, I. S. (2009). The video head impulse test: diagnostic accuracy in peripheral vestibulopathy. *Neurology*, *73*(14), 1134–1141.

Markham, C. H. (1996). *How does the brain generate horizontal vestibular nystagmus?* Oxford University Press.

Money, K. E., Bonen, L., Beatty, J. D., Kuehn, L. A., Sokoloff, M., & Weaver, R. S. (1971). Physical properties of fluids and structures of vestibular apparatus of the pigeon. *American Journal of Physiology*, *220*(1), 140–147.

Piker, E. G., & Garrison, D. G. (2015). Clinical neurophysiology of the vestibular system. In J. Katz, M. Chasin, K. M. English, L. J. Hood, & K. L. Tillery (Eds.), *Handbook of clinical audiology* (7th ed., pp. 381–397). Wolters Kluwer Health.

Raphan, T., Matsuo, V., & Cohen, B. (1979). Velocity storage in the vestibulo–ocular reflex arc (VOR). *Experimental Brain Research*, *35*(2), 229–248.

Shepard, N. T., Schultz, A., Alexander, N. B., Gu, M. J., & Boismier, T. (1993). Postural control in young and elderly adults when stance is challenged: Clinical versus laboratory measurements. *Annals of Otology, Rhinology & Laryngology*, *102*, 508–517.

Shepard, N. T., & Telian, S. A. (1996). *Practical management of the balance disorder patient*. Singular Publishing Group.

Straka, H., Vibert, N., Vidal, P. P., Moore, L. E., & Dutia, M. B. (2005) Intrinsic membrane properties of vertebrate vestibular neurons: Function, development and plasticity. *Progress in Neurobiology*, *76*(6), 349–392.

Vibert, D., Hausler, R., & Safran, A. B. (1999). Subjective visual vertical in peripheral unilateral vestibular diseases. *Journal of Vestibular Research*, *9*, 145–152.

Weber, K. P., Aw, S. T., Todd, M. J., McGarvie, L. A., Curthoys, I. S., & Halmagyi, G. M. (2008). Head impulse test in unilateral vestibular loss: Vestibulo–ocular reflex and catch-up saccades. *Neurology*, *70*(6), 454–463.

Zee, D. S. (1994). *Vestibular adaptation*. F.A. Davis.

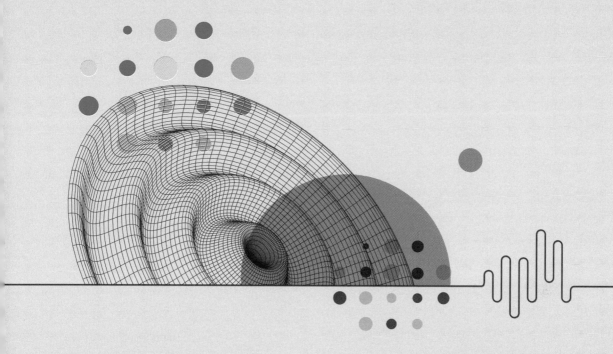

제 15 장

청각 관련 국제 표준과 디지털 치료기기

서영준(연세대학교 원주의과대학 이비인후과학교실)/곽찬범(연세대학교 원주의과대학 청각재활연구소)

청각학에서 최신 주목받고 있는 키워드는 '표준'과 '디지털'이다. 학문이 발전할수록 국제적인 교류가 활발해지고, 국가 간의 데이터 혹은 기기의 교환이 이루어질수록 강조되는 분야가 '표준'이다. 국제 표준을 제정하고 이를 준수해야만 국가 간의 교역에 문제가 발생하지 않는다. 1cm 눈금을 가진 자를 수출 혹은 수입할 때, 각 기업마다 저마다 다른 수치를 가지고 있다면, 자국에서만 통용되는 자를 사용하게 되는 것과 마찬가지이다. 주로 선진국에서 '표준'이 강하게 강조되는데, 이는 '양적 가치'에서 '질적 가치'로의 변화이다. 이러한 선진적인 변화가 청각학에서도 강조되고 있다. '청각검사의 표준' '보청기 적합의 표준' 등이 그 예이고, 우리나라에서도 이 두 가지가 제정되었을 뿐만 아니라, 국제 표준화를 주도하고 있다. 또한 '디지털화(Digital Transformation)'는 모든 분야에서 이루어지고 있는 행태로, 청각학에서 또한 청각검사, 그리고 재활 등에서 이루어지고 있다. 이번 장에서는 이러한 2개의 키워드를 살펴봄으로써, 최신 청각학의 발전 방향을 인지할 수 있음을 목표로 한다.

국제표준화기구(international standard organization, ISO)는 다양한 산업 분야에 걸쳐 광범위한 국제 표준을 개발하고 발표하는 글로벌 비정부 조직이다. 청각검사에서 국제 표준을 구현하고 이를 준수하는 것은 다양한 환경과 인종에 걸쳐 청각 기능에 대한 정확하고 신뢰할 수 있으며 일관된 평가를 보장하는 데 필수적이다. 국제표준화기구와 함께 국제전기기술위원회(international electrotechnical commission, IEC)는 모든 전기, 전자 및 관련 기술에 대한 국제 표준을 제정 및 관리하는 글로벌 조직이다. 국제 표준화기구와 달리 국제전기기술위원회는 청력 측정 및 청력계를 포함하는 장치의 기술적 측면에 더 중점을 둔다.

청각 관련 표준은 환경, 청각 자극 및 평가 방법을 포함하여 청력 테스트의 다양한 측면에 대한 지침을 제공한다. 특히 청각검사 결과의 정확성과 신뢰도를 위한 교정(calibration)과 관련 절차를 강조하고 있다. 이 장에서는 청각검사의 수행 환경부터 청각 참조표준까지 청각과 관련된 국제 표준의 핵심 요소를 살펴보고자 한다. 또한 디지털 헬스케어 분야의 발전으로 사용되는 디지털 치료기기 중 청각 관련 기술과 개발 현황에 대해 간략하게 다루어 보고자 한다.

1. 청각검사 환경

청각검사 환경은 정확한 결과를 얻는 데 중요한 요소이다(Suh et al., 2023). ISO 8253-1, Acoustics-Audiometric test methods-Part 1: Pure-tone air and bone conduction audiometry(ISO, 2010)에 따르면, 청각검사 결과에 큰 영향을 미칠 수 있는 주변 소음을 최소화하기 위한 검사 환경 조성에는 온도, 습도, 허용 가능한 주변 소음이 포함된다. 이는 청각검사를 통해 도출되는 결과, 즉 청각역치 측정의 신뢰도와 정확도를 높이기 위함이며 청각검사의 소리 전달 방법(예: 기도전도와 골도전도) 및 검사 주파수에 따라 역치 결정에 허용 가능한 주변 소음의 기준은 상이하다. 청각검사 환경에는 청각검사기 또는 청력계의 요구사항, 검사자의 자격, 검사 시간, 피험자 교육이 포함된다. 즉, 자격을 갖춘 검사자에 의해 수행되는 청각검사는 신뢰할 수 있는 검사 결과를 얻기 위해 청각검사 절차에 관한 피험자 교육이 명확하게 이루어지는 것이 중요하며 이를 피험자가 명확하게 이해할 수 있어야 한다. 음장검사 역시 검사 환경의 조성이 필수적이다. ISO 8253-2, Acoustics-Audiometric test methods-Part 2: Sound field audiometry with pure-tone and narrow-band test signals에서 정의한 음장검사는 검사실에서 1개 이상의 스피커로 제시하는 검사신호를 양쪽 귀로 듣는 것을 의미한다(ISO, 2009).

2. 행동청능평가

행동청능평가는 주관적 청각검사로서 검사자가 제시하는 음향 자극에 대한 피험자의 주관적 반응을 통해 주파수별 또는 단일 주파수에 대한 청력 또는 청각을 평가하는 검사이다. 대표적인 행동청능평가에는 기도전도 및 골도전도 순음청력검사, 음장검사, 어음청각검사 등이 포함된다. 행동청능평가에 사용되는 음향 자극에는 순음(pure-tone), 주파수 변조음(wable tone or frequency-modulated tone, FM tone), 어음 신호(speech signal), 협대역잡음(narrow band noise), 백색잡음(white noise), 어음잡음(speech noise) 등이 포함된다(ISO, 2009, 2012).

표 15-1 행동청능평가 관련 국제 표준화기구 표준 목록

표준 번호	제목	내용
ISO 8253-1, 2010	Acoustics-Audiometric test methods Part 1: Pure-tone air and bone conduction audiometry	• Pure-tone bone conduction audiometry methods(threshold determination, masking, automatic audiometry, screening) • Maintenance and calibration methods • Qualifications for examiners, environmental conditions (location of subject and examiner, temperature, permissible ambient noise range) • Preparation and education of subjects, headphone/bone vibrator use • Hearing measurement, uncertainty evaluation methods
ISO 8253-2, 2009	Acoustics-Audiometric test methods Part 2: Sound field audiometry with pure-tone and narrow-band test signals	• Methods for sound field audiometry • Maintenance and calibration methods • Explanation of signal sounds that can be used • Examination environment(characteristics, settings, permissible ambient noise range), preparation and education of subjects, and reporting of results
ISO 8253-3, 2012	Acoustics-Audiometric test methods Part 3: Speech audiometry	• Methods for speech audiometry(threshold determination, masking, etc.) • Maintenance and calibration methods • Recording methods for speech data(recording equipment, standard recording, speech data, verification, documentation) • Examination environment(settings, permissible ambient noise range), subject preparation and education

1) 순음청력검사

순음청력검사와 관련된 국제 표준화기구 표준은 ISO 8253이며 하위 표준으로는 ISO 8253-1, Acoustics-Audiometric test methods-Part 1: Pure-tone air and bone conduction audiometry(ISO, 2010), ISO 8253-2, Acoustics-Audiometric test methods-Part 2: Sound field with pure-tone and narrow-band test signals(ISO, 2009), ISO 8253-3, Acoustics-Audiometric test methods-Part 3: Speech audiometry(ISO, 2012)가 포함된다. ISO 8253-1은 기도전도 및 골도전도 순음청력검사를 수행하기 전 단계인 피험자 준비 및 교육에 대한 표준을 제공하며, 특히 피험자의 소음 노출 과거력과 검사자의 이어폰, 헤드폰, 골진동기와 같은 트랜스듀서의 적절한 착용과 위치의 중요성을 통해 청각

검사 결과의 신뢰도와 정확도 향상을 강조한다(ISO, 2010). 국제 표준에 따른 피험자 초기 적응은 청각역치 평가에 앞서 보다 명확한 응답을 보일 수 있는 충분한 강도의 신호를 제시하여 피험자가 검사에 적응하도록 하여야 한다. 피험자가 정상 청력이라면 명확하게 들을 수 있는 음향 자극 수준(예: 40 dB HL)의 1,000 Hz 음을 제시한다. 피험자의 응답이 없을 때까지 20 dB 단계로 음향 자극 수준을 감소시킨 뒤, 응답이 있을 때까지 10 dB 단계로 음향 자극 수준을 증가시킨다. 마지막으로 첫 음향 자극 수준과 동일한 음향 자극을 제시 후 피험자 반응에 따라 반응이 일치하면 초기 적응과정을 종료한다. 만약, 동일한 음향 자극에 대한 피험자의 첫 반응과 마지막 반응이 일치하지 않는다면 초기 적응 과정을 반복하거나 검사 수행에 대한 재교육을 제공한다. 음향 자극의 제시는 1~2초 동안 연속적으로 제시하여야 하며, 피험자의 응답이 있으면 음향 자극의 제시 간격을 변화시켜야 한다. 단, 음향 자극의 지속시간보다 제시시간이 짧아서는 안 된다.

2) 음장검사

음장검사는 음장 환경에서 하나 또는 다수의 음원으로부터 제시되는 음향 신호에 대한 환자의 반응을 평가하는 일련의 과정을 의미한다(British Society of Audiology, 2019). 음장검사는 일반적으로 영유아의 청각 민감도 평가 또는 보청기 사용자의 보청기 착용 후 청각역치 평가, 보청기의 주파수별 기능 이득 산출 등으로 사용할 수 있다. ISO 8253-2는 음장에서의 가청역치를 결정하는 절차를 다루고 있으며 음향 자극으로는 순음, 주파수 변조음, 또는 협대역잡음 등이 사용된다(ISO, 2009). 음장검사의 환경은 가변적일 수 있기에 검사를 수행하는 환경에 대한 충분한 이해는 필수적이다. 음장은 음향 신호의 반사 정도에 따라 자유음장, 확산음장, 준자유음장으로 나눌 수 있다. 자유음장은 음향 신호가 공간 내에서 반사되지 않고 자유롭게 전달되는 조건을 의미하며 소리의 반사가 발생하지 않기 때문에 음원의 거리와 방향에 따라 음압이 감소한다. 일반적으로 자유음장 환경은 무향실(anechoic room)에서만 충족될 수 있다. 확산음장은 음향 신호에 대한 공간 내에서 모든 방향에 대해 균일하게 반사되는 환경이다. 소리의 균일한 반사로 인해 공간 내 방향성이 존재하지 않고 음압이 균등하게 유지된다. 마지막으로, 준자유음장은 음향 신호에 대한 공간 내에서 부분적인 반사가 발생하는 환경을 의미한다. 소리의 부분적 반사와 흡수가 발생하며 일상 청취 환경과 가장 유사한 조건이다. 검사 절차와 피험자 준비 및 교육 절차는 순음청력검사의 표준에 준한다(ISO, 2009; ISO, 2010).

3) 어음청각검사

어음청각검사는 진단적 평가와 청능재활에 관련한 청력평가에 사용된다. ISO 8253-3에서는 서로 다른 검사 절차 간의 정확성과 비교 가능성에 대한 최소 요구사항을 보장하기 위해 어음검사자료의 구성, 검증 및 평가, 어음인지검사의 구현에 대한 요구사항을 규정한다(ISO, 2012). 즉, ISO 8253-3 표준은 녹음한 검사 자료를 이어폰으로 제시하거나 스피커로 제시하는 어음청각검사에 대한 절차와 요구사항을 제공한다. 표준 항목으로는 어음청각검사 수행 전 준비 및 피험자 교육, 피험자의 음향 자극에 대한 반응 방법, 어음탐지역치 평가 방법, 어음인지역치 평가 방법, 어음인지도 평가 방법 등이 포함된다. 일반적으로 어음청각검사는 순음청력검사를 수행했다는 가정하에 이루어지며 순음청력검사 결과를 근거로 어음청각검사의 난이도와 음향 자극 목록을 선정해야 한다. 어음청각검사는 어음인지역치검사와 어음인지도검사로 구성되며, 어음인지역치는 대상 피험자, 규정한 어음 신호 및 신호 제시 방법에 대해 어음인지도가 50%에 상응하는 최저 어음 수준 또는 어음대잡음비로 정의한다(ISO, 2012). 어음인지도는 대상 피험자, 규정한 어음 신호, 신호 제시 방법 및 어음 수준에 대해 올바르게 인지하는 검사 항목의 비율 또는 점수 산출 방법이 전체 검사 항목에 대해 적용되지 않을 때 점수를 산출할 수 있는 항목의 백분율을 의미한다(ISO, 2012).

3. 전기생리학적 평가

전기생리학적 평가는 객관적 청각검사로서 검사자가 제시하는 음향 자극에 대한 피험자의 객관적 반응을 통해 외이도 내의 임피던스/어드미턴스 평가, 이음향방사, 내이, 청신경 및 뇌간에서 발생하는 청각 전위를 측정하는 검사이다(IEC, 2004, 2009, 2020, 2022). 전기생리학적 평가 관련 표준은 IEC 60645이며, 하위 표준으로는 IEC 60645-3, Electroacoustics-Audiometric equipment Part 3: Test signals of short duration, IEC 60645-5, Electroacoustics-Audiometric equipment Part 5: Instruments for the measurement of aural acoustic impedance/admittance, IEC 60645-6, Electroacoustics-Audiometric equipment Part 6: Instruments for the measurement of otoacoustic emissions, IEC 60645-7, Electroacoustics-Audiometric equipment Part 7: Instruments

표 15-2 | **전기생리학적 평가 관련 국제전기기술위원회 표준 목록**

표준 번호	제목	내용
IEC 60645-3, 2020	Electroacoustics-Audiometric equipment Part 3: Test signals of short duration	• Types and characteristics of short signals • Calibration and measurement methods for short signals
IEC 60645-5, 2004	Electroacoustics-Audiometric equipment Part 5: Instruments for the measurement of aural acoustic impedance/admittance	• General specifications and verification criteria, items that manufactures must specify • Calibration methods(cavity specifications, probe connection method, expanded uncertainty) • Equipment usage and environmental conditions • Audiogram format displayed on the equipment
IEC 60645-6, 2022	Electroacoustics-Audiometric equipment Part 6: Instruments for the measurement of otoacoustic emissions	• General specifications and verification criteria, items that manufactures must specify • Routine calibration methods, equipment usage and environmental conditions
IEC 60645-7, 2009	Electroacoustics-Audiometric equipment Part 7: Instruments for the measurement of auditory brainstem responses	• Calibration parameters, environmental conditions

for the measurement of auditory brainstem responses가 포함된다. 대표적인 전기생리학적 평가에는 이미턴스 검사, 이음향방사검사, 청성뇌간유발반응검사 등이 있다. 사용되는 음향 자극에는 순음, 프로브 신호(probe signal), 펄스 자극 신호(pulsed stimulus signal), 클릭음(click), 톤 버스트(tone-burst), 광대역잡음(broad band noise) 등이 있다.

1) 이미턴스 검사

IEC 60645-5에서 규정하는 이미턴스 검사와 기기는 청각 음향 임피던스/어드미턴스 측정이다. 구체적으로는 프로브음(probe tone)을 사용하여 인간의 외이도 내의 임피던스와 이미턴스를 평가하기 위하여 1차적으로 고안된 기기와 그 적용이다(ISO, 2004). 이미턴스 검사에는 고막운동도검사, 음향반사검사 등이 있다.

(1) 고막운동도검사

고막운동도검사는 외이도에서 공기 압력의 기능으로 청각적인 임피던스/어드미턴스의 변화를 측정하는 과정이다(ISO, 2004). 고막운동도검사는 프로브를 사용하여 음향 어드미턴스를 측정함으로써 중이의 기능을 간접적으로 평가함에 목적이 있다. 프로브 신호는 주파수 226 Hz의 순음 형태의 음향 자극을 사용하며 신호 강도는 90 dB 또는 그 이하로 측정하여야 한다. 압력 범위는 +200 daPa～−600 daPa이며, 이는 측정 기기의 유형(진단, 선별)에 따라 달라질 수 있다. IEC 60645-5에서 정의하는 측정 기기의 구성에는, ① 교정 공동(calibration cavity), ② 음향 이미턴스 분석 시스템, ③ 프로브 어셈블리(assembly) 및 신호, ④ 공압 시스템, ⑤ 음향반사 활성 자극 시스템, ⑥ 고막운동도 및 음향반사 표시 시스템이 명시되어 있다.

(2) 음향반사검사

음향반사검사는 등골근반사검사와 동일한 의미를 가진다. 외부의 음원으로부터 외이도에 강한 음향 자극이 전달되는 과정에서 등골근은 내이 손상을 막기 위해 반사적으로 수축된다. 등골근의 수축은 등골족판의 움직임을 억제하여 내이로 전달되는 음향 자극의 에너지를 감소시킨다. 음향반사검사는 등골근의 반사적 수축을 평가하기 위한 검사이며, 음향 자극으로는 순음과 광대역잡음 등을 사용한다. IEC 60645-5에서 규정하는 순음은 최소 500 Hz, 1,000 Hz, 2,000 Hz, 4,000 Hz의 4개 주파수에 대한 음향 자극이며 이는 측정 기기의 유형(진단, 선별)에 따라 달라질 수 있다. 순음의 강도는 주파수별, 자극음의 트랜스듀서별로 상이하다. 귀덮개형 이어폰의 경우 50～120 dB, 삽입형 또는 프로브형 이어폰의 경우 50～100 dB(4,000Hz는 50～80 dB)로 음향 자극의 강도 범위를 구분한다. 광대역잡음을 음향 자극으로 사용할 경우, 귀덮개형 이어폰은 50～115 dB, 삽입형 또는 프로브형 이어폰은 50～90 dB로 강도 범위를 제한한다.

2) 이음향방사검사

이음향방사검사는 비침습적이고 객관적인 청각검사이며 내이의 기능을 평가하기 위해 사용된다. 음향 자극 유무에 따른 외유모세포의 반응을 고막에서 음압(sound pressure level, SPL) 단위로 측정하며 일반적으로 난청 조기 선별, 정밀 진단, 신생아 청력선별검사 등에 사용된다. 이음향방사는 내이에서 발생하는 모든 종류의 음향 신호를 포괄하는 일반적인 용어로서 음향 자극의 종류와 유무에 따라 일과성이음향방사(transient-evoked otoacoustic emissions, TEOAE), 변조이음향방사(distortion product otoacoustic emissions, DPOAE), 자발이음향방사(spontaneous otoacoustic emissions, SOAE), 자극주파수이음향방사(stimulus-frequency otoacoustic emissions, SFOAE) 등으로 구분된다. IEC 60645-6에서 규정하는 이음향방사에는 일과성이음향방사와 변조이음향방사가 포함된다.

3) 청성뇌간유발반응검사

청성뇌간유발반응검사는 음향 자극에 대한 청력과 신경 반응을 평가하는 검사로서 뇌간과 청신경의 전위(electrocal activity)를 측정한다. 높은 임상적 유용성을 보이며, 특히 신생아 청력선별검사, 객관적 청각역치 추정, 청신경 병변 진단 등에 사용된다. IEC 60645-7 표준에서 규정하는 청성뇌간유발반응검사는 내이, 청신경, 뇌간에서 발생하는 유발 전위(evoked potential)의 측정이며 사용되는 음향 자극은 IEC 60645-3 표준에서 규정하는 단기 신호(test signal of short duration)로 클릭음, 톤 버스트를 사용한다. 클릭음은 일시적인 음향 또는 진동 신호로 넓은 범위의 주파수 스펙트럼을 가지고 있으며 트랜스듀서 종단부에 전기 사각펄스를 적용하여 생성되는 자극으로 정의된다(IEC, 2007). 톤 버스트는 단음(brief tone) 또는 톤핍(tone pip)으로도 불리며 200 ms 이하의 지속시간을 가지는 정현파(sinusoidal wave)이다(IEC, 2007). 청성뇌간유발반응검사 관련 표준인 IEC 60645-7에서는 음향 자극의 유형, 트랜스듀서 유형과 이에 대한 헤드밴드 힘(headband force), 음장 시스템, 출력 강도 설정을 위한 음향 또는 진동 신호 강도, 음향 또는 진동 신호의 극성(예: 교대상), 반복 횟수, 음향 또는 진동 신호의 지속시간, 트랜스듀서 체결 방법과 교정에 사용되는 모의 귀(ear simulator) 또는 기계적 커플러(mechanical coupler)의 유형, 교정 유형(예: 피크 대 피크 등가 음압) 등이 포함된다. 즉, IEC 60645-7 표준의 목적은 관련 표준을 준수하는 다른 장치와 유사한 시험조건에서 수행된 측정이 일관성이 있는지 확인하는 것이다.

4. 청력계 교정

청각검사와 이를 수행하는 청력계 관련 국제 표준은 교정 장비, 절차, 검증 방법에 대한 지침을 제공한다. 음향 자극에 대한 주관적 또는 객관적 반응으로 도출되는 청각검사의 결과는 사용하는 청력계의 정밀한 음향 자극 출력이 필요하며 교정은 목표하는 음향 자극의 조건과 실제 출력되는 음향 자극의 조건 간 일치성을 확인하는 핵심적인 과정이다. 국제 표준에 근거한 정밀한 청력계 교정은 청각검사 결과의 일치성과 비교 적합성을 제공하며 서로 다른 임상 환경, 연구실, 국가 간의 동등성 확보를 제고한다. 청력계 교정과 관련된 국제 표준은 IEC 60318 표준이며 인간의 청각계 반응을 모사하기 위한 장치(예: 모의 귀)와 트랜스듀서별 청력계의 출력값 교정을 위한 장치를 설명한다.

표 15-3 **청력계 교정 관련 국제전기기술위원회 표준 목록**

표준 번호	제목	내용
IEC 60318-1, 2009	Electroacoustics–Simulators of human head and ear Part 1: Ear simulators for the calibration of supra–aural earphones	• Specifies the requirements of ear simulator having the overall acoustic impedance of the device approximates that of the normal human ear for calibrating supra–aural earphones • Structure, headphone connection method • Calibration method of its acoustical transfer impedance and its expanded uncertainty
IEC 60318-3, 2014	Electroacoustics–Simulators of human head and ear Part 3: Acoustic coupler for the calibration of supra–aural earphones used in audiometry	• Specifies the acoustic coupler for the measurement of supra–aural audiometric earphones • Structure, headphone connection method
IEC 60318-4, 2010	Electroacoustics–Simulators of human head and ear Part 4: Occluded–ear simulator for the measurement of earphones coupled to the ear by means of ear inserts	• Specifies the simulated ear canal used as a coupler for calibrating ear insert earphones • Structure, headphone connection method
IEC 60318-5, 2006	Electroacoustics–Simulators of human head and ear Part 5: 2 cm^3 coupler for the measurement of hearing aids and earphones coupled to the ear by means of ear inserts	• Specifies the 2cm^3 coupler used for calibrating insert earphones or verifying hearing aid output • Structure, insert earphone or hearing aid connection method, and expanded uncertainty
IEC 60318-6, 2007	Electroacoustics–Simulators of human head and ear Part 6: Mechanical coupler for the measurement of bone vibrators	• Specifies the artificial mastoid used as a coupler for calibrating bone vibrators • Structure, bone vibrator connection method • Calibration method of its mechanical impedance and its expanded uncertainty
IEC 60318-7, 2022	Electroacoustics–Simulators of human head and ear Part 7: Head and torso simulator for the measurement of air–conduction hearing aids	• Describes a head and torso simulator, or manikin, intended for the measurement of air–conduction hearing aids • Specifies the manikin in terms of both its geometrical dimentions and its acoustical properties

1) 귀마개 및 귀덮개 이어폰

모의 귀는 장치의 전체 음향 임피던스가 해당 위치와 주파수 대역의 정상적인 인간의 귀 음향 임피던스와 유사하도록 연결된 교정 마이크로폰을 사용하여 음압을 측정하고 음원의 음향 출력을 측정하는 장치이다. IEC 60318-1은 일반적으로 통용되는 귀마개형 이어폰(supra-aural earphone)과 귀덮개형 이어폰(circumaural earphone)에 대한 교정 방법과 요구사항을 제공한다. 귀마개 이어폰은 이개 주변과 외이에 착용하는 이어폰을 의미하며 귀덮개 이어폰은 이개를 감싸고 머리 주변의 표면에 장착하는 이어폰으로 정의한다. 귀마개 및 귀덮개 이어폰 교정을 위해서는 이어폰과 모의 귀 연결 및 그 위치가 중요하다. 귀마개 이어폰과 모의 귀 연결과정에서 측정 대상인 귀마개 이어폰은 이어폰 자체 무게는 포함하지 않고 4.5 N±0.5 N의 힘으로 음향 누설 없이 모의 귀에 위치하여야 한다. 이때 귀마개 이어폰은 모의 귀의 경사면이 아닌 상부 가장자리에 위치해야 한다. 귀덮개 이어폰과 모의 귀 연결에서 귀덮개 이어폰은 대칭으로 위치해야 한다.

2) 골진동기

골도전도를 통해 검사하는 청력계의 교정을 위한 표준은 IEC 60318-6을 따른다. IEC 60318-6 표준에서는 골진동기(bone vibrator)와 골진동기의 출력 힘 측정에 사용하는 기계적 커플러를 설명한다. 커플러의 기계적 임피던스는 125~8,000 Hz의 주파수 범위로 규정한다. 골진동기란 전기적 진동을 기계적 진동으로 변환하며 인간의 머리 골격 구조, 가장 일반적으로는 유양돌기에 결합해서 사용하는 전자 기계적 변환기를 의미한다. 기도전도를 위해 사용되는 이어폰과 달리 골진동기는 기계적 커플러를 사용한 교정을 수행한다. 기계적 커플러는 규정된 정적인 힘이 가해지는 진동기에 규정된 기계적 임피던스를 제공하고 전기기계적 변환기를 장착하여 진동기와 기계적 커플러 사이의 접점 표면에서 진동력 수준을 확인하도록 설계된 골전도진동기용 교정 장치이다.

3) 보청기 및 삽입 이어폰

음향 커플러(acoustic coupler)는 미리 결정한 모양 및 부피의 공동(cavity)으로, 이는 공동에서 발생한 음압을 측정하기 위해 마이크로폰에 연결하는 이어폰의 교정에 사용된다. IEC 60318-5는 보청기 및 삽입형 이어폰의 교정과 이에 요구되는 음향 커플러를 설명한다. 구체적으로, 125~8,000 Hz 주파수 범위에서 물리적인 성능 특성을 결정할 때 규정한 음향 임피던스를 이어폰이나 보청기에 인가하는 음향 커플러를 설명한다. 삽입형 이어폰을 사용하는 청력계 교정을 위해 기준등가역치음압레벨(refrence equivalent threshold sound pressure level, RETSPL)에 맞도록 표준화된 삽입형 이어폰을 관련 ISO 표준에서 규정한 대로 음향 커플러에 연결해야 한다. 청력계용 이어폰의 기준등가역치음압레벨과 2cm^3 커플러의 연결은 ISO 389-2, Acoustics-Reference zero for the calibration of audiometric equipment Part 2: Reference equivalent threshold sound pressure levels for pure tones and insert earphones에 명시되어 있다. 귓속형 보청기와 커플러 연결과정에서 보청기는 커플러의 공동에 직접 연결해야 하며, 이때 보청기와 공동을 공기가 빠져나가지 않도록 유의해야 한다.

5. 연령별 정상 청력

전 세계적인 인구의 고령화로 인해 급증하는 노인인구의 청력 관리에 대한 필요성이 강조되고 있으며, 특히 노화의 영향을 고려하지 않은 정상 청력 기준에 대한 개선이 필요하다. 현재 통용되는 난청 정도에 따른 분류 기준은 미국언어청각협회(American speech-language-hearing association, ASHA)에서 발행한 「Uses and abuses of hearing loss classification」과 1986년 세계보건기구(world health organization, WHO)에서 발행한 「International classification of impairments, disabilities and handicaps」를 따르고 있다. 미국언어청각협회 기준에 의한 난청의 정도는 정상(normal), 미도(slight), 경도(mild), 중도(moderate), 중고도(moderately severe), 고도(severe), 심도(profound)로 구분한다. 정상은 −10~15 dB HL, 미도는 16~25 dB HL, 경도는 26~40 dB HL, 중도는 41~55 dB HL, 중고도는 56~70 dB HL, 고도는 71~90 dB HL, 심도는 91 dB HL 이상으로 정의한다. 세계보건기구 기준은 난청/청력손실(hearing impairment)과 청각장애(hearing handicap)를 중심으로 구성되었으며, 정상(no impairment), 미도 손실(slight impairment), 중도 손실(moderate impairment), 고도 손실(severe impairment), 심도 손실(profound impairment including deafness)로 구분한다. 정상은 25 dB HL 이하, 미도 손실은 26~40 dB HL, 중도 손실은 41~60 dB HL, 고도 손실은 61~80 dB HL, 심도 손실은 81 dB HL 이상으로 분류

한다. 이에 국제 표준화기구는 노화의 영향을 고려하여 20대부터 80대까지의 연령과 성별에 따른 청력역치 표준을 제정하였다. ISO 7029, Acoustics-Statistical distribution of hearing thresholds related to age and gender는 이과적으로 정상인 연령별, 성별 청력역치의 통계적 분포를 제공하고 있다. 구체적인 인구통계학적 정보로는 20~80대의 남성과 여성으로 250~12,000 Hz 주파수 범위에 대한 통계적 분포값을 제공한다.

6. 청각참조표준

참조표준(reference standard)이란 측정 데이터의 정확도와 정보의 신뢰도를 과학적으로 분석 및 평가해 국가 사회에서 사용 가능하도록 공인된 기준 자료이다. 특히 의료 분야의 참조표준데이터는 진단과 치료를 위한 의사결정에 활용될 수 있다. 청각 분야에서는 청각 데이터에 대한 참조표준의 필요성과 중요성을 인식하고 2019년 원주세브란스기독병원(서영준 교수)에 '한국인 청각참조표준데이터센터'가 개관되었다. 청각 데이터는 다양한 청각검사를 통해 수집된 데이터로서 순음청력검사, 이미턴스 검사, 청성뇌간유발반응검사 등이 포함된다. 한국인 청각 참조표준 데이터센터는 건청 성인의 청각정보를 수집하여 dB HL을 재정의하고, 연령별 청력역치 수준의 기준값을 수립하는 데 목적이 있다. 이는 정상 청력의 기준과 연관이 깊다. 현재 통용되는 정상 청력의 기준은 전 세계적으로 사용되나, 실제 표준과 기준에 사용되는 청각 데이터는 코카서스인(caucasian)이 대부분이다. 인체공학적 특징(anthropometric characteristics)을 고려했을 때, 아시아인(asian)은 코카서스인에 비해 둥글고 평평한 이마를 가졌으며 이는 인종 간 청력의 영점(reference zero)에 차이가 있을 수 있음을 의미한다. 청각참조표준은 동양인의 두개골과 외이도 특성을 고려한 한국인 평균 청력역치를 산출하고 한국인을 위한 청력 단위를 개발함에 의의가 있다. 국가참조표준센터(https://www.srd.re.kr)에 들어가면 그동안 수집되어 업데이트된 '한국인 정상인 남녀 순음검사 결과'와 '한국인 청성뇌간반응검사 역치'의 데이터를 직접 확인할 수 있다.

7. 청각 관련 디지털 치료기기

디지털 치료기기(digital therapeutics, DTx)는 '의학적 장애나 질병을 예방, 관리, 치료하기 위해 환자에게 근거기반의 치료적 개입을 제공하는 소프트웨어 의료기기'로 정의한다. 흔히 '확고한 의학적 근거를 기반으로 한 잔소리 앱'이라고 표현하고 싶다. '비만'이라는 명확한 질병에, 근거기반한 잔소리를 효율적으로 스마트폰 앱을 통해서 하고 '인지행동치료'를 효과적으로 제공하여 치료 효과를 실제로 보이는 것이라 생각하는 것이 '디지털치료기기'를 쉽게 이해하는 방법이다. 치료에 대한 접근성 측면에서 스마트 기기를 통해 언제 어디서나 접근이 가능하기 때문에, 지역, 거리, 시간 등의 제약을 없앨 수 있다. 소프트웨어로 제공되기 때문에 기존 치료제에 비해 비용이 상대적으로 저렴하며, 예방 치료 및 자가 관리가 가능하기 때문에 병원 진료 등으로 발생하는 비용 또한 절감할 수 있다. 디지털 치료제는 환자와의 실시간 상호작용이 가능하며 실시간으로 수집되는 데이터를 기반으로 신속한 피드백과 적절한 조치가 가능하며 디지털 기술 발전에 따라 다양하고 유연한 확정성을 가진다.

디지털 치료기기는 치료 목적에 따라 의학적 장애 및 질병의 치료, 의학적 장애 및 질병의 관리 및 예방, 복약 관리의 세 가지 종류로 구분할 수 있다. 의학적 장애 및 질병 치료목적의 디지털 치료기기는 인지행동치료를 디지털 방식으로 제공하는 약물중독 치료용 모바일 앱, 게임을 이용한 주의력결핍 과잉행동장애(ADHD) 디지털 치료기기가 대표적이다. 현재까지 알려진 주요 치료 분야로는 주의력 결핍 및 행동 장애, 뇌졸중 후유증 재활, 금연, 근골격장애, 종양, 시력 약화, 약물중독, 불안 및 우울증, 수면장애, 소화기능장애 등이 있다. 많이 알려진 디지털 치료기기로는 몰입형 가상현실, 뇌 이미징 및 로봇 공학을 결합하여 신경 재활 및 게임 훈련을 위한 플랫폼을 구축하는 스위스의 MINDMAZE가 개발한 MindMotion GO가 있다. MindMotion GO에서 사용할 수 있는 대화형 게임은 신경 치료 분야의 신경과학자에 의해 개발되었으며, 신체 부위를 훈련하는 데 사용할 수 있는 다양한 치료 활동을 제공하고 있다.

이러한 장점들이 있는 디지털 치료기기는 청각학 영역에서 '전정재활훈련 디지털 치료기기' '청능재활훈련 디지털 치료기기'의 형태로 개발되고 있다. 두 훈련 모두 매일 집에서 환자가 직접 할 수 있는 치료법으로, 스마트폰 앱의 도움을 받아, 집에서 직접 정해진 시간과 프로토콜을 따르며, 일정 기간 훈련을 통해 치료 효과를 나타낼 수 있는 기술들이다.

1) 웰스텍

2021년 1월 연세대학교 원주세브란스기독병원 이비인후과 서영준 교수로부터 기술이전을 받아 가상현실(virtual reality, VR) 기반 어지럼 재활치료 디지털 치료기기를 개발하였다. 가상현실 전정재활운동에는 안구운동, 고개 및 안구 운동, 관광모드 운동 콘텐츠가 포함되어 있으며, 머리 착용 디스플레이(head moundted display, HMD)를 활용한 가상현실 기술이다. 안구운동은 아파트 실내와 광장의 가상환경으로 구성하였으며, 고개 및 안구 운동은 전정재활운동에 재미를 가미한 기능성 콘텐츠로 가상의 마트를 배경으로 물건 옮기기와 가상 옥외 아파트 배경의 운동으로 구성되었다.

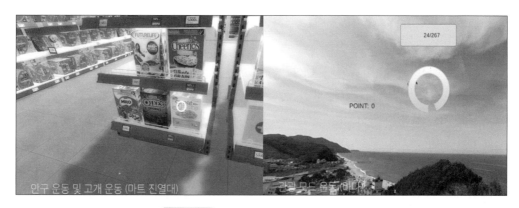

그림 15-1 가상현실 활용 전정재활운동

2) (주)위즈너

2013년 설립된 (주)위즈너는 균형감각회복을 위한 가상현실 기반의 전정재활 서비스를 개발하였다. BellaVista는 어지럼증 감소를 위한 전정재활 프로그램으로 가상현실과 안구추적 알고리즘을 이용하여 전정기관 이상으로 인해 발생되는 어지럼증을 개선하고 증상을 완화시키기 위한 환자훈련용 콘텐츠이다.

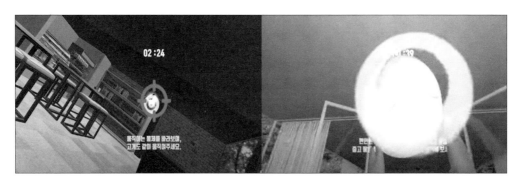

그림 15-2 45도 고개 이동 훈련과 물체를 이용한 신체운동

3) 고큐바 테크놀로지

2017년 설립된 고큐바 테크놀로지는 혼합현실(mixed reality, MR)과 인공지능(artificial intelligence, AI)을 활용하여 디지털 치료기기를 개발하는 스타트업이다. 특히 생체 데이터 분석 기술과 알고리즘을 이용하여 어지러움 완화 장치, 노인을 위한 일반 진료 기술, 치매 조기 예측 인공지능, 경도인지장애 재활훈련 앱 등의 디지털 치료기기 개발을 수행하고 있다. 어지러움 완화 장치(DZ-Q)는 진동 시스템의 반복 운동을 위한 어지러움 예방 재활 프로그램이다. 또한 혼합현실을 기반으로 어지럼증을 완화하고 뇌기능을 활성화시키는 디지털 치료기기인 POC를 개발하였으며, 이는 홀로그램을 통해 고령자의 안구 운동을 유발하고 뇌기능을 활성화하는 기능을 포함한다.

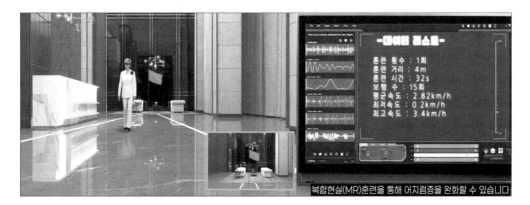

그림 15-3 혼합현실 기반 어지럼증 디지털 치료

4) 뉴로이어즈

뉴로이어즈는 2021년 설립된 한림대학교 기술지주자회사이며 국내 최초로 가상현실 및 인공지능 기반 안진검사 의료 소프트웨어를 개발하였으며 HTC Vive(대만), Johns Hopkins Hospital(미국) 등과 기밀유지 협약을 체결하였다. 특히 안구 추적과 두위 추적을 기반으로 하는 가상현실 기반 재활 소프트웨어인 NeuroEars-Thera를 개발하였으며 2022년 식품의약품안전처의 탐색임상시험을 승인받았다.

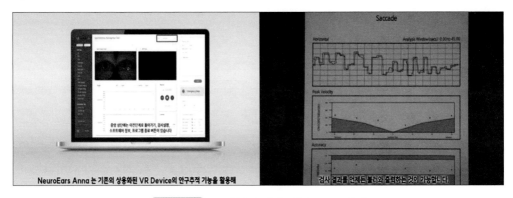

그림 15-4　가상현실 기반 재활 소프트웨어

5) (주)디지털팜

가톨릭의료원 산하 디지털 치료기기 전문기업인 (주)디지털팜은 2022년 09월 한림대학교 언어청각학부 한우재 교수로부터 노인에게 특화된 청각 및 인지 관련 재활 기술들을 이전받아 Hearing Rehabilitation for Older Adults(HeRO)를 개발하였다. HeRO는 '노인성 난청 자가진단선별 설문지'를 포함하여, 'AI 기반의 자음 · 모음 커플링 변별 · 확인 재활', 노인들이 어려워하는 대표적인 듣기 상황인 '배경소음 및 반향 공간을 시뮬레이션 기법으로 적용한 문장인지 훈련', '화자의 말속도에 따른 중심어 강세 적용 훈련', 여러 주제의 이야기를 선택하여 '듣고 이해하는 담화 훈련', 무작위 숫자 조합을 활용한 '기억력 강화 훈련' 등 청각 및 뇌인지에 관한 다양한 콘텐츠를 게임 기반으로 시행하고, 이를 실시간으로 분석하여 의료진에게 전송하는 핵심 기술들이 탑재되어 있다. HeRO는 식품의약안전처로부터 탐색임상시험 승인(2023년 8월), 혁신의료기기 지정(2024년 3월), 확증임상시험 승

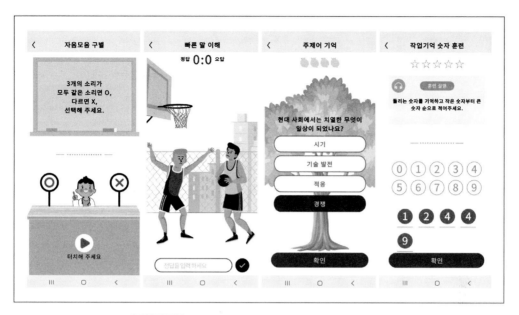

그림 15-5 노인용 청각인지 재활 소프트웨어 HeRO

인(2024년 8월)을 받고, 청각재활 프로그램의 선두주자로서 빠르게 성장하고 있다.

6) (주)아이해브

청각케어 솔루션 전문기업 (주)아이해브는 보청기 사용자를 위한 '말귀' 청능훈련 프로그램을 개발하였다. 말귀는 한림대학교 이비인후과와 한림국제대학원대학교 청각언어치료학과의 협업으로 만들어졌다. 말귀는 4,400여 개의 방대한 훈련 콘텐츠를 포함하고 있어 사용자가 다양한 청각적 상황하에서 훈련을 받을 수 있다. 말귀는 소음하 문장듣기 연습, 인지 기능 향상에 도움을 주는 짧은 이야기 및 긴 이야기 듣기, 특정 주제의 이야기를 듣고 이해하여 문장을 순서대로 배열하는 문장 순서화하기, 퀴즈 형식의 가로세로 퀴즈를 포함한다. 말귀는 사용자 개개인의 듣기능력에 맞추어 소음의 종류, 수준을 조절 가능하며 사용자의 흥미에 맞추어 주제별로 선택도 가능하다. 말귀는 전문가와 함께 수행도 가능하며 사용자 혼자 수행할 경우에는 일일 학습 시스템을 사용할 수도 있다. 또한 (주)아이해브는 말귀 이외에 가상현실 기반 소리방향성 훈련 프로그램도 가능하다. 이 프로그램은 난청 케어에서 소외받고 있는 소리방향성 분별능력 훈련을 원격으로 받을 수 있는 특징을 가지고 있다.

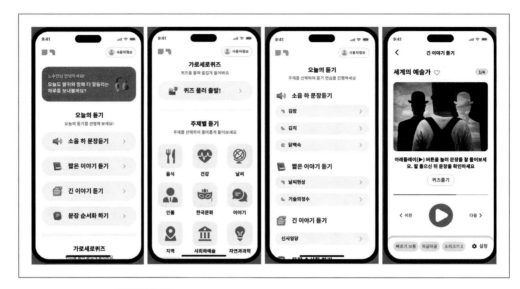

그림 15-6 보청기 사용자를 위한 청능훈련 프로그램 '말귀'

📝 요약 및 정리

청각검사는 개인의 청력을 평가하고 청력역치를 산출함으로써 의사소통과 관련된 청각계 전반의 기능을 평가하는 중요한 과정이다. 이 장에서는 국제 표준화기구 및 국제전기기술위원회에서 제정한 청각 관련 표준 중 청각검사와 교정을 중심으로 다루었다. 교정은 정확한 청각검사 결과를 산출하고 결과의 신뢰성과 중요성을 제공하는 개념으로 실제 임상에서 본 지식을 응용하여 난청인의 정확한 청력역치 산출과 청각 기능을 평가해야 할 것이다.

📖 참고문헌

서영준, 오창헌(2023). 의사가 알려주는 디지털 치료제. 바른북스.

Ball, R., Shu, C., Xi, P., Rioux, M., Luximon, Y., & Molenbroek, J. (2010). A comparison between Chinese and Caucasian head shapes. *Applied ergonomics*, *41*(6), 832–839.

Clark, J. G. (1981). Uses and abuses of hearing loss classification. *Asha*, *23*(7), 493–500.

Ku, C. H., Kim, S. W., Kim, J. Y., Paik, S. W., Yang, H. J., Lee, J. H., & Seo, Y. J. (2020). Measurement of skull size on computed tomography images for developing a bone conduction headset suitable for the Korean standard head size. *Journal of Audiology & Otology, 24*(1), 17-23.

Report of the informal working group on prevention of deafness and hearing impairment programme planning, Geneva, 18-21 June 1991. World Health Organization; 1991. Available from: http://www.who.int/iris/handle/10665/58839 [cited 2024 Oct 28].

Suh, M. J., Lee, J., Cho, W. H., Jin, I. K., Kong, T. H., Oh, S. H., ... & Seo, Y. J. (2023). Improving accuracy and reliability of hearing tests: an exploration of international standards. *Journal of Audiology & Otology, 27*(4), 169-180.

Trune, D. R., Mitchell, C., & Phillips, D. S. (1988). The relative importance of head size, gender and age on the auditory brainstem response. *Hearing Research, 32*(2-3), 165-174.

International Organization for Standardization. ISO 7029:2000. (2000). *Acoustics-Statistical distribution of hearing thresholds as a function of age.* Geneva: International Organization for Standardization, 1-9.

International Organization for Standardization. ISO 8253-2:2009. (2009). *Acoustics-Audiometric test methods-Part 2: sound field audiometry with pure-tone and narrow-band test signals.* Geneva: International Organization for Standardization, 1-16.

International Organization for Standardization. ISO 8253-1:2010. (2010). *Acoustics-Audiometric test methods Part 1: Pure-tone air and bone conduction audiometry.* Geneva: International Organization for Standardization, 1-29.

International Organization for Standardization. ISO 8253-3:2012. (2012). *Acoustics-Audiometric test methods-Part 3: speech audiometry.* Geneva: International Organization for Standardization, 1-31.

International Electrotechnical Commission. IEC 60645-5:2004. (2004). *Electroacoustics-Audiometric equipment-Part 5: instruments for the measurement of aural acoustic impedance/admittance.* Geneva: International Electrotechnical Commission, 1-57.

International Electrotechnical Commission. IEC 60318-5:2006. (2006). *Electroacoustics-Simulators of human head and ear-Part 5: 2 cm3 coupler for the measurement of hearing aids and earphones coupled to the ear by means of ear inserts.* Geneva: International Electrotechnical Commission, 1-27.

International Electrotechnical Commission. IEC 60318-6:2007. (2007). *Electroacoustics-Simulators of human head and ear-Part 6: mechanical coupler for the measurement on bone vibrators.* Geneva: International Electrotechnical Commission, 1-15.

International Electrotechnical Commission. IEC 60318-1:2009. (2009). *Electroacoustics-Simulators of human head and ear-Part 1: ear simulator for the measurement of supra-aural and circumaural earphones*. Geneva: International Electrotechnical Commission, 1-25.

International Electrotechnical Commission. IEC 60645-7:2009. (2009). *Electroacoustics-Audiometric equipment-Part 7: instruments for the measurement of auditory brainstem responses*. Geneva: International Electrotechnical Commission, 1-12.

International Electrotechnical Commission. IEC 60318-4:2010. (2010). *Electroacoustics-Simulators of human head and ear-Part 4: occludedear simulator for the measurement of earphones coupled to the ear by means of ear inserts*. Geneva: International Electrotechnical Commission, 1-19.

International Electrotechnical Commission. IEC 60318-3:2014. (2014). *Electroacoustics-Simulators of human head and ear-Part 3: acoustic coupler for the calibration of supra-aural earphones used in audiometry*. Geneva: International Electrotechnical Commission, 1-12.

International Electrotechnical Commission. IEC 60645-3:2020. (2020). *Electroacoustics-Audiometric equipment-Part 3: test signals of short duration*. Geneva: International Electrotechnical Commission, 1-14.

International Electrotechnical Commission. IEC 60318-7:2022. (2022). *Electroacoustics-Simulators of human head and ear-Part 7: Head and torso simulator for the measurement of sound sources close to the ear*. Geneva: International Electrotechnical Commission, 1-32.

International Electrotechnical Commission. IEC 60645-6:2022. (2022). *Electroacoustics-Audiometric equipment-Part 6: instruments for the measurement of otoacoustic emissions*. Geneva: International Electrotechnical Commission, 1-17.

((ᵗ 찾아보기 ⁾⁾))

저자 소개

제1장

최철희(Chul-Hee Choi), Ph.D.

University of Kansas, Hearing and Speech Sciences

현) 대구가톨릭대학교 언어청각치료학과 교수

제2장

안현정(Hyun Jung An), Ph.D.

City University of HongKong, Neuroscience

현) 한림대학교 언어청각학부 교수

제2, 8장

오수희(Soo Hee Oh), Ph.D.

University of South Florida, Communication Sciences and Disorders

현) 한림국제대학원대학교 청각언어치료학과 교수

제3, 7장

이성민(Sungmin Lee), Ph.D.

University of Memphis, Communication Sciences and Disorders

현) 동명대학교 언어치료청각재활학과 교수

제4장

이재희(Jae Hee Lee), Ph.D.

Indiana University at Bloomington, Speech, Language and Hearing Sciences

현) 한림국제대학원대학교 청각언어치료학과 교수

제5, 12장

김진숙(Jin Sook Kim), CCC-A, BCA, Ph.D.

University of Virginia, Speech Pathology and Audiology

현) 한림대학교 언어청각학부 교수

제5, 14장

김진동(Jin Dong Kim), Ph.D.
부산대학교 의공학협동과정
현) 부산가톨릭대학교 언어청각치료학과 부교수

제6장

구호림(Ho Lim Ku), Ph.D.
한림대학교 언어청각학과
현) 우송대학교 언어치료청각재활학과 교수

한희경(Heekyung Han), Ph.D.
University of Minnesota Twin Cities, Speech-Language-Hearing Sciences
현) 한림대학교 언어청각학부 강사

제7장

이경원(Kyoung Won Lee), Ph.D.
한림대학교 언어청각학과
전) 한림국제대학원대학교 청각언어치료학과 교수

제8장

이정학(Jung Hak Lee), CCC-A, BCA, Ph.D.
University of Georgia, Communication Sciences and Disorders
현) 한림국제대학원대학교 총장

제9장

장현숙(Hyunsook Jang), CCC-A, Ph.D.
University of Oklahoma, Communication Sciences and Disorders
현) 한림대학교 언어청각학부 교수

제10장

진인기(In-Ki Jin), Ph.D.
University of Colorado at Boulder, Speech Language and Hearing Sciences
현) 한림대학교 언어청각학부 교수

제11장

방정화(Junghwa Bahng), Ph.D.
University of Tennessee, Hearing and Speech Sciences
현) 한림국제대학원대학교 청각언어치료학과 교수

제13장

한우재(Woojae Han), Ph.D.
University of Illinois at Urbana–Champaign, Speech and Hearing Sciences
현) 한림대학교 언어청각학부 교수

제15장

서영준(Young Joon Seo), M.D., Ph.D.
연세대학교 의과대학 이비인후과학교실
현) 연세대학교 원주의과대학 이비인후과학교실 교수

곽찬범(Chanbeom Kwak), Ph.D.
한림대학교 언어청각학부
현) 연세대학교 원주의과대학 청각재활연구소 연구교수

청각학개론(3판)

Introduction to Audiology (3rd ed.)

2014년 2월 21일 1판 1쇄 발행
2016년 2월 25일 1판 3쇄 발행
2017년 4월 25일 2판 1쇄 발행
2022년 8월 10일 2판 5쇄 발행
2025년 3월 20일 3판 1쇄 발행

엮은이 • 한국청각학교수협의회
지은이 • 방정화 · 최철희 · 안현정 · 오수희 · 이성민 · 이재희
　　　　김진숙 · 김진동 · 구호림 · 한희경 · 이경원 · 이정학
　　　　장현숙 · 진인기 · 한우재 · 서영준 · 곽찬범
펴낸이 • 김진환
펴낸곳 • ㈜ **학지사**
　　　　04031 서울특별시 마포구 양화로 15길 20 마인드월드빌딩
대표전화 • 02-330-5114　　팩스 • 02-324-2345
등록번호 • 제313-2006-000265호

홈페이지 • http://www.hakjisa.co.kr
인스타그램 • https://www.instagram.com/hakjisabook

ISBN 978-89-997-3368-0 93510

정가 26,000원

저자와의 협약으로 인지는 생략합니다.
파본은 구입처에서 교환해 드립니다.

이 책을 무단으로 전재하거나 복제할 경우 저작권법에 따라 처벌을 받게 됩니다.

출판미디어기업 **학지사**

간호보건의학출판 **학지사메디컬** www.hakjisamd.co.kr
심리검사연구소 **인싸이트** www.inpsyt.co.kr
학술논문서비스 **뉴논문** www.newnonmun.com
교육연수원 **카운피아** www.counpia.com
대학교재전자책플랫폼 **캠퍼스북** www.campusbook.co.kr